AF455411

Dr Purves Stewart
(DE LONDRES)

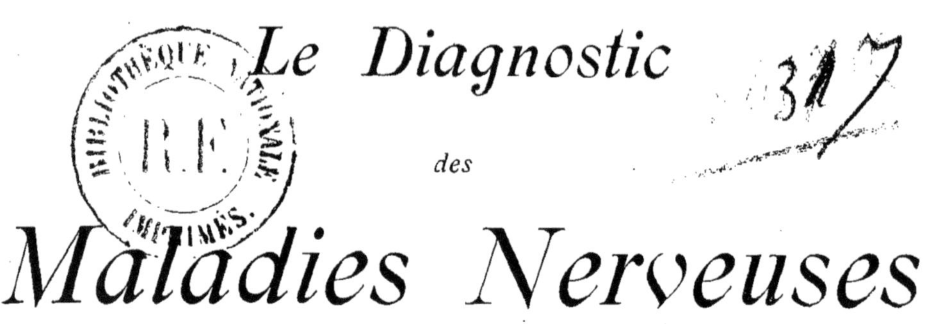

Le Diagnostic des Maladies Nerveuses

Traduction et adaptation française par le Dr GUSTAVE SCHERB

PRÉFACE DE M. LE Dr F. HELME

AVEC 208 FIGURES ET DIAGRAMMES

Paris, FÉLIX ALCAN, éditeur.

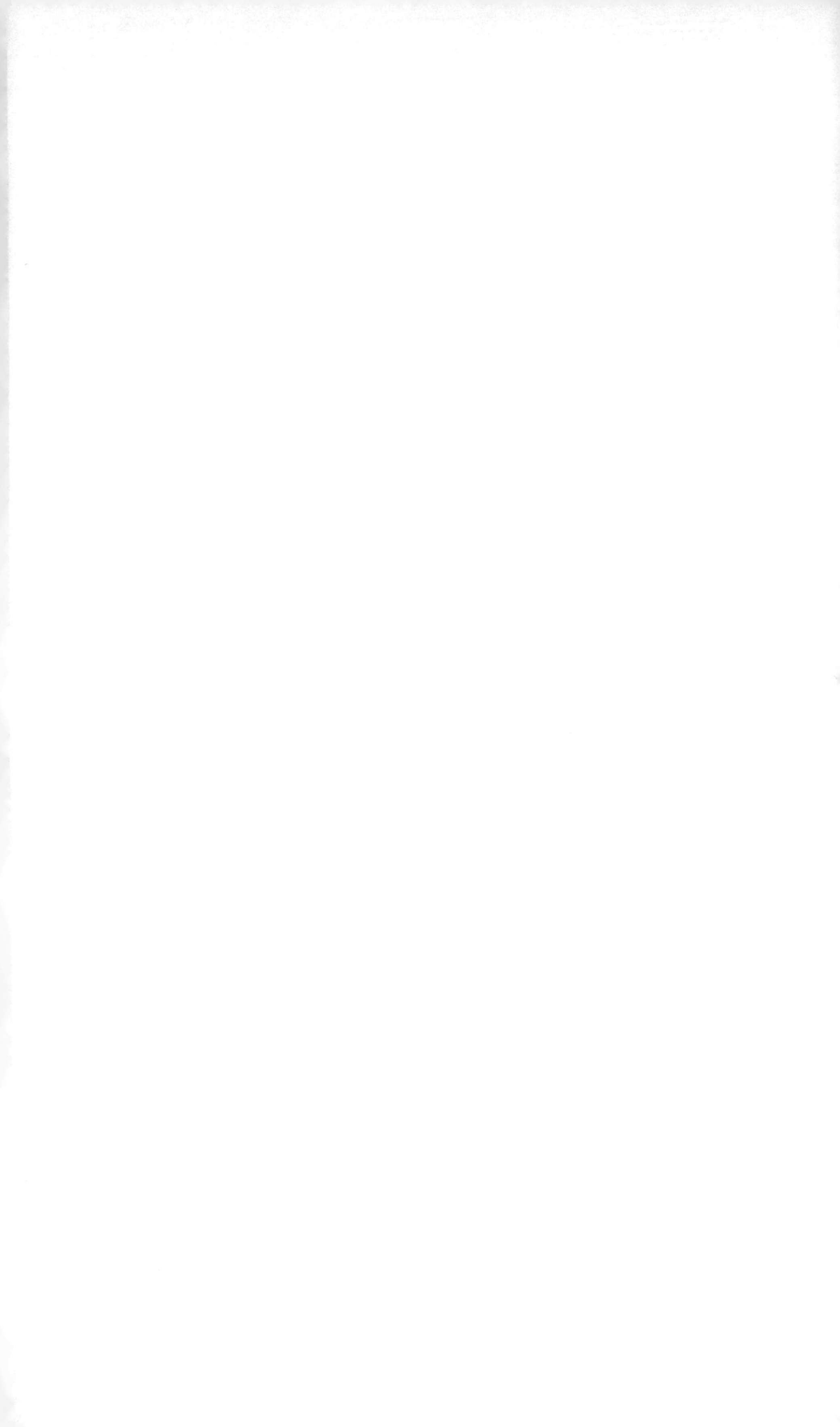

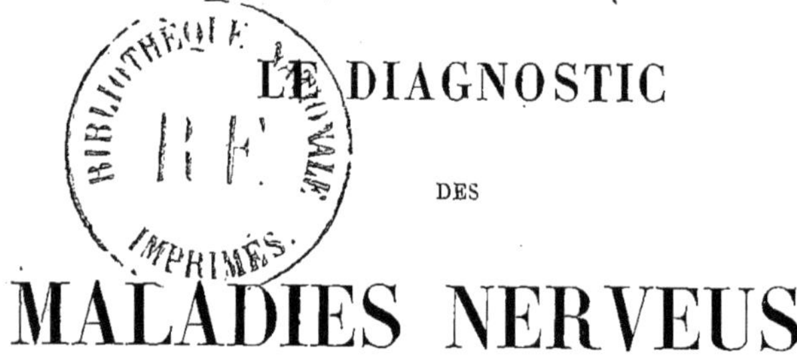

LE DIAGNOSTIC

DES

MALADIES NERVEUSES

LE DIAGNOSTIC

DES

MALADIES NERVEUSES

PAR

Le Dr PURVES STEWART
(DE LONDRES)
Médecin de l'hôpital de Westminster et de l'hôpital de West End
pour les maladies nerveuses.

TRADUCTION ET ADAPTATION FRANÇAISE

PAR

Le Dr GUSTAVE SCHERB
(D'ALGER)
Médecin des hôpitaux,
Professeur f. fonct. d'agrégé à la Faculté de Médecine,
Membre correspondant de la Société de Neurologie de Paris.

PRÉFACE DE M. LE Dr F. HELME

Avec 208 figures et diagrammes.

PARIS
FÉLIX ALCAN, ÉDITEUR
ANCIENNE LIBRAIRIE GERMER BAILLÈRE ET Cie
108, BOULEVARD SAINT-GERMAIN, 108

1910

TABLE DES MATIÈRES

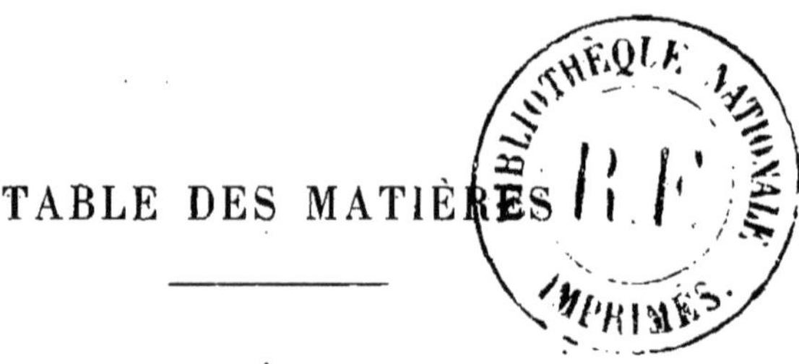

CHAPITRE XII

CHAPITRE XIII

CHAPITRE XIV

CHAPITRE XV

CHAPITRE XVI

CHAPITRE XVII

CHAPITRE XVIII

CHAPITRE XIX

CHAPITRE XX

CHAPITRE XXI

CHAPITRE XXII

CHAPITRE XXIII

CHAPITRE XXIV

CHAPITRE XXV

PRÉFACE

Au moment de présenter à notre public français l'excellent livre de M. Stewart, de Londres, sur le *Diagnostic des maladies nerveuses*, je ne saurais dissimuler les scrupules qui m'assaillent. Tout à l'heure, sous le charme de la plus captivante lecture, j'estimais ma tâche facile ; mais, le volume fermé, voici que mon indignité m'apparaît dans toute son affligeante nudité. Hé quoi ! J'ose parler pathologie nerveuse, moi qu'aucun titre ne recommande, alors que tant d'autres, mieux qualifiés, eussent pu en discourir avec autorité ! N'est-ce pas montrer vraiment trop de ferveur pour le culte moderne de l'Incompétence ?

M. Stewart a rencontré, en M. le professeur Scherb, le collaborateur idéal. Traducteur brillant, notre confrère d'Alger a conservé à l'œuvre anglaise cette saveur que nous prisons tous si fort dans les productions d'Outre-Manche. Clinicien parfait, neuropathologiste érudit, il a su, de plus, compléter les tableaux de l'auteur de quelques touches françaises, discrètes et fermes, qui, en leur donnant relief et couleur, les adaptent davantage à notre goût. Enfin, de son côté, M. Alcan, l'excellent éditeur, a imprimé sa marque sobre et distinguée à ce volume, où le lecteur trouvera réunies et la solidité du fond, et l'élégance de la forme.

Or, cette belle harmonie, ne risquai-je pas de la détruire ? Ma plume ne va-t-elle pas se traîner, alourdie, là où la phrase devrait tinter son cliquetis entre des mains légères ?

J'ai, heureusement, pour me rassurer, la bienveillance dont les lecteurs m'ont fourni tant de témoignages ; j'ai aussi l'indulgence des collaborateurs, qui connaissent ma sincérité. Désespérant de louanger leur livre sur le mode convenable, du moins vais-je essayer d'en esquisser la genèse en montrant, à la lumière de l'Histoire, l'influence de l'École anglaise sur l'étude du cerveau humain. Et ce ne sera point hors-d'œuvre inutile. Si je prends ce chemin un peu long à travers les âges, si j'empiète sur le cours des grands événements politiques ou sociaux, vous verrez que, malgré ce détour, nous serons tout naturellement ramenés à M. Stewart et à son livre.

* * *

Lors d'une des fréquentes et fastueuses réceptions confraternelles que nous réserve à Londres, depuis l'entente cordiale, l'hospitalité anglaise, sœur de l'écossaise, M. Huchard, dans un toast exquis, rappelait que Guillaume le Conquérant, partant pour la grande Ile, avait emporté comme talisman un cheveu de saint Pierre l'Apôtre. — C'est ce cheveu, disait-il avec humour, qui est resté si longtemps entre nous !

Certes, Français pas plus qu'Anglais, nous n'avons rien à renier du passé. S'il a ses douleurs et ses déchirements, il a ses héroïsmes et ses gloires aussi. Seulement, n'est-ce pas laisser dans l'ombre le meilleur de nous-mêmes, aux uns et aux autres, que de mettre en relief nos seules dissensions ? La fumée des batailles ne saurait obscurcir les régions sereines où les penseurs rêvaient d'entente. Si j'interroge les nobles fantômes des Harvey, des Sydenham, des Hunter, ne vont-ils pas témoigner de l'alliance des esprits, avant-courrière de l'alliance des cœurs ? Nous ne devons pas oublier qu'au moment même où le plus pur de notre sang coulait à flots dans les plaines légendaires un maître français, le professeur Roux, visitant les hôpitaux de Londres, était reçu partout en ami. Il nous a laissé le récit de son voyage dans un livre peu connu et qui porte la date fatidique de 1815. Cette date seule prouverait surabondamment que le choc des épées, l'ivresse sanglante des batailles, n'empêchaient point l'étreinte généreuse des mains confraternelles.

Depuis le XVIIe siècle, au surplus, nos mœurs, nos modes, ne s'inspirent-elles pas des mœurs et des modes anglaises? Quant à nos essais de Constitution au XVIIIe siècle, n'ont-ils pas tous pour idée directrice l'organisation politique de nos voisins, attestant ainsi l'admiration et l'attachement de nos philosophes pour la pensée d'Outre-Manche? Manières de Christophe Colomb, nos modernes ont cru découvrir ces jours derniers l'Angleterre. Relisons l'œuvre de nos pères et nous verrons combien ils connaissaient et appréciaient déjà l'âme anglaise.

Mais pourquoi cet enthousiasme que d'aucuns, dont je fus, ont trouvé parfois excessif? Ce qui frappe au premier abord l'esprit du voyageur en Angleterre, c'est la liberté qui préside aux rapports des hommes entre eux. Alors qu'en d'autres pays la lourde main de l'État se fait sentir dans les moindres actes de la vie, là-bas elle semble dissimulée à tous les yeux. Invisible mais présente, la Loi est pour l'Anglais comme cette Déesse des Grecs qui se tenait dans la lutte aux côtés de chaque guerrier. Tout citoyen est si bien pénétré de ses droits et de ses devoirs, il est si fier de son glorieux passé, si confiant dans l'avenir, que l'état social atteint à cet idéal qui serait ailleurs une antinomie : le maximum de protection des pouvoirs publics allié au maximum de liberté. Et cette mentalité spéciale n'est-elle pas plus évidente encore à cette heure même où nos voisins, tranquilles et fermes, tentent de porter la main sur le magnifique édifice constitutionnel qu'ils ont, durant des siècles, bâti à coups d'énergie, à coups de souffrance et de génie? Chez d'autres, ce serait la révolution, chez eux tout se traduit par un simple phénomène d'évolution. Cette passion pour la liberté, unie à un respect si absolu de la Loi, ne saurait exister sans une différenciation, une délicatesse du mécanisme mental telle qu'on ne la rencontra peut-être jamais chez un autre peuple.

Si de la masse on s'élève à l'élite, cette supériorité de la race anglaise au point de vue psychique apparaît plus évidente encore. Tous nos penseurs, à commencer par Taine, en demeurèrent frappés. Faut-il invoquer la puissante psychologie de Shakespeare, psychiatre avant la lettre, et le plus admirable des psychiatres? Comment aurait-il pu camper ses grands monstres, faire vivre d'une vie réelle et Hamlet, le neurasthénique anxieux, et l'impulsif Othello, et Lady Macbeth l'hallucinée, si le public très mêlé qui applaudissait aux rêves shakespeariens n'eût pas été à même de les comprendre?

Parlerai-je de Locke, qui s'oppose à notre Descartes? « Depuis Locke, dit Taine [1], la psychologie est indigène en Angleterre, elle y chemine côte à côte avec la statistique et l'économie politique. » N'est-ce pas Locke qui, le premier, montre que toutes nos idées viennent des sens et qu'elles se gravent sur la table rase du cerveau, par une sorte de transformation du travail? Ce ne sont pas là ses expressions, évidemment, mais c'est le fond de sa pensée. Je n'ai pas à marquer son influence, à rappeler comment notre Condillac relève du philosophe anglais: mais je dois dire que

1. Voir en particulier les *Notes sur l'Angleterre*, et les *Études sur la Littérature anglaise*. (Hachette, éditeur, Paris.)

Locke, et après lui Berkeley et Hume, furent les grands inspirateurs du geste qui brisa les fers des aliénés et les haussa à la dignité d'hommes et de malades. Oui, si presque au même instant en Europe, le français Pinel, l'anglais Tucke, le toscan Chiarugi, le savoisien Daquin furent illuminés du même éclair, c'est que tous avaient été comme emportés par ce courant d'idées-forces qui, parti d'Angleterre, était venu secouer notre France généreuse, et par contre-coup la vieille Europe [1].

Dans cette esquisse rapide où je mets en relief l'adaptation pour ainsi dire naturelle de nos voisins aux études psychologiques et aux travaux de neurologie, je ne saurais passer sous silence Darwin qui, lui aussi, fournira à ma thèse un nouvel appui. Quand il parle de sélection, de lutte pour la vie, il est aussitôt compris de ses compatriotes. Ah! il est bien de chez eux, celui-là! Au contraire, notre grand Lamark, son précurseur, reste ici dédaigné parce que hors de notre portée, encore qu'il ait écrit sa *Philosophie zoologique* en 1809, dans le plein de notre crise impérialiste, et au moment où le fort opprime le faible.

Je ne veux pas omettre non plus Spencer, à qui nous devons tant, les uns et les autres. Mais si après la sociologie, la littérature et la philosophie, je fais appel à la médecine, d'autres témoins vont accourir en foule. N'êtes-vous pas frappés comme moi de tous les noms anglais qui, en neurologie, peuplent notre nomenclature : maladies de

1. Cette simultanéité de geste est encore un exemple du phénomène d'inter-psychologie signalé par le regretté Tarde. De grandes idées étant dans l'air, rien d'étonnant si elles se réalisent au même moment en plusieurs pays. Et cette constatation a l'avantage de rendre plus évidente l'erreur des querelles mesquines de priorité.

Voir au sujet de l'influence de l'Ecole philosophique anglaise sur la formation de la médecine mentale, le beau *Traité international de Psychologie pathologique*, publié sous la direction de M. le Dr Auguste Marie, de Villejuif, tome I, chapitre II, *Aperçu critique sur l'histoire de la médecine mentale*, par M. le Dr Del Greco, p. 59 et suivantes, Alcan, éditeur, Paris, 1910.

Little, de Parkinson, d'Addison, épilepsie jacksonnienne, signe d'Argyll Robertson, etc., etc. ? Certes, il serait excessif de prétendre que les Anglais seuls ont su voir ; mais il est certain qu'ils ont si bien analysé, si bien décrit ce qu'ils ont vu, que l'Histoire a dû épingler leurs noms sur leurs travaux. Et il y a plus : lorsque notre Charcot s'essaye à la maîtrise en étudiant et en vulgarisant les œuvres des autres, n'est-ce pas les neuropathologistes anglais qu'il prend pour modèles ?

Depuis le maître de la Salpêtrière, l'étude des maladies nerveuses s'est transformée et agrandie. De toutes parts se poursuit dans ce domaine un patient et habile travail de revision. Où nos prédécesseurs avaient tracé de gros sillons, nous repassons la charrue pour fouiller le sol plus profondément. Les cadres sont ainsi modifiés chaque jour, grâce aux perfectionnements des méthodes cliniques, aux découvertes micrographiques, aux recherches physiologiques. On se limitait, hier, aux grosses lésions macroscopiques, on va aujourd'hui surprendre les plus secrètes modifications du protoplasma. Or, à côté des Français et des Allemands, les Anglais occupent toujours une première place en neurologie. Citerai-je, parmi leurs physiologistes, Ferrier et Sherrington, parmi leurs cliniciens, Head, Byron Bramwell et J. Mackenzie [1], et parmi leurs chirurgiens, Horsley ? — J'en passe, et des meilleurs.

Un des derniers venus dans la brillante phalange, M. Stewart, est de ceux qui marchent rapidement sur les traces des aînés. Son livre, dans sa simplicité voulue, témoigne encore des dons de la race. Ici, je devrais expliquer la cause de ces dons en faisant intervenir, suivant la méthode du maître, la race et le milieu. Ce n'est point

1. Lire son beau livre : *Symptoms and their interpretation*

sans raison qu'en Angleterre, penseurs, cliniciens, littérateurs, ont, mieux peut-être qu'en d'autres pays, sondé le mystère du drame cérébral, fouillé le cœur, montré comment une âme prend son pli.

Si l'esprit de nos voisins a la lenteur propre aux gens du Nord, il acquiert de ce fait même une ardeur contenue, une précision, une ténacité, une minutie dans l'accumulation des faits, et enfin une soif de certitude en quelque sorte spécifiques. Le climat froid et humide les pousse à exercer leurs muscles, mais il les condamne aussi à rester chez eux, à s'interroger, à voir la Nature à travers l'homme moral, comme l'a dit Taine. L'habitude de la mer les a de tous temps astreints à cultiver leurs facultés d'observation. Condamné par la situation même de son pays à prendre le monde dans son filet, le pêcheur anglais a dû perfectionner davantage que les autres ses outils de gouvernement, sa Constitution. Comment atteindre à une prévision à peu près juste, à un maniement à peu près sûr des choses humaines, si l'on n'a pas la connaissance exacte de tous les dehors qui manifestent l'homme, « si l'on n'a pas la divination exacte du dedans qui est l'homme[1] » ?

L'éducation est en outre pour les Anglo-Saxons une préparation à la vie, au lieu d'être, comme chez les Latins, quelque chose d'étranger à la vie. En exerçant le libre arbitre, en cultivant l'âme comme il cultive le corps, l'éducateur anglais contribue pour sa part à la différenciation de l'outil cérébral. Je n'insiste pas davantage ; en dire plus serait aller trop loin et sortir de mes limites.

Si j'ai tenu à faire entendre le son que rend l'âme anglaise quand on l'interroge avec sincérité, c'est simplement

1. Taine. *Notes sur l'Angleterre.*

pour montrer son aptitude aux études neurologiques, et par contre-coup pour rendre plus évidentes les qualités du livre de M. Stewart. Ces études, en effet, ne sauraient être poursuivies sans des qualités exceptionnelles de méthode, de clarté, de précision et de sens. Qui les possède héréditairement, qui les a perfectionnées par les acquisitions personnelles, doit nécessairement faire un bon livre, surtout si ce livre a plus particulièrement pour objet le diagnostic. Et c'est bien le cas de M. Stewart, si heureusement secondé, d'ailleurs, je tiens à le répéter, par M. le professeur Scherb, d'Alger, son très remarquable collaborateur.

A la vérité, le *Diagnostic des maladies nerveuses* donne plus encore que le titre ne promet. Solidement appuyé sur la clinique, en accumulant les petits faits selon les procédés chers aux cervelles anglaises, l'auteur a composé le meilleur tableau d'ensemble qui soit de la pathologie nerveuse. Si j'entrais dans le détail, je citerais d'abord son chapitre de l'électro-diagnostic, où praticiens, aussi bien que spécialistes en matière d'accidents du travail, trouveront amplement leur compte. Je signalerais aussi l'étude du liquide céphalo-rachidien, où se mêlent à doses si justes théorie et pratique. Le médecin appelé à effectuer une ponction lombaire n'aura qu'à lire ces pages substantielles pour être à même de mener sûrement à bien sa petite manœuvre ; il apprendra aussi quels services elle peut rendre au point de vue diagnostique ou thérapeutique. J'ai remarqué encore les belles études qui traitent des Réflexes et de la Douleur ; rien de plus élégant, rien de mieux fouillé et de plus vrai. Mais il faudrait tout souligner dans cet ouvrage, qui m'apparaît comme un monument aux contours harmonieux et dont la lecture m'a appris tant de choses.

*
* *

Du *Diagnostic des maladies nerveuses* j'ai dit tout ce que je pouvais. Peut-être estimera-t-on que pour une modeste préface je suis allé réveiller de bien grandes ombres, que je remonte bien loin dans le passé. Mais d'abord il n'est jamais inutile de rendre hommage à un bel effort humain, fût-ce au sujet d'un livre ; ensuite, j'ai trop d'amis en Angleterre, je les apprécie trop pour n'avoir pas saisi avec empressement l'occasion de proclamer tout ce je pense de leur civilisation.

Après l'œuvre, j'aurais maintenant à parler de l'auteur. Un détail suffira pour le peindre. Lorsque la douloureuse guerre du Transvaal éclata, M. Stewart, guidé par son double idéal patriotique et humanitaire, s'engagea aussitôt dans les ambulances Anglo-Boers. La campagne fut rude, on le sait, et les fatigues extrêmes : hôpitaux encombrés de malades, marches forcées et contre-marches, difficultés de ravitaillement, luttes contre le climat, envers de la guerre avec toutes ses misères, rien ne fut épargné à notre neurologiste. Eh bien, malgré le tumulte des camps, malgré le surmenage d'une vie affolante, M. Stewart ne manqua jamais de mettre au courant son cahier d'observations.

Quand, durant le jour, il avait servi à la fois la Patrie anglaise et la cause humaine en soignant d'un même zèle amis et ennemis, le soir, tandis que les adversaires étaient réunis dans le sommeil, père de l'oubli, frère de la mort, notre confrère veillait. La meilleure part de ses nuits, il la consacrait au service de notre art, et l'on pourrait presque dire que son œuvre fut ébauchée sur le champ de bataille. En tout cas, certaines de ses observations constituent une véritable contribution à l'étude de la neuropathologie expérimentale.

Ainsi, au milieu de la lutte, en dépit des pires vicissitudes, M. Stewart conservait intactes toute sa finesse d'observateur, toute sa curiosité de médecin ; — et je tiens ces détails d'un autre que lui, ai-je besoin de le dire? — Par ce simple trait s'affirme, originale et vigoureuse, et se complète cette personnalité : Si le livre élégant et clair du neuropathologiste anglais témoigne de son mérite en tant que médecin, sa bravoure tranquille, sa volonté inlassable, son attachement passionné à notre art, montrent ce que vaut l'homme. Et c'est pourquoi je n'en dirai pas plus, car nous sommes d'un pays où l'on aime à trouver un beau caractère derrière une belle œuvre.

F. Helme.

AVANT-PROPOS DU TRADUCTEUR

Voici un livre qui, comme le déclare modestement son auteur M. Purves Stewart, dans la préface de sa deuxième édition anglaise, n'est pas destiné à remplacer ceux que l'étudiant et le praticien ont déjà à leur disposition. Il est cependant conçu sur un plan quelque peu nouveau : il ne vise — son titre l'indique clairement — que le diagnostic des maladies nerveuses et laisse de côté tout ce qui est d'un intérêt par trop théorique, tout ce qui relève d'autre part de l'histologie pathologique. C'est donc un livre essentiellement de séméiologie clinique.

Comme tel, on comprend que l'auteur ait consacré de nombreuses pages à la documentation iconographique et l'on ne manquera pas d'observer que toutes les gravures concernent des faits qu'il a lui-même étudiés, soit à l'hôpital, soit dans sa clientèle privée. C'est dire assez que ce livre est le fruit d'une expérience toute personnelle, qu'il a été, si je puis dire, *vécu*.

Aussi, n'est-ce pas sans un grand sentiment de respect que j'ai résolu, avec l'assentiment complet de M. Purves Stewart, d'ouvrir çà et là quelques parenthèses. Celles-ci m'ont permis certaines additions où, pour le lecteur français, j'ai pu faire une part aussi légitime que large et précise à l'admirable production scientifique qu'assume depuis de nombreuses années la Société de Neurologie de Paris qui m'accueillit, voilà bientôt dix ans, comme membre correspondant.

J'ai cru en effet devoir, — pour ne parler que des additions les plus importantes —, à côté de la conception si positive de M. Pierre Marie sur les troubles du langage que l'auteur avait déjà exposée et analysée lui-même, faire état des réserves aussi sévères que prudentes que M. Déjerine apporte aux données cliniques et expérimentales concernant les voies de conduction de la sensibilité dans la moelle et des recherches si personnelles et si fécondes que M. Babinski a poursuivies sur l'hystérie et sur le syndrome cérébelleux. C'est donc bien une édition française que je présente au public médical.

Il s'agit ici, ai-je dit plus haut, d'un exposé de la séméiologie. On l'a voulu aussi complet et actuel que possible. Le lecteur verra que les maladies sont groupées et étudiées d'après leur affinité symptômatique la plus saillante. Il ne sera donc point surpris de voir le tabes, par exemple, décrit à l'occasion des lésions des nerfs crâniens, puis plus loin des troubles de la sensibilité subjective et objective, ou des troubles moteurs et trophiques, etc. Un index alphabétique placé à la fin de l'ouvrage et comprenant plus de mille références, permettra de trouver rapidement aussi bien la description de tel petit signe que le tableau largement brossé de tel syndrome. Enfin, pour garder la responsabilité entière de mes interpolations, celles-ci sont toutes placées entre crochets [—].

Comme traducteur, je me suis efforcé, d'autre part, de respecter autant que possible la tournure des phrases et les expressions parfois très imagées de l'auteur, voulant éviter le reproche — souvent injustifié — que résument ces deux mots : Traduttore = Traditore !

J'espère ainsi avoir bien mérité de l'entière confiance que m'a faite mon éminent ami, le savant neurologiste de l'hôpital de Westminster.

Je ne puis oublier enfin quelle reconnaissance nous devons l'un et l'autre à M. Alcan, notre éditeur parisien, qui a bien voulu, après entente avec son confrère, M. Edouard Arnold, de Londres, assurer avec sa libéralité bien connue la reproduction de nos nombreuses gravures.

MM. les Drs Helme et Aug. Marie, qui se sont chargés de présenter cet ouvrage à M. Alcan, ont droit aussi, à raison de leur appui moral et des conseils dont ils nous ont fait bénéficier, à toute notre gratitude.

Dr Gustave SCHERB.

LE

DIAGNOSTIC DES MALADIES NERVEUSES

CHAPITRE PREMIER

ANATOMIE ET PHYSIOLOGIE

Il n'est pas de partie de la séméiologie où une connaissance précise de l'anatomie soit de plus grande importance que dans le diagnostic des lésions du système nerveux. Rappelons donc, dès le début, quelques-uns des points principaux de l'anatomie et de la physiologie de ce système.

Il comprend deux principales divisions : 1° le système cérébro-spinal, comprenant le cerveau et la moelle épinière, ainsi que les nerfs crâniens et spinaux, et 2° le système sympathique constitué de deux chaînes de ganglions prévertébraux, une de chaque côté de la colonne vertébrale. Ces deux systèmes, le cérébro-spinal et le sympathique, sont reliés l'un à l'autre.

Dans un but [au moins] didactique, il convient de considérer le système nerveux comme formé de cellules nerveuses et de leurs expansions, les fibres nerveuses. Les unes et les autres sont excitables.

La cellule nerveuse a longtemps été communément considérée comme point d'origine des excitations comme fait la pile d'une batterie électrique, les fibres nerveuses servant simplement de conducteurs; mais il est plus que douteux qu'aucune stimulation ne prenne naissance dans les limites d'une cellule nerveuse, excepté comme le résultat d'une excitation qui lui est préalablement transmise. Chaque fibre nerveuse est faite d'un faisceau de neurofibrilles extrêmement fines qui la traversent en pénétrant par une expansion et en la quittant par une autre. Dans ce sens la cellule nerveuse agit comme *une voie de changement de direction* [*ou un relai*] *pour excitations*, recevant celles-ci d'une destination et les transmettant à une autre. La cellule nerveuse exerce ainsi une influence trophique sur la fibre nerveuse et est intimement intéressée dans sa nutrition, au point que celle-ci dégénère, si elle est séparée de son centre trophique.

Dans un *acte moteur réflexe*, qui est la plus élémentaire manifestation de l'énergie nerveuse, comme par exemple dans le réflexe plantaire, l'excitation part d'un organe sensitif périphérique, dans ce cas de la peau de la plante du pied. Elle remonte le long de la fibre sensitive, à travers le radicule postérieur correspondant, pénètre dans la moelle et là, par l'intermédiaire d'une autre fibre nerveuse et d'une cellule dans la corne grise, elle gagne une cellule de la corne antérieure. De cette cellule motrice une impulsion efférente [centrifuge] part le long d'un radicule antérieur, suit un nerf périphérique et gagne ainsi la fibre musculaire du muscle fléchisseur des orteils. Le muscle se contracte et retire la plante du pied du contact de la cause d'irritation.

Le schéma ci-joint (fig. 1) servira à rappeler les composants principaux d'un simple réflexe médullaire, tel que nous venons de le décrire.

Quelques mouvements réflexes surviennent inconsciemment, comme par exemple la contraction pupillaire quand la rétine est excitée par la lumière, ou encore, les mouvements normaux de l'estomac et des intestins. Mais dans les autres cas l'excitation afférente provoque non seulement une action motrice réflexe, mais envoie une part du stimulus vers les centres plus élevés de la corticalité du cerveau opposé, où il

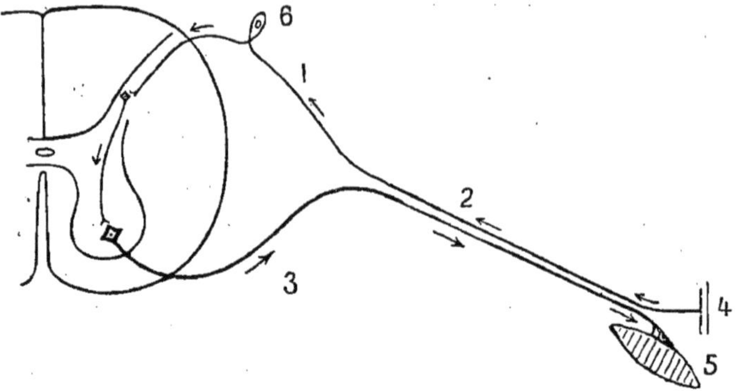

Fig. 1. — Schéma d'un acte réflexe simple.

1. Racine postérieure. — 2. Nerf périphérique. — 3. Racine antérieure. — 4. Peau. — 5. Muscle. — 6. Ganglion rachidien.

produit une sensation consciente. Ceci est assuré par des fibres

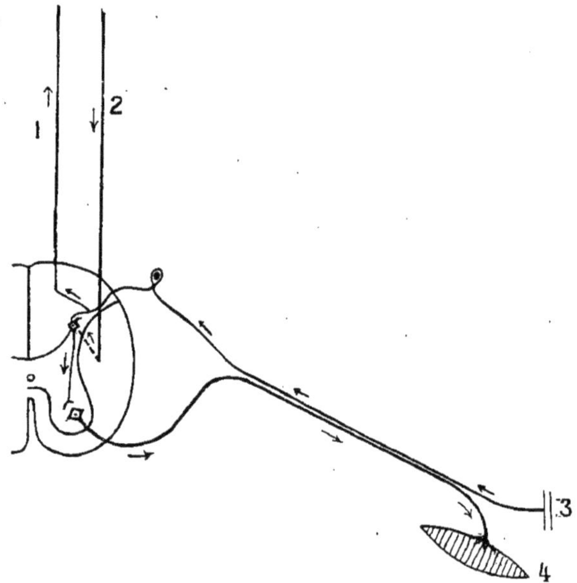

Fig. 2. — Schéma d'un acte moteur volontaire.

1. Fibre sensitive ascendante. — 2. Fibre motrice descendante. — 3. Peau ou muqueuse. — 4. Muscle.

sensitives montant dans la substance de la moelle épinière, comme le montre l'autre schéma (fig. 2), puis à travers des relais de cellules nerveuses et de fibres, gagnant le bulbe, le pont et ainsi de suite jusque dans les centres de perception du cortex.

De plus, une décharge d'énergie venant de la cellule motrice de la corne antérieure peut être provoquée non seulement par voie réflexe, venant de la périphérie, mais aussi par une incitation volontaire venant des centres supérieurs. C'est ce qui se produit quand l'influx nerveux descendant du centre cortical d'un hémisphère du cerveau, à travers le faisceau pyramidal, gagne dans le côté opposé de la moelle une cellule de la corne antérieure. Les centres corticaux supérieurs peuvent aussi inhiber une décharge réflexe d'énergie motrice.

Si nous nous bornons à considérer l'acte moteur lié à un réflexe cérébro-spinal, nous devons bien nous rappeler que toute incitation afférente, en gagnant les centres sensitifs du cortex, ne provoque pas forcément une excitation de réponse descendant le long du faisceau pyramidal. Si la réponse se produit, il s'agit souvent d'une action simplement automatique, variété de réflexe plus long. C'est qu'il y a dans l'écorce cérébrale des centres de perception qui prennent connaissance de la nature et de la source de l'incitation et déterminent si oui ou non il nous faut en tenir compte activement, c'est-à-dire si un mouvement volontaire (et non simplement un mouvement automatique) doit ou non intervenir.

Quelques réflexes, bien qu'associés à des impressions sensitives conscientes (par exemple le réflexe du vomissement ou le réflexe sexuel) ne peuvent être inhibés. Il est possible que cela soit dû à ce fait qu'il n'existe pas de muscles antagonistes pour empêcher ces réflexes de se produire ; mais d'autres peuvent être inhibés en contractant certains muscles d'action opposée et en fixant ainsi la partie du corps qui autrement eût été l'objet d'un mouvement réflexe.

Finalement, par éducation, une impulsion motrice peut prendre son origine dans le centre moteur cortical, sans que la moindre incitation afférente [provocatrice] soit venue de la

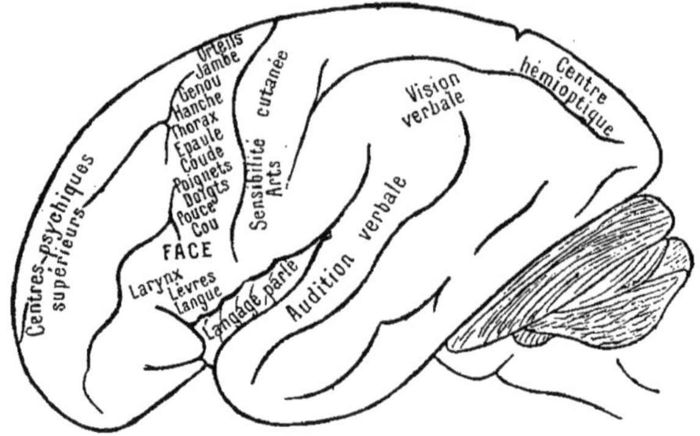

Fig. 3. — Schéma des localisations cérébrales. Surface externe du cerveau.

partie qui sera mise en mouvement. Tous les mouvements chez un nouveau-né sont soit des mouvements automatiques, soit des réflexes, et ce n'est que graduellement que l'enfant apprend

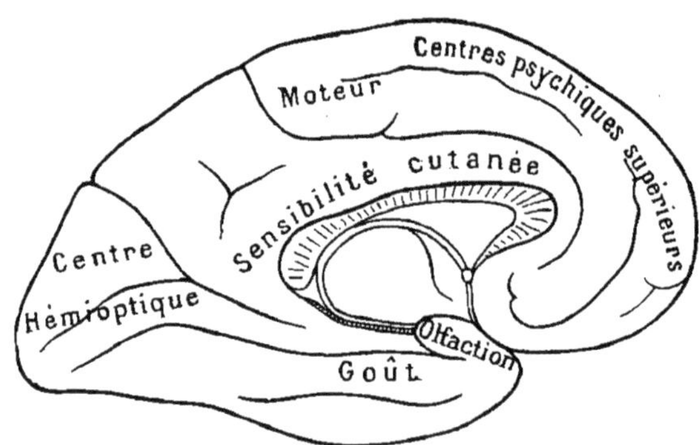

Fig. 4. — Schéma des localisations cérébrales (surface interne).

à faire appel à des muscles antagonistes, par un effort de volonté à inhiber des actes réflexes et [par éducation] à s'initier à des mouvements volitionnels.

Certains réflexes plus complexes, comme les mouvements de la respiration, ont leurs centres dans le bulbe; d'autres, comme ceux du cœur et des vaisseaux, ont leurs centres réflexes inférieurs dans les ganglions sympathiques, mais peuvent aussi être influencés par le système nerveux cérébro-spinal. D'autres encore, tels que les mouvements de l'estomac et de l'intestin, peuvent être accomplis indépendamment du système nerveux central.

Les figures 3 et 4 représentent l'écorce du cerveau dans sa partie convexe et dans sa partie médiane. Il n'est pas nécessaire ici d'en énumérer en détail les scissures et sillons divers, les différents lobes et circonvolutions.

Quand nous considérons un crâne, les premiers points de repère à identifier sont ceux des scissures sylvienne et rolandique. La scissure de Rolando part en haut, sur la ligne médiane, d'un point qui est à deux centimètres en arrière du milieu de la ligne qui va du nasion [glabelle] à la protubérance occipitale externe [inion]. Elle descend en avant, le long de la surface convexe du cerveau, dans la direction de la partie antérieure de la branche horizontale de la scissure de Sylvius, faisant un angle d'environ 67° 1/2, c'est-à-dire les 3/4 d'un angle droit, avec la ligne médiane sagittale. [Comme Debierre l'indique, le sillon de Rolando suit une ligne qui aboutirait au milieu de l'arcade zygomatique. Quant à la scissure de Sylvius, si l'on joint l'apophyse orbitaire externe au lambda, qui est à 6 ou 7 centimètres au-dessus de l'inion, on obtient une ligne orbito-lambdoïdienne qui nous donne, à partir de 2 à 3 centimètres, le trajet de la scissure de Sylvius. Celle-ci, à partir de sa branche antérieure, longe sur 3 à 4 centimètres la suture écailleuse.]

Ces deux figures 3 et 4 montrent aussi schématiquement nos vues actuelles sur les localisations cérébrales. Il convient d'observer particulièrement que l'aire motrice dans les circonvolutions voisines de Rolando s'étend en arrière jusqu'à ce sillon, mais pas au delà, comme on l'enseignait auparavant. Non seulement par des excitations chez le singe anthropoïde[1] et dans certains cas chez l'homme, mais aussi par des recherches histologiques[2], on a démontré que la lèvre postérieure du sillon de Rolando diffère dans ses fonctions comme dans sa texture de la lèvre antérieure ou motrice. Celle-ci présente des grandes cellules pyramidales sans couche granuleuse, tandis que la lèvre postérieure possède une couche granuleuse très nette sans grandes cellules (voy. fig. 5).

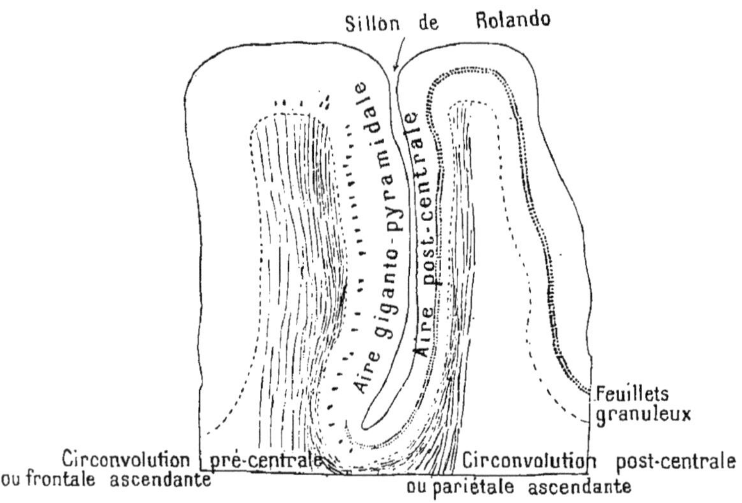

Fig. 5. — Schéma des couches corticales dans la frontale ascendante et dans la pariétale ascendante (d'après Vogt).

Un autre point dont il faut se souvenir est que les différents centres ainsi appelés moteurs ne sont pas nettement délimités les uns des autres, comme font les carrés d'une mosaïque, mais se superposent partiellement ; chaque centre dans les figures 3 et 4 signifie que la stimulation électrique de ce point produit le mouvement maximum de la partie du corps mentionnée. De

1. Sherrington et Grünbaum. *Trans. path. soc.*, London, 1902, v. liii, p. 127.

2. Campbell, A.-W. *Histological studies on the localisation of cerebral function* 1905. — Brodman, K. *Journal f. Psychologie und Neurologie*. Bd ii, p. 80.

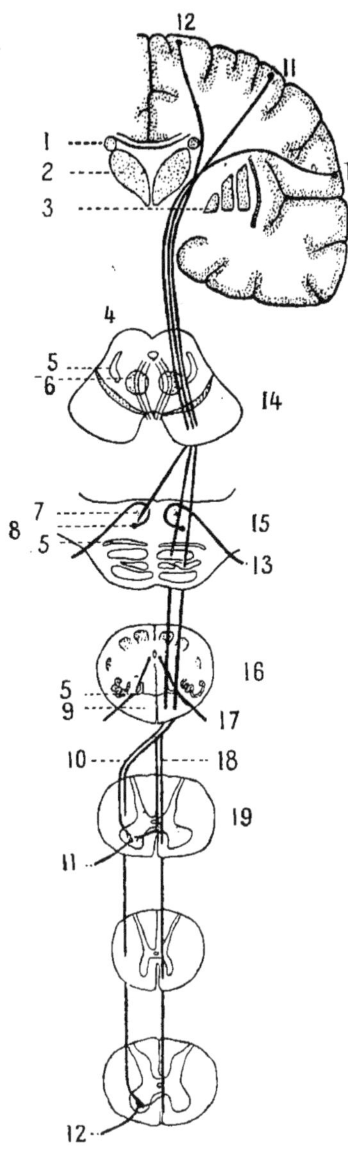

Fig. 6. — Diagramme du faisceau pyramidal et de son parcours dans le cerveau et dans la moelle.

1. Noyau Caudé. — 2. Thalamus. — 3. Noyau lenticulaire. — 4. Tub. quadrijumeaux. — 5. Ruban de Reil. — 6. Noyau rouge. — 7. Noyau du VIe nerf. — 8. Noyau du VIIe nerf. — 9. Pyramide bulbaire. — 10. Faisceau pyramidal croisé. — 11. Bras. — 12. Membre inférieur. — 13. Face et nerf facial (VII). — 14. Pédoncule cérébral au niveau du IIIe nerf. — 15. Pont de Varole au niveau du VIIe nerf. — 16. Bulbe. — 17. N. Hypoglosse. — 18. Faisceau pyramidal direct. — 19. Moelle épinière.

plus, il y a de légères variations individuelles dans l'étendue des divers centres.

La voie principale par laquelle les impulsions motrices sont conduites des centres moteurs corticaux vers les muscles, est le *faisceau pyramidal*, dont la direction est schématiquement indiquée dans la figure 6. Des cellules motrices de l'écorce, les fibres convergent à travers la couronne rayonnante vers un gros cordon de fibres nerveuses situé entre le noyau lenticulaire en dehors et la couche optique et le noyau caudé en dedans, et que l'on nomme la *capsule interne*. La figure 7 montre une coupe horizontale à travers celle-ci ; nous y remarquons un bras antérieur et un bras postérieur, qui se joignent à un angle obtus, *le genou*. Les fibres motrices pour la jambe et le bras occupent les deux tiers antérieurs du bras postérieur, les fibres pour la langue et la bouche sont dans la partie géniculée, celles pour la face juste en avant de ces dernières. Mais l'ordre dans lequel ces divers faisceaux passent à travers la capsule interne n'est pas tout à fait le même que celui dans lequel ils quittent le cortex. Ainsi nous notons qu'immédiatement en arrière des fibres pour les lèvres nous avons, d'avant en arrière, celles pour l'épaule, le coude et les doigts (et non les doigts, le

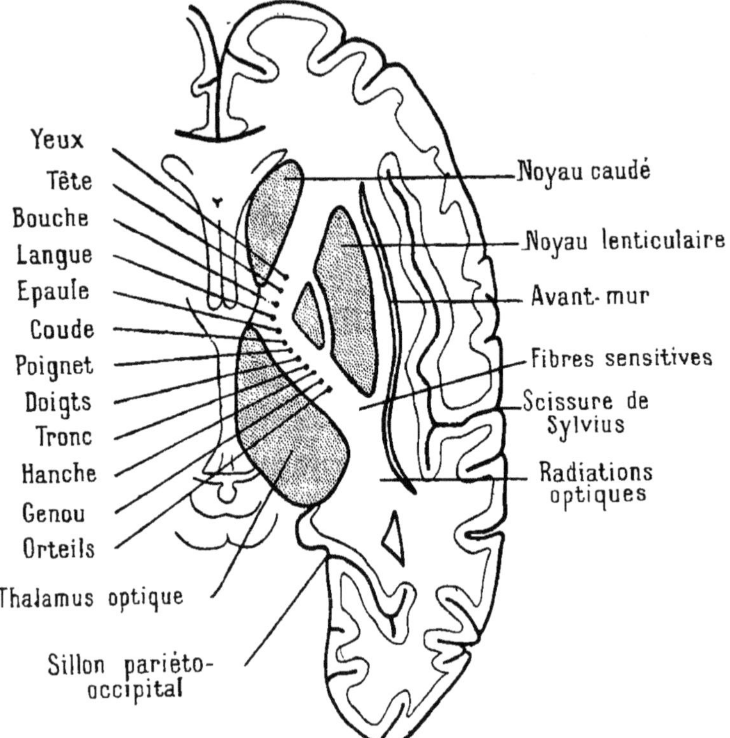

Fig. 7. — Coupe horizontale à travers l'hémisphère cérébral droit, montrant la position des divers faisceaux dans la capsule interne.
(D'après Beevor et Horsley.)

coude, l'épaule), puis celles pour le tronc et enfin celles pour la hanche, le genou et les orteils[1].

1. [En nous plaçant sur le terrain de la clinique, cette conception fondée sur les recherches expérimentales de Beevor et Horsley chez le singe est battue en brèche par P. Marie et Guillain (*Semaine médicale*, 1902), pour qui une lésion quelconque intéressant le segment postérieur de la capsule interne donne toujours cliniquement une hémiplégie et jamais n'a amené de paralysie localisée à un membre.]

Nous observons aussi, en passant, que la voie thalamo-corticale des fibres sensitives traverse la partie postérieure de la capsule, et que derrière elles passent les fibres de la vision. Les fibres sensitives probablement ne forment pas un faisceau séparé et compact, mais sont en partie mélangées avec quelques-unes des fibres destinées au membre inférieur.

Avant d'abandonner les figures 6 et 7, il est intéressant d'étudier brièvement, grâce à elles, les troubles divers que produisent des lésions du faisceau pyramidal à différentes hauteurs.

Une lésion dans l'écorce motrice ou dans son voisinage, si elle est d'étendue modérée, produira, selon sa situation, une monoplégie de la face, du bras ou de la jambe, dans le côté opposé du corps. [Notons ici qu'à raison de la contiguïté des deux lobules paracentraux à l'extrémité supérieure des scissures de Rolando, une lésion unique peut atteindre ou comprimer ces deux centres des membres inférieurs, et qu'il en peut résulter de la paraplégie. Le plus souvent cependant il s'agit de lésions doubles symétriques, surtout de la méningite tuberculeuse en plaques. (Souques et Charcot 1895; Comte, de Lausanne, 1898; Raymond, 1899)]. Une lésion quelque peu plus considérable provoquera une monoplégie brachio-faciale ou brachio-crurale. (Remarquons qu'une monoplégie facio-crurale sans participation du bras est impossible avec une lésion unique.) Pour amener une complète hémiplégie de la face, du bras et de la jambe, il est nécessaire d'avoir une lésion corticale très étendue. Mais dans la capsule interne, tous ces faisceaux de fibres sont intimement rassemblés au point qu'une lésion capsulaire modérée peut produire une hémiplégie complète, tandis qu'une lésion capsulaire, assez minime pour produire une simple monoplégie, est à peu près impossible.

Si la lésion capsulaire siège dans la région géniculée nous avons une hémiplégie de la face, du bras et de la jambe. De plus, à raison de la paralysie des muscles qui commandent la rotation de la tête et des yeux vers le côté opposé, le patient présente de la *déviation conjuguée* de ceux-ci vers le côté de la lésion, due à l'action prépondérante des muscles de la tête et des yeux du même côté qui sont innervés par l'hémisphère opposé intact.

Si, d'autre part, la lésion capsulaire siège plus loin en arrière dans le bras postérieur de la capsule, l'hémiplégie affectera la jambe bien plus que le bras, et la face ne sera prise que légèrement; tandis que, à raison de son empiétement sur la voie sensitive, qui siège entre les fibres motrices et visuelles, il y aura aussi maintenant de l'hémianesthésie.

Enfin, si la lésion occupe l'extrémité postérieure de la capsule, il y aura non seulement hémianesthésie, mais aussi hémianopsie à cause de l'interruption des fibres de la vision. Notons en passant qu'il est impossible avec une seule lésion capsulaire de produire du même coup de l'hémiplégie et de l'hémianopsie sans produire aussi de l'hémianesthésie.

Une lésion du pédoncule cérébral tendra à impliquer le IIIe nerf crânien (oculo-moteur commun) du même côté que la lésion, causant dans le même temps de l'hémiplégie de la face, du bras et de la jambe dans le côté opposé du corps. C'est ce que l'on nomme le *syndrome de Weber,* variété d'*hémiplégie alterne* ou de *paralysie croisée*.

Une lésion unilatérale de la protubérance à la hauteur de l'émergence du nerf facial produira une autre paralysie croisée, paralysie de la face du côté de la lésion et hémiplégie du bras et de la jambe du côté opposé du corps. Et, si en même temps le noyau du VIe nerf crânien (abducens ou moteur oculaire externe) est impliqué (ce qui se présente souvent, puisque le nerf facial fait un crochet autour du noyau du VIe nerf dans la protubérance), nous aurons une paralysie nucléaire du moteur oculaire externe et du facial du côté même de la lésion, et une hémiplégie portant sur le bras et la jambe du côté opposé : *le syndrome de Millard-Gübler*.

Les lésions unilatérales du bulbe au-dessous de l'émergence du nerf facial laissent la face intacte et produisent seulement une hémiplégie du bras et de la jambe. *Une lésion unilatérale de la moelle épinière* au-dessous du renflement brachial produira une monoplégie du membre inférieur du côté même de la

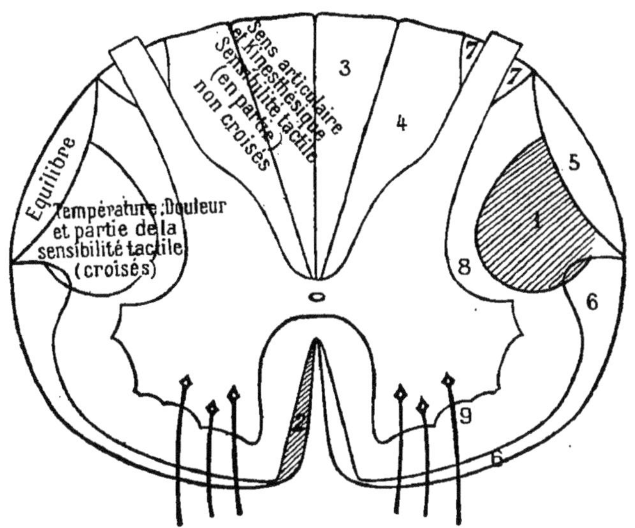

Fig. 8. — Diagramme des faisceaux dans la moelle épinière.

1. Faisceau pyramidal croisé (descendant) et spino-thalamique (ascendant).
2. F. pyramidal direct.
3. Faisceau postérieur interne (Goll).
4. Faisceau postérieur externe (Burdach).
5. F. cérébelleux direct.
6. F. cérébelleux ventral (Gowers).
7. Zone marginale de Lissauer.
8. Faisc. latéral profond.
9. F. fondamental antéro-latéral.

lésion, sans intéresser le bras. Semblable lésion provoquera encore un peu d'anesthésie du membre inférieur de l'autre côté. C'est cette paralysie motrice d'un membre et sensitive de l'autre que l'on appelle « paralysie de Brown-Séquard »; nous y reviendrons plus loin.

La figure 8 représente les faisceaux de la moelle épinière d'un intérêt clinique majeur. Mais il y a encore d'autres faisceaux ascendants et descendants de moindre importance que nous avons omis dans ce diagramme, pour le simplifier.

Les faisceaux pyramidaux sont de beaucoup les plus importantes voies descendantes, car ils portent les impulsions motrices vers le bas, des centres corticaux vers les cornes antérieures. La fibre pyramidale ne rejoint pas de suite la corne antérieure, mais se termine dans la région de la corne postérieure, d'où par une cellule de connexion, une courte fibre intermédiaire se dirige en avant, réunissant ainsi la fibre pyramidale à la cellule de la corne antérieure. (Voy. fig. 2.) [Mais beaucoup d'auteurs avancent, dit au contraire Debierre (*Le cerveau et la moelle*, 1907), que les arborisations terminales des fibres du faisceau cortical moteur viennent se mettre successivement en contact avec les dendrites des cellules radiculaires du bulbe et de la moelle.] La plupart des impulsions motrices volitionnelles subissent une décussation à l'extrémité inférieure du bulbe et pénètrent dans le faisceau pyramidal croisé dans la colonne latérale, quelques-unes descendent dans le faisceau pyramidal direct et se décussent plus tard dans la moelle même. Quelques fibres pyramidales descendent aussi dans le faisceau pyramidal homolatéral (que nous devrions, c'est quelque peu paradoxal, appeler alors le faisceau pyramidal croisé... non croisé). Ces fibres probablement ne se décussent pas, mais fournissent certaines impulsions motrices au membre homolatéral. [Elles ont été mises en évidence par Mellus (*Proceedings Roy. Society*, 1894) et par Sherington (*Lancet*, même année) chez le singe. Déjerine et Thomas les retrouvèrent dans quelques cas d'hémiplégie ancienne (*Soc. Biologie*, 1896) d'origine cérébrale. Leur présence rend compte, dit Debierre (*loc. cit.*), de la parésie du côté sain dans l'hémiplégie, de l'exagération des réflexes et de la contracture du membre inférieur sain et enfin de la sclérose que l'on retrouve parfois dans les deux faisceaux pyramidaux conditionnée par la lésion d'un seul hémisphère.]

En plus du faisceau pyramidal ou cortico-spinal existent

d'autres faisceaux de moindre importance qui descendent dans la moelle, venant des centres sous-corticaux et constituant des voies accessoires sous-cortico-médullaires. Ils se terminent parmi les cellules de la corne antérieure et assurent l'exécution de certains actes automatiques qui restent encore possibles alors que la force motrice volontaire est perdue, comme c'est le cas dans les lésions du faisceau pyramidal. Les plus importants sont (fig. 8*a*) :

1° *La voie rubro-spinale ou pré-pyramidale* (faisceau de Monakow), qui commence dans le noyau rouge du pédoncule cérébral, se décusse aussitôt dans la calotte et descend dans le côté opposé du pont et du bulbe vers la colonne latérale de la moelle où elle se place en avant du faisceau pyramidal croisé.

2° *La voie tecto-spinale ou faisceau longitudinal ventral antérieur* qui prend naissance, dans le cerveau moyen, dans le tubercule quadrijumeau antérieur, se décusse dans l'entrecroisement de Meynert, en arrière de l'aqueduc de Sylvius et, dès lors, descend dans le côté opposé, dans la formation réticulaire, vers la colonne marginale antérieure de la moelle.

3° *La voie vestibulo-spinale* ou *faisceau longitudinal dorsal postérieur*, qui part du noyau vestibulaire accessoire de Deiters, dans l'intérieur de la protubérance, et descendant, pour la plus grande part de ses fibres, dans le même côté de la moelle le long de la colonne marginale antérieure, se termine parmi les cellules de la colonne antérieure.

Chez l'adulte, les faisceaux longitudinaux ventral et dorsal ne peuvent être distingués l'un de l'autre sur des sections bulbaires ou médullaires, mais ils se myélinisent à des périodes différentes du développement et peuvent être ainsi aisément différenciés chez le fœtus.

4° *La voie ponto-spinale* qui provient de groupes cellulaires de la formation réticulaire du pont. Une partie descend dans la colonne marginale antérieure homolatérale, alors que l'autre

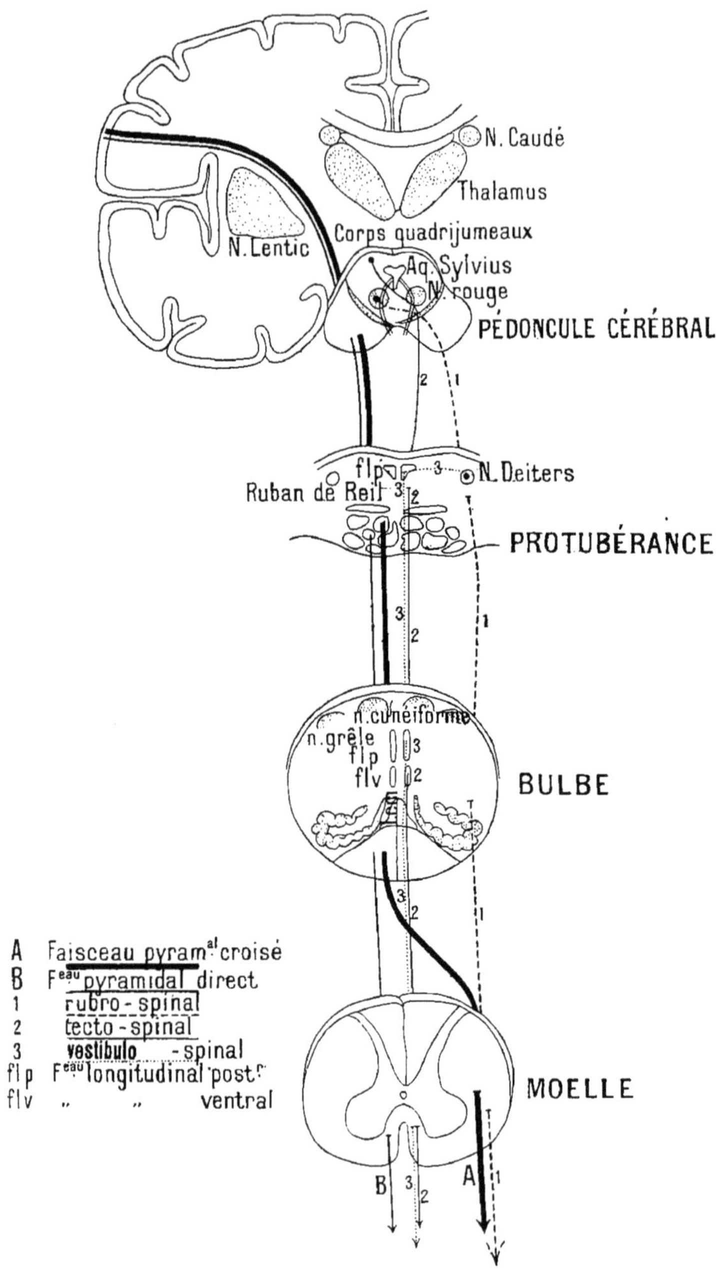

Fig. 8*a*. — Voies cortico-spinales et subcortico-spinales.

traverse la ligne médiane à travers le raphé du bulbe et gagne la colonne latérale opposée de la moelle. [Ces divers faisceaux constituent le groupe des fibres rhombo-mésencéphaliques. Elles sont beaucoup moins bien connues, au moins au point de vue anatomo-clinique, chez l'homme.]

Voies sensitives. — Selon Head, Rivers et Sherren[1], les incitations afférentes variées venant de la périphérie et se dirigeant vers la moelle épinière, ne courent pas indistinctement le long des nerfs afférents [centripètes], mais sont conduites par plusieurs classes distinctes de fibres nerveuses. Selon ces observateurs, la sensation commune est une affaire complexe, fondée sur trois sortes de sensibilité :

I. La sensibilité profonde, variété qui assure la conscience de la pression profonde et qui, si cette pression est excessive, est à même de se transformer en une sensation douloureuse — « douleur par pression ». — La sensibilité profonde comprend aussi des sensations musculaires, articulaires et vibratoires (voy. plus loin, p. 236). Les fibres qui conduisent la sensibilité profonde font partie des nerfs musculaires et ne sont pas détruites par la section de tous les nerfs sensitifs qui vont à la peau.

II. La sensibilité cutanée protopathique, variété qui répond aux excitations douloureuses de la peau (piqûre, courant faradique) et à des écarts relativement extrêmes de température comme les brûlures ou la congélation (température de 45° et au-dessus et de 10° et au-dessous). Ces fibres protopathiques venant de la peau sont les premières à se régénérer après traumatisme d'un nerf cutané, ce qui explique que les sensations protopathiques soient recouvrées les premières quand le nerf se régénère.

III. La sensibilité cutanée épicritique, dont les fibres sont les

1. *Brain*, 1905, pp. 99-115.

plus lentes à se rétablir après un traumatisme. Ce groupe transmet les perceptions du toucher léger, de la localisation cutanée, la reconnaissance de différences plus fines de température — pas simplement du chaud et du froid, mais entre le tiède et le frais [entre 10° et 45° environ].

Cette différenciation, il faut le remarquer, s'applique seulement à la portion extra-spinale des voies sensitives, c'est-à-dire aux nerfs périphériques.

Toutes les excitations sensitives, qu'elles soient de toucher, de température ou de douleur venant de la peau, d'activité musculaire venant des muscles (sens kinesthésique) ou venant des articulations ou des os, pénètrent dans la moelle par les radicules postérieurs, comme le montre la figure 9.

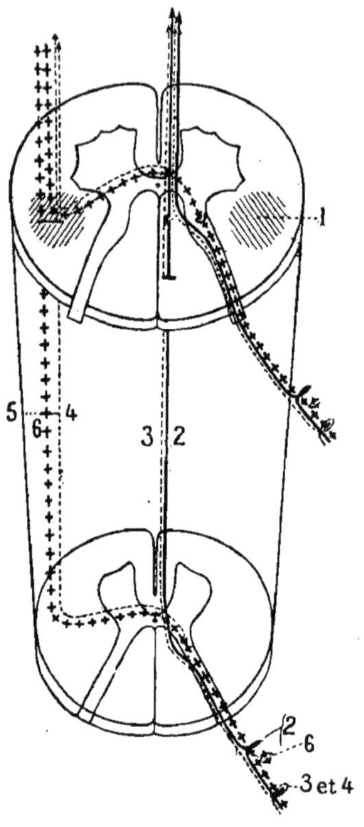

Fig. 9. — Diagramme des diverses voies sensitives à travers la moelle.

1. Faisceau pyramidal croisé. — 2. Sens articulaire et kinesthésique. — 3. Sensibilité tactile (non croisée). — 4. Sensibilité tactile (croisée). — 5. Faisceau spino-thalamique. — Température et douleur.

Une fois que les excitations afférentes ont gagné la moelle, il n'est désormais plus question de sensations profonde, épicritique ou protopathique; elles subissent maintenant une répartition plus simple. Ainsi toutes les sensations de température montent ensemble dans un même faisceau, qu'elles aient gagné la moelle par la voie épicritique ou protopathique : de même toutes les sensations douloureuses se groupent ensemble dans la moelle, qu'elles aient été protopathiques ou « profondes » dans les nerfs périphériques. C'est ce qu'indique le tableau suivant :

Voies spinales.		*Voies périphériques.*	
Colonne postérieure, Colonne latérale	Tactile	α Profonde	α Pression.
		β	β Attouchement léger.
		γ	γ Localisation.
		δ Epicritique	δ Différences de volume.
Colonne latérale	Température	ε	ε Petites différences de température.
		ζ Protopathique	ζ Extrêmes différences de température.
Colonne latérale	Douleur	η	η Douleurs cutanées (piqûre, congélation, brûlure, électricité).
		θ	θ Pression douloureuse.
Colonne postérieure	Muscles	ι	ι Allongement ou raccourcissement des muscles.
	Jointures	κ Profonde	κ Jointures, mouvements passifs.
Colonne latérale	Vibrations	λ	λ Vibrations. Diapason.

Les fibres qui se chargent des sensations musculaires et articulaires, ainsi qu'une plus petite portion de celles pour les sensations tactiles, montent dans la colonne postérieure vers les noyaux de Goll et de Burdach dans le même côté du bulbe. La plupart des fibres pour le sens du toucher avec celles de la température et de la douleur, passent par la commissure antérieure dans le côté opposé (ces fibres croisées ne viennent pas directement de la racine postérieure, mais d'un relai cellulaire dans la corne postérieure) et s'élèvent dans la moelle dans la colonne latérale opposée, dans *le faisceau spino-thalamique*. Ainsi la colonne latérale conduit, non seulement les impulsions motrices pyramidales descendantes, mais aussi les excitations ascendantes spino-thalamiques de toucher, de température et de douleur.

Les voies supérieures des diverses fibres sensitives à travers le bulbe et la protubérance sont quelque peu compliquées et ne sont pas encore entièrement fixées, mais leur disposition la plus probable est celle que montre la figure 10.

La plupart des *fibres tactiles* traversent la ligne médiane dans la moelle, comme nous l'avons déjà expliqué, et de là passent directement plus haut dans le faisceau spino-thalamique de la colonne latérale et dans cette partie du bulbe que l'on nomme *formation réticulée*. Celle-ci conduit ces fibres plus haut à travers le pont et le pédoncule jusqu'à la couche optique et de là elles passent à travers le bras postérieur de la capsule interne vers le cortex sensitif en arrière du sillon de Rolando.

Comme le faisceau sensitif traverse le pont, il côtoie en dehors la racine sensitive inférieure du trijumeau du même côté. Ainsi une *lésion*

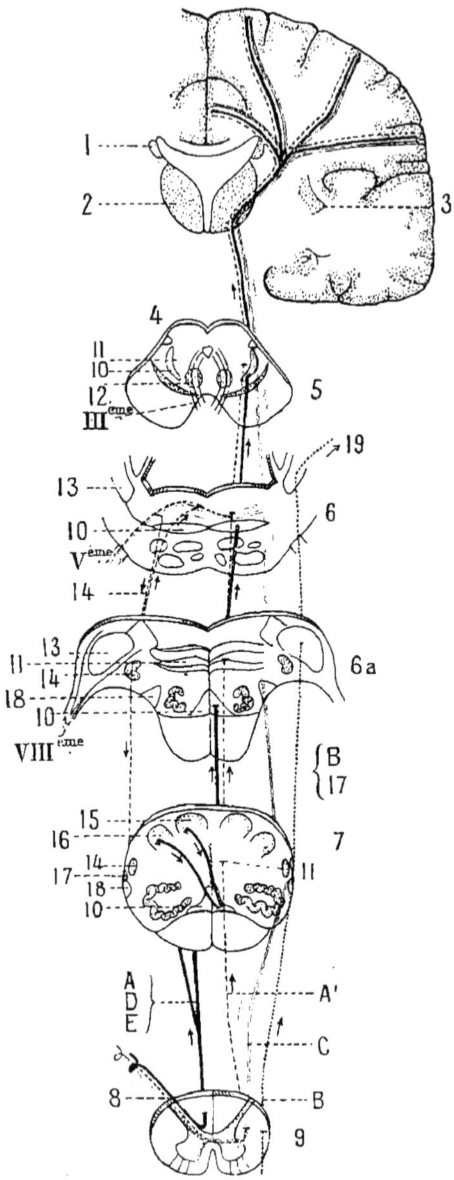

Fig. 10. — Diagramme des principaux faisceaux sensitifs dans la moelle, le bulbe, la protubérance et le cerveau.

1. Noyau caudé. — 2. Thalamus. — 3. Noyau lenticulaire. — 4. Tub. quadrijumeaux. — 5. Pédoncule cérébral. — 6. Pont de Varole. Niveau du Ve nerf. — 6*a*. Pont. Niveau du VIIIe nerf. — 7. Bulbe. — 8. Racine postérieure. — 9. Moelle. — 10. Ruban de Reil (filet). — 11. Formation réticulaire. — 12. Noyau rouge. — 13. Corps restiforme. — 14. Racine descendante du Ve nerf. — 15. Noyau grêle. — 16. Noyau cunéiforme. — 17. Faisceau cérébelleux direct. — 18. Partie du faisceau de Gowers. — 19. Pédoncule cérébelleux inférieur. — V. Trijumeau. — VIII. Acoustique. — A. Sens tactile (non croisé. — A'. Sens tactile (croisé). — B. Equilibre (non croisé). — C. Température et douleur (croisé). — D. Sens articulaire. — E. Sens kinesthésique.

unilatérale de la formation réticulée juste au-dessous de la sortie du Ve nerf (trijumeau) produira une « anesthésie croisée », c'est-à-dire une anesthésie de la face du côté de la lésion et une anesthésie du bras, du tronc et de la jambe du côté opposé. Mais plus haut que le pont, les fibres sensitives venant de la face traversent aussi la ligne médiane, en sorte que la lésion de la formation réticulée dans le pédoncule causera maintenant une hémianesthésie complète de la face, du bras et de la jambe (voy. fig. 11).

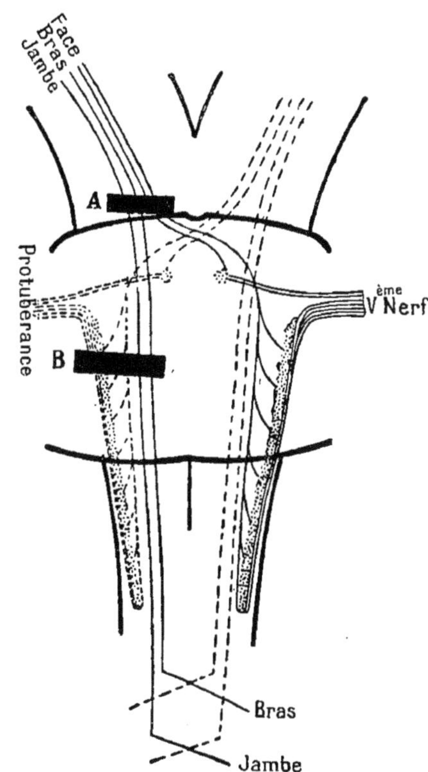

Fig. 11. — Parcours des fibres sensitives dans la protubérance (Start).

A. Lésion causant l'hémianesthésie droite. — B. Lésion causant l'hémianesthésie alterne de la face à gauche et du côté droit du corps.

Les fibres thermiques et douloureuses, entrant par la racine postérieure, passent dans la substance grise de la corne postérieure. Là, elles partent à nouveau et passent dans le côté opposé de la moelle, montant dans la colonne latérale près des fibres tactiles croisées. En gagnant le bulbe, elles se séparent des fibres tactiles et passent sur la face externe du corps olivaire, près du bord latéral du bulbe et intimement intriquées avec les fibres du faisceau de Gowers. Elles quittent alors ce faisceau, montent à travers la protubérance et, s'inclinant peu à peu vers les autres faisceaux sensitifs, elles atteignent en dernier lieu avec ceux-ci la couche optique et, de là à travers la capsule interne, se rendent à l'écorce. Le faisceau de Gowers, maintenant abandonné par les fibres thermiques et douloureuses, dans la partie supérieure du pont, fait un crochet brusque en arrière et pénètre dans le cervelet par un trajet descendant dans le pédoncule cérébelleux supérieur.

Les *fibres sensitives venant des muscles et des os*, en même temps que la plus faible partie des fibres tactiles non croisées, montent sans se décusser dans la colonne postérieure de la moelle vers le *noyau grêle* (*Goll*) *et le noyau cunéiforme* (*Burdach*), le premier recevant les fibres venant du membre inférieur, l'autre celles du membre supérieur. De ces deux noyaux ces fibres sensitives montent pour se décusser sur la ligne médiane par les *fibres arciformes internes*, formant la décussation sensitive supérieure du *Ruban de Reil*. (Voy. le contraste entre ce fait et la décussation spinale des fibres thermiques et douloureuses et de la majorité des fibres tactiles.) Les fibres sensitives venant de la jambe, passant à travers le noyau grêle (Goll), se décussent plus bas que celles (Burdach) venant du bras, qui traversent le noyau cunéiforme. Après avoir ainsi passé dans le côté opposé et gagné le ruban de Reil, qui constitue un faisceau aplati, ces fibres gagnent le haut suivant ce même faisceau, non loin des fibres thermiques et douloureuses. La masse principale des fibres tactiles monte à travers le pédoncule cérébral vers la couche optique[1], et continue son chemin dans la capsule interne vers le cortex sensitif, qui siège essentiellement en arrière du sillon de Rolando[2].

[1. MM. Déjerine et Long (1898) ont montré que le thalamus était l'aboutissant des nerfs de la sensibilité générale et que du thalamus partait un nouveau neurone sensitif, le neurone *thalamo-cortical*. Ils ont montré aussi que la lésion du tiers postérieur du segment postérieur de la capsule interne ne déterminait pas d'hémianesthésie et qu'il fallait pour conditionner celle-ci une participation du thalamus à la lésion.

MM. Déjerine et Roussy (1906) ont enfin, sous le nom de *syndrome thalamique*, décrit une hémianesthésie de cause centrale accompagnée de douleurs très vives dans la moitié du corps anesthésié et de mouvements choréo-athétosiformes, avec absence du signe de Babinski (réflexe des orteils en extension), en dépit d'une dégénérescence très nette du faisceau pyramidal; sans doute que la lésion thalamique empêche ce réflexe de se produire.]

2. Les sensations montent non seulement vers les circonvolutions post-rolan-

Nous avons encore à considérer un autre faisceau qui contient les fibres sensitives conductrices des sensations destinées à assurer l'équilibre. Les fibres de ce faisceau ne commencent pas dans le ganglion spinal postérieur, car il forme un faisceau endogène dans la moelle même. Prenant naissance dans les cellules de la colonne de Clarke à la base de la corne postérieure, il constitue le faisceau cérébelleux direct et monte, sans décussation, dans le corps restiforme et le cervelet [1].

Avant de quitter les faisceaux moteurs et sensitifs dans le système nerveux central, il nous semble utile de mentionner les symptômes produits par une lésion d'une moitié latérale de la moelle. Telle lésion est le plus communément l'effet d'une

diques, mais aussi vers les zones motrices. Ainsi, une lésion du cortex moteur, à côté de la monoplégie du membre correspondant qu'elle provoque, produit une légère anesthésie de ce membre, avec un déficit des sensations de position dans les muscles affectés. Il faut retenir que les cellules motrices pyramidales ne siègent pas dans la couche la plus superficielle, mais sont recouvertes par une couche de cellules qui vraisemblablement assument une fonction sensitive. Une preuve manifeste de ce fait a été apportée dans une observation de Negro et Oliva. Ces observateurs eurent l'occasion d'exciter le cortex moteur chez une femme qui avait subi le trépan. Ils trouvèrent que, avec une faible excitation, ils produisaient seulement des symptômes sensitifs, alors qu'une stimulation plus forte était nécessaire pour causer des spasmes moteurs.

[1. Dans un livre récent (*Maladies de la moelle épinière*, 1909), Déjerine et Thomas, après une critique d'une rare conscience des divers faits cliniques et expérimentaux relatifs à la conduction des sensations dans la moelle, en reviennent simplement aux conclusions anciennes de Vulpian, que Long, dans sa thèse de 1899, avait déjà faites siennes :

« 1° Il existe dans la moelle, pour les impressions sensitives venues par les racines postérieures, des moyens de transmission complexes ; la substance grise en est l'élément fonctionnel principal. Ce que Vulpian avait déjà exprimé de la façon suivante : « La substance grise est dans la moelle épinière la voie principale, sinon la seule, de transmission des impressions sensitives à l'encéphale. »

« 2° Il n'y a pas lieu d'admettre que les sensations dites *tactiles*, *douloureuses*, *thermiques*, *musculaires*, constituent autant de fonctions distinctes et que leur conduction médullaire se fait par des systèmes de neurones spécialement affectés à chacune de ces fonctions.

« Il est vraisemblable que la transmission des sensibilités profondes (osseuse, musculaire, articulaire) se fait par les mêmes voies et il n'y a pas lieu d'admettre pour elles des conducteurs spéciaux. »

Ils ajoutent plus loin : « Le mécanisme qui préside à la notion de localisation qui accompagne toute sensation n'est pas élucidé. Peut-être la qualité même de la sensation varie-t-elle avec le lieu excité et, comme pour les divers modes de la sensibilité, faut-il tenir compte de la nature, de l'intensité, de la longueur ou de la durée des vibrations moléculaires ? N'oublions pas non plus que la faculté de localiser est étroitement subordonnée à l'intervention des centres supérieurs et doit être considérée comme un processus psychique. »]

plaie pénétrante du dos ; moins fréquemment, elle est causée par une plaie par arme à feu, une fracture [ou une carie] de la colonne vertébrale ou par des maladies chroniques de la moelle même (tumeurs, syphilis). Le syndrome qui en résulte est connu sous le nom de *paralysie de Brown-Séquard*, et on en comprendra aisément le mécanisme en se référant aux figures 9 et 12. Les symptômes sont les suivants :

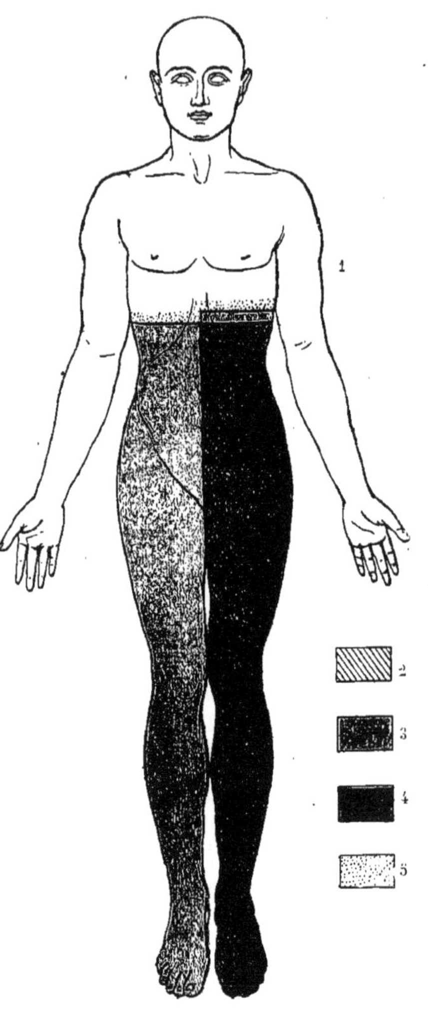

Fig. 12. — Diagramme des symptômes résultant d'une hémisection de la moelle à gauche (syndrome de Brown-Séquard).

1. Côté de la lésion. — 2. Perte de la sensibilité dans les articulations et dans les muscles. — 3. Thermo-anesthésie et analgésie cutanées. Perte du sens vibratoire dans les os. Anesthésie cutanée partielle. — 4. Paralysie motrice. Paralysie vaso-motrice. — 5. Hyperesthésie cutanée.

1° *Du côté de la lésion,* nous avons, à raison de l'interruption du faisceau moteur (pyramidal), une paralysie motrice du membre inférieur correspondant, avec le réflexe plantaire en extension dès le début, et plus tard exagération des réflexes profonds. Il y a une légère et passagère élévation de température due à la section de fibres vaso-motrices qui descendent dans la colonne latérale. On observe une perte du sens de position dans les mouvements imprimés passivement au membre, causée par l'interruption des fibres non croisées venant des racines postérieures et pénétrant dans la moelle au-dessous de la lésion, lesquelles fibres montent dans la colonne postérieure. Le membre paralysé n'est pas insensible, mais juste au niveau de la lésion, existe autour du tronc une bande étroite d'anesthésie au toucher, à la température et à la douleur à raison de l'interruption de quelques rares fibres sensitives lésées avant qu'elles aient pu gagner l'autre côté de la moelle. Finalement, il y a une bande étroite d'hyperesthésie au-dessus de la zone insensible, peut-être due à une irritation localisée portant sur les plus basses racines postérieures non intéressées, juste au-dessus de la lésion médullaire ; mais il faut convenir que cette explication est controversée.

2° *Du côté opposé à la lésion,* il n'y a pas de paralysie motrice, mais perte des sensations cutanées de température et de douleur (complètement) et de toucher (partiellement) dans le membre inférieur non paralysé et dans la moitié correspondante du tronc jusqu'à la hauteur de la lésion. Le *sens vibratoire* (recherché avec le diapason) dans les os de la jambe relevant du côté non blessé est aussi perdu, puisque la voie des sensations de vibrations dans la moelle correspond étroitement à celle du sens thermique. Il y a une zone d'hyperesthésie au-dessus de la partie anesthésiée comme du côté de la lésion. La force musculaire n'est pas diminuée, de même encore les sensations de position du membre dans les mouvements tant actifs que passifs ne subissent pas de déficit.

Cervelet. — Le cervelet est formé d'un lobe médian ou *vermis* flanqué d'un lobe latéral de chaque côté ; son cortex est finement plissé en feuilles et en lamelles. Dans la substance blanche, à une certaine distance du cortex, et non sans analogie sous certains rapports avec les ganglions de la base du cerveau, existent plusieurs importantes masses de substance grise, dont les principales sont les *corps dentelés,* [appelés encore : corps rhomboïdaux, ou olives cérébelleuses, corps festonnés ou ciliaires] en forme de sacs creux et ratatinés, un dans chaque lobe latéral; les *noyaux du toit*: [entre le noyau du toit et le noyau

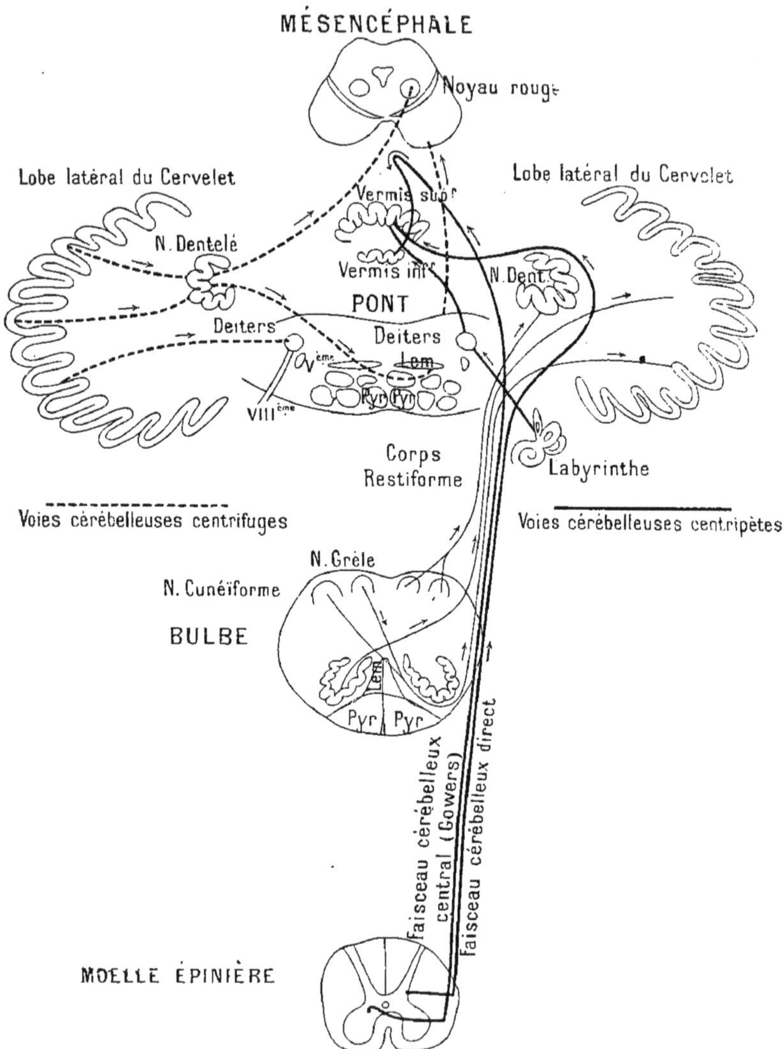

Fig. 13. — Voies cérébelleuses centripètes et centrifuges.

dentelé il faut signaler le noyau emboliforme allongé et le noyau globuliforme (Meynert)] dans le lobe médian et les *noyaux de Deiters*, ou noyaux accessoires vestibulaires, dans le pont, un de chaque côté [en arrière et en dedans des corps restiformes ou pédoncules cérébelleux inférieurs]. Le noyau de Deiters présente plusieurs connexions hautement importantes avec le cortex cérébelleux, avec les noyaux moteurs oculaires (IIIe et IVe) et avec les cellules de la corne antérieure du même côté de la moelle, par l'intermédiaire du faisceau *vestibulo-spinal*, [faisceau longitudinal postérieur]. Ce centre de Deiters, avec ses connexions diverses, est probablement le mécanisme réflexe inférieur par lequel, quand nous entendons un son, la tête et les yeux se tournent rapidement vers le côté d'où est venue l'excitation auditive.

Chaque lobe latéral a trois pédoncules (fig. 13). De ceux-ci, le supérieur contient des fibres provenant principalement du *noyau dentelé*, ce dernier étant d'autre part relié au cortex cérébelleux. Les fibres centrifuges du pédoncule supérieur montent en avant des tubercules quadrijumeaux, traversent la ligne médiane et gagnent le noyau rouge dans le pédoncule opposé. Partant alors de ce point, les fibres cérébelleuses se portent en avant, le long du bras postérieur de la capsule interne, et vont à la couche optique et au cortex du lobe frontal. C'est ainsi que le cortex cérébelleux d'un côté est uni avec l'hémisphère cérébral opposé ; mais de telles connexions ne sont pas directes d'un cortex à l'autre, mais indirectes, par l'intermédiaire des noyaux de relai intra-cérébelleux, mésencéphaliques et intra-cérébraux.

Le pédoncule moyen constitue la plus grande partie des fibres transversales du pont. Ici encore, ces fibres ne sont pas de vulgaires voies commissurales allant d'un lobe latéral à l'autre ; les fibres de chaque lobe traversent la ligne médiane, c'est vrai, mais elles se terminent dans les cellules de la formation réticulée du côté opposé du pont. Là de nouvelles fibres prennent naissance et s'engagent dans le pédoncule cérébelleux supérieur, traversent le pédoncule cérébral et la capsule interne pour aboutir aux lobes frontal, temporal et occipital du cerveau. Les pédoncules moyens contiennent aussi d'importantes fibres afférentes ou centripètes, qui réunissent le noyau de Deiters avec le côté correspondant du cortex cérébelleux dans la région du floculus, apportant les excitations des canaux semi-circulaires au cervelet.

Le pédoncule inférieur ou corps restiforme unit la moelle et le bulbe au cervelet. Il contient le faisceau cérébelleux direct, qui transmet les sensations nécessaires à l'équilibration venant du côté homologue de la moelle, et aussi les *fibres arciformes* des noyaux de la colonne postérieure bulbaire des deux côtés et des fibres de l'olive inférieure du côté opposé. Toutes ces fibres sont afférentes, conduisant vers les centres supérieurs.

Dans une vue d'ensemble, donc, chaque hémisphère cérébelleux entre en connexion principalement avec l'hémisphère cérébral opposé ou contro-latéral, avec les deux côtés du bulbe et avec le même côté (homolatéral) de la moelle.

Ainsi le cervelet reçoit des excitations de sources variées : du cerveau par les pédoncules supérieurs, de la peau et des muscles par les pédoncules inférieurs, et de la plupart des noyaux des nerfs crâniens, spécialement des canaux semi-circulaires, par les pédoncules moyens. Et, à son tour, le cervelet envoie des incitations efférentes centrifuges au cerveau, renforçant ainsi le tonus musculaire général et coordonnant, fondant les impulsions motrices provenant du cortex cérébral. Dans la plupart des mouvements volontaires, le centre de gravité du corps doit se déplacer et certains groupes musculaires ont à se coordonner dans leur action commune pour maintenir l'équilibre. C'est dans ce but que le tonus de ces groupes musculaires doit être augmenté et c'est le cervelet qui en a charge, comme centre de la coordination et de l'équilibre, d'une part par l'action des noyaux dentelés, du toit et emboliforme (bouchon) sur les centres moteurs corticaux, d'autre part par les noyaux de

Deiters et les faisceaux vestibulo-spinaux [longitudinal postérieur] descendant vers la moelle.

Des expérimentations[1] ont montré que bien que le cervelet dans son tout — comprenant l'écorce et les noyaux — réponde aux stimulations électriques, le cortex cérébelleux, comparé avec le cortex cérébral, offre relativement de la résistance. D'autre part, les noyaux cérébelleux sous-corticaux sont hautement excitables et il est probable qu'un stimulus du cervelet provoque des phénomènes moteurs, surtout par l'excitation de ces noyaux. Si nous excitons une moitié latérale du vermis ou l'hémisphère cérébelleux correspondant, nous provoquons des mouvements des membres homolatéraux et aussi une rotation du corps autour de son axe spinal longitudinal. Ainsi, une excitation du côté droit du cervelet produit une rotation dans le sens de dévisser une vis ordinaire (la tête de l'animal représentant la tête de la vis). Inversement, l'ablation ou la section du lobe droit produit une rotation de sens opposé — c'est-à-dire dans le sens de la vis — puisque le côté sain du cervelet maintient son action tonique et ne reçoit plus l'action antagoniste du côté opposé dont les muscles ont perdu leur tonicité (hypotonie). Dans de telles lésions destructives unilatérales, la perte de l'action de synergie cause encore l'incoordination dans le bras et la jambe homolatéraux, associée à des phénomènes oculaires variés, dont le nystagmus, à raison de la perte de l'action exercée par le cervelet sur les noyaux oculo-moteurs par le relai du noyau de Deiters.

L'excitation du vermis, dans la ligne médiane, amène des mouvements de chaque côté. Ainsi, si l'extrémité postérieure du vermis est excitée, l'animal culbute violemment en avant, tandis que si la portion antérieure du vermis subit la même irritation l'animal roule violemment en arrière. La destruction

1. Horsley and Clark. *Brain*, 1908, p. 45.

du vermis produit des effets tout opposés, l'animal tendant à tomber en avant pour une lésion antérieure, et inversement.

Les mouvements du tronc et des membres qui résultent de la stimulation électrique du cortex cérébelleux ne sont pas apparemment produits par une action directe du cervelet sur la moelle. C'est qu'il n'existe pas de faisceau direct descendant du cervelet vers la moelle[1], mais simplement une voie indirecte à travers le noyau de Deiters et le faisceau vestibulo-spinal [longitudinal postérieur]; Pagano[2] a montré enfin que si le cortex cérébral est extirpé d'un côté, l'excitation du lobe opposé du cervelet ne provoque plus de mouvements dans les membres homolatéraux. L'action motrice des noyaux cérébelleux s'exerce indirectement, par l'intermédiaire des pédoncules cérébelleux supérieurs et du cortex cérébral, et reste homolatérale néanmoins à raison de la décussation du faisceau pyramidal, le cervelet gauche agissant sur le cerveau droit et celui-ci sur les membres du côté gauche.

1. [A la périphérie du cordon antérieur se détache, dit Debierre, une mince bande marginale (faisceau marginal de Lœwenthal, faisceau sulco-marginal descendant de P. Marie). Ce faisceau dégénère après la section transversale de la moelle. Il ne dégénère pas après les lésions corticales motrices. Il dégénère dans les lésions du cervelet (Marchi) et la section du pédoncule cérébelleux inférieur (Biedl, Basilewski). C'est donc un faisceau cérébelleux descendant. D'autre part, dans une étude clinique récente, Max Egger (*Revue neurologique*, 4 mars 1909) a nettement établi la dissociation possible entre le mouvement cortico-spinal et cérébello-spinal. Le mouvement volitionnel chez certaines hémiplégiques est aboli ou entravé, alors que le mouvement automatique est conservé. La maladie peut « établir une barrière infranchissable à la voie cortico-spinale et réserver l'accès de la voie cérébello-spinale »].

2. *Rivista di patalogia nervosa e mentale*, 1902, p. 145.

CHAPITRE II

ANATOMIE ET PHYSIOLOGIE (*suite*).

Après l'étude des principaux faisceaux sensitifs et moteurs, voyons maintenant les voies périphériques qui mettent en connexion le système nerveux central avec les divers organes terminaux.

D'abord, considérons le système moteur. Les fibres motrices partant du cortex et passant dans le faisceau pyramidal, comme nous l'avons déjà décrit, gagnent les noyaux des différents nerfs moteurs crâniens dans le pédoncule, le pont et le bulbe. Puis, descendant dans la moelle, le faisceau pyramidal abandonne des fibres pour la corne antérieure à ses divers étages. Cette portion de la voie motrice, du cortex à l'extrémité du faisceau pyramidal, est appelée le *protoneurone moteur* [ou *neurone supérieur*], et si la cellule corticale motrice ou son axone, la fibre motrice pyramidale, sont détruites, nous avons une dégénération dans toute la longueur de la fibre au-dessous du niveau de la lésion, s'arrêtant net au point où celle-ci gagne la cellule de la corne antérieure. Cette dégénération prétendue « descendante » ne commence pas, comme ce nom le peut faire croire, à la lésion même pour s'étendre progressivement en bas, mais affecte simultanément toute la fibre motrice au-dessous de la lésion [en un mot tout le bout périphérique en même temps, à raison de sa séparation de son centre trophique cellulaire].

De chaque cellule de la corne antérieure s'échappe une nouvelle fibre motrice le long du radicule antérieur ; elle fait partie du nerf moteur périphérique, avec lequel elle se rend à la fibre musculaire. Ce segment inférieur de la voie motrice, depuis la cellule de la corne antérieure jusqu'à la fibre musculaire, est appelé le *deutoneurone moteur* ou *neurone inférieur*. Ici encore, si la cellule motrice antérieure ou son cylindraxe, le nerf moteur périphérique, sont détruits, nous avons une dégénération « descendante » de la fibre entière dans sa portion périphérique au-dessous du point lésé, et aussi de la fibre musculaire. Notons que la dégénération du neurone supérieur ne s'étend pas dans le neurone inférieur, et réciproquement. Il faut se souvenir tout particulièrement qu'une lésion du proto-neurone moteur laisse l'arc réflexe inférieur intact, tandis qu'une lésion du deutoneurone non seulement interrompt l'arc réflexe, mais encore cause la dégénération et l'atrophie de la fibre musculaire associée à cet arc réflexe.

Par conséquent, en diagnostiquant le siège de la lésion, dans un cas donné de paralysie motrice due à une maladie organique, la première question que nous devons nous poser est si la lésion siège dans le neurone supérieur (cortico-spinal) ou dans le neurone inférieur (spino-musculaire). Ordinairement, il y a peu de difficulté à solutionner ce point, si nous considérons bien les faits suivants :

Lésion du protoneurone.	*Lésion du deutoneurone.*
1° Paralysie motrice.	1° Paralysie motrice.
2° Spasmodicité.	2° Flaccidité.
3° Pas d'atrophie musculaire (à part l'amaigrissement causé par le manque d'exercice des muscles).	3° Atrophie musculaire.
4° Réactions électriques normales.	4° R. D. Réaction de dégénérescence.
5° Réflexes profonds présents et souvent augmentés.	5° Réflexes profonds absents ou diminués.
6° Réflexe plantaire en extension : Babinski (si le pied est intéressé).	6° Réflexe plantaire, s'il existe, est en flexion (à moins que la lésion ne paralyse les muscles fléchisseurs mêmes).

Nous avons donc reconnu quel est le neurone moteur, inférieur ou supérieur, intéressé, il nous faudrait maintenant décider du niveau où siège la lésion dans le neurone lésé. Nous reviendrons sur ce point plus tard (p. 261).

Retournons pour un instant aux fibres sensitives ; celles-ci encore doivent être considérées comme disposées en neurones sensitifs. Le neurone sensitif le plus inférieur part d'un organe sensitif terminal, dans la peau ou ailleurs, et s'étend jusqu'à la cellule nerveuse du ganglion rachidien placé sur le radicule sensitif postérieur. Cette cellule ganglionnaire est le centre trophique pour la fibre sensitive périphérique, et une lésion portant sur cette cellule ou au-dessous provoquera une dégénération descendante du segment distal de cette fibre et de l'organe sensitif terminal (corpuscules variés). Il y a cependant un corpuscule sensitif, le fuseau neuro-musculaire, qui échappe à cette règle et ne dégénère point quand la fibre afférente qui conduit à la cellule ganglionnaire est détruite. C'est que ce fuseau a son centre trophique en lui-même.

Mais la cellule ganglionnaire de la racine postérieure est aussi un centre trophique pour la fibre qui la quitte pour monter le long du radicule postérieur et pénétrer dans la colonne postérieure de la moelle. Donc une lésion portant sur le ganglion intervertébral ou au-dessus, sur la racine postérieure, provoquera une dégénération ascendante de la fibre dans tout son parcours intra-médullaire. Ici encore cette dégénération ascendante se fait simultanément sur toute la hauteur de la fibre, dans les points les plus éloignés de son centre trophique, la cellule du ganglion intervertébral. Cette dégénération s'étend jusqu'à la cellule du neurone suivant, dont l'axone se dirige en haut vers le cerveau, sans l'impliquer dans le processus.

De même une lésion de ce deuxième neurone sensitif causera la dégénération des fibres du ruban de Reil jusqu'au thalamus, sans intéresser ce dernier toutefois. De là, part un troisième neurone qui mène aux centres sensitifs du cortex cérébral ; s'il s'agit de la voie sensitive commune, ce neurone traverse la capsule interne. Dans le cas d'une excitation qui ne doit que traverser le cervelet, [assurant ainsi la perception consciente des sensations de position des membres, des attitudes segmentaires et des impressions vestibulaires nécessaires à l'équilibre et à la synergie dans les actes non familiers], la chaîne des neurones successifs est plus complexe et comprend, d'abord le neurone de la racine postérieure, deuxièmement le neurone ascendant

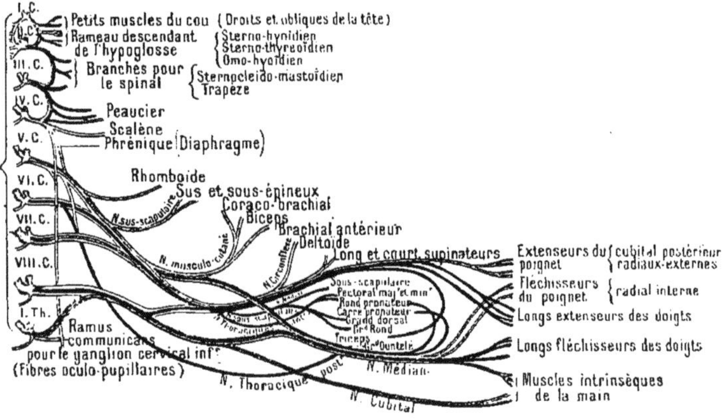

Fig. 14. — Le plexus cervico-brachial et ses branches (Kocher).

spino-cérébelleux, troisièmement le neurone cérébelleux dentelé, quatrièmement le neurone dentato-rubro-thalamique et enfin le neurone thalamo-cortical. La dégénération dite Wallérienne signifie donc — ascendante ou descendante, selon le cas — qu'une fibre nerveuse séparée de sa cellule trophique dégénère dans tout le segment périphérique. [Cependant il faut savoir qu'expérimentalement et surtout chez des animaux jeunes quand on procède par arrachement, en empêchant le raccordement des deux bouts et en opérant assez près des centres — nerfs bulbaires par exemple — on observerait fréquemment la dégénération du bout central et des cellules motrices qui constituent le centre trophique du nerf].

Les racines antérieure et postérieure se réunissent pour former des nerfs mixtes. Ceux-ci à leur tour se branchent et s'intriquent pour former les plexus brachial, lombaire et sacré. La

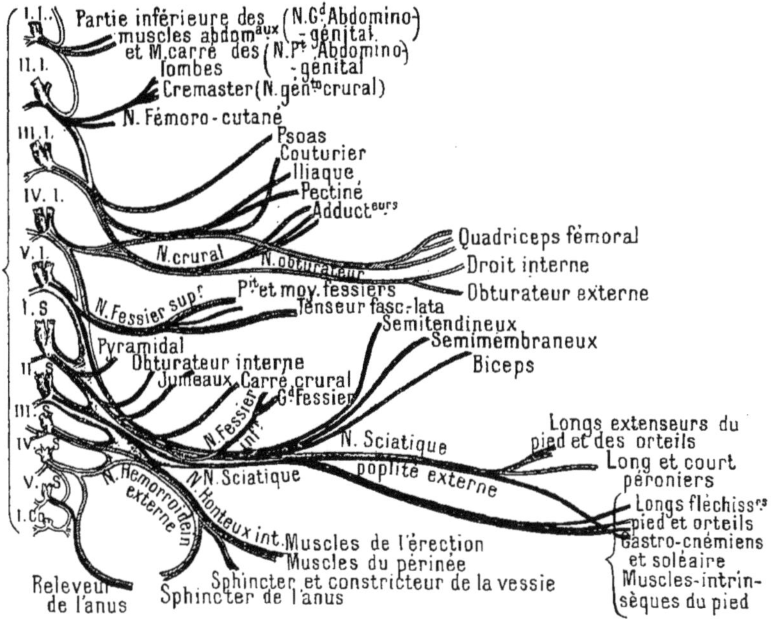

Fig. 15. — Le plexus lombo-sacré et ses branches (Kocher).

distribution des divers nerfs, moteurs et sensitifs, est représentée dans les figures 14, 15 et 16.

Lésions des racines. — Ce qui nous est moins familier, encore que d'une importance diagnostique égale, c'est la distribution des racines antérieures et postérieures. Dans les lésions du neurone moteur inférieur, nous avons souvent à décider si la répartition des signes indique une lésion d'un tronc nerveux périphérique, tel que le radial ou le sciatique, ou bien s'il s'agit de la lésion d'une racine nerveuse ou de plusieurs avant qu'elles

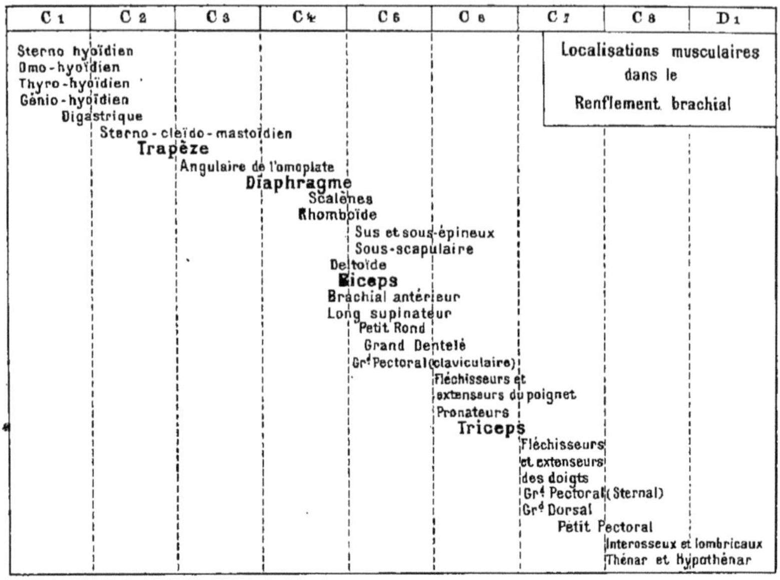

Localisations musculaires dans le Renflement brachial

C 1 | C 2 | C 3 | C 4 | C 5 | C 6 | C 7 | C 8 | D 1

Sterno hyoïdien
Omo-hyoïdien
Thyro-hyoïdien
Génio-hyoïdien
Digastrique
Sterno-cléïdo-mastoïdien
Trapèze
Angulaire de l'omoplate
Diaphragme
Scalènes
Rhomboïde
Sus et sous-épineux
Sous-scapulaire
Deltoïde
Biceps
Brachial antérieur
Long supinateur
Petit Rond
Grand Dentelé
Gr^d Pectoral (claviculaire)
Fléchisseurs et extenseurs du poignet
Pronateurs
Triceps
Fléchisseurs et extenseurs des doigts
Gr^d Pectoral (Sternal)
Gr^d Dorsal
Petit Pectoral
Interosseux et lombricaux
Thénar et Hypothénar

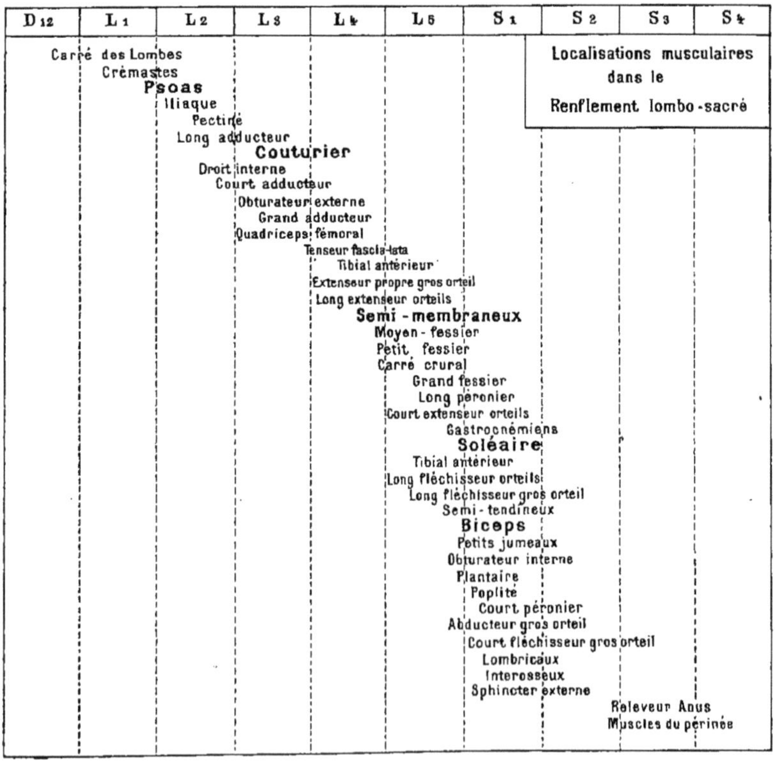

Localisations musculaires dans le Renflement lombo-sacré

D 12 | L 1 | L 2 | L 3 | L 4 | L 5 | S 1 | S 2 | S 3 | S 4

Carré des Lombes
Crémastes
Psoas
Iliaque
Pectiné
Long adducteur
Couturier
Droit interne
Court adducteur
Obturateur externe
Grand adducteur
Quadriceps fémoral
Tenseur fascia-lata
Tibial antérieur
Extenseur propre gros orteil
Long extenseur orteils
Semi-membraneux
Moyen-fessier
Petit fessier
Carré crural
Grand fessier
Long péronier
Court extenseur orteils
Gastrocnémiens
Soléaire
Tibial antérieur
Long fléchisseur orteils
Long fléchisseur gros orteil
Semi-tendineux
Biceps
Petits jumeaux
Obturateur interne
Plantaire
Poplité
Court péronier
Abducteur gros orteil
Court fléchisseur gros orteil
Lombricaux
Interosseux
Sphincter externe
Releveur Anus
Muscles du périnée

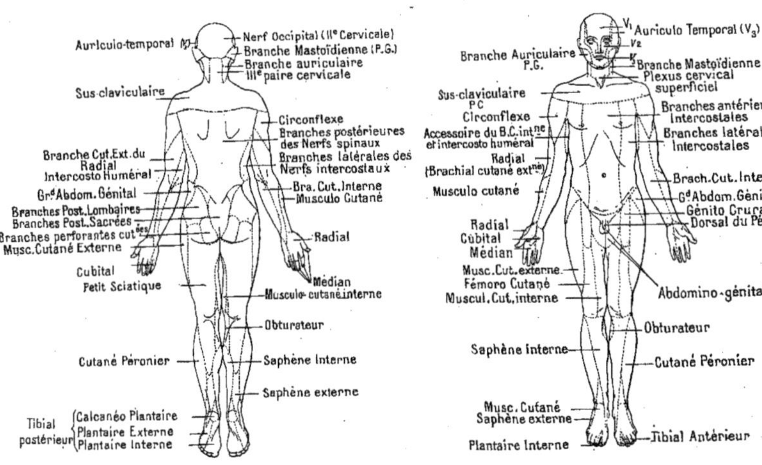

Fig. 16. — Territoires cutanés des troncs nerveux périphériques.

se soient perdues dans les troncs du plexus. Ainsi, le deltoïde est fréquemment paralysé seul à raison d'une lésion du nerf circonflexe, mais il n'est jamais seul intéressé si sa paralysie est le résultat d'une lésion de la corne antérieure ou d'un radicule antérieur ; la lésion du radial peut provoquer la paralysie à la fois du long supinateur et des extenseurs du poignet et des doigts ; cependant ces muscles ne sont jamais intéressés ensemble par une lésion d'un seul segment médullaire ou d'une seule racine antérieure, parce que leurs cellules motrices siègent à des hauteurs différentes dans la corne antérieure. Il est facile de se rendre compte de ce fait en étudiant les tableaux (page 35) qui donnent la représentation nucléaire des muscles dans la corne antérieure aux différents niveaux de la moelle.

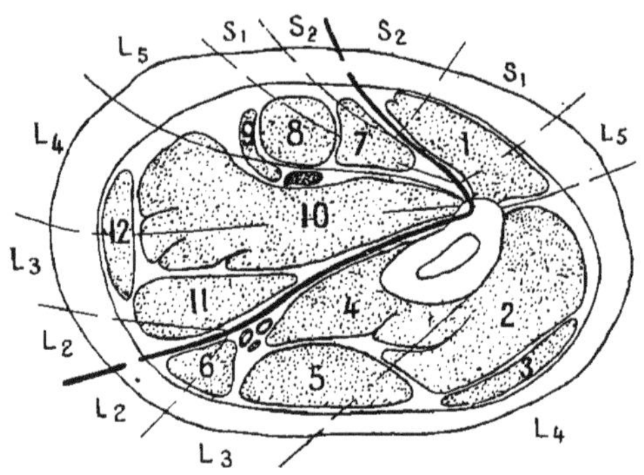

Fig. 17. — Section transversale au tiers supérieur de la cuisse droite. (Le sujet est supposé couché sur le ventre. Face centrale de la coupe.) La ligne noire indique les limites entre les régions pré et post-axiales. Les lignes blanches, plus fines, fixent la distribution segmentaire.

1. Grand fessier. — 2. Vaste externe. — 3. Tenseur du fascia-lata. — 4. Vaste interne. — 5. Droit antérieur. — 6. Couturier. — 7. Biceps. — 8. Demi-tendineux. — 9. Demi-membraneux. — 10. Moyen et court adducteurs. — 11. Long adducteur. — 12. Droit interne.

Au point de vue de la clinique, la distribution de chaque racine antérieure peut être considérée comme la même que celle du segment spinal dont elle émane. A l'occasion de cette répartition radiculaire des fibres sensitives et motrices, il est intéressant de remarquer que dans chaque segment embryonnaire ou *métamère*, le territoire musculaire (myotome) du segment correspond plus ou moins étroitement à la distribution cutanée (dermatome) et à une zone du squelette osseux (sclérotome). Dans le tronc, cette distribution segmentaire ou métamérique est relativement facile à reconnaître, surtout pour le thorax ; dans les membres, encore que plus compliquée, on peut mettre en évidence semblable répartition. Ainsi, comme Bolk l'a montré, il y a dans les membres pour chaque segment médullaire un dermatome, un myotome et un sclérotome cor-

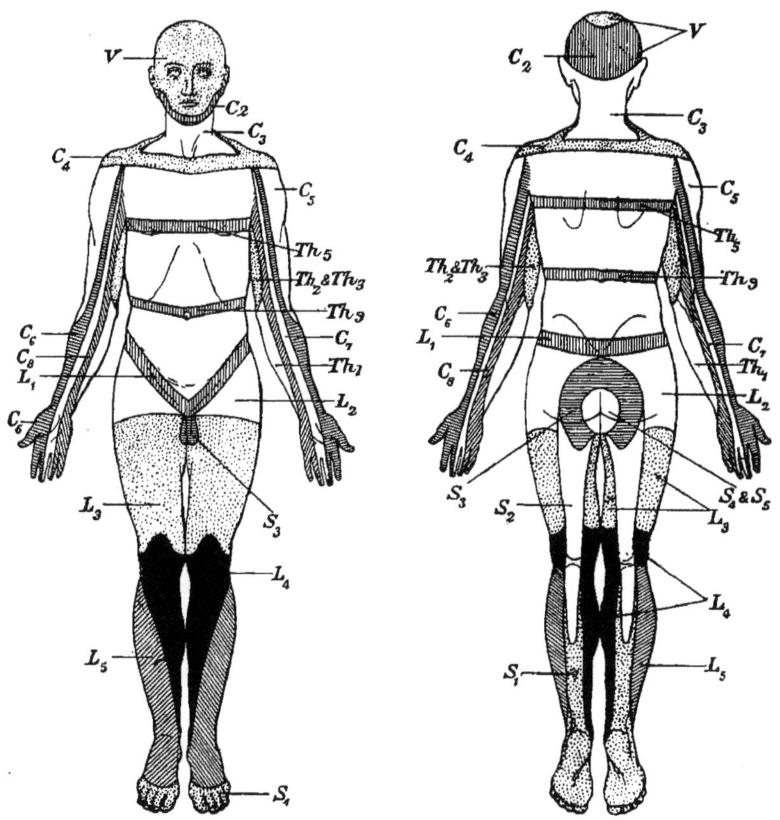

Fig. 18. — Diagramme des territoires cutanés des racines postérieures. (D'après Collier et Purves Stewart.)

respondants, mais ils sont subdivisés en une zone préaxiale et une zone post-axiale dans chaque cas (voy. fig. 17).

Nous remarquons que comparativement peu de muscles appartiennent à un seul segment médullaire, mais que la plupart d'entre eux relèvent de deux ou trois segments. Si donc une lésion de la moelle est limitée à un seul métamère, il s'en suivra une paralysie complète des seuls muscles relevant de ce segment particulier et une paralysie partielle des muscles dont les noyaux s'étendent au-dessus et au-dessous dans d'autres métamères. Ceci explique l'irrégularité apparente que l'on relève, dans la répartition et le degré de la paralysie, dans certains cas de paralysie infantile.

De même dans un cas d'anesthésie cutanée, il est important de faire une distinction entre la lésion d'une racine postérieure et celle d'un tronc nerveux périphérique, comme le radial ou le cubital. La distribution des racines postérieures est indiquée dans un diagramme (fig. 18).

Voies sensorielles. — Voie olfactive. — Les nerfs olfactifs au nombre de vingt environ de chaque côté, émanant de la surface inférieure de chaque bulbe olfactif, perforent la lame criblée de l'ethmoïde et se distribuent à la zone olfactive de la muqueuse nasale [qui est très réduite (Brünn, 1892) et n'occupe qu'une partie du cornet supérieur et la région du septum située en face de lui]. Le faisceau olfactif central a des rapports variés, [quatre racines], sans grande importance clinique, avec la couche optique et d'autres ganglions sous-corticaux. Il établit des connexions entre [les cellules mitrales] du bulbe olfactif et le centre cortical de l'odorat situé dans le gyrus uncinatus, [grand hippocampe = T^5], à la pointe du lobe temporo-sphénoïdal et [aussi avec la région calleuse] (fig. 4). Le faisceau olfactif ne traverse point la capsule interne. Chaque bulbe olfactif est en relation non seulement avec le grand hippocampe du même côté, mais aussi, par la commissure antérieure, avec celui du côté opposé.

Voies optiques. — Celles-ci sont d'une grande importance en clinique. Partant de la rétine, les fibres visuelles forment en arrière le nerf optique. Au niveau du chiasma, il y a une décussation partielle, de telle sorte que les fibres émanant des moitiés gauches de chaque rétine (correspondant aux moitiés droites des champs visuels) se rendent dans la bandelette optique gauche et réciproquement. Les excitations centripètes de chaque tache jaune (macula lutea) passent dans les deux bandelettes. Les fibres de chaque bandelette se dirigent en arrière, contournant en dehors le pédoncule cérébral correspondant, pour se rendre aux premiers centres visuels, soit la partie postérieure [et externe] du thalamus, le corps genouillé externe et le tubercule quadrijumeau supérieur.

De ces trois relais ou stations de nouvelles fibres prennent leur cours, formant les « radiations optiques [de Gratiolet] » qui passent [dans le segment rétro-lenticulaire] de la capsule interne derrière les fibres sensitives communes, [suivent la paroi externe du carrefour ventriculaire, entourent la corne occipitale du ventricule latéral] et gagnent ainsi le centre cortical hémioptique. Ce centre qui siège principalement sur la partie interne de l'hémisphère, est divisé en deux parties par la scissure calcarine (fig. 4). Au-dessus de celle-ci est le cunéus, au-dessous le lobule lingual. Le centre hémioptique s'étend aussi sur la convexité du lobe occipital à son extrémité postérieure (fig. 3). La scissure calcarine forme la limite entre les représentations corticales des « quadrants » supérieur et inférieur de la moitié correspondante des champs visuels. Par conséquent une lésion du lobe occipital gauche, ou de la totalité du cunéus et du lobule lingual gauches, ou encore des fibres des radiations optiques gauches, causera une hémianopsie droite dans chaque champ visuel; une lésion du cunéus gauche, limitée au territoire cortical placé au-dessus de la scissure calcarine, causera une obscurité du quadrant inférieur droit de chaque champ visuel ; tandis que si la lésion siège au-dessous de la scissure calcarine dans le lobule lingual il y aura perte de la vision du quadrant supérieur droit de chaque champ visuel. Ce sont là les variétés de l' « *hémianopsie quadrantaire* ».

En plus des centres hémioptiques existerait un centre supérieur sur la convexité de l'écorce occipitale, dont la lésion, si elle est suffisamment superficielle (en sorte de ne pas intéresser les

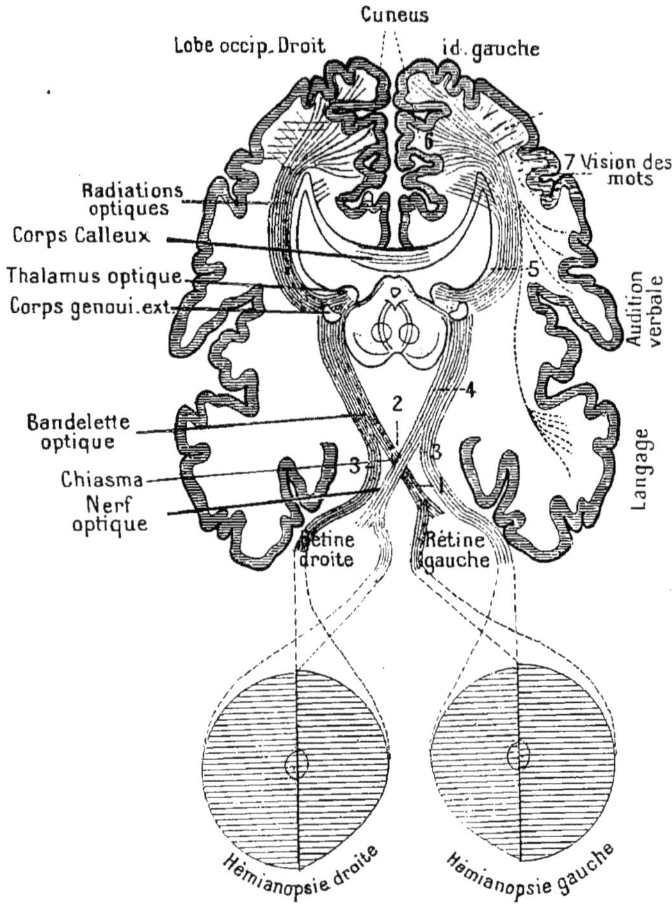

Fig. 19. — Schéma des voies optiques (d'après Vialet).

Lésion à 1 produit : Cécité monoculaire.
— 2 — Hémianopsie bitemporale.
— 3 — Hémianopsie binasale.
— 4 — Hémianopsie droite avec réaction pupillaire hémioptique.
— 5 — Hémianopsie droite avec réaction pupillaire normale.
— 6 — Hémianopsie droite avec réaction pupillaire normale.
— 7 — Cécité verbale.

radiations optiques sous-jacentes), peut amener, non de l'hémianopsie, mais ce que l'on appelle « l'amblyopie croisée ». Ce mot signifie un rétrécissement concentrique des deux champs visuels, plus marqué dans l'œil du côté opposé au côté lésé. Une pareille lésion n'a pas été démontrée définitivement dans les grosses altérations organiques, mais l'amblyopie croisée est un des symptômes les plus fréquents de l'hystérie. [« En tous cas, dit Grasset (*Les centres nerveux* 1905, p. 352), il reste acquis pour la clinique que *l'amblyopie unilatérale croisée n'est le symptôme direct de la lésion d'aucun point spécial des voies optiques au delà du chiasma* »].

Enfin, chez les droitiers, il existe dans le lobule du pli courbe gauche un centre pour emmagasiner la mémoire visuelle des mots écrits ou imprimés. Si ce centre est détruit, nous avons de la cécité verbale, qui peut ou non être associée à de l'hémianopsie droite, selon que les radiations optiques sous-jacentes sont altérées ou non. La figure 19 montre ces fibres et centres différents et met en relief les effets produits sur les champs visuels par des lésions portant sur les différents segments des voies optiques.

Voie gustative. — Le chemin parcouru par les fibres du goût en dehors du cerveau est quelque peu complexe, et nous l'étudierons à nouveau plus tard quand nous considérerons les nerfs crâniens. Il est probable que quelques-unes parmi les impressions gustatives, principalement celles venant de la partie antérieure de la langue, pénètrent dans le cerveau par la racine sensitive du Ve nerf crânien, d'autres par le nerf glosso-pharyngien, et d'autres enfin par le *nerf intermédiaire de Wrisberg* ou racine sensitive du facial. Le centre cortical du goût est dans la partie antérieure du lobe temporal, près du centre olfactif (fig. 4). Le parcours intra-cérébral des fibres du goût n'est pas définitivement fixé, mais il est probable qu'elles ne traversent point la capsule interne.

Voie auditive. — Celle-ci présente quelque importance pratique. Pénétrant dans le bulbe par la branche cochléaire du VIIIe nerf, les fibres auditives embrassent le corps restiforme, les unes passent le long de son bord interne pour se rendre au noyau auditif ventral, les autres en dehors pour se perdre dans le noyau dorsal. De ces deux noyaux de nouvelles fibres montent vers le cortex. Quelques-unes s'élèvent sans se décusser dans le ruban de Reil homolatéral, mais le plus grand nombre croisent et montent dans le même faisceau du côté opposé, [après un relai dans les olives supérieures]. Quelques-unes se terminent dans le tubercule quadrijumeau postérieur, d'autres continuent leur route vers le corps genouillé externe, et enfin la masse principale, passant à travers la région sous-lenticulaire de la capsule interne en arrière des fibres sensitives, gagnent le centre cortical auditif dans la première circonvolution temporale (fig. 3) et dans la circonvolution transverse antérieure de Heschl ou circonvolution auditive de Flechsig[1] (située sur la face supérieure du lobe temporal, dans le fond de la fosse sylvienne, immédiatement en arrière de l'insula), avec laquelle la première circonvolution temporale se trouve en continuité. Notons que chaque centre cortical reçoit des impressions auditives de chacune des deux oreilles, bien que plus considérables de l'oreille opposée, et que par conséquent une lésion limitée à un lobe temporal ne provoquera pas de surdité. Chez les droitiers existe une partie spécialement différenciée du centre auditif gauche dans laquelle la mémoire des mots parlés est conservée (fig. 3).

Un certain nombre de documents cliniques[2] permettent d'admettre qu'il existe un centre cortical spécialement associé aux sensations de *faim et de soif*. Il semble qu'on le puisse concevoir dans le lobe temporal, vers le centre olfactif ou non loin de lui. Abcès, tumeurs et plaies de cette région ont été associés à un appétit vorace et une soif intense, persistant pendant des semaines et des mois.

1. *Neurologisches Centralblatt*, 1908, p. 1.
2. Stephen Paget. *Essays for students*, 1898.

Artères du cerveau. — Le plus grand nombre des cas de maladies aiguës du cerveau que nous rencontrons dans notre pratique sont le résultat direct de quelque altération vasculaire, hémorragie, thrombose ou embolie. Il est donc important de comprendre certaines dispositions de la circulation cérébrale.

Le cerveau est irrigué par deux paires d'artères : les artères carotides et les artères vertébrales, comme l'indique la figure 20. Les deux vertébrales s'unissent pour former le tronc basilaire qui passe en avant du pont de Varole, sur la ligne médiane, fournissant des branches perforantes pour la protubérance et des artères pour le cervelet. Entre les deux pédoncules cérébraux, le tronc basilaire se divise en deux artères cérébrales postérieures ; chacune d'entre elles contourne la face externe du pédoncule, émettant des rameaux pour le tronc cérébral et donnant aussi des branches à la couche optique et aux tubercules quadrijumeaux. Finalement la cérébrale postérieure

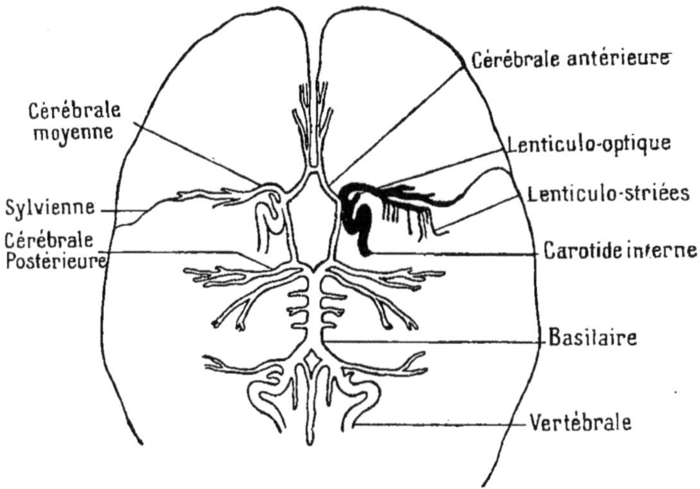

Fig. 20. — Artères de la base du cerveau. La lenticulo-striée est appelée l'artère de l'hémorragie cérébrale.
(D'après Dercum.)

gagne et irrigue la partie inférieure du cortex temporo-occipital (fig. 21 et 21 *a*). Chaque cérébrale postérieure émet en avant une artère communicante postérieure qui va rejoindre la carotide interne.

Celle-ci, près de sa terminaison, abandonne une branche importante, la *choroïdienne antérieure*, qui se dirige en arrière pour pénétrer dans la corne descendante du ventricule latéral.

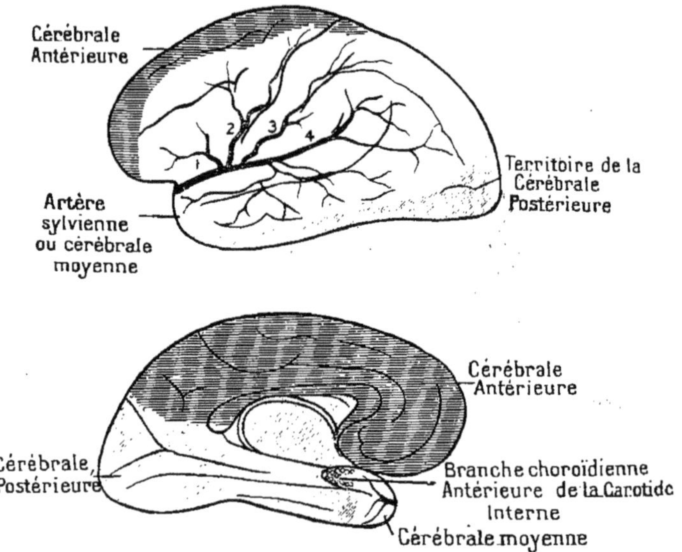

Fig. 21. — Diagramme de l'irrigation artérielle du cortex.

Le territoire arrosé par la choroïdienne antérieure (voy. fig. 21 et 21 *a*) comprend les deux tiers postérieurs du bras postérieur de la capsule interne, une partie du plexus choroïde du ventricule latéral, et aussi le gyrus uncinatus du lobe temporal [1].

En dernier lieu, la carotide interne se divise en trois branches principales — la cérébrale antérieure, la sylvienne ou cérébrale moyenne et la communicante postérieure. Les deux

1. Beevor. *Brain*, 1907, p. 403.

cérébrales antérieures sont réunies par la courte communicante antérieure, complétant ainsi le « polygone de Willis ». La cérébrale antérieure gagne la partie antérieure et se recourbant vers le genou du corps calleux, elle se dirige en arrière, parallèlement à sa congénère du côté opposé, entre les faces internes et médianes des deux hémisphères. La plus grande part de cette face interne jusqu'à la scissure pariéto-occipitale en arrière est irriguée par la cérébrale antérieure (fig. 21 et 21 *a*). Elle envoie aussi des branches par-dessus la crête de l'hémisphère à sa surface convexe, fournissant la première circonvolution frontale et une très faible partie du lobe pariétal. Au début de son parcours, elle envoie enfin en dedans quelques branches perforantes dans le noyau caudé.

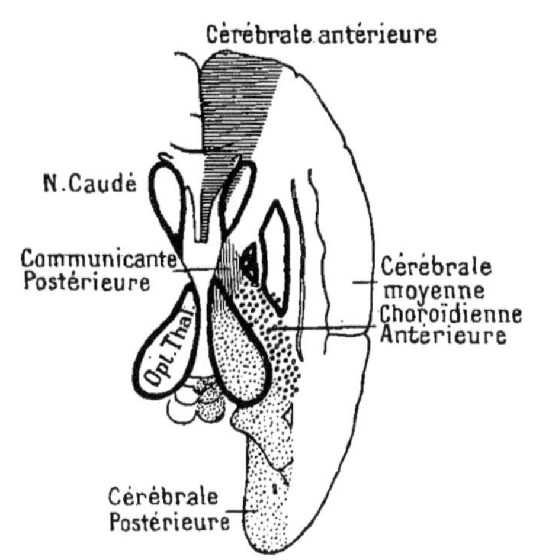

Fig. 21*a*. — Irrigation artérielle du cortex et des ganglions de la base.
(D'après Bcevor.)

L'artère cérébrale moyenne, ou artère de la fosse sylvienne, est cliniquement la plus importante des trois. Son tronc principal se dirige en haut et en dehors le long de la scissure sylvienne vers la surface de l'insula de Reil, où il se divise en ses branches terminales. Au commencement de son parcours il abandonne de nombreuses artères perforantes basales, qui pénètrent l'espace perforé antérieur et s'élèvent vers les noyaux caudé et lenticulaire (qui constituent ensemble le corps strié) et aussi vers le thalamus. Ces branches sont nommées artères lenticulaires, lenticulo-striées et lenticulo-optiques, selon leur destination. Toutes, et particulièrement l'une des artères lenticulo-striées sont souvent le siège de l'hémorragie cérébrale. Le tronc principal de la cérébrale moyenne suit la scissure de Sylvius, où il se divise en quatre branches terminales (fig. 21 et 21 *a*). L'une va à la circonvolution de Broca (pied de la IIIe frontale); une autre va aux deux tiers inférieurs de la frontale ascendante; une troisième à la pariétale ascendante et à la circonvolution pariétale supérieure adjacente; la dernière enfin au pli courbe [gyrus angularis], au lobule du pli courbe [gyrus marginalis] et aux circonvolutions temporales supérieures [zone de Wernicke]. L'artère sylvienne irrigue aussi la pointe du lobe temporal sur sa face interne.

Les artères du cortex s'anastomosent entre elles, mais les perforantes de la base n'en font pas autant. Elles sont « artères terminales » et ne s'anastomosent ni entre elles ni avec les vaisseaux corticaux. Par conséquent, si une artère perforante se bouche par thrombus ou embolie, un territoire permanent de nécrose en résulte. D'autre part, l'obstruction d'une artère corticale permet un pronostic plus favorable, puisqu'une circulation collatérale peut se développer et arrêter ainsi le processus de ramollissement.

Le *cervelet* est irrigué par les artères cérébelleuses antérieures et supérieures venant du tronc basilaire et par les cérébelleuses postérieures données par les vertébrales.

La *moelle épinière* est alimentée par trois artères principales, une antérieure et deux postérieures qui courent à la surface de la moelle sur toute son étendue. L'artère spinale antérieure commence dans l'une ou l'autre vertébrale, recevant une petite branche communicante de la vertébrale opposée. Dans son parcours descendant en avant de la moelle, son débit est renforcé par une série de petits vaisseaux dérivés des artères intercostales et lombaires qui pénètrent de-ci de-là dans la moelle le long des racines antérieures. L'artère spinale antérieure envoie de nombreuses branches profondément le long de la pie-mère qui recouvre le sillon médian, plongeant alternativement dans ses lèvres droite ou gauche et fournissant à la substance grise médullaire. Les deux artères spinales postérieures, une de chaque côté, prennent aussi naissance dans les artères vertébrales et descendent sur la partie postérieure de la moelle, près des racines postérieures, se renforçant de petites branches qui viennent çà et là le long de celles-ci. La figure 22 montre la

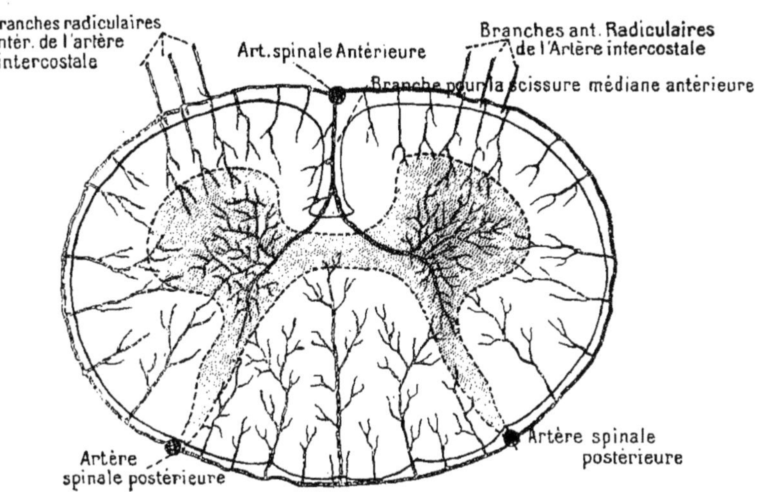

Fig. 22. — Distribution des artères terminales de la moelle épinière. (D'après Van Gehuchten.)

position de ces diverses artères spinales ; il faut remarquer que la substance grise et la substance blanche reçoivent leur sang de vaisseaux différents. De plus, ainsi que pour les artères perforantes basales du cerveau, toutes les artères spinales, une fois qu'elles ont pénétré dans la moelle deviennent terminales et ne s'anastomosent point. On comprend que l'embolus comme le thrombus d'une artère de la moelle produit forcément une zone de nécrose.

La *circulation veineuse* du cerveau offre cette particularité que la direction générale du courant sanguin est la même dans les artères comme dans les veines, soit de l'avant vers l'arrière.

Le sinus longitudinal supérieur reçoit non seulement les veines cérébrales supérieures de l'écorce mais aussi quelques veines du cuir chevelu et, à travers son point d'émergence au foramen cæcum, il reçoit des branches venant de la veine nasale ; cependant après l'enfance ce foramen se ferme souvent. Conséquemment, quand une *thrombose du sinus longitudinal supérieur* apparaît chez un enfant cachectique, nous attendons des épistaxis [abondantes, des convulsions] et de la distension des veines nasales, en même temps que de la stase des veines du cuir chevelu. En arrière, le sinus longitudinal supérieur se jette dans le pressoir d'Hérophile.

Le sinus longitudinal inférieur est tout à fait petit et, comme le supérieur, repose entre les lames de la faux du cerveau mais à sa partie inférieure. Il file en arrière vers le bord antérieur de la tente du cervelet recevant des branches de la surface interne des hémisphères et se termine dans le sinus droit. Le sinus droit reçoit quelques veines cérébelleuses et les veines de Galien venant de la toile choroïdienne et du ventricule latéral et se dirige en arrière soit vers le pressoir d'Hérophile, soit dans l'un des sinus latéraux. Quand les veines de Galien sont thrombosées, les ventricules cérébraux se distendent.

Les sinus latéraux commencent à la protubérance occipitale interne et se courbent en dehors, un de chaque côté, pour s'ouvrir à travers le trou déchiré postérieur dans la veine jugulaire interne. Les sinus latéraux passent près de la portion mastoïdienne du temporal. Là, ils reçoivent le sinus pétreux supérieur et aussi des veines émissaires venant du cuir chevelu dans la région mastoïdienne. Juste avant de se vider dans la jugulaire, le sinus latéral reçoit le sinus pétreux inférieur et parfois le sinus occipital venant du pressoir. La *thrombose du sinus latéral* est une complication dangereuse et bien connue des suppurations de l'oreille moyenne. On la reconnaît à la stase des veines mastoïdiennes, à l'œdème de cette région, à la tension douloureuse de la veine jugulaire interne, [à la raideur de la nuque, à des étourdissements et vertiges, à de la dyspnée, de la dysphagie et de la bradycardie, avec paralysie possible du voile du palais, tous signes dus à la compression du pneumo-gastrique. On trouve aussi souvent de l'œdème de la papille et de la névrite optique dominant en général du côté de la lésion (Valude)].

Les sinus caverneux se trouvent, de chaque côté, entre la fissure sphénoïdale et la pointe de l'os temporal. Chaque sinus reçoit les veines ophtalmiques venant de l'orbite et communique par le sinus circulaire avec son congénère du côté opposé. Le sinus se termine en arrière en s'ouvrant dans les deux sinus pétreux. La *thrombose du sinus caverneux* est généralement secondaire à quelque infection de l'orbite, du naso-pharynx ou du sinus sphénoïdal. On la reconnaît à la présence de chémosis (œdème de la conjonctive), d'exophtalmie (saillie du globe oculaire) et d'œdème de la paupière supérieure et de la racine du nez (voy. fig. 23). Il peut y avoir aussi quelque paralysie de certains des muscles extrinsèques de l'œil, à raison de lésions des IIIe, IVe ou VIe nerfs crâniens qui passent sur la paroi externe du sinus caverneux[1].

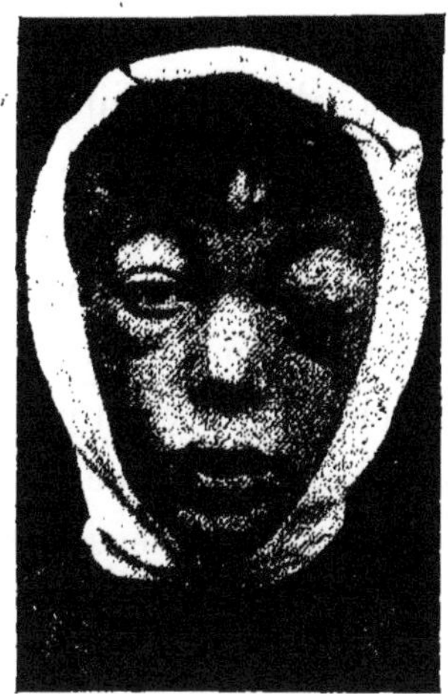

Fig. 23. — Thrombose du sinus caverneux gauche.

A peu près tout le sang veineux intra-crânien quitte le crâne par les veines jugulaires internes, en sorte qu'une thrombose septique de l'un quelconque des sinus cérébraux peut nécessiter,

1. [L'histoire clinique des thrombo-phlébites des sinus dure-mériens, esquissée par Lancereaux, a été excellemment étudiée et fixée par Descazals. (*Thèse Paris*, 1898.)]

pour empêcher une pyémie généralisée, la ligature de la jugulaire interne.

A raison de relations anatomo et physio-pathologiques étroites on ne saurait aujourd'hui, dans une revue sommaire du système nerveux, passer sous silence la *glande pituitaire* ou *hypophyse*. Elle consiste en une petite masse ovoïde, dont le grand diamètre occupe transversalement la selle turcique du sphénoïde. Elle est comprise dans un repli spécial de la dure-mère et est en connexion avec le plancher du IIIe ventricule par le moyen d'une mince tige creuse, l'infondibule. La glande pituitaire comprend deux lobes : 1° un lobe antérieur plus large, de structure purement épithéliale et contenant des cellules chromophiles d'une très riche activité sécrétoire ; 2° un lobe postérieur plus petit, subdivisé en une portion intermédiaire, de structure épithéliale dépourvue de cellules chromophiles et une portion nerveuse en continuité avec l'infondibule, formée de cellules épendymaires et névrogliques. La portion nerveuse se développe aux dépens d'une expansion du cerveau primitif, tandis que les portions intermédiaire et antérieure proviennent d'un diverticule postérieur de l'ectoderme pharyngien primitif. (En fait, une petite masse longitudinale de tissu pituitaire persiste dans le tissu sous-muqueux du plafond du pharynx[1], en dehors de la cavité crânienne.) La sécrétion du lobe antérieur pénètre probablement dans le courant sanguin par les veines des sinus qui entourent la glande, alors que la sécrétion des portions intermédiaire et nerveuse gagne probablement le IIIe ventricule au milieu des cellules épendymaires. La portion nerveuse produit une sécrétion qui a un effet marqué sur l'élévation de la pression artérielle. A ce point de vue elle ressemble à celle des glandes surrénales, mais ses effets sont moins puissants et de moindre durée.

1. Haberfeld. *Ziegler's Beitrage zur pathologigischen Anatomie*, 1909, XLVI.

CHAPITRE III

DE LA MÉTHODE A SUIVRE POUR PRENDRE UNE OBSERVATION

Il n'est aucune sorte de maladies où un minutieux examen du malade a plus d'importance que dans celles du système nerveux. On ne saurait insister trop sur la valeur d'un examen systématique, bien qu'il est de peu d'importance d'adopter un procédé quelconque pour colliger une observation, si du moins celui-ci assure une investigation complète et ne néglige aucun point capital. Il est vrai que nous pouvons parfois faire un diagnostic à première vue, par exemple pour la paralysie agitante et la chorée. Mais le plus fréquemment le patient offre des symptômes ou des signes qui sont communs à plusieurs affections, et force nous est de nous décider pour celle dont il souffre réellement. Les principales causes d'erreur diagnostique sont un examen insuffisant, une observation inexacte, et moins souvent, des conclusions erronées partant de faits justes et démonstratifs. Mais si nous suivons une bonne méthode usuelle d'investigation, les grosses erreurs de diagnose seront généralement évitées.

L'examen d'un cas de maladie nerveuse ne saurait se confiner au système nerveux seul. Toutes les fonctions de l'organisme doivent être explorées. Un neurologiste accompli doit être tout d'abord un bon clinicien.

La valeur des faits négatifs comme celle des positifs ne saurait être trop estimée. L'étudiant en neurologie doit s'habituer dès le début non seulement à rapporter les déviations de la norme organique, mais aussi, s'il se trouve en présence d'autres fonctions normalement assurées, il doit en faire état et non les passer sous silence.

Comme dans toute autre observation, il faut obtenir avec soin l'histoire du patient. Il est relativement rare qu'un malade, quelque plein de bonne volonté qu'il soit, nous fournisse spontanément une relation exacte de son cas. Nous devons généralement guider son récit par des questions appropriées, et dans nombre de cas nous avons à compléter son exposition par une enquête auprès de ses amis ou parents pour corroborer ou mettre au point les faits qu'il avance.

Dès l'abord, il nous faut nous enquérir *du mode de début* des symptômes, soit que ce début ait été subit ou graduel, et si ce dernier cas s'est réalisé, de l'ordre exact dans lequel les divers symptômes se sont annoncés. Dans les antécédents familiaux une enquête doit être faite sur l'existence possible d'une maladie nerveuse ou mentale chez d'autres membres de la famille, sur les antécédents héréditaires goutteux, tuberculeux, cancéreux, etc. Dans certains cas, enquerrons-nous de la consanguinité des parents. Dans l'exposition de *l'état de santé antérieure* du malade, il est de toute importance de dépister la syphilis, la néphrite, la goutte, la fièvre rhumatismale, ou quelque autre infection passée, et nous devons noter les occupations et le genre de vie, l'alcoolisme, le tabagisme, etc. Quand nous poussons notre enquête sur les maladies vénériennes, s'il s'agit d'un homme, nous devons aller droit au but, mais chez la femme, une délicatesse considérable s'impose : éruptions, chute de cheveux, maux de gorge et, spécialement chez les femmes mariées, une série d'enfants prématurés ou morts en bas âge [l'avortemént à répétition]. En aucun cas, nous ne devons interroger un homme sur la possibilité d'une contagion vénérienne en présence de sa femme, et réciproquement.

Nous avons donc rapporté les traits principaux des antécédents du malade. Procédons maintenant à l'examen *de son état actuel*. Le plan suivant paraîtra utile :

PLAN POUR L'EXAMEN DU SYSTÈME NERVEUX. — *Fonctions cérébrales élevées et état mental*. — Fonctions intellectuelles. État de l'émotivité. Mémoire. Hallucinations ou illusions. Délire. Coma. Torpeur. Insomnie.

Attaques convulsives et autres mouvements anormaux. — Convulsions. Tremblements. Mouvements fibrillaires. Chorée. Athétose. Tics. Myoclonies, etc. Leur description.

Langage articulé. — Aphasie. Le malade est-il droitier ou gaucher ?

Nerfs crâniens. — 1. Odorat. Anosmie. Parosmie.

2. Acuité visuelle. Champs visuels : hémianopsie, etc. Cécité pour les couleurs. Examen ophtalmoscopique. Disques optiques, atrophie papillaire, neuro-rétinite, hémorragies rétiniennes, choroïdite, etc.

3. Pupilles : largeur, forme, réaction à la lumière (directe et consensuelle) et à l'accommodation. Musculature externe.

4. Ptosis. Mouvements associés. Convergence. Strabisme.

5. Sensibilité de la face, des conjonctives, de la muqueuse pituitaire et de la bouche. Goût ?

Motilité des masseters, des temporaux, des ptérygoïdiens, etc.

6. Diplopie. Nystagmus.

7. Facial inférieur et supérieur. Corde du tympan. Goût dans les 2/3 antérieurs de la langue. Nerf de l'étrier. Hyperacousie ?

8. Ouïe : conduction aérienne et osseuse. Examen du méat et du tympan. Bourdonnements, vertige.

9. Goût : tiers postérieur de la langue. Anesthésie du pharynx. Difficulté pour avaler.

10. Palais. Nerfs récurrents. Examen laryngoscopique. Cœur, respiration, digestion ?

11. Sterno-cléido-mastoïdien et trapèze.

12. Motilité de la langue.

Fonctions sensitives. — Sensations subjectives; douleur : son siège, son caractère, sa fréquence. Céphalalgie. Vertige. Tintement d'oreille. « Sensations d'aiguilles. » Fourmillements, etc.

Sensibilité au toucher, à la douleur, à la température. Localisation des sensations tactiles. Sensibilité aux vibrations (avec le diapason). Anesthésie. Paresthésie. Hyperesthésie. Douleur à la pression des troncs nerveux, des muscles, de la peau. Sens articulaire. Sens de la contraction musculaire active pour des poids variés. Stéréognosie, [symbolisme].

Fonctions motrices. — Paralysie ou parésie : dans la tête, le cou, les membres supérieurs, le diaphragme, les intercostaux, les muscles des gouttières vertébrales et de la sangle abdominale, des membres inférieurs.

Monoplégie. Hémiplégie. Diplégie. Paraplégie. Hémi-paraplégie. Paralysies croisées, etc.

Coordination : Instabilité des membres supérieurs ou inférieurs dans les mouvements volontaires. Marche. [Asthénie, atonie, asynergie].

Atrophie ou hypertrophie musculaires. Rigidité. Flaccidité. Hypotonie.

Réflexes — *Superficiels.* — Conjonctival, palatin, épigastrique, abdominal, crémastérien, plantaire (flexion ou extension du gros orteil), bulbo-caverneux, anal.

Profonds. — Masséterin, poignet, coude, genou, tendon d'Achille. Clonus du pied. Clonus du genou, etc.

Organiques. — Miction. Rétention. Rétention avec miction par regorgement. Incontinence intermittente. Miction paralytique goutte à goutte constante. Défécation. Contrôle sphinctérien. Priapisme.

Fonctions trophiques. — Muscles. Réactions électriques. Courants faradique et galvanique.

Peau. — Vésicules. Herpès. Escarres de décubitus. Maux perforants. Glossy-skin. [Sclérodermie, dermatoses], etc.

Articulations et os. — Arthropathies de Charcot. Fractures spontanées. Pied creux, etc.

Examen du crâne et de la colonne vertébrale. — Voussures ou méplats anormaux. Douleur à la percussion.

Liquide céphalo-rachidien. — Caractère à première vue. Examen microscopique. Bactériologie. Réactions chimiques, etc.

Système nerveux sympathique. — Sympathique cervical. Dilatation de la pupille dans l'ombre ou à la cocaïne. Réflexe ciliospinal. Exophtalmie, enophtalmie. Rétraction de la paupière supérieure. Pseudo-ptosis. Rougeur et transpiration de la face, du cou, des extrémités supérieures.

Névroses vasculaires. Maladie de Raynaud. Érythromélalgie. Œdème angio-neurotique. Hyperydrose ou anydrose localisées. Claudication intermittente, etc.

Plusieurs points doivent être remarqués dans le schéma ci-dessus. Ainsi nous commençons par les fonctions cérébrales supérieures et mentales, pour cette raison que si le malade est dément, ou ce qui est pire, s'il est délirant, quelque fait qu'il rapporte reste sujet à caution ; aussi pour notre diagnostic nous devons nous fier principalement, dans les cas de coma complet, aux signes physiques et à l'histoire rapportée par l'entourage du malade.

L'état émotionnel de celui-ci présente quelquefois une valeur diagnostique. Beaucoup d'hystériques sont trop émotifs, et on peut observer un état semblable dans la sclérose en plaques, où le malade a tendance au sourire et aux éclats de rire sur d'insignifiantes provocations, tandis que, d'autre part, des aphasiques ou des paralytiques bulbaires avancés fondent trop aisément en larmes.

Les racontars d'un malade qui s'adonne à l'alcool, ou à l'opium, à la cocaïne et à d'autres poisons, doivent être reçus avec un scepticisme considérable. Il existe une variété particulière de perte de la mémoire, appelée *psychose de Korsakow*, qui apparaît surtout chez les alcooliques chroniques, et dans laquelle le malade, est atteint de polynévrite (le plus communément alcoolique, mais qui peut être aussi due à d'autres causes : arsenic, résorption septique, etc.) et accuse des conceptions erronées de temps et de lieu et spécialement une amnésie portant sur les événements récents. Bien plus, le malade a fréquemment ce que l'on appelle par euphémie des « pseudo-souvenirs » ou fausses reconnaissances. C'est là une psychose toxique que l'on rencontre plus fréquemment chez les femmes que chez les hommes. Ceux-ci présentent rarement la psychose de Korsakow et ont plutôt tendance à faire les accidents plus ou moins violents et dramatiques du « delirium tremens », avec tremblements, asthénie cardio-vasculaire aiguë et hallucinations de rats, de diables [zoopsie], etc.

Laissant l'état mental du malade, il nous faut soigneusement observer et décrire toute attaque, tout tremblement et tout autre mouvement anormal et spontané qui se peuvent présenter. Les désordres du langage et de l'articulation seront étudiés ensuite et les nerfs crâniens examinés dans leur ordre.

On doit remarquer que dans notre plan général d'observation les fonctions sensitives sont examinées avant l'appareil moteur. C'est un fait d'expérience que cet ordre est d'un avantage pratique considérable. La découverte d'une aire d'anesthésie nous met souvent rapidement sur la piste d'un diagnostic exact et nous aide à choisir beaucoup plus aisément les traits saillants des phénomènes moteurs et autres.

Certaines méthodes accessoires d'examen, telles que les recherches électro-diagnostiques et la rachicentèse, sont requises seulement dans des cas particuliers, ceux où elles peuvent jeter de la lumière sur quelques faits jusque-là obscurs. L'inspection, la palpation et la percussion du crâne sont d'une valeur considérable dans quelques cas de tumeur cérébrale, spécialement dans les néoplasmes cérébelleux. Parfois il est bon de faire raser les cheveux pour relever les anomalies que le crâne présente dans sa configuration.

Ayant colligé nos notes, comprenant l'histoire antérieure et l'état actuel du malade, nous sommes actuellement prêts à poser notre diagnostic. Dans ce but nous devons, tout d'abord, nous demander : La maladie est-elle organique, due à une grosse lésion irritative ou destructive du système nerveux, par exemple une hémorragie cérébrale, une névrite alcoolique ou une méningite tuberculeuse ? Ou bien s'agit-il de quelque maladie dite « fonctionnelle », c'est-à-dire, sans lésion anatomique comme, par exemple, l'hystérie, la migraine, la neurasthénie[1] ?

S'il est évident qu'on a affaire à une lésion organique, nous avons à nous poser deux autres questions : 1° Où siège la lésion ? 2° Quelles en sont la pathogénie et l'étiologie ? La réponse à la première question, qui constitue le *diagnostic anatomique*, s'impose par l'étude de la distribution des signes et symptômes, et de leur groupement. Répondre à la seconde constitue le *dia-*

1. La ligne de démarcation entre les troubles fonctionnels et organiques n'est pas aussi définie qu'on le pourrait supposer à première vue. Aujourd'hui, plusieurs maladies sont classées comme fonctionnelles, pour la simple raison qu'on ne leur trouve point encore d'altérations anatomiques constantes. Dans des syndromes tels que l'épilepsie, la paralysie agitante, le goitre exophtalmique, la maladie de Raynaud, il y a peu de doute que des changements moléculaires profonds n'existent — dans les deux premiers exemples c'est dans le système nerveux central, dans les deux derniers dans le système sympathique — mais ces altérations n'ont pas encore été trouvées. D'autres maladies encore, dues aux toxines microbiennes ou autres, ou à des poisons, telles que la chorée, la rage, le tétanos, certaines variétés d'attaques épileptiques sont, sans aucun doute, le résultat de désordres pathologiques de groupes divers d'éléments nerveux. Et cependant, par ce fait que ces lésions ne sont pas [encore] microscopiquement visibles, on les a classées comme « fonctionnelles ». L'hystérie elle-même, le prototype des maladies fonctionnelles, possède quelque altération cachée d'ordre biochimique. Le terme fonctionnel donc est un aveu de notre ignorance étiologique et ne signifie en aucune façon « curable » ; la marche constamment progressive d'une maladie telle que la *paralysie agitante* le montre rapidement.

gnostic de la maladie; on y parvient surtout en étudiant l'évolution et la manière dont le début s'est fait.

En posant un diagnostic anatomique, nous devons toujours nous efforcer de penser à une lésion unique qui puisse rendre compte de toute la symptomatologie. Ainsi, le patient nous vient-il avec une hémiplégie du bras et de la jambe gauches, du type du « protoneurone moteur » (voy. p. 31) et en même temps accuse-t-il une paralysie faciale droite du type du deutoneurone moteur au lieu de diagnostiquer deux lésions, l'une dans le côté droit du cerveau causant l'hémiplégie gauche et l'autre du nerf facial droit causant la paralysie faciale [1], il est préférable de diagnostiquer une seule lésion dans la partie droite du pont, impliquant simultanément le nerf facial droit et le faisceau pyramidal (*avant sa décussation*) (voy. fig. 6).

Comme exemple de diagnostic de la maladie, supposons que nous ayons un malade frappé de paraplégie spasmodique des deux membres inférieurs et d'anesthésie jusqu'au niveau de l'ombilic; le siège anatomique de la lésion est relativement aisé à fixer dans la région dorsale inférieure de la moelle, impliquant à la fois les voies motrices et sensitives. Si les symptômes ont éclaté brusquement, nous pensons à une lésion vasculaire telle qu'une hémorragie ou une thrombose; s'ils se développent dans un jour ou deux, quelque altération inflammatoire, comme la myélite, est probable; tandis que s'ils se sont installés très lentement, prenant plusieurs mois pour atteindre leur intensité actuelle, nous devons nous arrêter à l'idée d'une lésion à progression lente, telle qu'une tumeur.

Nous ne devons en aucun cas diagnostiquer l'hystérie ou la

1. [Scherb (*Méd. moderne*, 1899) — *Syndrome simulant la paralysie alterne* — a rapporté une curieuse observation où la chronologie des accidents, l'effet paradoxal du traitement mercuriel lui ont permis de relever une hémiplégie corticale suivie, six mois après, d'une paralysie faciale périphérique siégeant du côté opposé avec anesthésie de la face et kératite neuro-paralytique, et de dissocier ces deux syndromes qui se présentaient comme un syndrome de Millard-Gübler typique.]

neurasthénie avant d'avoir écarté une grosse maladie organique. Et, finalement, souvenons-nous que la présence de certains symptômes d'hystérie ou de neurasthénie ne permettent pas d'exclure une lésion organique concomitante, et réciproquement. La maladie de la fonction et la maladie de l'organe peuvent se combiner chez le même sujet, et cette intrication augmente les difficultés du diagnostic.

CHAPITRE IV

COMA

Nous sommes fréquemment appelés à voir quelque malade privé de connaissance. En pareil cas, il est important de faire un diagnostic exact quant à la cause probable. Il existe différents degrés d'inconscience. Par exemple, il est des cas où l'on peut tirer le malade de son état d'inconscience en le secouant, en criant, ou par d'autres excitations, semblables à celles que l'on emploie pour tirer un individu d'un profond sommeil. Quand ce degré d'inconscience se présente dans certaines conditions pathologiques, ainsi chez un malade stupéfié par des poisons variés (soit produits dans l'organisme, soit exogènes) ou par une compression mécanique du cerveau, provenant par exemple d'une hémorragie, nous avons affaire à de *la stupeur*.

Le *coma* est ce degré d'abolition de la conscience qui est si profond que nous sommes incapables, par un excitant ordinaire, de réveiller le malade. Un patient plongé dans un coma profond ne peut avaler les liquides placés dans sa bouche, ses réflexes conjonctivaux sont abolis et ses pupilles insensibles à la lumière [c'est aussi le cas du sommeil chloroformique].

Que devons-nous faire en présence d'un malade que nous trouvons comateux ? D'abord nous enquérir de son histoire, de son état de santé antérieur, si le coma est survenu soudainement ou graduellement et s'il fut précédé d'autres symptômes comme des convulsions ou de la céphalée. Nous examinons alors notre malade, recherchons si la tête porte quelque signe de traumatisme, flairons son haleine, examinons les pupilles, notant leur largeur, leur égalité ou non, et leur réaction à la lumière ; nous auscultons le cœur et notons le caractère et la fréquence du pouls et de la respiration. Nous explorons la tension du pouls à la radiale, et si possible nous mesurons la tensions artérielle avec le sphygmomanomètre de Riva-Rocci [ou de Potain]. Nous observons si la face est symétrique ou non, et s'il y a de la déviation conjuguée des yeux et de la tête dans un sens quelconque. Les disques optiques dans certains cas doivent être examinés. Nous levons tour à tour les membres et nous les laissons choir, observant s'il y a quelque différence dans la flaccidité des deux côtés. Nous recherchons aussi les réflexes rotuliens et les réflexes plantaires et abdominaux de chaque côté. Alors nous sondons notre malade, retirons de l'urine, prenons sa densité et recherchons s'il existe de l'albumine et du sucre. Enfin nous notons la température dans chaque aisselle et dans certains cas nous pratiquons la ponction lombaire et analysons le liquide sous-arachnoïdien.

La première question qu'il se faut poser est si le coma est dû à une toxémie générale, telle que l'empoisonnement par l'alcool ou l'opium, l'urémie, le diabète, etc., ou s'il est le résultat de quelque grosse lésion intra-crânienne, telle qu'une hémorragie, une méningite, un abcès, une tumeur, etc.

Considérons comme une règle générale que si le coma est d'origine toxémique, pratiquement tous les signes et symptômes seront symétriques des deux côtés. Au contraire, le plus souvent les grosses lésions intra-crâniennes, étant unilatérales ou au moins asymétriques, il y aura en pareil cas une prépondérance des symptômes d'un côté du corps si bien que, joints au coma, nous aurons un certain nombre de signes unilatéraux. Voyons ces derniers signes d'abord.

Le cas le plus commun est celui de l'*hémorragie cérébrale spontanée*. Ici la perte de connaissance a un début soudain ; la face du malade est vultueuse ou cyanosée et transpire profusément, sa respiration est stertoreuse, sa pression artérielle est élevée, [il y a de l'hyperthermie] et le pouls est souvent lent, plein et bondissant. Tous les membres sont flaccides, mais si l'on compare les deux côtés, nous trouvons que le relâchement est plus complet d'un côté : c'est là le côté hémiplégié. Par exemple, le coude du côté affecté peut être fléchi passivement à un angle plus aigu que celui du côté sain. Le bras et la jambe du côté paralysé retombent plus lourdement que ceux du côté sain lorsqu'on les soulève et les laisse choir. La jambe paralysée est en extension alors que celle qui est saine tend souvent à se fléchir à demi. La tête et les yeux sont souvent tournés d'un côté, généralement du côté opposé aux membres paralysés, à moins que l'hémorragie soit corticale ou ventriculaire, en quels cas la déviation conjuguée peut se faire vers les membres paralysés et être associée alors à d'autres phénomènes irritatifs, par exemple à la spasticité au lieu de la flaccidité. La face a perdu sa symétrie, spécialement dans sa partie inférieure, la joue paralysée est soulevée durant l'expiration et la bouche est contournée en point d'exclamation, comme si le malade « fumait sa pipe », à la commissure paralysée des lèvres. Les pupilles sont généralement dilatées et parfois inégales, la pupille plus large se trouvant du côté de la lésion. Dans les hémorragies protubérantielles, cependant, les pupilles sont souvent ponctiformes.

[Milian (*Progrès méd.*, mai 1909) a montré aussi toute l'importance qu'il fallait attacher à l'abolition du réflexe cornéen pour diagnostiquer une hémiplégie organique chez un individu plongé dans le coma. La cornée est insensible du côté paralysé. Cette disparition unilatérale du réflexe cornéen permet de distinguer les comas d'origine toxique. « Dans les empoisonnements, si ce réflexe est aboli, il l'est des deux côtés, et non d'un seul, car le poison agit d'une manière diffuse sur la totalité du cerveau, et non avec électivité sur une zone restreinte. »]

Au début d'une apoplexie commune, tandis que les réflexes profonds ne nous renseignent que peu, alors qu'ils peuvent ou non être diminués ou perdus du côté affecté, il y a, dès le commencement, *réflexe plantaire en extension dans les orteils du pied paralysé*, alors que tous les réflexes superficiels de ce même côté sont diminués ou abolis. La peau de l'abdomen peut être pincée ou piquée du côté paralysé sans provoquer le réflexe abdominal (signe de Rosenbach). La température du côté hémiplégié est ordinairement plus élevée que celle de l'autre côté, bien que la température générale du corps baisse au début, pour remonter rapidement dans les heures qui suivent. Si le coma dure plusieurs heures, la vessie se distend et le malade devient incontinent par regorgement. Ensuite, la température s'élève au-dessus de la normale et dans les cas défavorables devient de l'hyperthermie.

La plupart des cas d'hémorragie cérébrale spontanée surviennent chez des gens qui ont passé l'âge moyen, chez lesquels les artères ne sont plus aussi élastiques et saines, et on trouve souvent des antécédents brightiques, avec leur aboutissant l'hypertrophie cardiaque et une haute tension artérielle, conditions particulièrement propres à la rupture d'une artère cérébrale. L'attaque d'apoplexie par hémorragie arrive communément durant un léger exercice physique ou une excitation de l'esprit, comme chez ceux qui parlent en public, les prêtres, les politiciens, les orateurs qui parlent après dîner, et chez les vieillards ayant des artères fragiles à l'occasion d'un effort à la garde-robe. Dans la plupart des cas d'hémorragie méningée de quelque cause que ce soit, le liquide céphalo-rachidien est plus ou moins fortement teinté de sang (voy plus loin. p. 490).

Mais l'hémorragie cérébrale peut aussi, dans de rares cas, survenir chez des jeunes ayant des vaisseaux en bon état, comme par exemple chez l'enfant au cours de violentes convulsions ou durant une crise de toux due à la coqueluche, auquel cas l'hémorragie est généralement veineuse et attribuable à la congestion passive et à la rupture de veines corticales. Elle peut encore apparaître dans une affection appelée « hémorragipare », comme le purpura, l'hémophilie, la leucémie, etc.

[L'hémorragie cérébrale de l'adulte jeune est le plus souvent conditionnée par l'artérite syphilitique].

L'hémorragie cérébrale est une complication fréquente de la démence paralytique, et en fait elle peut en être le premier symptôme. Les signes en sont ceux que nous avons déjà décrits, mais il y a ordinairement des troubles mentaux antérieurs, des idées de grandeur, de la perte de la mémoire, des crises d'excitation émotionnelle et un léger achoppement dans l'articulation des mots. Si l'on ne retrouve pas de tels signes, nous serons hors d'état de diagnostiquer sur-le-champ autre chose qu'une hémorragie cérébrale. Dans la suite cependant, quand le malade sortira de l'apoplexie, — et le paralytique général reprend conscience beaucoup plus rapidement qu'un individu qui n'est pas dément, — nous pourrons généralement reconnaître les signes caractéristiques de la maladie, physiques et psychiques.

Le coma peut encore être l'effet d'une *compression cérébrale d'origine traumatique*, en cas d'hémorragie se faisant jour à la surface du cerveau, soit intra, soit extra-durale. Les signes en sont pratiquement les mêmes que ceux de l'apoplexie spontanée, mais le début est différent, car on trouve ici la relation d'un coup sur la tête. Les symptômes s'installent graduellement, spécialement si le raptus est extra-dural, débutant par une paralysie et souvent des convulsions localisées. La paralysie augmente peu à peu, le patient devient hébété, stupide et finalement comateux, dans le temps même que la tension artérielle s'élève à un degré excessif. Il peut y avoir, avant que le coma se déclare, un intervalle lucide de plusieurs heures ou même d'un jour plein, durant lequel le malade, qui était sans doute simplement étourdi par le traumatisme originel, reprend conscience et semble dans son état normal. Un intervalle de lucidité suivi des signes mentionnés plus haut, indique généralement une hémorragie extra-durale. En pareil cas encore l'œdème de la papille survient, souvent dans les quelques heures qui suivent [1]. Cet œdème est plus intense dans l'œil du côté même de la compression exercée par le foyer, et ce fait peut avoir quelque importance diagnostique dans les cas obscurs de coma consécutif à un traumatisme de la tête. Cette stase rétinienne cède rapidement si la tension intra-crânienne est abaissée par l'opération. Il n'est pas fréquent que les symptômes de compression prennent corps de suite après le traumatisme crânien. S'il en était ainsi, c'est qu'une dépression osseuse consécutive à une fracture ou une esquille pèseraient sur le cerveau. Un examen minutieux du crâne peut généralement montrer cet enfoncement.

L'*hémorragie pontique* se fait en général près de la ligne médiane, et par ce fait tend à produire des symptômes bilatéraux. En pareille occurrence, les malades ont les pupilles fortement contractées à cause de l'irritation des noyaux de la IIIe paire. Il y a souvent hyperthermie et le pronostic est presque toujours fatal. [Il faut se souvenir de la fréquence de l'hémorragie de la protubérance dans l'éclampsie mortelle.]

La *thrombose des sinus cérébraux* est une cause plus rare de coma. Ici le diagnostic repose surtout sur les antécédents récents. Les faits secondaires à des suppurations de l'oreille

1. Cushing. *New-York med. journal*, january 19, 1907.

moyenne ou des sinus frontaux se présenteront avec leurs signes particuliers et d'autres symptômes d'obstruction veineuse intra-crânienne. La thrombose primitive d'un sinus, se déclarant sans infection préalable, comme dans la cachexie, l'anémie intense, etc., est excessivement malaisée à identifier. La *thrombose des artères cérébrales*, provoquant le ramollissement cérébral, cause souvent l'hémiplégie, mais son début est plus lent que celui de l'hémorragie, elle se produit plus souvent durant le sommeil et s'accompagne rarement de coma. [Chez les jeunes elle relève aussi le plus souvent de la syphilis.]

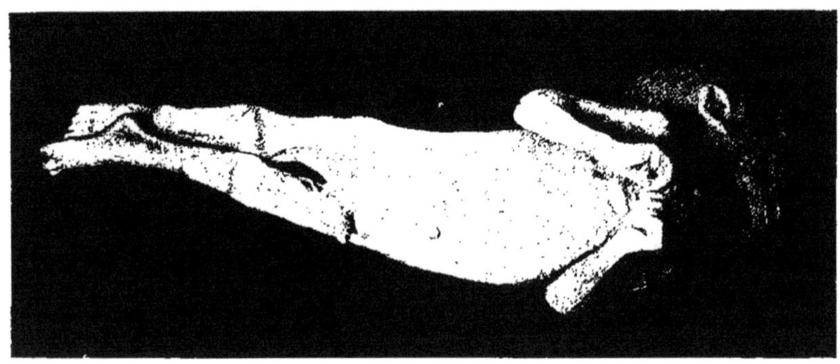

Fig. 24. — Cas de méningite basale postérieure montrant la rétraction de la tête et la position des membres.

Parmi les autres grosses lésions intra-crâniennes qui sont susceptibles de créer le coma, il faut citer la *méningite tuberculeuse*. Là encore notre diagnostic va dépendre des antécédents. Le plus souvent il s'agit d'un enfant. Au lieu d'une histoire de coma subit ou d'un traumatisme du crâne, nous apprendrons qu'il y a eu, pendant quelques jours, de la céphalalgie, des vomissements, de la photophobie et de la raideur de la nuque et souvent le « cri hydrencéphalique », si pathognomonique. L'enfant peu à peu devient somnolent, apathique et finalement comateux. La contracture des muscles de la nuque et la rétraction de la tête persistent au cours du coma (fig. 24).

Le *signe de Kernig* est alors des plus importants; il consiste dans l'impossibilité de maintenir le malade assis avec les genoux en extension, à raison du tiraillement que l'on provoque ainsi dans les racines nerveuses sacrées. La recherche de ce signe provoque de la douleur.

Si la méningite siège surtout sur la convexité du cerveau, il y a communément des convulsions qui précèdent ou accompagnent le coma. D'autre part, si le processus méningé, quel qu'il soit, est principalement basal, il y a des paralysies des nerfs crâniens, surtout des oculo-moteurs, [et une tendance au coma précoce et prolongé et parfois au hoquet incoercible]. L'examen du liquide céphalo-rachidien récolté par rachicentèse permet de conclure fermement si l'on y trouve des leucocytes et des microorganismes. La névrite optique indiquera, si elle existe, que le coma n'est pas fonction d'une simple hémorragie, mais qu'il y a augmentation de la pression intra-crânienne, due soit à une méningite, *soit à un abcès cérébral,* soit encore, s'il s'agit d'une évolution pathologique de plusieurs semaines ou mois, à quelque *tumeur intra-crânienne*, syphilitique, tuberculeuse ou néoplasique. Passons maintenant à d'autres causes étiologiques du coma ; il s'agit ici non de quelque grosse lésion intra-crânienne, mais d'une intoxication générale portant sur les centres cérébraux supérieurs. Dans ce groupe le point important à noter est l'absence de symptômes unilatéraux.

Dans le coma dû à *l'opium,* il peut y avoir une histoire de laudanum absorbé ou de morphine injectée sous la peau. Un flacon de laudanum vide ou une seringue de Pravaz peuvent avoir été retrouvés aux côtés du malade, par la personne qui lui a porté secours. Si le laudanum a été pris par la bouche, on peut saisir son odeur dans l'haleine. Une analyse chimique du contenu gastrique obtenu par le tube stomacal nous aidera aussi dans notre diagnostic. Chez le malade plongé dans ce coma nous noterons aussi la lenteur excessive de la respiration, le pouls lent et faible, la peau froide et moite, et le fait le plus frappant de tous, les pupilles ponctiformes. Ces symptômes pourraient être confondus avec ceux de l'hémorragie protubérantielle. Mais il n'y a pas ici l'hyperthermie de l'apoplexie pontique, et le coma dû à l'opium n'est pas aussi profond que celui causé par l'hémorragie. Bien mieux, dans l'intoxication par l'opium les réflexes plantaires conservent leur modalité normale, en flexion.

Le coma dû à *l'intoxication alcoolique aiguë* n'est pas aussi profond non plus que celui de l'apoplexie, car le malade peut généralement être réveillé, temporairement au moins, par une excitation énergique. Le stertor particulier de l'apoplexie n'existe point, les pupilles sont dilatées et réagissent à la lumière et les réflexes cornéens sont conservés. La température est au-dessous de la normale, la respiration et le contenu stomacal sentent l'alcool, et si nous mélangeons un échantillon de l'urine avec une solution de bichromate de potasse, et si nous laissons ensuite quelques gouttes d'acide sulfurique concentré gagner le fond du tube, la présence de l'alcool dans l'urine est signalée par une coloration verte.

Nous devons nous garder, cependant, de diagnostiquer l'intoxication éthylique sur la simple odeur d'alcool présentée par l'haleine du malade. D'abord, il est possible qu'on ait donné de l'alcool à un malade frappé d'hémorragie cérébrale, au début même de l'attaque. De plus, un malade qui a bu de l'alcool peut faire une attaque d'apoplexie, ou bien encore il peut tomber et subir un traumatisme crânien, cause de compression. Donc, tout malade apparemment dans le coma alcoolique devra être surveillé de près pendant environ vingt-quatre heures, au cas où une paralysie unilatérale, de l'inégalité pupillaire [et le réflexe plantaire en extension] surviendraient.

Le coma *post-épileptique* peut être confondu avec l'apoplexie, s'il nous arrive de ne pas savoir que le sujet est épileptique.

Mais généralement nous sommes informés de l'existence d'attaques comitiales antérieures et, dans l'épilepsie ancienne, il peut exister de vieilles cicatrices sur le crâne, la langue ou la face, évocatrices de plaies subies au cours d'attaques précédentes. Il n'y a pas prépondérance de symptômes unilatéraux, après une attaque épileptique généralisée ; il n'y a pas davantage d'inégalité pupillaire. La langue a pu être mordue durant le paroxysme et peut saigner encore au cours du coma. En moins d'une heure, l'épileptique reprend généralement ses sens sans aucune séquelle paralytique. [Si l'on relève cependant quelque parésie transitoire post-critique, localisée, il faudra penser à l'épilepsie symptômatique de Bravais-Jackson.]

Le *coma urémique* est fréquent ; il survient d'habitude chez des gens entachés de néphrite, aiguë ou chronique. Le coma est généralement précédé de maux de tête, de vomissements, de convulsions partielles ou généralisées. La relation d'une maladie de Bright antérieure est ici d'une importance majeure. On peut rencontrer aussi des signes évidents d'œdème de la face et des membres. La respiration [revêt parfois le type cyclique de Cheyne-Stokes, avec ses périodes alternantes d'apnée et de polypnée croissante et décroissante et l'haleine] a souvent une odeur d'urine ; enfin un échantillon d'urine puisée par cathétérisme montrera de l'albumine, diverses sortes de cylindres, et, dansla néphrite aiguë, du sang. Mais il ne nous faut par perdre de vue qu'un brightique chronique, présentant un pouls très tendu et un cœur hypertrophié, est précisément celui chez qui on est le plus en droit d'attendre l'hémorragie cérébrale. Donc en cas de coma, la seule présence de l'albumine ne doit pas nous conduire forcément au diagnostic de coma urémique. [Il nous faudra aussi penser à l'hémorragie méningée]. Nous devons toujours être sur le qui-vive pour surprendre des symptômes de paralysie unilatérale.

Le *coma diabétique* est aisé à identifier, si nous savons que le malade est atteint de diabète. Même si l'on ne nous rapporte aucun antécédent diabétique, l'examen des urines nous montre une densité élevée, en même temps que la présence du sucre en grande quantité. L'addition de quelques gouttes de perchlorure de fer produit une forte coloration rouge brun, due à l'acide diacétique. D'autre part, l'odeur d'acétone dans l'air expiré ne saurait tromper et ne se présente que dans le diabète, dans des cas rares *d'intoxication tardive par les anesthésiques* [1], et enfin dans « les vomissements cycliques et périodiques » de l'enfance, accompagnés d'acétone [2].

[N'oublions pas qu'assez fréquemment dans ces derniers cas, comme l'a montré Comby dans une vingtaine d'observations (*Société médicale hôpitaux*, Paris 5 juin 1908), il faut rechercher et opérer une appendicite chronique, plus ou moins larvée]. L'une et l'autre de ces dernières conditions, diabète et intoxication par les anesthésiques, sont souvent associées à des altérations graisseuses aiguës du foie.

Enfin, le coma acétonémique n'est pas subit comme début, mais est communément précédé de maux de tête, d'irritabilité et d'un assoupissement invincible ; ce dernier verse dans un coma complet accompagné d'une respiration particulièrement profonde et bruyante (Kusmaul). [Ebstein cependant a montré, en 1905, que cette respiration, dite de Kusmaul, pouvait se voir dans l'urémie, et inversement que celle de Cheyne-Stokes n'était pas rare dans le coma diabétique.]

Le pouls est ordinairement petit et rapide, ce qui le différencie du pouls plein et lent de l'hémorragie cérébrale, [enfin ce comateux fait de l'hypothermie].

Le *coup de soleil* peut parfois amener le coma. Ici, naturellement, il est essentiel que l'on nous rapporte que le malade a été exposé aux rayons solaires et qu'il était antérieurement bien por-

1. Guthrie. *Clinical journal*, June 12, 1907.
2. Langmead. *British med. journal*, 1905, p. 350.

tant. Les alcooliques sont plus sujets au coup de soleil que les abstinents. Un malade que le coup de soleil a plongé dans le coma présente souvent une hyperthermie extraordinaire (40°, et plus). Des convulsions généralisées peuvent survenir. [En réalité, les recherches récentes de De Massary et Lian (*Société médicale hôpitaux*, Paris 1907), et celle de R. Dufour (*Revue neurologique*, 1909), ont montré ainsi que celles de Dopter faites en 1907, dans le coup de chaleur qui a beaucoup de rapports avec l'insolation, la fréquence de réactions méningées variables, hypertension, liquide hémorragique ou albumineux, polynucléose laissant, après elle, de la lymphocytose.]

Dans *les pays malariques* nous devons aussi nous attendre à rencontrer la forme comateuse de l'*accès pernicieux*, dans laquelle les hématozoaires s'embolisent dans les plus fins vaisseaux de l'écorce. Un malarique peut rapidement verser dans le coma et mourir en quelques heures. En pareil cas les antécédents paludéens et l'examen du sang pour la recherche de l'hématozoaire [et de leucocytes mélanifères] fixeront le diagnostic.

Nous n'avons besoin que de mentionner le coma terminal de maladies telles que l'atrophie jaune aiguë du foie, ou le coma-vigile du typhus et des fièvres entériques sévères.

La *léthargie* (*hysterical trance*) ne peut être prise pour du coma que par un observateur superficiel. L'hystérique, cependant, ne présente pas de stertor ni de cyanose, sa respiration et son cœur sont réguliers, bien que peut-être très affaiblis, les pupilles réagissent à la lumière et le malade généralement résiste à l'ouverture forcée de ses yeux. Ainsi un jeune homme de vingt-deux ans qui présentait des attaques soudaines de sommeil apparent (narcolepsie) survenant au milieu des repas ou en jouant aux cartes, refusait de s'éveiller sous l'effet des excitations ordinaires, secousses ou cris, mais cédait enfin devant des pressions intercostales énergiques. Il faisait alors une crise de grande hystérie avant de se réveiller; il présenta dans la suite de l'amaurose hystérique et d'autres stigmates passagers.

L'hypnose (*hypnotic trance*) peut être considérée comme une forme artificiellement induite de l'hystérie, le résultat d'une suggestion chez un sujet hautement sensible.

CHAPITRE V

ATTAQUES ET AUTRES PHÉNOMÈNES CONVULSIFS

On nous consulte souvent au sujet de malades que l'on dit présenter des « attaques », mais nous sommes rarement assez favorisés pour y assister. Si nous en sommes témoins, le diagnostic ne présente que de légères difficultés ; plus fréquemment, pour diagnostiquer la nature de ces attaques, il nous faut tabler sur la description donnée par l'entourage.

Ci-dessous, nous trouvons un sommaire des principales conditions cliniques dans lesquelles les phénomènes convulsifs se présentent :

- Attaques cérébrales.
  - Hystériques .
    - Grande hystérie.
    - Catalepsie.
    - Petite hystérie.
    - Attaques hystériques post-épileptiques.
  - Épileptiques .
    - Grand mal.
    - Petit mal.
    - Automatisme post-épileptique, « épilepsie larvée ».
    - Conditions toxiques : urémie, éclampsie puerpérale, alcoolisme, absinthisme, saturnisme, etc.
    - Paralysie générale des déments.
    - Psychasthénie.
    - Lésions organiques du cerveau : [Bravais]-Jacksonisme.
    - Convulsions infantiles
      - Toxiques.
      - Organiques.
    - Syndrome de Stokes-Adams.
- Attaques cérébelleuses.

En faisant notre enquête sur les phénomènes convulsifs, quelle que soit leur nature, il est sage d'éviter de se servir du mot « attaque », spécialement si nous sommes à en discuter les symptômes en présence du sujet. Il est préférable de se servir du mot « crise ». Beaucoup d'épileptiques ignorent leur propre maladie, et même s'ils en connaissent la nature, ils n'aiment pas entendre parler de leurs « attaques ».

Le premier point que nous devions tenter de fixer est si les attaques sont hystériques ou épileptiformes. A ce sujet, l'âge et le sexe du malade ont souvent de l'importance. Nous ne rencontrons pas l'hystérie dans la première enfance, et rarement plus tard avant la puberté. L'épilepsie est d'une fréquence égale dans l'un et l'autre sexe, tandis que l'hystérie est vingt fois plus commune chez les femmes que chez les hommes. Les crises d'hystérie masculine sont l'apanage des garçons aux environs de la puberté,

Schéma d'investigation clinique en cas d'attaques. — Cause d'excitation. Nature de l'aura, s'il en est une. Début soudain ou graduel. Cri déchirant. Blessures au cours de la chute. Mouvements toniques, cloniques, intentionnels. Point de départ des mouvements, leur ordre de succession. Morsure de la langue. Miction ou défécation involontaires. Aspect de la face, pâleur, rougeur, cyanose. Pupilles. Réflexes conjonctivaux. État des réflexes rotuliens immédiatement après l'attaque. Durée de l'attaque. Symptômes post-critiques (coma, vomissements, céphalée, sommeil, etc.).

En poursuivant le schéma ci-dessus, nous devons savoir s'il a existé quelque cause apparente de l'attaque. Les attaques hystériques sont généralement consécutives à quelque trouble émotionnel. L'*épilepsie* s'annonce sans cause d'excitation. S'il nous arrive de pouvoir palper le pouls au moment même où débute l'attaque d'épilepsie, nous pourrons souvent remarquer un arrêt subit du cœur durant quelques secondes ; mais ce n'est pas là un phénomène constant. Quelque symptôme avertisseur ou une aura précédant l'attaque peuvent se présenter avec des caractères variés. La plus commune est peut-être l'aura « épigastrique » ; ou bien on peut trouver une sensation indéfinissable de terreur, des phénomènes auditifs ou visuels subjectifs (l'aura visuelle étant le plus fréquemment de couleur rouge), un tintement d'oreille unilatéral ou une distorsion de la face ou d'un membre, ou un état mental de « rêve » (parfois associé à des hallucinations du goût ou de l'odorat), et ainsi de suite, selon la zone corticale où l'explosion épileptique a son point particulier de départ. Mais souvent l'épileptique n'a pas d'aura, il tombe soudainement, comme jeté à terre par une main invisible. Tout au contraire, *les crises hystériques* s'annoncent graduellement et sont souvent précédées par une sensation de « boule » montant dans la gorge, ou par des sensations de palpitation, d'exaltation, de vertige, de picotement dans les pieds, etc. Quelquefois, au début de l'attaque, au moment où il s'affaisse, l'épileptique profère un cri sauvage ou un grognement qu'il ne peut déjà plus percevoir. Souvent il se blesse en tombant, spécialement en se frappant la tête. Beaucoup d'épileptiques chroniques peuvent ainsi être reconnus grâce à la présence de nombreuses cicatrices sur le cuir chevelu et sur la face. L'hystérique, tout au contraire, ne se fait aucun mal quand elle tombe. Elle s'affaisse avec précaution, souvent sur un sofa ou sur un fauteuil. Elle ne se contente pas de pousser un cri unique, mais elle continue souvent à crier ou à hurler tout au long de sa crise.

La nature des mouvements au cours de l'attaque est importante. Dans l'épilepsie nous avons la période tonique, dans laquelle les muscles volontaires, y compris ceux de la respiration, entrent soudainement en rigidité. Le malade tombe comme un bloc, ses lèvres et sa face se cyanosent, ses pupilles se dilatent et deviennent insensibles à la lumière. La période tonique se convertit alors en période clonique, dans laquelle des secousses violentes se montrent dans tous les muscles volontaires, rapides d'abord, et graduellement plus lentes et de plus grande amplitude. Les yeux qui, au cours de la période tonique étaient attirés d'un côté (vers celui où le spasme tonique était le plus intense) montrent maintenant des secousses cloniques rapides vers ce même côté. La face perd sa teinte cyanotique, l'air pénètre à nouveau dans les poumons et est rejeté en courtes bouffées mêlées à de la salive, formant ainsi une écume qui est fréquemment teintée de sang, à raison de ce fait que les convulsions de la langue ont pu pousser celle-ci entre les mâchoires et la faire mordre au cours des convulsions cloniques. Pendant cette période, le malade perd souvent le contrôle de ses réservoirs. Dans l'espace de deux à trois minutes, les mouvements cessent graduellement et le patient reste dans un état comateux, avec une respiration stertoreuse ; ses membres sont flasques et quelquefois couverts d'une transpiration profuse ; les yeux se tournent maintenant du côté opposé à celui vers lequel se faisait la déviation convulsive du début, et les pupilles se contractent. Alors, au bout de dix minutes environ, le coma disparaît et le malade est pris de vomissements ou peut s'éveiller avec de la céphalalgie, ou bien encore s'endort normalement.

Dans la crise hystérique, d'autre part, la face du malade est de couleur naturelle, jamais cyanosée, bien que plus tard elle peut rougir sous l'effet des mouvements. Les muscles volontaires sont d'habitude contractés, les poings serrés, les yeux clos étroitement et résistant aux mouvements d'ouverture, et si on les ouvre de force, les globes oculaires se convulsent en haut. Alors, après un moment de tremblement généralisé tout à fait différent de la période clonique de l'épilepsie, la malade fait de violents mouvements intentionnels, lance des coups de pied, repousse les gens, les mord, roule de-ci de-là, cognant sa tête sur le plancher, se frappant la face, s'arrachant les cheveux, etc. Au cours de cette période, des positions aussi variées que grotesques peuvent être réalisées ; de celles-ci, la plus caractéristique est celle dans laquelle le dos décrit un arc de cercle (opisthotonos), la malade reposant ainsi sur sa tête et ses talons. Ou bien le tronc peut s'arquer latéralement (pleurosthotonos) ou en avant (emprosthotonos), attitude du « crucifiement ». La malade peut se mettre à causer, à crier ou à chanter au cours de l'attaque, et celle-ci peut durer plusieurs minutes. Mais tout au long de l'attaque les pupilles réagissent généralement à la lumière et le réflexe conjonctival est le plus souvent conservé. L'hystérique ne se mord jamais la langue, bien qu'elle puisse mordre ses lèvres ou ses doigts, ou même chercher à happer les doigts de ceux qui l'environnent. Elle n'urine et ne défèque jamais sous elle durant l'attaque et, quand tout est fini, elle peut avoir perdu ou conservé le souvenir des événements et quelquefois rester dans un état de semi-hébétude.

Les réflexes rotuliens, au cours du coma flaccide qui termine une grande attaque d'épilepsie, peuvent être temporairement abolis, mais bientôt ils deviennent exagérés, et, pour quelques moments, le clonus du pied peut être mis en évidence et le réflexe plantaire revêtir le type extenseur. Dans l'hystérie, les réflexes profonds ne subissent aucun changement.

Si nous nous rappelons bien tous ces détails, le diagnostic d'une attaque d'épilepsie d'avec une attaque de « grande hystérie » est généralement aisé.

La *catalepsie*, autre forme de l'attaque hystérique, se reconnaît aisément par l'immobilité particulière des membres. La malade, pendant l'attaque, bien que consciente, est incapable de mouvoir un seul muscle, mais ses membres prennent la plasticité de ceux d'un mannequin et, si on leur imprime une position quelconque, ils la conservent.

Il y a encore beaucoup de variétés de crises *de petite hystérie*, aisées à reconnaître, dont la plus commune consiste simplement en des éclats émotionnels de rire ou de cris irrésistibles, ou dans une sensation d'étranglement à la gorge — « boule hystérique » — qui oblige la malade à faire des mouvements de déglutition.

Supposons donc que nous sommes arrivés à cette conclusion que les attaques sont hystériques et non épileptiques, nous n'aurons de répit que nous n'ayons réglé le point suivant, à savoir si l'attaque hystérique n'a pas été précédée par une attaque d'*épilepsie mineure ou petit mal.*

Cette dernière nous échappe trop souvent. Il est bon de se rappeler que dans l'épilepsie légitime (majeure ou mineure), le phénomène essentiel ne réside pas dans les convulsions, mais dans la perte de conscience. Dans le *petit mal,* celle-ci peut être le seul phénomène, si passager peut-être, que le malade ne tombe même pas ; il s'arrête simplement pour un moment dans sa conversation, paraît étrange, et reprend le développement de sa phrase. Ou bien il peut tomber et se relever immédiatement, variété d'épilepsie qui est souvent prise pour une syncope, mais qui doit en être distinguée par la soudaineté du début et la reprise rapide de connaissance. S'il nous arrive d'observer un malade au moment précis de son attaque de petit mal, nous remarquerons généralement que les pupilles se dilatent, que la face pâlit pour un instant, et que la rougeur suit cette pâleur. C'est immmédiatement après une pareille attaque de petit mal que quelques malades continuent par une *attaque hystérique*, post-épileptique, et si l'épilepsie initiale n'est pas reconnue, le traitement échoue.

Les attaques sont parfois associées à de l'*automatisme post-épileptique.* L'attaque peut passer inaperçue et l'on voit le malade accomplir quelque acte inattendu ou inapproprié, dont il ne garde nul souvenir dans la suite. L'acte le plus communément exécuté est peut-être celui de se déshabiller ; ou bien le comitial peut se mettre à uriner, comme ce juge si souvent cité qui en fit ainsi dans un coin de son prétoire ; il arrive aussi qu'il se livre à des actes plus compliqués. Ainsi, dans une de mes observations, un financier bien connu eut plusieurs attaques d'amnésie. Durant l'une d'elles, qui prit deux heures et demie, il assista à un important conseil d'administration et proposa certaines résolutions auxquelles on fit une vive opposition. Il amena alors un de ses amis déjeuner et retourna à son bureau. Il s'éveilla enfin et demanda à son employé de confiance où il avait été. L'importance médico-légale de cas semblables est considérable, puisqu'un pareil malade, en état d'automatisme post-épileptique, peut commettre des crimes graves et compliqués, dont il ne conserve nulle notion. Ces états constituent l'*épilepsie larvée*.

Il est possible que les attaques d'automatisme ou épilepsie psychique puissent à l'occasion remplacer l'attaque ordinaire de grand mal sans aucun antécédent de petit mal, et être considérées comme des « équivalents épileptiques ». Mais plus on examinera avec soin de pareils cas, plus souvent on trouvera quelque indice d'épilepsie mineure ou petit mal, juste avant l'action excentrique, sous la forme peut-être de quelque pâleur subite et transitoire. C'était le cas du financier dont nous avons parlé plus haut. D'autres cas d'automatisme ambulatoire sont de nature hystérique (voir p. 456). Les antécédents épileptiques soit majeurs, soit mineurs, sont donc d'une grande valeur diagnostique.

Supposons qu'après avoir éliminé l'hystérie, nous arrivions à la conclusion que les attaques sont épileptiformes ; il nous faut encore nous souvenir que d'autres causes, à côté de l'épilepsie idiopathique, peuvent produire des attaques épileptiformes ; celles-ci peuvent être par exemple d'origine toxique. *L'alcoolisme aigu* ou l'*absinthisme* peuvent provoquer le coma et des convulsions. L'histoire du malade et l'odeur de son haleine nous guideront généralement. La suspension subite de l'alcool chez un buveur chronique est parfois suivie d'une attaque épileptiforme. Dans les convulsions du *saturnisme*, il y a communément d'autres signes d'intoxication par le plomb, tel que le liseré bleu des gencives (Burton), la paresse des extenseurs de la main, la névrite optique, [l'hypertension artérielle, la rétraction du foie, la colique de plomb et, réaction hématique prémonitoire de la plus haute importance, la présence d'*érythrocytes ponctués* (Noël Fiessinger et A. Peigney — Archives Mal. cœur, vaisseaux et sang. Août 1909)], etc. Les toxines produites dans notre organisme peuvent aussi déterminer des attaques en tous points semblables à l'épilepsie, à preuve les *convulsions urémiques* du mal de Bright et celles de l'éclampsie puerpérale. Chaque fois qu'une attaque apparaît chez un individu auparavant bien portant, l'urine et les papilles optiques devront être examinées. Chez un jeune officier qui fut amené à l'hôpital, en « état de mal » épileptique indubitable, on trouva une néphrite aiguë; il s'agissait d'état de mal urémique. Dans la néphrite chronique, à côté des troubles cardio-vasculaires, on relève fréquemment une rétinite dite albuminurique, qui a une grande importance diagnostique. Lorsque nous traiterons des convulsions infantiles, nous verrons que nombre d'entre elles sont d'origine toxique.

Les attaques épileptiformes forment une complication commune de la *paralysie générale des déments ;* elles peuvent, en fait, constituer la première manifestation de la maladie. Toute crise épileptiforme chez un malade d'âge moyen doit faire penser à la démence paralytique. En pareil cas, recherchons l'inégalité ou l'irrégularité des pupilles et particulièrement la perte du réflexe à la lumière, des altérations du caractère, les trémulations de la face et l'articulation traînante des mots. Cherchons aussi quelque histoire de syphilis. La ponction lombaire pourra mettre en évidence de la lymphocytose du liquide sous-arachnoïdien, fait qui est quasi-constant dans la paralysie générale et que l'on ne trouve pas dans l'épilepsie idiopathique.

Des crises épileptiformes ou hystéro-épileptiformes peuvent aussi se manifester chez les *psychasthéniques*. De tels malades ont les stigmates mentaux de cette névrose sous forme de phobies, de tics, d'obsessions, etc. (voir p. 433). Les crises épileptiformes de la psychasthénie, à la différence de celles de l'épilepsie vraie, apparaissent seulement après quelque excitation directe, telle que le surmenage physique ou intellectuel, quelque irritation mentale, etc. Ces crises, c'est une règle, sont rares et il est possible que le malade n'en présente jamais qu'une seule.

Les tumeurs intra-crâniennes, de quelque siège que ce soit, même profondément dans l'intimité de la substance cérébrale, peuvent déterminer des attaques épileptiformes généralisées, à raison de l'*accroissement de la tension intra-crânienne*. Ici nous sommes ordinairement guidés par les signes cardinaux des néoplasmes intra-crâniens, céphalée, vomissement, névrite optique, etc.

Toutes les attaques épileptiformes auxquelles nous avons jusqu'ici fait allusion ont une répartition bilatérale et ne sont suivies d'aucune paralysie localisée. Mais lorsque les attaques sont fonction de quelque grosse irritation en foyer de l'écorce, leur début est localisé et elles ne sont pas forcément associées à la perte de connaissance. De telles attaques, dites « jacksoniennes », laissent communément après elles de la faiblesse dans le membre qui a été le siège des convulsions premières. Elles peuvent apparaître au nombre de cinquante ou de cent par jour. Elles commencent généralement par une aura sensitive subjective, telle que picotements, engourdissement ou tiraillement localisé dans quelque point particulier, par exemple le pouce ou le gros orteil. Un spasme tonique local se manifeste alors, suivi de secousses cloniques, et l'attaque peut rester confinée aux muscles pris en premier lieu, ou bien elle peut gagner les autres. Si ce dernier fait se présente, l'invasion se fait selon une progression réglée d'un centre cortical vers l'autre (fig. 3). Ainsi, une attaque commençant dans le gros orteil, prendra successivement le cou-de-pied, le genou, la hanche, l'épaule, le coude, la main, etc., et affectera la face en dernier lieu. Ou bien une attaque débutant dans le coude se généralisera par l'épaule, la hanche et le genou jusqu'aux orteils et, dans le

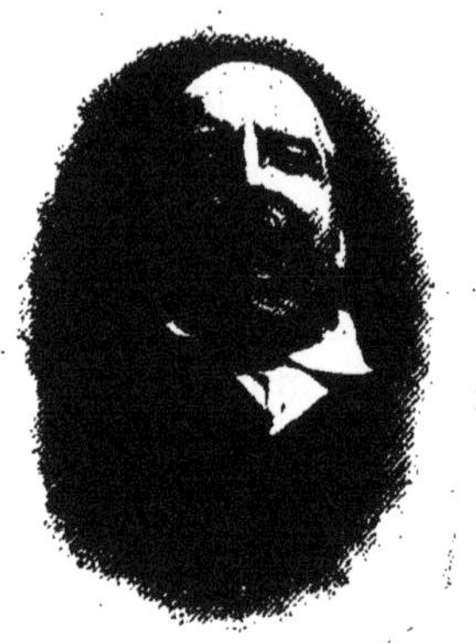

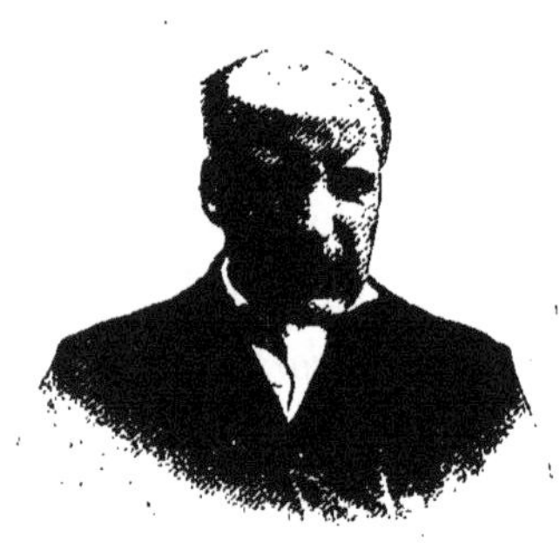

Fig. 25. Fig. 26.

Gamme corticale du centre facial du cortex cérébral droit.

Fig. 25. Le malade au cours d'une attaque jacksonienne de la face à gauche.
Fig. 26. Parésie de la face à gauche à l'occasion des mouvements volontaires.

même temps, par le poignet elle gagnera les doigts et le cou jusqu'à la face et la langue, comme font les ondulations produites en laissant choir une pierre dans un bassin, qui s'étendent excentriquement en cercles toujours plus larges. Un malade qui a des attaques de jacksonisme peut rester conscient au cours de l'attaque et peut même parler, bien qu'il soit ordinairement un peu [obnubilé] ou excité. Mais si les convulsions gagnent le côté opposé de l'écorce, devenant ainsi bilatérales, le malade perd connaissance au moment où l'attaque passe de l'autre côté. Les attaques jacksoniennes sont suivies de faiblesse locale et provoquent une exagération des réflexes profonds dans le membre affecté. La figure 25 montre un malade au cours d'une convulsion localisée à la partie gauche de la face, due à une gomme du centre cortical de la face. La figure 26 montre le maximum des mouvements volitionnels dont le malade était capable après une attaque. On verra que la partie inférieure gauche de la face est manifestement plus faible que la droite. La paralysie localisée disparaît dans l'ordre inverse de celui dans lequel la convulsion a évolué, les muscles convulsés les premiers étant les derniers à recouvrer leur action.

Naturellement, les lésions corticales produiront des phénomènes moteurs localisés dans le cas seulement où elles affecteront les centres moteurs de la frontale ascendante. Une lésion en foyer de l'aire corticale sensitive ou sensorielle produit, non une attaque motrice, mais une *attaque d'ordre sensitif*. Ainsi une lésion de la pointe du lobe temporal (fig. 4) cause une subite sensation subjective de goût ou d'odorat (souvent associée avec un état mental de « rêve » très caractéristique), les lésions occipitales causent des hallucinations visuelles, des traits lumineux, etc. Bien mieux, après une attaque sensorielle, il n'est pas rare d'observer une paralysie sensorielle temporaire, de l'anosmie après une attaque conditionnée par une lésion du lobe temporal, de l'hémianopsie après une attaque dont le point de départ s'est montré dans le lobe occipital.

L'attaque jacksonienne, de quelque variété qu'elle soit, est causée par une lésion localisée dans le voisinage ou du cortex ou des méninges ou de la paroi osseuse sus-jacente. Si la lésion siège dans la substance corticale et non simplement à sa surface, on trouvera quelque parésie localisée avant même que l'attaque se déclare.

Ces attaques partielles peuvent être provoquées par une lésion irritative du cortex. Les causes les plus communes en sont les tumeurs, syphilitiques ou autres, les abcès, les méningites de toutes variétés, les hémorragies en foyer, les fractures avec enfoncement, etc. Les attaques partielles peuvent aussi être produites par des tumeurs sous-corticales de la région prérolandique. En pareil cas, nous relevons de la parésie dans le membre affecté, ainsi que des phénomènes convulsifs récidivants ; mais le point où débutent ceux-ci est moins constant que pour les convulsions franchement corticales et l'attaque débute tantôt par un groupe musculaire, tantôt par un autre dans le membre intéressé[1].

Nous devons aussi nous bien rappeler que les attaques jacksoniennes peuvent entrer dans la symptomatologie de certains faits de démence paralytique et parfois même dans l'urémie.

Les *convulsions infantiles* sont des attaques épileptiformes survenant dans l'enfance. Les symptômes sont identiques à ceux de la véritable épilepsie, mais moins violents. Appelés à voir un enfant atteint de convulsions, nous devons dès l'abord rechercher le rachitisme ; les rachitiques et les enfants héréditairement nerveux sont spécialement enclins aux convulsions. Il nous faudra aussi chercher à déterminer si les attaques sont réflexes, toxiques ou organiques. Dans le rachitisme, chez les enfants à hérédité nerveuse, les *convulsions réflexes* peuvent être provoquées par des irritations périphériques, telles que l'éruption d'une dent, des ascaris lombricoïdes dans l'intestin (les oxyures vermiculaires ne provoquent pas de convulsions), un phymosis, etc. Bien plus, les enfants rachitiques ont souvent d'autres symptômes nerveux, comme la tétanie, la laryngite striduleuse[1] et présentent la flexion bien connue du pouce dans la paume de la main, phénomène qui précède parfois la convulsion. Les toxi-infections peuvent déterminer des convulsions chez les enfants antérieurement bien portants. Ainsi, toute pyrexie aiguë, telle que la pneumonie, la rougeole, la fièvre

1. Cf. Van Valkenburg. *Neurol. Centralblatt*, 1906. p. 594.

scarlatine ou l'influenza, peut être annoncée par une convulsion, alors qu'elle l'est simplement par un frisson chez l'adulte. Les convulsions causées par l'*ascaris lombricoïde* peuvent en partie être d'origine toxique. L'urémie épileptiforme est signalée chez les enfants, encore que moins souvent que chez l'adulte ; dans tout fait de convulsions récidivantes, enfin, les urines doivent être examinées. Les convulsions liées à l'asphyxie, dues à une oxygénation insuffisante du cerveau, accompagnent la dyspnée quelle que soit sa cause, au cours de la pneumonie ou de la diphtérie, durant une quinte de coqueluche ou dans la cyanose des maladies congénitales du cœur. Les lésions intra-crâniennes organiques peuvent causer des convulsions chez les enfants. Ainsi, la polio-encéphalite supérieure, les lésions inflammatoires aiguës du cortex, ont un début fébrile accompagné de vomissements et de convulsions, d'habitude plus marquées d'un côté. Quand ces dernières ont passé, l'enfant reste souvent pour toujours hémiplégique ou diplégique. Si le cortex de la région frontale est touché, un déficit mental peut en résulter. Les maladies localisées ou les traumatismes des parois crâniennes, osseuses ou membraneuses, peuvent déterminer des convulsions infantiles. Celles qui se signalent quelques heures après la naissance sont fréquemment le résultat d'une compression du cerveau par une hémorragie méningée. La méningite due soit au bacille tuberculeux, à la syphilis, soit à d'autres microbes, peut présenter des convulsions non seulement si elle siège dans le cortex, auquel cas elles paraissent précocement, mais aussi dans les lésions de la base ; les attaques sont alors fonction de l'hypertension intra-crânienne.

Une variété du *syndrome de Stokes-Adams* se signale par des attaques épileptiformes. Ce syndrome, qui atteint les individus qui ont passé l'âge moyen et sont porteurs d'artères dégénérées, est caractérisé par des paroxysmes de lenteur des battements ventriculaires, leur nombre tombant à vingt par minute et même moins ; dans le même temps on relève des pulsations excessives dans les veines de la racine du cou, plus rapides que les systoles ventriculaires, et en relation directe avec les contractions de l'oreillette. Le malade peut avoir des attaques syncopales, auxquelles peuvent s'ajouter des crises épileptiformes ou un état comateux sans convulsion. La lenteur plus ou moins considérable du pouls peut persister entre les paroxysmes, comme un phénomène permanent. La cause en est souvent (surtout chez les jeunes) une lésion syphilitique du faisceau auriculo-ventriculaire de His, qui unit l'embouchure de la veine cave supérieure au septum interventriculaire. Quand ce faisceau est altéré, le « heartblock » s'ensuit ; les oreillettes poursuivent leurs systoles normales, mais les ventricules ne répondent plus qu'à chaque seconde ou chaque troisième stimulation auriculaire. On voit ainsi réalisée la dissociation (complète ou incomplète) des rythmes auriculaire et ventriculaire [1].

Les *convulsions strychniques* ne devront jamais être confondues avec des attaques épileptiformes, puisqu'elles s'annoncent par des convulsions cloniques et deviennent rapidement toniques avec de l'opisthotonos, les spasmes toniques reprenant à tout instant avec plus de sévérité. L'empoisonnement strychnique ne provoque pas de perte de connaissance. Il existe même des périodes intermittentes au cours desquelles, chaque fois pendant plusieurs minutes, les muscles entrent en résolution. Les spasmes toniques du *tétanos* peuvent faire croire à l'intoxication par la strychnine, mais ils ne présentent point de clonisme initial. Le symptôme prémonitoire du tétanos est la contracture bien connue des muscles des mâchoires appelée « trismus ». A ceci s'ajoutent des paroxysmes toniques de la face (*rire sardonique*), du tronc et des membres, avec de l'opisthotonos, ces derniers parfois semblables à ceux de la période

1. Voir Ashton, Norris et Lavenson. *Amer. journ. of med. scienc.*, 1907, p. 28.

tonique du strychnisme aigu. Entre les paroxysmes tétaniques il n'y a pas de relâchement complet des muscles comme dans l'empoisonnement par la strychnine, mais simplement une légère rémission ; les muscles masticateurs ne restent que partiellement contractés.

Le *rabique* offre une grande excitation mentale, avec des contractures toniques des muscles de la déglutition, spécialement quand il tente d'ingurgiter quelque liquide (d'où la fâcheuse expression d'hydrophobie). Cette contracture peut aussi être déterminée par d'autres excitations, telles qu'une lumière vive ou un son aigu. Elle gagne d'autres muscles, spécialement ceux de la respiration, et un opisthotonos grave survient parfois tout à la fin, le malade succombant soit au spasme respiratoire, soit à une syncope. L'hydrophobie peut être simulée par certains hystériques qu'un chien non rabique a mordus, et en pareille occurrence la « boule hystérique » et un opisthotonos de même nature peuvent se manifester, mais le véritable spasme respiratoire ne se voit pas dans les crises hystériques; on peut simplement observer une sorte de tachypnée névrosique.

Au cours de l'accès de *tétanie*, la position des membres est très caractéristique. Il y a un spasme tonique bilatéral, généralement douloureux, des mains et des pieds, la main prenant une forme conique, les doigts étendus, légèrement fléchis aux articulations métacarpo-phalangiennes et réunis en pointe, le pouce perdu entre les autres doigts [main d'accoucheur (Trousseau)]. En même temps, les muscles des éminences thénar et hypothénar se contractent, de sorte que la paume de la main se creuse davantage. Aux pieds, les orteils sont fléchis vers la plante, le cou-de-pied forme un dos en avant et le pied est quelquefois en adduction (varus équin). Ces positions anormales peuvent persister durant le sommeil.

La pression des troncs nerveux dans le membre affecté provoque un spasme typique (signe de Trousseau) et les muscles comme les nerfs sont anormalement excitables tant au courant galvanique que faradique (signe d'Erb). La tétanie est de plus communément rencontrée chez les rachitiques (fig. 27) ; elle est alors fréquemment associée avec le laryngo-spasme et avec une irritabilité excessive du facial à la percussion (signe de Chvos-

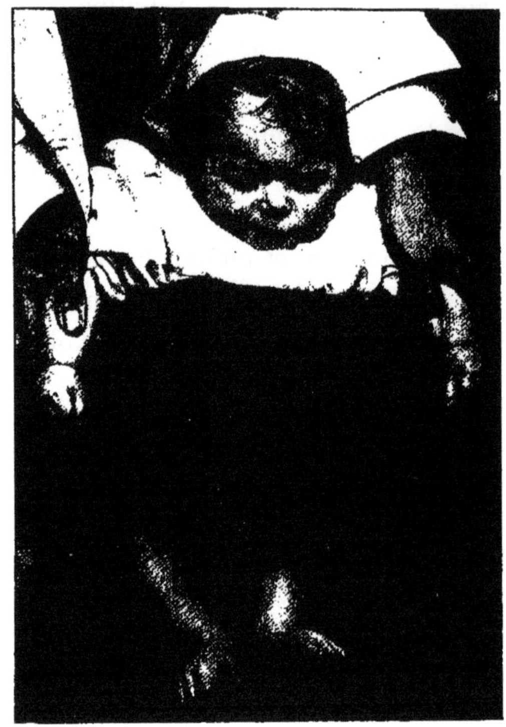

Fig. 27. — Tétanie.

tek). Mais elle peut aussi se rencontrer chez les adultes, après la thyroïdectomie ou plutôt après l'extirpation des glandules parathyroïdes. Ceux-ci ont une sécrétion interne qui neutraliserait certains produits toxiques organiques. La tétanie doit par là être parfois considérée comme un signe de l'insuffisance parathyroïdienne, soit au cours d'une infection des glandules, soit après leur ablation. On la voit aussi se manifester au cours de la grossesse et de l'allaitement et comme un symptôme terminal des plus graves de la dilatation de l'estomac par sténose pylorique. Cette dernière variété est vraisemblablement d'origine toxique ; il en est de même des rares cas de tétanie liée à la dilatation congénitale du gros intestin chez les enfants[1]. La cataracte est un symptôme concomitant curieux et fréquent de la tétanie gastrique. On trouve enfin encore une forme endémique de tétanie dans certaines villes de l'Europe centrale, surtout au cours de l'hiver et spécialement parmi les cordonniers.

ATTAQUES CÉRÉBELLEUSES. — Les lésions irritatives du cervelet peuvent occasionnellement être accompagnées d'attaques. Celles-ci ne sont *jamais cloniques,* mais consistent en contractions toniques à début brusque. Dans les *lésions unilatérales* du cervelet, les spasmes sont plus marqués dans les membres du même côté. La face, d'habitude, n'y participe point. Les membres homolatéraux deviennent rigides et se mettent en adduction contre le tronc, les membres du côté opposé sont en abduction, et dans le même temps se manifeste une rotation des membres, du tronc et de la tête en pas de vis, autour de l'axe longitudinal du corps, allant du côté de la lésion vers le côté sain[2], ainsi qu'une déviation des yeux vers ce dernier côté. Hughlings Jackson a décrit une autre variété d'attaque cérébelleuse survenant en cas de tumeur du *lobe moyen ou vermis.* Ici encore, comme dans les tumeurs des lobes latéraux, les accès sont toniques et non cloniques. Ils consistent en une rétraction de la tête avec le dos arqué, la flexion des coudes, la supination des mains et une extension rigide des jambes, les orteils en pointe.

Mais n'oublions pas que des attaques épileptiformes de type cérébral, peuvent apparaître aussi dans les tumeurs du cervelet, dues soit à l'hypertension générale intra-crânienne, soit à une méningite foudroyante terminant l'évolution d'un tuberculome ancien.

1. Langmead. *Lancet*, janv. 19, 1907.
2. Grainger Stewart et Holmes. *Brain*, 1904.

CHAPITRE VI

MOUVEMENTS INVOLONTAIRES

A côté des mouvements convulsifs que nous venons d'étudier, il y a place pour de nombreuses conditions pathologiques dans lesquelles des contractions involontaires apparaissent dans les muscles soumis à la volonté. Mais la connaissance que nous possédons de leur mécanisme causal est si incomplète qu'il est impossible pour l'heure de les classer exactement. Nous devrons donc nous contenter de rapporter quelques-unes de leurs principales variétés cliniques.

Lorsqu'on étudie les mouvements involontaires des muscles striés il est important d'observer si la contraction est confinée à un seul muscle ou à une partie de ce muscle, ou bien si elle consiste en une série de contractions alternantes de ces muscles et de leurs antagonistes. Il nous faudra aussi observer si les secousses musculaires involontaires produisent un déplacement du membre, un mouvement articulaire ou si, affectant soit un petit muscle, soit un simple faisceau d'un muscle plus grand, nous voyons ou sentons seulement les fibres se contracter sous la peau.

Le phénomène musculaire connu sous le nom de *frisson* (chair de poule) est parfois physiologique. Par exemple, quand une personne saine se refroidit après une nage prolongée, elle se met souvent à frissonner en sortant de l'eau. Les contractions musculaires involontaires dont le frisson est formé ont pour but de produire de la chaleur et, par là, de relever la température abaissée du corps. Mais souvent les frissons ont une origine toxique, comme le sont ceux qui éclatent au début de certaines pyrexies aiguës. Ainsi nous avons des frissons dans la pneumonie, la fièvre intermittente, l'influenza, la scarlatine, etc., etc.. Et le frisson qui quelquefois suit le cathétérisme est probablement d'origine toxique puisqu'il survient rarement quand il n'existe pas quelque surface septique enflammée des voies urinaires. Dans tous ces frissons toxiques, bien que le malade présente une sensation de froid, sa température cependant s'élève et elle continue à monter jusqu'à ce que le frisson prenne fin. Il y a sensation de froid, parce qu'à raison d'une action vaso-motrice le sang est chassé de la peau vers la profondeur, et la peau, ainsi, se refroidit, bien que la température du sang s'élève.

Certaines trémulations ou frémissements transitoires, connus sous le nom de *myokymie*, et affectant quelques faisceaux musculaires dans un seul muscle, sans produire de déplacement, sont fréquents chez les gens atteints d'anémie ou en mauvais état de santé. La myokymie se présente souvent dans l'orbiculaire des paupières et dans quelques-uns des muscles plus considérables des membres, le deltoïde et le biceps dans le bras, les fessiers et le quadriceps dans le membre inférieur. Cette myokymie ne comporte pas d'atrophie musculaire ni d'altération de l'excitabilité électrique. Elle n'est influencée ni par les mouvements volontaires ni par le repos et n'a aucune gravité.

Quelquefois, cependant, certains mouvements fibrillaires sont relevés dans des lésions organiques du neurone moteur inférieur. Ainsi dans l'atrophie musculaire de la *poliomyélite antérieure chronique* ou dans la *sclérose latérale amyotrophique* et dans quelques cas de syringomyélie (maladies dans lesquelles les cellules de la corne antérieure sont soumises à une lente dégénération), on peut observer des tremblements fibrillaires ou fasciculaires dans les muscles qui s'atrophient. Cette myokymie trémulante peut souvent être mise en évidence par un léger tapotement ou par un courant d'air froid dirigé sur la peau. Un tremblement fibrillaire en tous points semblable se voit sur la langue décharnée de la *paralysie bulbaire*, lorsque le processus dégénératif a envahi le noyau de l'hypoglosse. Le tremblement fibrillaire est absent dans les myopathies primitives, de type atrophique ou hypertrophique. D'autre part, ce phénomène se présente dans le territoire d'un nerf moteur qui commence à guérir d'une paralysie. Il est commun au niveau de la face dans la réparation de la paralysie faciale, et quelquefois il persiste des mois et des années après que les mouvements volontaires ont reparu. Le plus souvent, la myokymie disparaît après restauration de la force motrice.

Quelque peu différent, en apparence, est le syndrome connu sous le nom de *myoclonus*, maladie rare, caractérisée par des paroxysmes de contractions soudaines parcourant divers muscles, durant plusieurs minutes de rythme irrégulier et de rapidité variant de 10 à 50 à la minute. Dans les cas peu prononcés, les secousses peuvent être insuffisantes pour déplacer le membre affecté. Les muscles pris sont ordinairement ceux des membres, spécialement des membres inférieurs, souvent d'une façon symétrique de part et d'autre, mais le tronc et même la face peuvent aussi y prendre part. Quelquefois le diaphragme et le larynx sont intéressés, et le malade émet alors de bizarres grognements respiratoires. Il n'y a aucune atrophie musculaire ni d'altération de l'excitabilité électrique. Les spasmes cessent durant le sommeil. Plusieurs sortes de myoclonus ont été observées; dans l'une — le *paramyoclonus multiplex* de Friedreich, ordinairement maladie de l'adulte — le myoclonus cesse dans les mouvements volontaires. Une autre variété constitue le *myoclonus familial* d'Unverricht ou *myoclonus épileptiques* dans lequel plusieurs membres de la même famille sont pris, tous appartenant à la même génération, bien que la maladie ne soit pas transmise des parents à l'enfant. En plus du myoclonus, ces malades ont des attaques épileptiformes, et ils finissent par verser plus ou moins dans la démence. Les

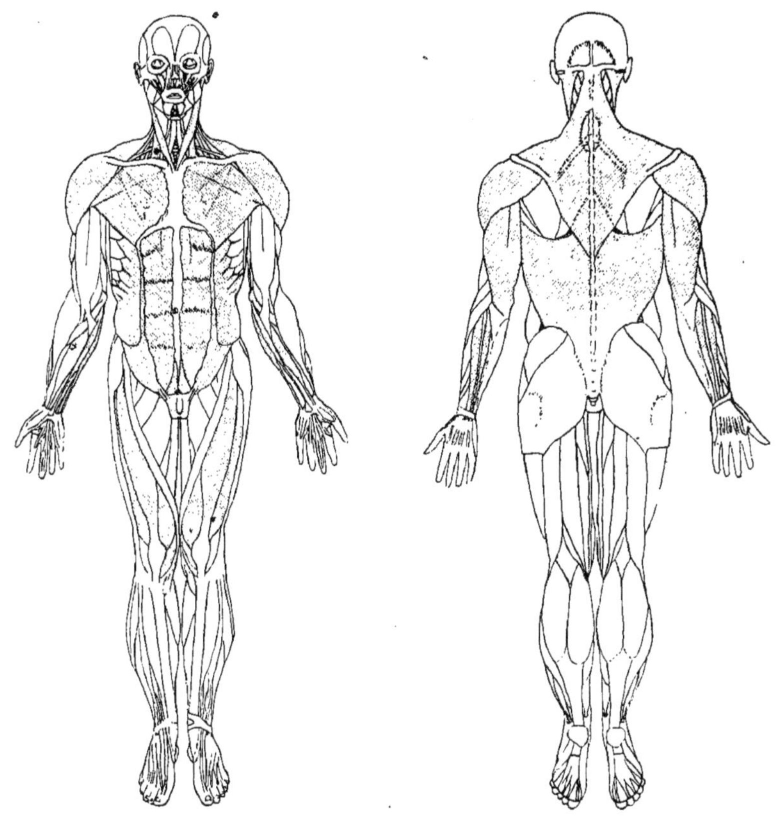

Fig. 28. — Myoclonus familial d'Unverricht ou « myoclonus épilepticus » chez un garçon de treize ans. Les muscles affectés sont teintés en gris. Le palais membraneux était aussi intéressé.

contractions musculaires dans le myoclonus familial sont rendues plus intenses par les mouvements volontaires et par les émotions. Le syndrome se manifeste généralement de bonne heure, souvent au moment de la puberté ou avant. Ainsi, chez un garçonnet de treize ans souffrant de myoclonus affectant les muscles du cou, des épaules, du tronc, des cuisses et des crémasters, cet état existait depuis l'âge de quatre ans, et on notait aussi des attaques épileptiformes. Deux frères plus âgés étaient affectés de même, depuis l'âge de sept ans. D'autre part, un autre malade présentant le paramyoclonus de Friedreich

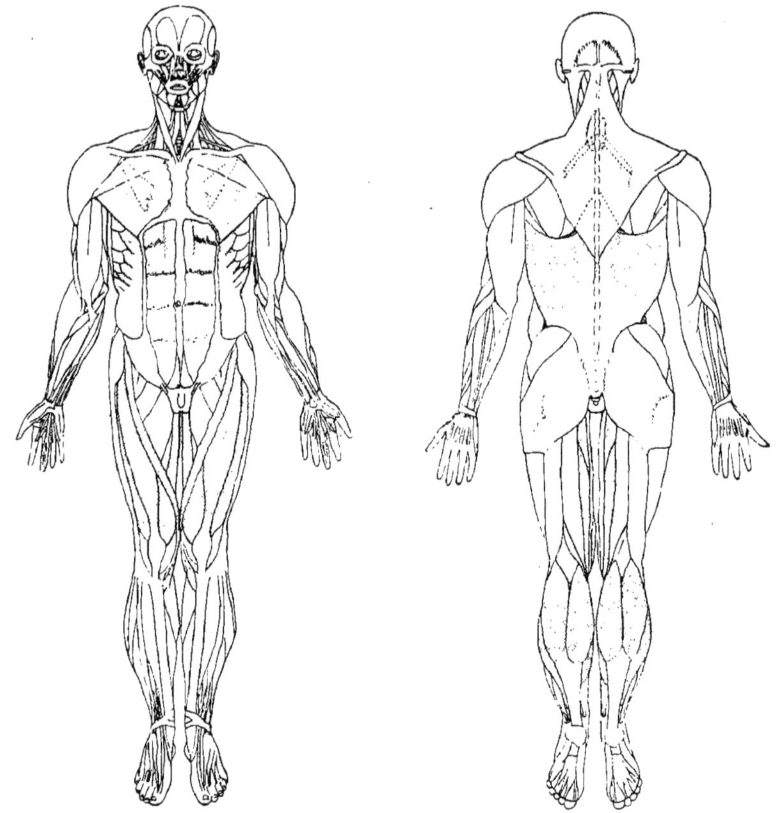

Fig. 29. — Paramyoclonus multiplex de Friedreich chez un homme de cinquante ans.
(Les muscles affectés sont teintés de gris.)

n'eut aucun signe de cette maladie avant quarante-sept ans. Il n'eut jamais d'attaques, et à l'âge de cinquante ans, lorsqu'il vint se faire observer par moi, il avait des secousses myocloniques limitées aux muscles indiqués dans la figure 29. Le *myoclonus nystagmus* de Lenoble et Aubineau constitue une autre variété sur laquelle nous reviendrons plus loin (voy. p. 159).

Considérons maintenant les *tremblements*. Ce terme est appliqué à des oscillations rythmiques involontaires d'une ou de plusieurs parties du corps, résultant de la contraction involontaire de groupes musculaires et de leurs antagonistes. Un *tremblement simple* est celui qui affecte un unique groupe musculaire et ses antagonistes, alors qu'un *tremblement composé* met en action plusieurs groupes et leurs antagonistes, produisant un mouvement complexe, la flexion et l'extension des doigts combinés à la pronation et la supination de l'avant-bras. Les tremblements sont rapides ou lents; ils peuvent s'amender ou croître par les mouvements volitionnels et ils disparaissent généralement au cours du sommeil.

Il ne nous faut pas oublier qu'un mouvement musculaire quelconque n'est pas le résultat d'une contraction continue des muscles, mais est constitué par la fusion d'une succession rapide de courtes contractions élémentaires, en moyenne de 10 à 12 par seconde. En cas de fatigue temporaire ou d'asthénie chronique, le nombre de ces décharges musculaires se coordonne moins bien et il en résulte un tremblement très fin. Dans les excitations d'ordre émotif — plus souvent dans les états de frayeur que dans ceux de joie — il peut y avoir un fin tremblement rythmique de 8 à 9 oscillations environ par seconde; il en est de même dans le *goitre exophtalmique*. Ce tremblement devient plus apparent à l'occasion des actes volontaires. On le met plus nettement en relief en priant le malade d'étendre ses mains devant lui horizontalement, avec les doigts bien écartés. Nous pouvons alors sentir le tremblement, mieux même que nous ne le voyons, en posant légèrement nos propres doigts sur le dos de la main du malade. [Ce fin tremblement affecte tous les membres et peut être perçu en posant simplement la main sur l'épaule d'un sujet affecté de basedowisme.]

Certaines intoxications peuvent s'accompagner de tremblements ténus. L'alcoolisme chronique provoque un tremblement auquel le profane même est familier, et quand un alcoolique verse dans l'agitation et le délire maniaque, son tremblement devient si évident que son état prend le nom de *delirium tremens*. D'autres poisons, à côté de l'alcool, sont susceptibles de provoquer du tremblement; par exemple, la nicotine chez les gens qui abusent des cigarettes, le saturnisme chronique, l'hydrargyre, le chloral, etc.

En cas d'intoxication alcoolique, il existe souvent un signe corroboratif de valeur, le signe de Quinquaud, que l'on met ainsi en évidence : faites étendre les doigts du malade à angle droit sur ses mains, faites reposer les pulpes de ses doigts dans les paumes de vos propres mains que vous maintenez verticalement. Dans les deux ou trois premières secondes, vous ne remarquerez rien de particulier, mais si votre malade est un alcoolique chronique, vous commencerez bientôt à sentir une série de coups légers, comme si les phalanges de chaque doigt se frappant l'une l'autre essayaient de gagner la paume de votre main.

Le tremblement de *la paralysie agitante* [se manifeste au repos] et est généralement ample, variant selon les cas de 4 à 7 oscillations par seconde. Il produit des déplacements des doigts; tel est le mouvement bien connu du pouce et des doigts, simulant l'acte d'émietter du pain ou de rouler une pilule, le mouvement alternatif de flexion et d'extension des poignets, de pronation et de supination des avant-bras, de flexion et d'extension du cou-de-pied, etc., etc.. Plus le mouvement est ample, plus le rythme est lent. La paralysie agitante débute généralement d'un seul côté et peut y rester confinée pour quelque temps avant qu'elle gagne enfin les deux côtés; c'est ce que montrent les figures 30 et 31 qui représentent le même malade à trois ans de distance. Ordinairement, le tremblement de la paralysie agitante peut être temporairement contenu par les mouvements volontaires. Mais il n'en est pas toujours ainsi, et en vérité il est des cas où le mouvement volitionnel accroît le tremblement. Ce syndrome est toujours accompagné de rigidité des muscles affectés, réalisant une attitude soudée ; en fait, celle-ci peut être très marquée et ne pas s'accompagner de tremblement, constituant « la paralysie

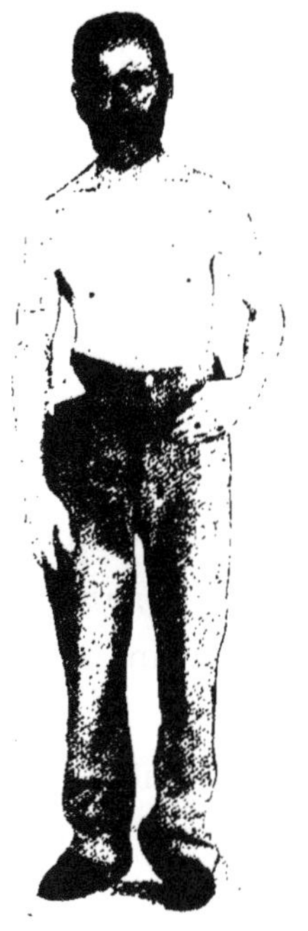

Fig. 30. — Paralysie agitante du côté gauche.

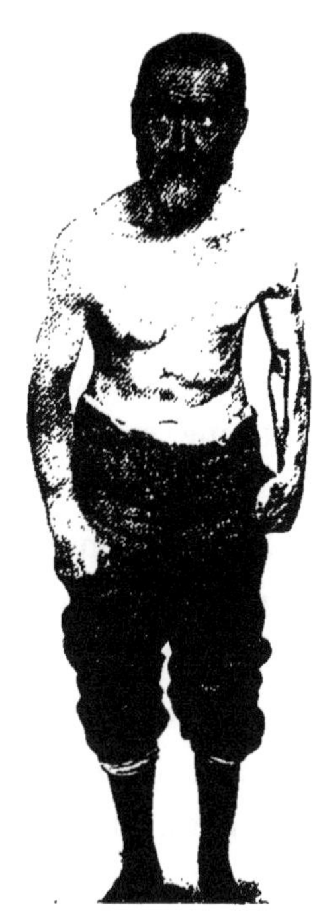

Fig. 31. — Paralysie agitante. Le même homme trois ans après.

agitante sans agitation ». Une attaque d'hémiplégie commune apparaissant chez un parkinsonien arrête le tremblement dans les membres paralysés, mais si l'hémiplégie n'est pas complète ni permanente, le tremblement peut réapparaître plus tard.

Le *tremblement sénile* ressemble à celui de la maladie de Parkinson, mais il débute des deux côtés en même temps et il ne présente pas de rigidité. Ainsi, chez un amiral aussi vieux que célèbre, commença à l'âge de quatre-vingt-quatre ans un léger tremblement antéro-postérieur de la langue avec un mouvement synchrome de l'orbiculaire de la bouche. Les deux mains étaient affectées de tremblement et revêtaient une attitude interosseuse semblable à celle de la maladie de Parkinson, mais il n'y avait pas de rigidité.

Chez les rachitiques, spécialement après le sixième mois, nous pouvons observer un tremblement rotatoire et involontaire de la tête ou une salutation rythmée, qui s'installe tout à fait subitement en hiver et est connu sous le nom de *spasme nutant*. Ce symptôme s'accompagne d'un nystagmus menu et rapide, qui peut être plus marqué dans un globe oculaire que dans l'autre. Si nous fixons la tête de l'enfant, le nystagmus augmente. Le mouvement réalisé par la tête de l'enfant est plus souvent une rotation latérale qu'une oscillation antéro-postérieure. Tout s'arrête quand les yeux de l'enfant se ferment, soit volontairement, soit passivement. Les symptômes persistent pour six ou huit semaines ou plus longtemps même et cessent souvent pour revenir l'hiver suivant. On ne trouve aucun trouble psychique associé.

Une autre variété de mouvements involontaires rythmiques peut se manifester chez les enfants, au-dessous de deux ans, consistant en un *roulement de la tête* sur l'oreiller. Le plus grand nombre de ces malades sont rachitiques et une forte proportion présente de l'otite moyenne, latente ou évidente[1]. Le mouvement est plus violent que celui du spasme nutant ; il n'est pas associé au nystagmus et il cesse quand l'enfant s'assied, ne se manifestant que lorsqu'il est couché.

Certaines grosses lésions cérébrales se signalent par des tremblements rythmiques. Ainsi, par exemple, dans les cas de lésions de la région de la calotte du pont ou des pédoncules[2] portant sur le faisceau *rubro-spinal* (qui descend du noyau

1. Still. *Clinical journal*, nov. 28, 1906.
2. Holmes. *Brain*, 1904, vol. XXVII, p. 327.

rouge dans la colonne latérale du côté opposé), ou encore dans les lésions de la partie adjacente de la couche optique, nous observons parfois un tremblement lent et rythmique dans les membres du côté opposé, surtout dans la main et le pied. Ce tremblement est accru par les émotions ou par les mouvements volontaires, mais disparaît pendant le sommeil. Pour nous guider dans le diagnostic de pareils cas, nous aurons à rechercher à côté du tremblement d'autres signes de localisation d'une grosse tumeur destructive. Ainsi, si les noyaux oculo-moteurs (qui siègent en arrière du noyau rouge) sont intéressés, il y a paralysie oculo-motrice de type nucléaire ; si le faisceau pyramidal est pris, il y a hémiplégie spastique, et si le ruban de Reil participe à la lésion, dans sa traversée pédonculaire ou thalamique, nous trouverons de l'hémianesthésie. Quand une lésion unilatérale pédonculaire provoque de la paralysie oculo-motrice d'un côté avec du tremblement du bras et de la jambe opposés, nous avons affaire au *syndrome de Benedikt*. De plus, il faut savoir que certaines lésions de la couche optique causent la perte de la motilité émotionnelle dans le côté opposé de la face, avec peu ou pas de parésie des mouvements volontaires.

Les tumeurs du lobe frontal entraînent parfois un fin tremblement du membre supérieur quand on le fait étendre horizontalement. Ce tremblement affecte alors le membre homolatéral ; ainsi, dans les tumeurs frontales droites, nous pouvons relever un tremblement de la main droite.

Voyons maintenant les mouvements irréguliers, arythmiques et spontanés. De ceux-ci, la *chorée rhumatismale* commune offre un des exemples les plus frappants. Tout le monde connaît les mouvements irréguliers, brusques, incoordonnés et grimaçants des enfants choréiques. Ils peuvent affecter la face, le palais membraneux, la langue, le tronc, les membres et même les muscles de la respiration. Les mouvements des membres sont souvent plus marqués d'un côté et peuvent même être limités à ce côté, constituant l'hémichorée. Ils surviennent spontanément, mais sont accrus par les émotions et les mouvements volontaires. Ils s'arrêtent pendant le sommeil. Les muscles affectés ont un tonus inférieur à la normale — hypotonie. Un bon moyen de mettre en relief les mouvements choréiques, quand il s'agit d'un cas fruste, est de prier l'enfant de dresser ses deux mains au-dessus de la tête ; au bout de quelques secondes, de légères secousses involontaires se montrent dans les doigts de la main d'un côté ou des deux côtés.

La *chorée d'Huntington* est une variété héréditaire de chorée qui survient après l'âge moyen et s'aggrave constamment. Elle s'associe à une démence progressive.

La *chorée due à l'hyoscine*, dont les symptômes sont semblables à ceux de la forme commune, se manifeste au cours de l'empoisonnement aigu par cet alcaloïde de la jusquiame, et est souvent, sinon toujours, accompagnée de légères hallucinations.

Les mouvements de *l'athétose* sont bien différents : ils apparaissent le plus communément dans les membres spastiques des hémiplégiques anciens (surtout après l'hémiplégie infantile). Ils ne surviennent jamais dans un membre qui est complètement impotent, mais seulement lorsqu'il persiste un peu de mouvements volontaires. L'athétose est ordinairement confinée aux membres supérieurs, et consiste en des mouvements très lents et irréguliers de torsion, plus marqués dans les doigts que dans les poignets, mais, dans les cas sévères, l'avant-bras, le coude, l'épaule et même le membre inférieur sont affectés. Dans ce dernier, le mouvement involontaire le plus fréquent est l'hyperextension du gros orteil. Ce n'est que dans l'athétose bilatérale (généralement liée à la diplégie) que la face peut être intéressée et réaliser d'horribles grimaces (voir fig. 41, p. 135). Dans un cas typique, les mouvements de la main consistent en une flexion lente, puis en de l'hyperextension avec écartement des doigts; tout cela est irrégulier et les doigts ne se meuvent pas de conserve. En combinaison avec ces mouvements, on observe une abduction du pouce alternant avec de l'opposition, et de la flexion ou de l'extension du poignet, de la pro-

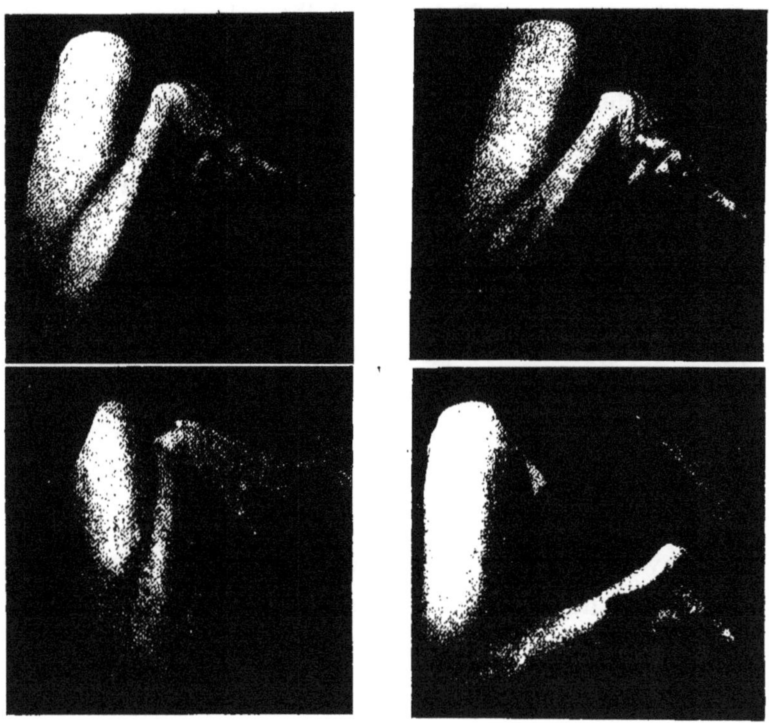

Fig. 32 à 35. — Athétose chez une femme de vingt-neuf ans, atteinte d'hémiplégie droite datant de dix-neuf ans. Il y avait une paralysie du membre supérieur droit depuis l'épaule. Les figures montrent l'athétose des doigts, du poignet et du coude.

nation ou de la supination de l'avant-bras. Les figures 32 à 35 représentent un remarquable cas d'athétose dans lequel les mouvements affectaient toutes les jointures des membres supérieurs. L'athétose est rendue plus intense par les mouvements volontaires soit du membre paralysé, soit de l'autre. Elle ne peut être contenue par un effort de la volonté, et parfois persiste même au cours du sommeil.

Certains mouvements associés spontanés se manifestent en dehors de toute action volontaire chez de nombreux hémiplégiques qui sont incomplètement paralysés. Ainsi, le malade quand il s'efforce de lever sa jambe du côté parésié, provoque de la dorsiflexion de la cheville et de l'hyperextension du gros orteil, ou bien quand il fléchit ses doigts, il relève involontairement le poignet.

Beaucoup de gens de bonne santé font des mouvements automatiques d'extension des membres supérieurs quand ils bâillent. Les anciens les appelaient *pandiculations*. On peut voir nettement de pareils mouvements dans les membres paralysés de quelque grand hémiplégique, quand le malade bâille ou quand on le chatouille, et c'est en vain que le patient nourrit l'espoir de recouvrer sa force quand il observe ces mouvements automatiques d'extension de ses doigts paralysés ou d'élévation de son bras impotent. Ces mouvements, malheureusement, ne peuvent permettre de fonder la moindre espérance dans l'hémiplégie ; tout au contraire, plus la lésion du faisceau pyramidal est sévère, plus la pandiculation est marquée. Celle-ci ne se manifeste pas dans les membres qui sont frappés d'athétose ou d'autres mouvements involontaires. La pandiculation a été attribuée par Bertolotti[1] à l'irritation des centres thalamiques.

L'*ataxie de Friedreich*, dans sa période avancée, peut offrir des mouvements spontanés qui sont plus marqués dans la tête, le cou et la face. Ils consistent communément en de petits saluts irréguliers de la tête, ou des grimaces que l'on appelle *nystagmus de la face*. Mais dans le syndrome de Friedreich, le trait le plus patent est l'incoordination des mouvements volontaires. L'absence du réflexe rotulien, la déformation des pieds, la scoliose, etc., nous indiqueront le diagnostic.

1. *Revue neurologique*, 1905, p. 953.

Certains cas de *tabes* s'accompagnent de mouvements spontanés, lorsqu'il y a une diminution considérable du sens articulaire. Les mouvements se localisent surtout dans les doigts et les poignets et on les met en évidence en invitant le malade à fermer les yeux et à élever ses mains en l'air, les doigts en extension. Au bout de quelques secondes, on observera une flexion ou une extension lente et irrégulière des doigts qui, graduellement, prendront des attitudes bizarres de contorsion dont le malade ne se rend nullement compte. [Grasset les a interprétés comme une ataxie du tonus musculaire.] (Voy. fig. 36 et 151 où de semblables mouvements ont apparu dans les membres inférieurs.)

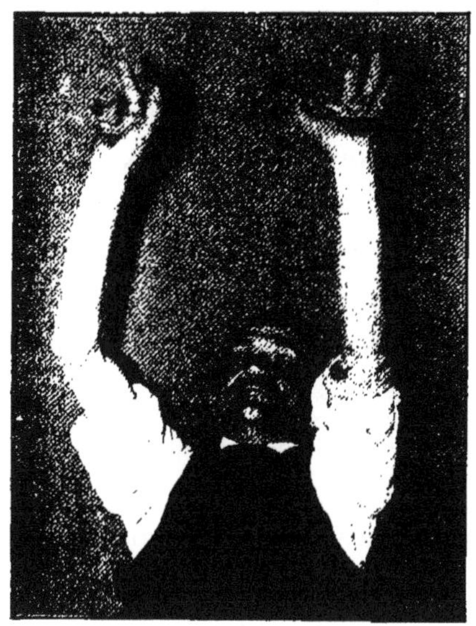

Fig. 36. — Tabes avec mouvements involontaires des doigts après occlusion des paupières.

Dans la *démence paralytique* on observe presque constamment des tremblements spontanés de type irrégulier apparaissant même au repos. La face en est principalement le siège, surtout quand le sujet subit une émotion ou veut parler. Des vagues de contractions fibrillaires animent les muscles des lèvres, de la langue et de la face. Ici, d'autres signes viendront à notre secours, l'articulation traînante des mots, les pupilles irrégulières ou inégales, fréquemment du type décrit par Argyll-Robertson, l'exagération ou la perte des réflexes rotuliens, la lymphocytose du liquide sous-arachnoïdien et les troubles mentaux caractéristiques.

Tout un groupe de mouvements involontaires concerne les

spasmes d'habitude, les tics et les spasmes réflexes[1]. Une bonne classification en est à peu près impossible, puisque ces diverses variétés se fondent l'une dans l'autre. On les trouve le plus communément chez les gens de *constitution dite nerveuse*, ils sont tous accrus par les émotions, et cessent pendant le sommeil. De légers degrés de *spasmes d'habitude* peuvent se manifester sans aucun autre signe de maladie fonctionnelle. Les orateurs publics, tels que ecclésiastiques, avocats, acteurs, et même les médecins, ont occasionnellement de petits mouvements inconscients. Un professeur distingué d'une université a de fréquentes secousses cloniques des muscles frontaux, qui soulèvent subitement ses sourcils ; un comédien très populaire fait de rapides clignements de ses deux yeux (blépharospasme) quand il s'avance vers la rampe ; une jeune femme a des mouvements cloniques de ses peauciers quand elle est décolletée pour un dîner, etc.. De pareils degrés de spasmes d'habitude aussi légers sont généralement bilatéraux et surviennent sans aucune cause d'irritation locale.

Une variété beaucoup plus grave de ces spasmes d'habitude est comprise sous la dénomination de *tics*. Le tic est d'origine corticale et non réflexe et consiste dans la répétition fréquente et soudaine du même acte moteur — généralement violent et irrégulier, comme une secousse ou un balancement rapide de la tête, une grimace, un haussement d'épaules, etc. Il disparaît aussi soudainement qu'il est venu; de plus, il ne gêne pas les mouvements volontaires. Par exemple, quelque violent que soit un tic de l'épaule ou du bras, l'écriture du malade ne s'en ressent point. Ainsi que Patrick[2] l'a avancé, quand l'impulsion motrice qui détermine le tic ne peut plus être contenue, le malade retire sa plume du papier, donne liberté à son tic et se remet à écrire. A première vue, le tic peut être confondu avec

1. [Brissaud. Tics et spasmes cloniques de la face. (Leçons 1893-94)].
2. *Journal of American med. Assoc.*, feb. 21, 1905.

la chorée. Mais celle-ci ne constitue pas la répétition du même mouvement régulier stéréotypé. Les malades qui ont un tic grave montrent généralement des stigmates de dégénérescence mentale. Ceci ne veut pas dire qu'ils ont nécessairement un déficit intellectuel. Tout au contraire, ce sont souvent des « dégénérés supérieurs », brillants et vifs, mais non réfléchis, capricieux, émotifs, psychasthéniques et souvent sujets à des obsessions et à des phobies variées. Plus l'anomalie psychique est nette, plus le tic est invétéré. Les tiqueurs ont souvent l'articulation des mots explosive, ils avalent leurs mots, s'arrêtent soudainement de parler, ou présentent une respiration désordonnée, de l'écholalie (répétition d'un mot ou d'une phrase particulière) ou de la coprolalie (répétition de jurons ou de mots orduriers).

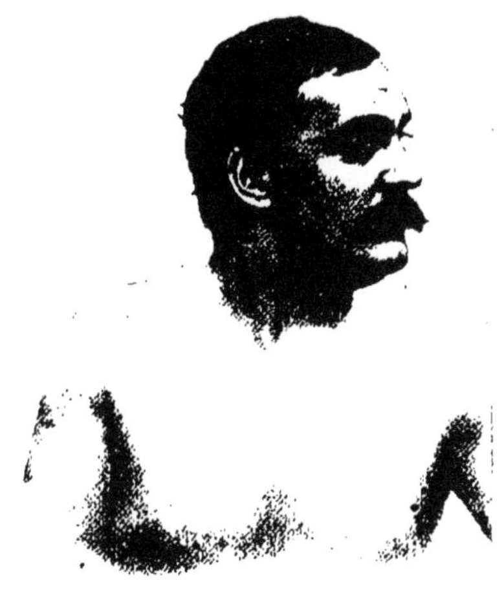

Fig. 37. — Torticolis spasmodique avec hypertrophie secondaire du sterno-mastoïdien droit.

Le *torticolis spasmodique* est l'un des plus communs et des plus graves parmi les tics. Bien que le mouvement de la tête soit apparemment unilatéral, la tête étant constamment entraînée d'un seul côté, communément vers la gauche (fig. 37), il s'agit en réalité d'un acte bilatéral, puisque les muscles des deux côtés du cou entrent en action et que le tic est parfois associé à un mouvement de rétropulsion de la tête. Le mouvement peut être tonique, clonique ou une association des deux, tonico-clonique. Le malade peut souvent enrayer le tic par un geste antagoniste de sa propre invention, par une légère pression du menton avec son doigt. Les torticolis sévères commencent usuellement après l'âge moyen. D'abord ils s'annoncent par des paroxysmes, en dernier lieu ils deviennent continus à l'état de veille et les muscles s'hypertrophient par activité exagérée.

A côté du torticolis spasmodique idiopathique, qui paraît survenir spontanément, certains cas ont une cause bien définie et peuvent être classés, non avec les tics, mais avec les spasmes réflexes que nous allons étudier. Ainsi en est-il du *torticolis névralgique*[1], dans lequel une névralgie occipitale ou une dent douloureuse entraînent du torticolis spasmodique généralement tonique. Quand la névralgie disparaît, le spasme musculaire en fait autant. Nous connaissons aussi le *torticolis labyrinthique*[2], dû à une irritation chronique de l'un des canaux semi-circulaires. En pareils cas, le spasme a pour objet d'atténuer un vertige qui se manifesterait si la tête n'était pas maintenue penchée vers le côté opposé. Un torticolis ayant une telle origine peut devenir invétéré, mais quelques cas sont justiciables de la quinine. Une faible proportion d'autres cas constituent les *torticolis professionnels,* qui n'arrivent qu'à l'instant où le sujet doit accomplir un acte spécial, particulièrement chez les savetiers et les tailleurs, qui doivent tourner la tête et les yeux pour suivre leur aiguille. Il est plus exact de classer ces cas avec les *névroses de métier* (voy. p. 305). Le spasme nutant, le balancement de la tête et d'autres mouvements rythmiques (voy. p. 99), ne devront pas être confondus avec le vrai torticolis, dans lequel les convulsions sont soit toniques, soit irrégulièrement cloniques.

Il existe un autre groupe de mouvements qui, puisant leur cause dans quelque irritation périphérique, sont classés comme *spasmes réflexes.* Un spasme, au contraire du tic, commence localement, parfois dans un seul muscle, puis s'étend à des muscles voisins. Quand la cause d'excitation est unilatérale, le spasme

1. Cruchet. *Traité des torticolis spasmodiques*, Paris, 1907.

2. Curschmann. *Deutsche Zeitschrift für Nervenheilkunde*, 1907, p. 305.

réflexe se confine aussi à ce même côté, mais il n'en est pas toujours ainsi, car on peut voir aussi des spasmes réflexes bilatéraux, telles les contractions cloniques des orbiculaires des paupières (*blépharospasme*) que causent des inflammations conjonctivales ou cornéennes ; dans le même ordre de choses, il s'agit d'un caroncule vaginal ou d'une fissure anale qui produisent le vaginisme avec un spasme bilatéral des muscles adducteurs. Parmi les spasmes réflexes unilatéraux, l'un des plus frappants est constitué par la convulsion faciale violente qui apparaît dans les cas graves de névralgie du trijumeau appelée *tic douloureux ;* il ne s'agit pas là d'un véritable tic, mais d'un spasme réflexe. Dans cette affection, le malade éprouve des paroxysmes de douleurs agonisantes dans l'une ou dans plusieurs des divisions du nerf trijumeau. Durant le paroxysme, la face du côté douloureux est en proie à de fortes convulsions toniques, l'œil se ferme, la bouche est tirée en haut vers le côté malade, et souvent le malade comprime désespérément de sa main le siège de la douleur. Ce n'est que lorsque la période aiguë du paroxysme disparaît que les muscles de la face se relâchent.

Un *hémi-spasme facial* moins sévère, soit tonique, soit clonique, impliquant partie ou totalité des muscles faciaux, peut survenir sous l'empire d'autres causes réflexes qui ont généralement leur origine dans le territoire de la Ve paire, une dent gâtée, une dent de sagesse en mal d'éruption, un polype nasal, etc.. Cet hémi-spasme facial, qui à l'encontre du tic douloureux est indolore, peut se présenter encore, moins fréquemment il est vrai, dans les lésions du nerf facial lui-même. Parfois, il est consécutif à une paralysie faciale, moins communément il peut la devancer, si bien que, dans tout cas de spasme facial unilatéral, nous devrons chercher des lésions limitées dans le territoire non seulement du Ve nerf, mais aussi du nerf facial.

Tel spasme réflexe peut persister comme spasme d'habitude, longtemps après que la cause provocatrice a disparu. Les anamnestiques en permettent le diagnostic. Par exemple, un garçon perdit son bras gauche, arraché par un engrenage. Le membre mutilé fut amputé à l'épaule, mais des spasmes cloniques se firent jour dans le trapèze et les muscles péri-scapulaires, et ceux-ci persistèrent même après section opératoire de toutes les racines sensitives tributaires de cette région. Sans qu'il soit possible de relever une cause actuelle ou passée d'excitation réflexe, on peut rencontrer d'autres spasmes, souvent unilatéraux, qu'il est difficile d'étiqueter. Ainsi une dame, chez qui la ménopause se fit à quarante-cinq ans, perdit en même temps presque toute sa fortune par la ruine de son banquier. Elle vit se développer graduellement des spasmes cloniques dans ses muscles faciaux à gauche. Au début, il s'agit d'un léger frémissement de la paupière inférieure durant une à deux secondes, à peu de jours d'intervalle; puis son état devint de jour en jour plus sérieux, et quand je l'observai treize ans après; les spasmes affectaient tous les muscles de la face d'un seul côté; ils commençaient comme un tressaillement, puis devenaient toniques et duraient de vingt à trente secondes chaque fois, l'œil se fermant, le sourcil surélevé, la commissure labiale tirée en dehors, le peaucier, enfin, violemment contracté. Dans les phases intercalaires, la figure était parfaitement symétrique. Sous l'effet des bromures et de l'électricité galvanique, le cas s'améliora rapidement.

Enfin, il y a un nombre illimité de *phénomènes convulsifs chez les hystériques*, en dehors des crises hystériques que nous avons discutées plus haut. Rapportons-en seulement quelques-uns des plus fréquents. Ainsi la *chorée saltatoire* (danse de Saint-Guy), qui consiste en une série de sauts ou de bonds (plus ou moins rythmiques), qui surviennent chaque fois que le sujet se tient droit. Dans le même ordre de faits, plus atténuées il est vrai, on peut rencontrer des crises de tremblement dans les jambes; j'en vis de semblables chez une jeune fille hystérique de dix-neuf ans, pourvue de plusieurs autres stigmates de la névrose, chez laquelle tout tremblement disparaissait dès qu'elle se couchait. Toute espèce de mouvements, il est vrai, peuvent apparaître dans l'hystérie, simulant n'importe quelle sorte de tremblement. Par exemple, une hystérique de vingt et un ans accusait des mouvements constants de la face, du bras gauche et des deux jambes, ressemblant à ceux de l'athétose mais beaucoup plus rapides. Dans son cas, des contractures hystériques typiques, de l'anesthésie segmentaire, ainsi que l'état normal des réflexes, aidèrent à poser le diagnostic d'hystérie.

CHAPITRE VII

APHASIE

Nous échangeons nos idées avec nos semblables par le moyen du langage. Il s'agit là d'un code arbitraire de signes vocaux ou écrits, qui sont perçus par nos centres auditifs ou visuels. Chaque contrée a son code ou langage particuliers, qu'apprend chacun de ses habitants. Les gestes et la mimique considérés comme moyens de communication, encore qu'internationaux, n'ont qu'un champ d'utilisation très limité, comparés au langage. Deux individus ignorants de leurs langues respectives peuvent certainement entrer en relations au moyen de gestes seuls, mais ils ne peuvent exprimer ainsi beaucoup d'idées : tout se bornera à l'expression d'émotions primitives comme le plaisir, la colère, la surprise, etc., ou à l'imitation pantomimique de certains actes.

Il y a trois classes principales de cas dans lesquelles les fonctions du langage articulé peuvent être abolies : *A*. En premier lieu, il est des cas où les fonctions intellectuelles supérieures peuvent être suspendues, soit congénitalement comme chez les idiots, soit à raison d'une maladie comme dans toute démence acquise, dans le coma. De tels malades sont privés de la faculté de parler, mais ils ne sont pas aphasiques. *B*. Deuxièmement, il est des cas où les centres intellectuels supérieurs sont capables de fonctionner, mais où les centres corticaux du langage qui dominent nos actes moteurs du parler et de l'écriture et les opérations sensorielles de reconnaissance des mots parlés ou écrits sont lésés, et cependant le sujet n'a pas forcément de paralysie des organes périphériques du langage et il n'est pas davantage sourd ni aveugle. C'est à ce groupe que le terme « aphasie » est appliqué. *C*. Enfin, il est des cas où, avec des fonctions intellectuelles intactes et les centres corticaux du langage normaux, il y a défection des organes périphériques de l'articulation, à telle enseigne que le malade est incapable de prononcer distinctement — par exemple, les cas de fissure congénitale du palais, de paralysie post-diphtérique du voile palatin, de paralysie du facial ou de l'hypoglosse, de paralysie bulbaire, etc. Ce sont là affections non du langage lui-même, mais des organes de l'articulation des mots.

L'aphasie peut être définie comme l'altération ou l'abolition du langage dues à la perte de la mémoire de ces signes, parlés ou écrits, qui nous permettent d'échanger des idées avec nos semblables. Un aphasique, à moins que ses centres intellectuels supérieurs soient altérés, conserve généralement les gestes et la mimique. L'aphasie est due à la maladie, organique ou fonctionnelle, de certains centres spéciaux bien limités dans le cortex ou dans son voisinage. Ces centres corticaux existent dans chaque hémisphère, mais communément les droitiers ont ces centres prédominants dans le cerveau gauche.

Voyons ces centres du langage avec plus de détails. Pour échanger nos idées, deux voies différentes sont nécessaires — l'une sensorielle, l'autre motrice. La première comprend l'audition et la compréhension des mots parlés, et aussi la vision et la compréhension des lettres écrites ou imprimées. La mémoire des mots entendus ou vus est emmagasinée dans des régions spéciales des centres auditifs et visuels, que l'on nomme respectivement le centre de l'audition et de la vision des mots (fig. 38).

Le centre auditif siège sur la face supérieure ou sylvienne du lobe temporal (gyrus antérieur transverse de Heschl) et dans l'extrémité postérieure adjacente de la première circonvolution temporale ; le centre visuel siège dans le pli courbe (gyrus angulaire). Chaque centre peut être lésé, et par là, on peut avoir deux variétés d'aphasie sensorielle, l'*aphasie auditive* (surdité verbale) et l'*aphasie visuelle* (cécité verbale).

Mais il y a dans le langage un élément moteur, consistant

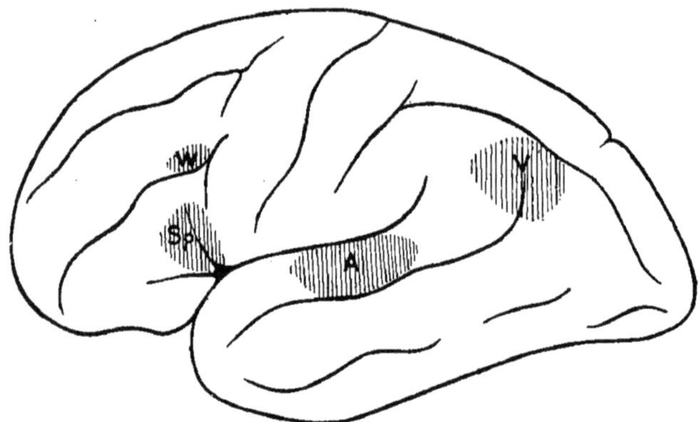

Fig. 38. — Diagramme de l'hémisphère cérébral gauche montrant les positions approximatives des centres du langage.

A. Audition verbale. } Sensoriel.
V. Vision des mots. }

Sp. Langage parlé. } Moteur.
W. Ecriture. }

dans les actes moteurs que nécessite l'expression des mots, soit vocale, soit écrite. Les mémoires de ces actes moteurs ou langage parlé sont communément supposées être conservées dans la partie postérieure de la frontale inférieure (IIIe), la circonvolution de Broca, et dans la partie adjacente de la frontale ascendante et de l'insula. Si ce centre est détruit, l'*aphasie motrice* ou *aphémie* est dite en résulter, le malade étant incapable de prononcer les mots dont la mémoire motrice est abolie. **P.** Marie, cependant, rapporte des cas de destruction de la circonvolution de Broca sans aucun trouble du langage et se refuse à lui reconnaître une importance spéciale quelconque dans le mécanisme du langage. Il considère que les cas de la prétendue aphasie motrice sont en réalité des exemples de l'aphasie sensorielle ordinaire combinée avec de la difficulté d'articulation (anarthrie [ou dysarthrie]) due à une lésion du noyau lenticulaire et de la substance blanche environnante. Il prétend que les lésions isolées de la circonvolution de Broca sont accidentelles et de peu de signification. Les auteurs classiques avaient aussi accoutumé de décrire des centres distincts de l'écriture (indépendants du centre vocal) dont la lésion provoquerait la perte de la faculté d'écrire, *l'agraphie*. Mais il n'existe pas de cas vérifié anatomiquement dans lequel une lésion en foyer ait produit de l'agraphie pure sans participation du langage parlé, si bien que le centre de l'écriture. bien que l'on veuille le représenter schématiquement et théoriquement dans les centres du langage, fait probablement tout simplement partie des centres psycho-moteurs communs des membres supérieurs.

La figure 39 est un schéma des connexions qui existent entre les divers centres qui participent à la fonction du langage. Notons d'abord que le centre du langage parlé est soumis au centre auditif, et que le centre de l'écriture est de même soumis au centre visuel. Un enfant apprend à parler d'abord en entendant des mots parlés et en les imitant. Donc, le langage est d'abord entièrement auditif à l'origine. Plus tard, en apprenant à lire, la signification de chaque mot est retenue par l'association des lettres vues avec les mots que l'on entend prononcer, si bien que le centre auditif agit comme instructeur du centre visuel.

Chez nombre de gens, durant l'élaboration silencieuse de la pensée, les mots se réveillent d'abord dans le centre auditif et il y a communément un rappel simultané de ces mêmes mots dans le centre visuel. Mais chez d'autres personnes, le réveil des mots dans ce dernier centre devient d'une plus grande importance. Conséquemment, nous pouvons classer les gens en *auditifs* et en *visuels*, selon la façon dont les mots vivent dans leur pensée. Le plus grand nombre d'entre nous sont « auditifs ». Le réveil simultané des images des mots dans plusieurs centres fait notre compréhension des idées plus parfaite. Ainsi, un concept difficultueux est mieux compris si nous le lisons tout haut, parce que cet acte implique la participation de l'activité des centres visuel, auditif et vocal des mots.

L'aphasie résulte le plus souvent d'une lésion organique

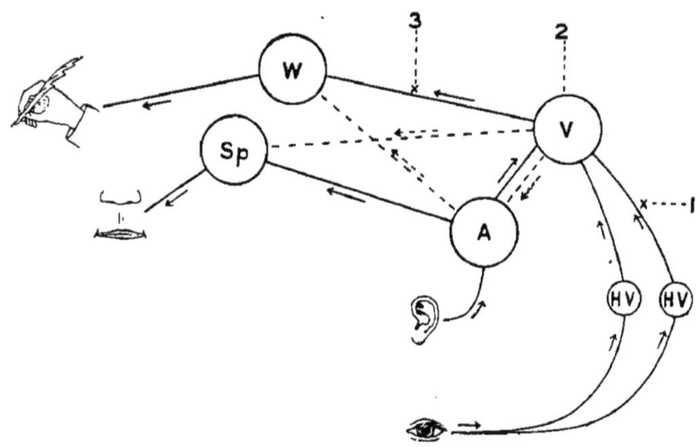

Fig. 39. — Schéma des centres du langage.
(D'après Bramwell.)

A. Mémoire auditive des mots. — Sp. Langage parlé. — V. Mémoire visuelle des mots. — W. Langage écrit. — H. V. Centre hémiopique.
Les lignes pointillées indiquent les voies possibles mais moins communes par lesquelles les incitations se transmettent.

d'un ou plusieurs centres corticaux du langage, ou des fibres sous-corticales qui les unissent. Les causes organiques les plus fréquentes sont l'embolie, l'hémorragie ou la thrombose, les abcès cérébraux et les tumeurs. Le diagnostic différentiel entre ces diverses conditions anatomo-pathologiques dépend largement des anamnestiques ; l'embolie produit un début soudain des symptômes, l'hémorragie prend plusieurs minutes, la thrombose prend peut-être des heures, les abcès et les tumeurs ont un début encore plus lent et graduel. Mais nous pouvons aussi rencontrer des cas d'aphasie temporaire ou fonctionnelle, provenant parfois d'un simple épuisement [ou d'un spasme vasculaire localisé du cortex], quelquefois aussi après une « attaque de congestion » dans la paralysie générale, au cours d'une crise de migraine, consécutivement à une attaque épileptique [ou enfin dans le cours de l'urémie].

En poussant l'investigation d'un cas d'aphasie, nous devons d'abord noter si le malade a d'autres signes de grosses lésions cérébrales, telles que l'hémianopsie, l'hémiplégie, et nous enquérir s'il est de son naturel droitier ou gaucher — beaucoup d'enfants apprennent à écrire avec la main droite, qu'ils soient droitiers ou non — et une fois ce point déterminé, nous tâchons de savoir de quelle main le malade, s'il est un homme, tire un bouchon ou jette une pierre, etc. ; si c'est une femme, de quelle main elle se peigne.

Le questionnaire suivant (fondé sur le schéma de Beevor) devra alors être posé. Les lettres capitales placées entre parenthèses indiquent la partie du cerveau impliquée dans chaque cas.

I. — Le malade peut-il spontanément prononcer des mots intelligibles? (Sp). Noter la richesse de son vocabulaire. Peut-il prononcer tous les mots ou seulement quelques-uns ? Le malade se prend-il à parler spontanément? Observez s'il parle couramment ou s'il place mal certains mots ou syllabes, s'il parle en phrases décousues (style télégraphique) ou s'il emploie un jargon inintelligible.

II. — Peut-il comprendre les mots qu'il entend ? (A). Demandez-lui de toucher son nez, son oreille, son œil, le menton tour à tour, pour juger de son interprétation des noms. Demandez-lui alors de sourire, de siffler, de fermer ses yeux, etc., pour vous rendre compte de son interprétation des verbes. Quelquefois nous trouvons que le sujet exécute le premier ordre correctement, mais répète toujours le même acte en réponse à différents commandements. Un malade peut parfois chanter les mots et l'air d'une chanson, alors qu'il est incapable d'en répéter les mots en les parlant simplement.

III. — Peut-il comprendre les questions écrites ou les ordres qu'il voit écrits? (V). Écrivez et montrez-lui de simples phrases, comme : « Quel est votre âge? » « Tirez votre langue ». « Donnez-moi votre main gauche. »

IV. — Peut-il écrire spontanément? (W). Si sa main droite est paralysée, dites-lui d'essayer avec la gauche. Observez s'il écrit intelligiblement, s'il place mal les mots ou les syllabes, ou s'il griffonne des signes qui n'ont aucun sens.

V. — Peut-il copier un texte? (V ↠ W).

VI. — Peut-il écrire sous la dictée? (A ↠ V ↠ W).

VII. — Peut-il saisir les objets qu'on lui nomme? (A ↠ V). Placez devant lui quelques objets réunis en tas, tels qu'une clef, une pièce de monnaie, une allumette, un crayon, et demandez-lui de les prendre l'un après l'autre, sur votre désignation.

VIII. — Peut-il répéter les mots entendus? (A ↠ Sp). Tentez d'abord l'épreuve avec de simples mots ou de courtes phrases.

IX. — Peut-il nommer les objets qu'il voit et peut-il lire à haute voix un texte qu'on lui présente? (V ↠ A ↠ Sp). Montrez-lui divers objets et demandez-lui ce qu'ils sont.

X. — Comprend-il les gestes et la mimique? Sans lui parler, invitez-le à vous imiter quand vous touchez votre nez, quand vous étendez vos doigts, quand vous tirez votre langue, etc.

Aphasie auditive ou surdité verbale. — Le malade, dans ce cas, n'est pas sourd, mais il ne perçoit pas les mots. Il entend des sons ordinaires et des bruits, mais les mots parlés ne sont pas compris ; ils résonnent à son oreille comme une langue inconnue. La symptomatologie varie selon que la lésion est de siège cortical ou sous-cortical.

a. *Variété sous-corticale ou aphasie auditive pure* [surdité verbale pure]. — Ceci est extrêmement rare. (P. Marie, en fait, lui refuse toute existence). Ici la lésion bloque la voie afférente des mots parlés. Le patient donc a de la surdité verbale, il est incapable de comprendre ce qu'on lui dit ; il est aussi hors d'état de répéter des mots prononcés devant lui et d'écrire sous la dictée. Mais le centre auditif des mots étant encore intact, il possède la mémoire entière du langage auditif et son parlé spontané est parfait ; mieux encore, son centre visuel des mots étant en bon état de rendement, il est encore capable de lire, et, en fait, la lecture est le seul moyen dont il puisse disposer pour recevoir les messages d'autrui.

b. *Surdité verbale corticale*. — Celle-ci est plus commune que l'autre variété. Ici la lésion comprend le centre cortical lui-même, et la mémoire auditive des mots parlés est oblitérée. En conséquence, ajoutés au déficit de la surdité verbale avec son impossibilité de répéter les mots parlés ou d'écrire sous la dictée, il y a d'autres symptômes dus au défaut de contrôle que le centre auditif verbal exerce sur le centre du langage parlé. Le langage intérieur et la pensée sont altérés, et ainsi le malade commet des fautes soit en parlant spontanément, soit en lisant à haute voix. Il commet aussi des fautes en écrivant, spécialement en épelant. Il parle assez abondamment, cela est vrai, mais il a tendance à entremêler les mots et les syllabes et dans des cas très prononcés il lui arrive de bredouiller un jargon incompréhensible. La surdité verbale fait que le malade n'est pas averti de ses propres erreurs. Ceci, comme nous le verrons, est en contraste marqué avec l'aphasie motrice, où le malade reconnaît ses propres fautes aussitôt qu'il les a commises. Si la lésion du centre d'audition des mots est incomplète, la surdité verbale et les erreurs de langage qui en découlent seront partielles. Ces dernières pourront, dans les cas légers, être réduites à une certaine inhabileté à nommer les objets, à leur donner des noms, le malade pouvant encore exprimer des idées abstraites. Ainsi un malade partiellement atteint de surdité verbale, qui est incapable de nommer un canif qu'on lui montre, dira : « c'est pour couper ». Ou encore, la surdité verbale partielle peut produire de simples confusions de mots ; le malade dira un mot quand il veut en exprimer un autre (paraphasie). Il arrive rarement que la surdité verbale reste permanente et complète ; le centre auditif des mots de l'hémisphère opposé compense généralement avec le temps le déficit, au moins dans une certaine mesure.

L'étendue des troubles mentaux dans la surdité verbale varie selon que le malade est spécialement un « auditif » ou un « visuel ». Dans ce dernier cas, le déficit mental est moindre que dans le premier et le trouble apporté au langage moteur n'est que léger.

Les centres auditifs et visuels des mots sont très près l'un de l'autre et mieux encore ils sont irrigués par la même branche de la cérébrale moyenne (voir fig. 28) ; aussi, est-il commun pour une simple lésion artérielle, une thrombose, d'affecter les deux centres ensemble et de produire une combinaison de la surdité et de la cécité verbale. [C'est ce que soutient P. Marie en englobant les deux centres dans la zone qu'il appelle zone de Wernicke.]

Aphasie visuelle ou cécité verbale. — Alexie. — Dans la cécité verbale, le malade voit, mais il ne sait reconnaître le sens des mots écrits ou imprimés. Ils lui apparaissent comme d'étranges hiéroglyphes. Il distingue la forme des lettres, mais elles n'apportent aucune signification à son esprit.

Ici, comme dans la surdité verbale, les symptômes sont de degré variable. Le malade peut être incapable de reconnaître une seule lettre (cécité littérale), ou bien il peut épeler seulement, mais ne sait reconstituer les syllabes ni les mots. Souvent, tel malade qui ne peut lire aucun autre mot, est à même de reconnaître son propre nom [et il le reconnaîtrait alors comme un symbole]. Souvent aussi il a conservé la faculté de reconnaître les nombres et de faire une addition, une soustraction ou une multiplication. Nous sommes en mesure de distinguer deux variétés de cécité verbale, selon que la lésion est corticale ou sous-corticale.

a. *Variété sous-corticale ou cécité verbale pure.* — Ici la voie afférente des impressions visuelles des mots est détruite, le centre visuel des mots restant intact. Le malade ne peut comprendre les mots écrits ou imprimés, il ne peut non plus lire à haute voix, mais il a conservé encore la faculté d'écrire spontanément et sous la dictée ; donc, il peut exprimer ses pensées parfaitement par l'écriture, mais il est incapable de se relire. Dès l'instant qu'une lésion sous-corticale à même de provoquer la cécité verbale doit être au-dessous du pli courbe et dans une telle position qu'elle intercepte les impressions visuelles afférentes venant des deux centres hémioptiques du cunéus vers le centre visuel du langage écrit dans ce pli courbe, on verra forcément plus ou moins compromises les radiations optiques. Et, il faut considérer qu'une cécité verbale pure sous-corticale implique toujours de l'hémianopsie, ou si elle est atténuée, de l'hémi-achromatopsie (fig. 40).

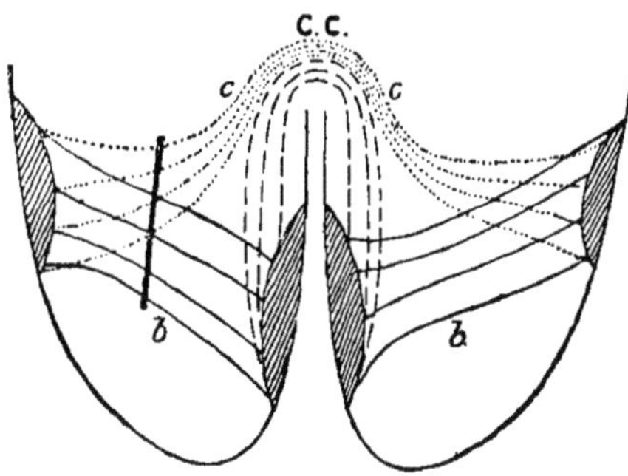

Fig. 40. — Diagramme représentant une lésion (indiquée par le gros trait noir) qui produit la cécité verbale pure.
(D'après Bastian.)

C. C. Extrémité postérieure du corps calleux. — *c. c.* Fibres commissurales réunissant les deux centres de la vision des mots. — *b. b.* Fibres unissant chaque centre hémioptique avec le centre visuel des mots du même côté.

b. *Cécité verbale corticale.* — Dans cette variété, jointe aux symptômes que nous venons de décrire, existe de l'abolition de la mémoire des mots écrits ou imprimés, en sorte qu'à cause de la destruction du centre visuel du langage qui contrôle le centre de l'écriture, le patient réalise de l'*agraphie*. Il est incapable d'écrire spontanément, de copier un texte imprimé ou écrit, et d'écrire sous la dictée. Si la lésion du centre visuel des mots est partielle, l'alexie et l'agraphie seront aussi incomplètes, et les fautes relevées dans l'écriture du sujet ne constitueront que des confusions, des transpositions ou omissions de mots, de syllabes ou de lettres — ce qu'on appelle *paragraphie*.

Ces points sont bien mis en relief dans le diagramme bien connu de Bramwell (fig. 39), dans lequel la lésion figurée au point X, portant sur les fibres qui se dirigent d'un seul centre hémioptique vers le centre visuel des mots, ne produira pas de cécité verbale. Mais la même lésion X, détruisant les fibres qui viennent des deux centres hémioptiques, provoquera la cécité verbale, mais non l'agraphie, puisque le centre visuel des mots n'est pas intéressé et est à même conséquemment d'influencer le centre de l'écriture. Une lésion au point Y, détruisant le centre visuel des mots, amènera la cécité verbale et l'agraphie. Une lésion portant sur le point Z déterminera l'agraphie (à moins que le centre moteur de l'écriture puisse être mis en action par quelque voie détournée), mais non la cécité verbale, puisque le centre visuel des mots a échappé au processus destructeur.

Aphasie motrice. — Le malade, dans cette variété, a perdu la faculté de s'exprimer par le langage articulé. Il ne peut ni parler spontanément, ni lire à haute voix. Et cependant (à moins que le centre moteur du langage soit détruit dans les deux hémisphères) il n'est pas absolument muet. Comme Hughlings Jackson l'a avancé, le malade ne peut s'exprimer, mais, en règle générale, il n'est pas privé de tout langage articulé. Il peut généralement prononcer intelligiblement quelques mots, tels que « oui » et « non », par l'action du centre du langage de l'hémisphère non lésé, et il peut encore disposer d'autres mots ou phrases, la plupart interjections, tels que : « Oh, moi ! », « venez », « diable ! » « nom de D... », qui sont des interjections usuelles, qu'il pousse automatiquement lorsqu'il est excité ou qu'il s'efforce de parler. Un malade frappé d'aphasie motrice, à l'encontre de celui atteint de surdité verbale, est conscient de ses propres erreurs.

a) *Aphasie sous-corticale ou aphasie motrice pure.* — Ici, le patient, bien qu'ayant conservé son intelligence et capable encore de comprendre le langage parlé ou écrit par ses centres intacts de l'audition et de la vision verbales, ne peut se servir du langage parlé, ni spontanément en lisant à haute voix ni en répétant ce qu'il entend.

C'est que les voies efférentes du langage parlé sont bloquées. Mais le langage intérieur est intégralement conservé et le malade est à même de s'exprimer la plume à la main, si les fibres efférentes partant du centre de l'écriture ne sont pas altérées. [On peut d'après les symptômes en rapprocher un cas] emprunté aux Écritures, celui de Zacharie[1], le père de Jean-Baptiste (saint Luc, chap. I). Dans beaucoup de cas, le malade peut indiquer par signes le nombre de syllabes ou de lettres que contient le mot qu'il désire en vain prononcer. [C'est cette forme d'aphasie que peut parfois présenter l'hystérique lorsqu'il est frappé de mutisme. Comme le dit Déjerine (Séméiologie du Système nerveux, p. 69. Traité de Bouchard), le muet hystérique est incapable de proférer aucun son, articulé ou non ; il est muet et aphone ; il est incapable de chuchoter. C'est l'aphasie motrice poussée à son extrême limite.]

b) *Aphasie motrice corticale.* — Ce type dans lequel la lésion est supposée limitée au centre cortical du langage parlé dans la IIIe circonvolution frontale et dans la substance grise adjacente de l'insula (opercule) et de la frontale ascendante,

[1. Le cas de Zacharie est très vraisemblablement un cas d'aphasie pithiatique. « Au même instant, sa bouche s'ouvrit, sa langue se délia, il parlait, bénissant Dieu. » (Verset 64.)]

est moins sûrement établi que le sont les autres variétés, P. Marie lui refuse toute existence. Le malade ici a non seulement tout le déficit d'une lésion sous-corticale, que nous venons d'étudier, mais encore son langage intérieur est altéré, puisque la coordination des mémoires particulières des mots parlés et écrits est atteinte.

Il a donc de la difficulté à comprendre les phrases compliquées, parlées ou écrites. En même temps, il éprouve assez souvent une semblable difficulté pour écrire — *agraphie* proportionnelle à la perte du langage parlé.

L'agraphie pure, isolée [comme la voulaient Exner et Charcot], sans aucun autre symptôme, ne se présente pas, comme nous l'avons vu; la forme la plus commune est celle qui a sa cause dans la cécité verbale corticale. L'étude de l'agraphie en fonction de l'aphasie sensorielle est plus aisée que lorsqu'elle est liée à l'aphasie simplement motrice, parce que l'aphasie sensorielle ne s'accompagne pas forcément de paralysie du bras et de la main droite, alors que dans l'aphasie motrice le malade (communément un droitier) est tenu d'écrire de sa main gauche.

Tels sont les types principaux de l'aphasie. Dans la pratique, il est plus fréquent de ne pas rencontrer d'aphasies pures auditive, visuelle ni motrice, due à une lésion en foyer; on se trouve le plus souvent en présence de combinaisons de ces types variés ou de l'aphasie totale, causée par une lésion destructive plus étendue impliquant partie ou totalité des centres du langage. De telles aphasies graves provoquent naturellement un degré plus profond de déficit mental, et cela d'autant plus que la même artère, la cérébrale moyenne, fournit non seulement aux centres du langage, mais encore aux autres centres moteurs du cortex et au corps strié (fig. 21 et 21 a). On comprend par là que l'aphasie soit ordinairement combinée à une hémiplégie droite [plus ou moins] considérable.

P. Marie, tout en admettant l'existence des aphasies visuelles, auditive et motrice comme des syndromes cliniques, se refuse à admettre l'existence des centres schématiques du langage visuel, auditif ou moteur et attribue tous les phénomènes aphasiques à un déficit intellectuel lié à la désintégration d'une partie de la zone de Wernicke (celle-ci comprend les circonvolutions qui bordent la scissure de Sylvius et le sillon temporal parallèle) qu'il considère comme une zone intellectuelle.

Selon P. Marie, le fait essentiel de l'aphasie, de quelque type qu'elle soit, est la compréhension insuffisante du langage. Et il avance des faits qui montrent que la circonvolution de Broca ne joue aucun rôle spécial dans la fonction du langage, excepté en ce sens et pas plus loin, qu'elle contient certains centres moteurs pour la face, la langue et le larynx. De fait, il rejette un centre spécial du langage parlé comme d'autres ont repoussé le centre moteur de l'écriture. Le syndrome de l'aphasie motrice est expliqué par P. Marie comme l'association d'un *déficit intellectuel et de l'anarthrie,* cette dernière étant sous la dépendance d'une lésion de la zone lenticulaire (comprenant le noyau lenticulaire et la substance blanche environnante). En d'autres termes, il considère l'aphasique moteur simplement comme un aphasique sensoriel privé du pouvoir de parler. Les processus intellectuels du langage chez le droitier sont localisés dans l'hémisphère gauche, alors que l'anarthrie peut être causée par une lésion de l'une ou l'autre zone lenticulaire.

Mais bien que les vues de P. Marie soient d'une simplicité séduisante, il y a quelques difficultés à les acepter dans leur intégralité. Supposant même que les seules variétés réelles d'aphasie soient sensorielles et qu'un certain déficit intellectuel se manifeste dans chaque cas, il n'en semble pas moins probable que les centres visuels et auditifs du langage doivent exister, et que les lésions de ces centres, bien plus qu'un simple déficit de l'intelligence, sont la cause des types cliniques bien définis de l'aphasie sensorielle. Comme Déjerine l'a allégué, nous pouvons voir une démence avancée provoquée par quelque lésion indubitable de l'écorce, comme dans la paralysie générale, sans aucune aphasie sensorielle ni motrice. Il semble donc probable que la diminution de l'intelligence remarquée chez les aphasiques est due à une entrave dans les processus sensoriels de l'écorce, produisant ainsi une rupture dans le mécanisme cérébral du langage. Il est moins aisé de comprendre que les phénomènes aphasiques soient sous la dépendance du seul déficit intellectuel. Quant à la conception de P. Marie de l'aphasie motrice, simple combinaison d'insuffisance intellectuelle et d'anarthrie, on peut lui objecter qu'elle néglige de rendre compte de l'existence de ces mots ou phrases familières et invariables que se plaisent à répéter la plupart des malades atteints d'aphasie motrice complète. Si l'anarthrie seule était en cause dans la perte du langage, cela devrait rendre l'articulation de n'importe quel mot difficile. De plus, le centre cortical du langage parlé n'est pas limité à la circonvolution de Broca, mais s'étend probablement dans l'insula et dans la partie voisine de la frontale ascendante, en sorte qu'il n'y a pas de difficulté insurmontable à admettre l'existence d'une lésion limitée à la circonvolution de Broca qui ne s'accompagnerait pas d'aphasie.

A côté de l'aphasie, il nous faut aussi décrire l'apraxie.

L'*apraxie* consiste dans l'impossibilité d'accomplir certains mouvements familiers déterminés, alors qu'il n'y a cependant aucune paralysie motrice ni sensitive, ni aucune ataxie. L'apraxie peut être soit de type sensitif, soit de type moteur. Ainsi si l'on demande à un apraxique qui tient une brosse à dents de s'en servir, il peut la porter à sa bouche et essayer de la fumer comme s'il s'agissait d'un cigare. Une apraxie semblable est d'origine sensitive, elle est due à un défaut de reconnaissance. D'autre part, supposons qu'il reconnaisse l'objet comme une brosse à dents et même qu'il le désigne par son nom et en dise l'usage, s'il l'agite sans but déterminé, c'est que son apraxie est motrice. Pour prendre un autre exemple, on voit souvent de l'apraxie motrice de la langue dans l'hémiplégie où le malade ne sait plus tirer sa langue quand on le lui ordonne, mais peut encore la passer sur ses lèvres inconsciemment. Parfois l'apraxique ne peut accomplir une série déterminée de mouvements définis à moins de tenir dans sa main l'objet avec lequel ces mouvements sont associés, objet qui agit alors comme une stimulation sensitive. Ainsi, un joueur de piston atteint d'apraxie ne peut gonfler ses lèvres comme pour souffler dans l'instrument, à moins d'avoir à ses lèvres l'embouchure de celui-ci.

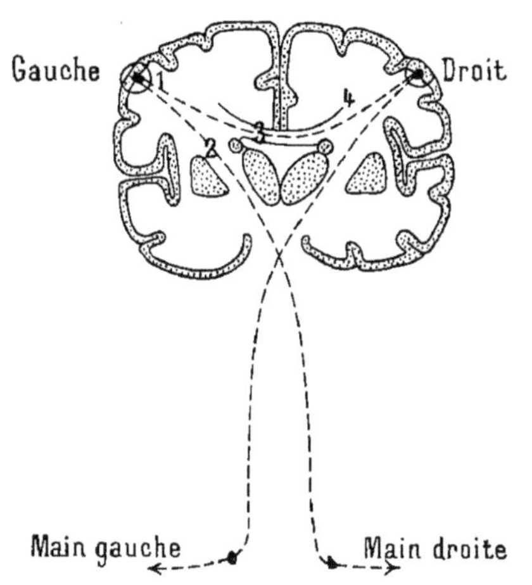

Fig. 40*a*. — Diagramme montrant les relations du corps calleux avec l'apraxie.

Plus de 95 p. 100 de gens sont droitiers. Chez eux l'hémisphère cérébral gauche prédomine et non content de contrôler les membres du côté droit du corps, il exerce une influence potentielle sur l'hémisphère droit par l'intermédiaire des fibres du corps calleux. Ainsi nombre de mouvements des membres gauches ont leur origine dans l'hémisphère gauche, au point qu'une lésion corticale ou sous-corticale à gauche, si elle implique le corps calleux, peut déterminer non seulement une hémiplégie ou une monoplégie droite, mais aussi de l'apraxie de la main gauche non paralysée. Semblable apraxie de la main homolatérale constitue la preuve d'une lésion des fibres du corps calleux. L'apraxie est liée aux lésions de l'hémisphère gauche, bien plus fréquemment qu'à celles de l'hémisphère droit. La figure 40*a* est un diagramme qui montre que : 1° Une lésion du centre gauche du bras ou au-dessous produit de la parésie ou de la paralysie du bras droit, alors que le bras gauche, n'étant plus guidé par ce même centre, verse dans l'apraxie ; 2° Une lésion de la capsule interne, quand les fibres commissurales ne sont pas touchées, cause une hémiplégie droite, sans apraxie gauche ; 3° Une lésion du corps calleux ou du centre oval gauche impliquant les fibres calleuses provoquera une apraxie gauche par suite de la perte de l'influence directrice que le centre gauche du bras exerce sur le centre droit opposé, et la main droite ne sera ni paralysée ni apraxique ; 4° Une lésion du lobe frontal droit peut interrompre les fibres calleuses passant du centre gauche du bras au centre droit sans toucher les fibres pyramidales qui vont du cortex droit à la main gauche. En pareil cas, nous avons une apraxie gauche dépendant d'une lésion du côté droit.

CHAPITRE VIII

TROUBLES DE L'ARTICULATION DU LANGAGE

Il est nécessaire de distinguer nettement le langage et l'articulation. Le premier est une fonction corticale; celle-ci est principalement bulbaire, et quand elle est altérée, on appelle le trouble qui en résulte *dysarthrie,* ce qui signifie difficulté dans l'exécution des mouvements musculaires coordonnés, nécessaires à la production des consonnes et voyelles composant les syllabes et les mots.

Dans la dysarthrie simple, il n'y a pas lésion des centres corticaux ni des faisceaux qui sont intéressés dans les processus communs du langage. Un malade, par exemple, qui présente une paralysie bulbaire avancée, lors même qu'il est incapable d'articuler un simple mot, n'est pas dans le sens strict, privé de langage. Il ne peut articuler, ce qui est une toute autre chose. Ses processus mentaux du langage restent normaux, il peut encore s'exprimer couramment en langage écrit, et il est à même d'entendre tout ce qu'il voit ou lit.

Le mécanisme périphérique du langage parlé est en partie musical (voyelles), consistant en vibrations des cordes vocales en adduction (pour la production des sons). Il est aussi en partie dévolu aux consonnes, ce qui nécessite l'action coordonnée de nombreux muscles des lèvres, de la langue, du voile du palais et du pharynx. [Ceci évidemment est très schématique, car l'émission des voyelles nécessite aussi la mise en action de ces derniers organes.] Le terme articulation est spécialement réservé au mécanisme de la prononciation des consonnes.

Pour se rendre compte de la faculté d'articulation d'un sujet, nous écoutons sa conversation ordinaire, ou nous l'invitons à lire tout haut un passage dans un journal ou un livre et nous observons sa prononciation. S'il montre alors quelque anomalie en rapport avec certaines consonnes, nous le faisons répéter certains mots ou phrases réputés comme présentant une difficulté spéciale : « Constitution britannique », « critique biblique », « Ecole polytechnique », « hippopotame », « chirurgien du trente-troisième d'artillerie », etc.

Les difficultés dans l'articulation sont le résultat d'un déficit consistant soit dans la paralysie, soit dans l'incoordination de certains groupes musculaires des lèvres, de la langue, du palais membraneux, du pharynx ou du larynx. La cause véritable de ce trouble peut résider soit dans les neurones bulbo-musculaires (y compris les noyaux du pont et du bulbe, les nerfs moteurs périphériques et les muscles), ou bien elle peut être due à quelque lésion supra-nucléaire dans les neurones cortico-bulbaires (operculo-bulbaires de Déjerine), en quelque point des voies qui unissent les centres supérieurs du langage et les noyaux bulbaires. Elle peut avoir enfin son origine dans l'ataxie des organes du langage.

TROUBLES INFRA-NUCLÉAIRES OU NUCLÉAIRES DE L'ARTICULATION. — Celle-ci peut être altérée du fait de la paralysie de quelque nerfs moteurs ou des noyaux qui fournissent aux muscles du langage articulé.

La paralysie unilatérale de l'hypoglosse (comme c'était le cas d'un homme d'affaires que représente la figure 72, chez qui ce nerf fut sectionné au cours d'une tentative de meurtre), produit une paralysie motrice suivie d'atrophie de la moitié correspondante de la langue. Le côté paralysé donne au malade la sensation d'un corps étranger dans la bouche. Il en résulte une articulation maladroite, zézayante et indistincte, spécialement dans la prononciation des consonnes linguo-dentales (S, Z, TH) ou des linguo-palatines antérieures (T, D, L, R). Mais au bout de quelques jours le malade s'habitue à la sensation donnée par la moitié paralysée de sa langue, et sa difficulté d'articulation s'amende largement.

La *paralysie faciale*, à raison de la participation des lèvres, rend les labiales (P. B.) et les labio-dentales (P. V.) indistinctes, particulièrement quand la paralysie affecte les deux côtés.

La *paralysie bilatérale du voile du palais* (généralement post-diphtérique, provoque la même difficulté d'articulation, parce que la cavité nasale ne peut être isolée de la bouche. De ce fait, la voix est nasonante et certaines consonnes sont mal prononcées. (B devient M, D devient N, K devient Ng et ainsi de suite), si bien que l'articulation est totalement indistincte. Ce défaut s'accroît quand le malade se penche en avant et il diminue ou même disparaît quand il porte la tête en arrière, parce que dans cette dernière position le palais membraneux tend à tomber en arrière par son propre poids et obture ainsi le naso-pharynx[1]. On peut voir des troubles analogues dans la fissure congénitale du palais et dans la perforation syphilitique du voile.

La paralysie totale du voile du palais comporte aussi de la difficulté de la déglutition, spécialement pour les liquides qui régurgitent dans le naso-pharynx et s'échappent par les narines quand le sujet les veut avaler.

La paralysie unilatérale du *récurrent* rend la voix rauque, par paralysie de la corde vocale correspondante et ainsi empêche l'articulation des voyelles mais non celle des consonnes. Si la racine du *vague* est touchée à sa sortie du bulbe, le palais membraneux est aussi paralysé du même côté (voir plus loin,

1. Schlesinger. *Neurologisches Centralblatt*, 1906, p. 50.

nerfs crâniens). Mais la paralysie unilatérale du palais, à l'encontre de la bilatérale, n'affecte pas l'articultion des consonnes.

L'articulation peut aussi être en défaut à raison d'une affection des noyaux bulbaires — paralysie glosso-labio-laryngée ou *paralysie bulbaire*. Dans ce syndrome, il y a un affaiblissement général lent et progressif des muscles de l'articulation, avec atrophie et trémulations fibrillaires dans les muscles, spécialement ceux de la langue et des lèvres. L'articulation devient de plus en plus indistincte, la salive s'écoule des lèvres tremblantes et, dans les cas avancés, il y a gêne dans la déglutition et dans la toux. Si, comme c'est souvent le cas, la paralysie bulbaire n'est que l'extension vers le haut d'une sclérose latérale amyotrophique, on peut relever une atrophie concomitante avec tremblements fibrillaires des muscles des membres supérieurs, spécialement des muscles intrinsèques de la main. A raison de l'atteinte du faisceau pyramidal, il y a alors en même temps exagération des réflexes profonds [et spasticité générale surtout des membres inférieurs.]

Il existe une forme de *myopathie* (*le type facio-scapulo-huméral de Landouzy-Déjerine*), dans laquelle les muscles faciaux sont atrophiés. L'affection est bilatérale et la lèvre inférieure du malade s'avance d'une façon caractéristique qui lui a valu le nom de museau de « tapir ». Il existe aussi un sourire particulier, « transversal ». Dans les cas avancés, la prononciation des consonnes est troublée comme dans la paralysie faciale double.

La *myasthénie*, quand elle affecte les muscles bulbaires, reproduit tous les traits de la paralysie bulbaire, avec cette différence, que le degré de paralysie varie d'un jour à l'autre, s'accentuant par la fatigue. Après un moment de repos, le malade peut reprendre son articulation normale, mais s'il continue à parler, ses muscles s'épuisent rapidement et l'articulation devient de plus en plus indistincte. Non seulement les lèvres et la langue, mais les muscles oculaires, ceux de la mastication et des muscles variés du tronc et des membres accusent la même fatigue ou paralysie temporaires; le malade enfin succombe à l'asthénie de ses muscles respiratoires.

ATAXIE DE L'ARTICULATION. — Il y a quelques maladies dans lesquelles l'articulation devient indistincte non du fait de la paralysie musculaire, mais de l'ataxie.

Dans l'*ataxie de Friedriech,* par exemple, l'articulation devient lente, pâteuse, gauche, et le malade parle conmme s'il tenait un corps étranger dans sa bouche, si bien que son élocution a été justement dénommée, le parler de « *la pomme de terre chaude* ». Le ton de la voix peut varier d'un mot à l'autre, et dans les cas avancés on remarque en plus un certain degré d'affaiblissement mental.

Dans le *tabes laryngé,* où l'ataxie touche le larynx, la voix est tremblante; quand un tabétique a de l'ataxie de la langue, l'articulation devient encore plus pénible. Ce trouble tabétique est souvent associé à un mouvement particulier de reptation de la langue sur le plancher de la bouche, même alors que le malade ne parle point. Celui-ci se plaint en même temps d'une sensation subjctive agaçante; il lui semble que sa langue est couverte de papier buvard, et il s'efforçerait malgré lui de s'en défaire par la reptation continue de cet organe.

Troubles supra-nucléaires ou cortico-bulbaires de l'articulation. — L'articulation traînante de nombre de cas d'*intoxication alcoolique aiguë* est familière aux profanes, elle est particulièrement prononcée dans la prononciation des labiales et des consonnes linguo-dentales antérieures. Dans des cas rares, la dysarthrie éthylique persiste plusieurs jours après les exploits bachiques. Tollemer et d'autres auteurs français attribuent ce fait à une intoxication du cervelet. Beaucoup d'alcooliques se rendent compte de leur propre difficulté d'articuler et dans leurs efforts pour y porter remède, ils prononcent certains mots d'un air délibéré et avec une emphase hors de propos qui les trahissent.

L'articulation des *paralytiques généraux* est en beaucoup de points semblable à celle de l'alcoolique. Mais le dément typique montre en plus un tremblement fibrillaire spécial de tous les muscles qui entourent les lèvres et le nez.

Dans l'alcoolisme aigu comme dans la paralysie générale, il y a souvent tendance à faire choix, à l'occasion, d'un mot impropre ou à se tromper dans l'élocution des syllabes. C'est là un phénomène non pas d'origine bulbaire mais corticale. Dans la dernière période de la paralysie générale, l'élocution peut être totalement inintelligible et se réduire à un simple marmottement.

Après une attaque d'hémiplégie frappant le côté droit, le sujet est souvent aphasique. Mais, même dans les hémiplégies gauches, où il n'existe pas de véritable aphasie, il est commun de relever une altération transitoire de l'élocution qui perd de sa netteté et devient un peu traînante et indistincte. Cette dysarthrie disparaît généralement après quelques jours, mais elle persiste parfois indéfiniment, spécialement si la lésion occupe le noyau lenticulaire. Une lésion du noyau lenticulaire gauche produit une plus grosse dysarthrie que celle du droit [1].

En cas de double hémiplégie, nous rencontrons souvent la *paralysie pseudo-bulbaire*. Les anamnestiques les plus fréquents se rapportent alors à une ou plusieurs attaques d'hémiplégie, toutes confinées au même côté, mais en dernier lieu le patient en fait une du côté opposé. Celle-ci provoquera alors en plus des signes classiques, de la diplégie, de la paralysie pseudo-bulbaire, avec une articulation pâteuse, indistincte, ressemblant de très près à celle d'un paralytique bulbaire réel, avec le

1. Mingazzini. *Sulla sintomologia delle lesione del nucleo lenticulare*. 1902.

même écoulement salivaire, la même difficulté dans la déglutition et dans la toux, etc., mais sans l'atrophie et les trémulations fibrillaires des muscles intéressés. Le pseudo-bulbaire est émotionnel, irritable; il rit ou plus souvent crie et pleure, pour le plus léger prétexte et à l'encontre du véritable bulbaire, il est le plus souvent quelque peu diminué intellectuellement. [Enfin, il peut progresser à petits pas comme font les lacunaires de P. Marie ou certains Parkinsoniens.] [Brissand a montré également qu'il n'avait plus d'intonation, « qu'il avait perdu la chanson du langage. »]

Il y a généralement donc une histoire d'attaques successives (plus rarement contemporaines) d'hémiplégie dans les deux côtés du corps[1].

L'*athétose double* est une maladie presque toujours congénitale. Elle est caractérisée par des mouvements bizarres [et de faible amplitude] de trémoussement et de torsion de tous les membres, principalement à l'occasion des mouvements volontaires et par des grimaces de la face [surtout dans la partie inférieure]; le tout couvre une rigidité spasmodique de tous les muscles intéressés (fig. 41 et 42). Il y a généralement un certain déficit intellectuel. L'articulation des mots est souvent troublée parce que les grimaces de la face, les torsions de la langue s'opposent beaucoup à l'élocution. De plus, des contractions spastiques irrégulières du diaphragme et des autres muscles respiratoires donnent à la voix un caractère curieux de scansion et de grognement, dû aux interruptions subites de la respiration [ce syndrome peut être dimidié; il procède par étapes, mais prédomine toujours aux extrémités et il arrive que la contraction devienne tellement prononcée que les mouvements anormaux disparaissent].

1. [Klippel et Math. Pierre-Weil (*Soc. Neurologie*, 7 janv. 1909) ont rapporté un cas rare de dysarthrie dans un syndrome pseudo-bulbaire héréditaire et familial.]

Les malades atteints de *sclérose en plaques* ont fréquemment un langage particulièrement *saccadé*, dans lequel l'élocution prend un caractère hâché et explosif très difficile à décrire, mais que l'on reconnaît de suite dès qu'on l'a une fois entendu. C'est ce qu'on appelle quelquefois la *scansion* du langage, à raison de la ressemblance avec les vers scandés latins ou grecs.

Dans la *paralysie agitante*, dans le temps que la maladie pro-

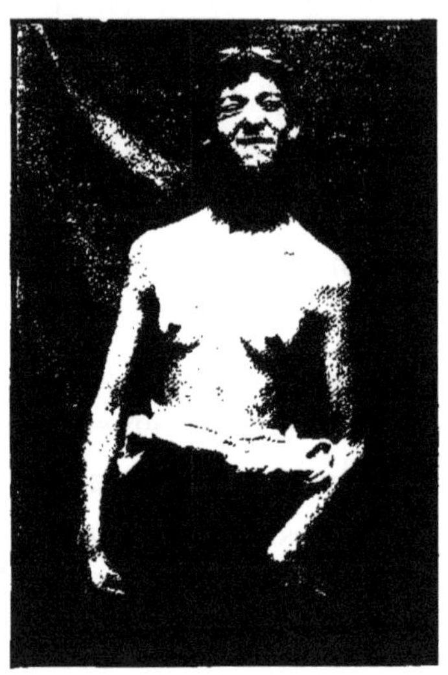

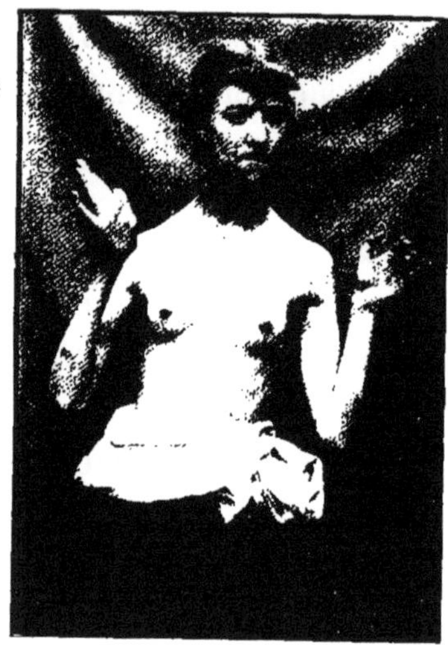

Fig. 41. Fig. 42.
Double athétose chez une fille de dix-sept ans. La malade naquit à sept mois et demi. Elle présentait aussi une sténose de l'artère pulmonaire.

gresse, la voix du sujet se convertit en un filet faible et monotone et son élocution de même que sa marche prennent un caractère « hâtif ». Quand il veut s'exprimer, le parkinsonien commence lentement, mais vers la fin de ses phrases ou des mots très longs, il a tendance à se précipiter, si bien que les syllabes finales sont prononcées très vite. Nous trouverons associée à ce trouble du langage l'expression compassée, « empesée » des traits, si caractéristique, ce masque parkinsonien qui commence par un côté de la face pour gagner enfin les deux côtés.

Certains cas de *chorée grave* peuvent présenter une élocution défectueuse à raison de mouvements subits et violents de la face, de la langue et des muscles respiratoires. Le parler devient hésitant et saccadé, et parfois la voix peut être réduite à un chuchotement.

Il existe encore des défauts de l'articulation dus à des troubles fonctionnels de l'écorce. Le plus familier est le *bégaiement*, qui consiste en un manque de coordination entre le mécanisme de l'émission des sons (larynx) et celui des consonnes (bouche), ce qui fait que dans le type commun, le sujet s'attache aux consonnes, qu'il se prend à répéter à maintes reprises, avant qu'il réussisse à énoncer le reste du mot. Il dirige mal son énergie dans la prononciation des consonnes, au lieu de les toucher légèrement et de s'en prendre opportunément aux sons qui constituent les voyelles. Beaucoup de bègues perdent cette anomalie quand ils chantent, leur attention se dirigeant à cette occasion sur la partie vocale seule du langage.

Certains bègues s'attachent au contraire aux voyelles initiales. Il s'agit alors d'un spasme temporaire des fausses cordes vocales, et le sujet reste avec sa bouche bée jusqu'à ce que le spasme se relâche; à ce moment, les mots se précipitent à perdre haleine. Alors le sujet reprend sa respiration et les phénomènes se reproduisent[1].

Beaucoup de bègues réalisent des bizarreries variées, surtout dans les efforts qu'ils font pour surmonter leur bégaiement. Ainsi ils émettent des bruits extraordinaires, tels que grognement inspiratoire soudain, toux, ou bien ils font des grimaces ou des contorsions étranges des membres.

1. Cathcart a remarqué que cette variété de bégaiement est décrite dans la pièce de Shakespeare. *As you like it* (acte III, scène II), dans les termes suivants :

« Je voudrais que tu puisses bégayer, que tu saches expulser de ta bouche l'homme caché, comme le vin sort d'une bouteille au long col, soit trop à la fois, soit pas du tout. Je t'en prie, arrache le bouchon de ta bouche, que je puisse m'abreuver de tes nouvelles) »

Rappelons enfin les *divers tics d'articulation* ou spasmes d'habitude que nous rencontrons chez les psychasthéniques, soit en connexion avec le bégaiement, soit indépendants de lui ; on en peut rencontrer les types les plus variés. Ainsi, le parler du sujet peut être interrompu par d'étranges aboiements pharyngés ou par des grognements. Parfois, l'articulation peut être monosyllabique, le malade faisant une pleine respiration entre chaque syllabe. D'autres fois les syllabes sont prononcées pêle-mêle dans la confusion la plus extraordinaire. Le tiqueur cependant fait ordinairement des interpolations de syllabes, mais de-ci, de-là, il émet un mot ou une phrase clairement articulés au milieu d'autres inintelligibles.

Les *sourds-muets*. L'enfant normal apprend à parler en imitant les mots qu'il entend, mais si un enfant est congénitalement sourd, il ne peut apprendre à parler et reste muet. De plus, si l'enfant vient au monde avec une ouïe normale et devient sourd ensuite, à raison d'une maladie de l'oreille moyenne ou d'une méningite, si ces lésions se font avant l'âge de six ans environ, il perd généralement la faculté du langage. Les sourds-muets peuvent apprendre à parler par la méthode de « lecture sur les lèvres », qui consiste dans l'imitation par l'enfant des mouvements d'élocution exécutés par son maître. Il arrive ainsi à parler, mais avec une voix d'habitude rude et discordante. Cependant, même les sourds-muets à qui l'on n'a jamais appris à parler, émettent des sons inarticulés, souvent des ronflements ou des grognements pharyngés, ou accusent du bredouillement, et plus rarement donnent des sons laryngés. Ils en font ainsi spécialement lorsqu'ils sont excités, et l'on peut entendre des sourds-muets pousser des cris sauvages quand ils jouent au football, ceci sans doute pour semer la terreur dans les cœurs du camp opposé ! Le sourd-muet congénital est généralement plus brillant et plus habile que celui chez qui cette infirmité est acquise. Les sourds-muets enfin ont souvent une magnifique disposition pour les gestes et les signaux.

Le mutisme des idiots inférieurs n'est pas une difficulté d'articulation, mais un véritable trouble du langage lié à un développement insuffisant des centres corticaux du langage. Un enfant imbécile ne parle pas, parce qu'il n'a point d'idées à exprimer ; à cet égard il diffère du sourd-muet qui est souvent brillant et bien doué intellectuellement.

Certaines variétés de défauts d'élocution se voient chez les enfants et chez certains adultes qui sont d'une mentalité plus ou moins puérile. La *blésité* consite dans un manque de précision dans la prononciation de certaines consonnes. Ainsi, un sujet peut substituer à l'R commun, linguo-palatin, un R uvulaire (luette) ou une diphtongue (ici l'R n'est pas prononcé du tout), si bien que les « canards gris » deviennent les « cana gui » [« parole d'honneur » devient « paole d'honneu »], « le roseau rompu » devient le « koseau hompu ». Quand on change G ou J en S ou Z, c'est ce qu'on appelle *zézayer*.

Ces deux dernières variétés sont quelquefois suivies, par une sorte d'affectation qui devient à la mode, par certains jeunes gens qui ne sont pas accablés par leur activité cérébrale ! De plus graves variétés de blésité consistent dans la substitution d'une autre consonne à la lettre L ; ainsi, « éléphant » peut être prononcé « édéphant, éséphant, énéphant, éréphant », etc. C'est pire encore quand le sujet a des difficultés avec K ou G, et les remplace par T et D, respectivement.

En règle générale, il est établi que la blésité portant sur une seule consonne, n'indique pas nécessairement un déficit intellectuel, tandis que celle qui porte sur plusieurs consonnes, si le sujet est sorti de l'enfance, doit éveiller le soupçon d'une insuffisance mentale, bien que la blésité constitue une période normale dans l'évolution de l'éducation du parler.

Enfin, il existe un état connu sous le nom d'*idioglossie*, où, à raison d'une difficulté à prononcer les consonnes, l'enfant retient les voyelles, mais leur substitue d'autres consonnes en sorte qu'il semble parler une nouvelle langue de sa création. Avec le temps, généralement, l'enfant se défait complètement de ce défaut.

CHAPITRE IX

NERFS CRANIENS

Savoir reconnaître les paralysies des nerfs crâniens est, au point de vue diagnostique, de la plus grande importance et ce n'est pas là une tâche aussi ardue que l'on se l'imagine communément.

Première paire. Nerfs olfactifs. — De la surface inférieure du bulbe olfactif, de chaque côté, surgissent environ vingt ramuscules nerveux, qui perforent la lame criblée de l'ethmoïde, pour se distribuer à la partie supérieure de la muqueuse pituitaire. Pour explorer le sens olfactif, nous invitons le patient à fermer ses yeux. Nous portons alors tour à tour devant chaque narine, en fermant l'autre avec notre doigt, des substances aromatiques telles que de l'huile de girofles, de la menthe poivrée, ou de l'assa fœtida. Il ne faut point se servir de l'ammoniaque, ni de l'acide acétique, parce que ces corps excitent le Ve nerf (sensibilité commune), et peuvent produire quelque sensation piquante même quand le sens olfactif est perdu.

L'*anosmie*, ou perte de ce sens, a quelquefois une valeur importante. Elle peut se manifester, par exemple, en cas d'absence congénitale des nerfs olfactifs, dans l'évolution de certaines tumeurs frontales, dans les lésions des bulbes ou des voies olfactives, dans les blessures de la fosse antérieure de la base du crâne, et quand le tabes s'accompagne d'atrophie des nerfs de l'odorat. « La parosmie paroxystique », précédée par une sensation désagréable d'irritation à la racine du nez et suivie parfois d'éternuements violents et d'une sécrétion soudaine de mucus nasal peut se présenter dans *les crises nasales* du tabes[1].

On peut encore trouver l'anosmie, d'un seul côté, très souvent dans l'hémiplégie hystérique et elle est alors accompagnée d'une diminution de l'acuité des autres sens spéciaux du côté hémiplégié. Mais la valeur de l'anosmie en tant que symptôme est diminuée par ce fait que de nombreuses causes d'obstruction nasale provoquent la perte de l'odorat, les polypes ou même un simple coryza.

La *parosmie*, ou perversion du sens de l'olfaction, ainsi que des hallucinations variées de ce même sens, se déclarent non seulement dans les maladies mentales mais aussi dans les grosses lésions de l'hippocampe, qui est le centre cortical de l'olfaction. Ici encore, des lésions locales du nez peuvent provoquer des sensations olfactives ; ainsi l'odeur désagréable que perçoit un malade souffrant d'un empyème de l'antre d'Highmore, chez qui un pus horrible se fait jour par la narine correspondante, [provoque des sensations olfactives que le sujet interprète généralement faussement].

D'autre part, dans l'ozène de la rhinite chronique atrophique, l'odeur écœurante n'est pas perçue du malade, encore qu'elle soit péniblement évidente pour ses voisins.

Seconde paire, ou nerf optique. — Ce nerf contient non seulement les fibres visuelles, mais aussi les fibres afférentes qui assurent le réflexe pupillaire.

Nous avons déjà décrit le trajet des voies optiques de la rétine au cortex (fig. 19). Dans l'examen de la vue, nous devons déterminer l'*acuité visuelle* au moyen d'une échelle de lettres de grandeurs variées, placées à une distance conventionnelle,

1. Klippel et Lhermitte. *Sem. Med.*, 17 fév. 1909.

par exemple à six mètres. Si nous employons l'échelle de Snellen dont les caractères les plus forts sont lisibles à 60 mètres, et les plus petits à 6 mètres, nous engageons le sujet à lire les lettres de haut en bas. Si sa vision est normale, il sera capable de lire le type le plus petit à la distance de six mètres. Son acuité visuelle est alors $V = \frac{6}{6}$. Mais s'il peut seulement lire jusqu'au type qui doit être visible à 30 mètres, $V = \frac{6}{30}$.

Chaque œil doit être examiné séparément ; les caractères d'épreuve étant bien éclairés et le malade tournant le dos à la lumière. Lorsque l'acuité visuelle est très compromise, le sujet ne peut même pas lire la ligne des caractères les plus gros, mais seulement compter les doigts à une courte distance, ou même distinguer simplement le jour de la nuit.

L'*héméralopie*, ou cécité à la lumière du jour, est le fait d'une mauvaise vision pendant le jour ou avec une lumière brillante, tandis que le sujet voit mieux avec une faible lueur. Le phénomène est commun dans l'amblyopie tabagique, où il y a généralement un scotome central pour le vert et le rouge. L'héméralopie est probablement due à ce fait qu'une lumière vive fatigue rapidement la rétine, et diminue l'intervention de sa partie périphérique à raison de la contraction pupillaire qu'elle provoque, tandis qu'un faible éclairage dilate la pupille et permet ainsi à la portion périphérique inaltérée de la rétine d'entrer en jeu.

La *nyctalopie* est le fait d'un sujet qui devient presque aveugle au crépuscule ou dans une faible lumière. Elle est associée à des lésions variées dont la plus intéressante est la *rétinite pigmentaire congénitale*, que l'on reconnaît aisément à l'ophtalmoscope. Elle peut aussi se rencontrer dans certains cas de *cataracte corticale*, où l'opacité [périphérique] du cristallin agit comme un diaphragme permanent.

L'*acuité visuelle aux couleurs* est le plus aisément recherchée par l'épreuve des laines de Holmgren. Celles-ci sont jetées sur une table bien éclairée, l'on donne au malade un écheveau de laine, et on l'invite non à en nommer la couleur, mais à l'appareiller en choisissant dans le tas d'écheveaux colorés tous ceux dont la teinte est semblable à l'écheveau d'épreuve qu'il tient, que la teinte soit plus légère ou plus foncée. On donne, supposons, un écheveau d'épreuve d'un vert pâle, si son acuité visuelle aux couleurs est normale, il ramassera correctement tous les écheveaux d'un vert pâle, mais s'il est atteint d'aperception pour le vert et le rouge, il fera choix d'un écheveau gris ou couleur de paille. Cette variété est la plus commune, elle est le plus souvent congénitale. La cécité pour le jaune et le bleu est moins fréquente. Si le malade est totalement aveugle pour les couleurs, il confondra avec l'écheveau d'épreuve tous ceux du même éclat, quelles que soient leurs couleurs.

L'*étendue du champ visuel* de chaque œil est d'une grande importance, et pour le mesurer exactement, il faudrait recourir au campimètre, appareil trop grand et coûteux. Pour les recherches cliniques, la méthode suivante est suffisante, si le médecin est préalablement certain que son champ visuel est normal. Celui-ci s'assied juste en face du malade à un mètre environ et fait l'épreuve de chaque œil séparément. Pour l'*œil droit*, invitez le patient à couvrir son œil gauche et à regarder fixement l'œil gauche du médecin. En même temps, celui-ci ferme son œil droit et fixe la pupille du malade, veillant à ce que l'œil de ce dernier ne s'égare pas du point de fixation. Alors, tenant sa propre main gauche dans un plan à mi-chemin entre le patient et lui, et commençant à une distance presque égale à la longueur même de son bras, il porte sa main en dedans, vers le point de fixation, en agitant les doigts. Si le champ visuel du sujet est normal, celui-ci apercevra les doigts qui s'agitent, en même temps que le médecin. S'il n'en est pas ainsi, c'est que le champ du sujet est rétréci et le médecin devra porter ses doigts plus en dedans, jusqu'à ce que le sujet les distingue. En procédant ainsi, nous explorons à la fois les quadrants supérieurs et inférieurs de chaque champ visuel, des côtés temporaux et nasaux, chacun à son tour. Si nous trouvons le champ visuel diminué de quelque côté que ce soit, il devient utile d'en relever le diagramme périmétrique.

Nous pouvons relever un *scotome central* dans l'un des champs visuels ou dans les deux. On le met en évidence en attachant un petit objet blanc au bout d'une tige mince et en la tenant au centre du champ visuel à mi-chemin entre notre œil et celui du malade. Ainsi placé, il n'est point vu par celui-ci. Nous portons graduellement, en partant du centre, cet objet blanc dans différentes directions jusqu'à ce que le sujet l'aperçoive. Le scotome central se présente dans des lésions variées de la rétine ou du nerf optique, telles que l'atrophie optique précoce, l'hémorragie centrale de la rétine, etc. Il peut aussi résulter, à un moindre degré, d'une obstruction dans la vision centrale, telle que des opacités dans le centre de la cornée ou du cristallin, dont il est aisé de se rendre compte. Le scotome central pour les couleurs rouge et verte (que l'on met en relief de la même façon avec des objets colorés), quand il est lié à une diminution de l'acuité visuelle, est hautement suggestif *d'amblyopie tabagique*. En pareil cas, à côté d'antécédents avérés de consommation excessive de tabac, nous devons chercher des signes confirmatifs comme le fin tremblement des mains, l'irrégularité cardiaque, la douleur précordiale, etc. Une amblyopie presque identique peut aussi se présenter dans l'*intoxication alcoolique chronique*.

Le champ visuel peut être *rétréci concentriquement*. Ce fait se rencontre dans l'atrophie optique, où le champ visuel est réduit à une petite zone correspondant au point de fixation, en sorte que le malade semble voir le monde extérieur comme à travers un long tube. Plus souvent, le rétrécissement concentrique se présente dans l'hystérie, le champ visuel de l'œil du côté hémiplégié étant le plus contracté (fig. 43). Une lésion cor-

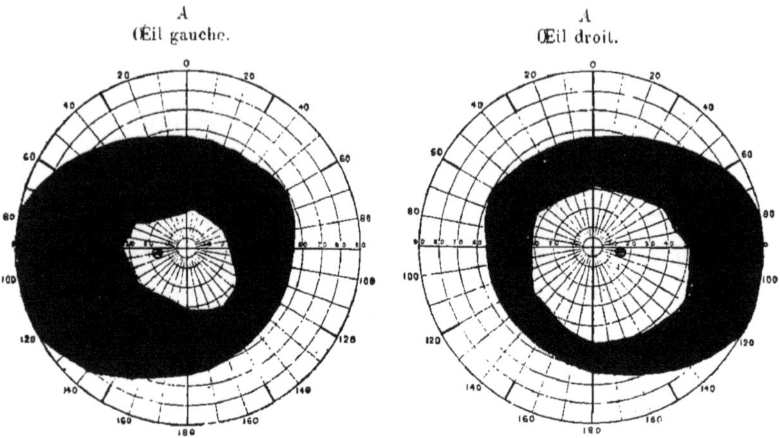

Fig. 43. — Amphyopie croisée, dans un cas d'hystérie.

ticale du pli courbe, n'intéressant pas les radiations optiques (fig. 19), pourrait causer moins fréquemment un retrécissement

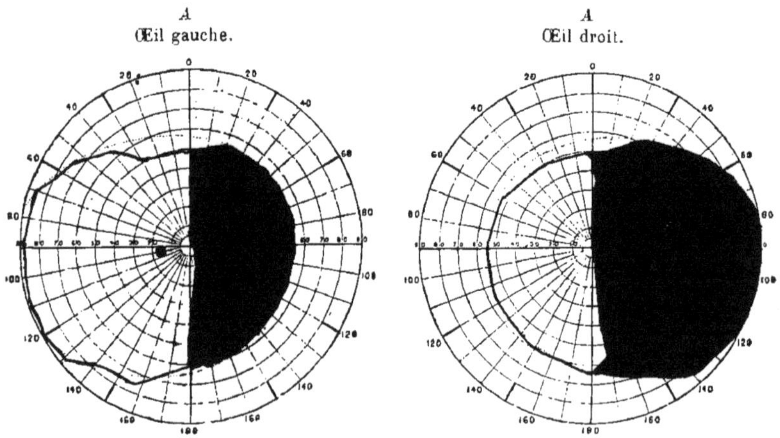

Fig. 44. — Hémianopsie droite homonyme dans un cas de ramollissement du lobe occipital.

concentrique des deux champs visuels plus prononcé dans l'œil du côté opposé à la lésion cérébrale. C'est ce qu'assez improprement l'on nomme parfois *amblyopie croisée*, mais, comme nous l'avons fait observer plus haut, on rencontre ce symptôme plus souvent dans l'hystérie que dans les lésions organiques du cerveau ; dans l'hystérie, cette variété d'amblyopie est fréquemment associée à la diminution ou à l'abolition des autres sens spéciaux, du côté même du champ visuel le plus rétréci, dans lequel la sensibilité aux couleurs est souvent perdue (achromatopsie).

[Cette amblyopie hystérique, quand elle est unilatérale, est ignorée des malades. Quant au rétrécissement du champ visuel aux couleurs, il se manifeste d'une façon tout opposée à celle que revêt l'amblyopie organique où la vision du rouge disparaît le plus souvent la première, alors que chez l'hystérique elle persiste. Il faut aussi rappeler l'existence de la cécité hystérique à aquelle le professeur Dieulafoy a définitivement donné droit de cité en neuropathologie (*Clinique de l'Hôtel-Dieu*, 1905-06, p. 99).]

L'*hémianopsie* signifie l'abolition de la vue dans les moitiés des champs visuels, droit ou gauche suivant le cas, et consécutivement à des lésions autres que celles de la rétine. Elle laffecte généralement le champ visuel des deux yeux, et elle est liée à une lésion des fibres optiques au *niveau du chiasma ou en arrière*. Ces lésions chiasmatiques peuvent être la conséquence d'une compression tumorale, ou d'affections syphilitiques ou inflammatoires du plancher du sphénoïde ; les tumeurs peuvent venir du cerveau ou des méninges ; mais il s'agit le plus souvent de tumeurs de l'hypophyse, comme c'est le cas dans l'acromégalie.

Nous nous sommes déjà occupés des symptômes des lésions des voies optiques, mais il est bon que nous rappelions ici les effets des lésions chiasmatiques.

A. — Si la lésion siège à la partie centrale du chiasma, interrompant les fibres optiques décussées, fibres du côté nasal de chaque rétine, il y a cécité dans la moitié externe de chaque champ visuel = *hémianopsie bitemporale* (fig. 45). Ceci peut se rencontrer dans les tumeurs pituitaires.

B. — Si la lésion est placée à l'un ou l'autre angle latéral du chiasma, elle portera simplement sur les fibres optiques non décussées du même côté, amenant de l'*hémianopsie nasale unilatérale* de l'œil correspondant. Pour trouver une hémianopsie nasale bilatérale, il faut deux lésions séparées siégeant à chaque angle externe du chiasma, et ceci arrive très rarement.

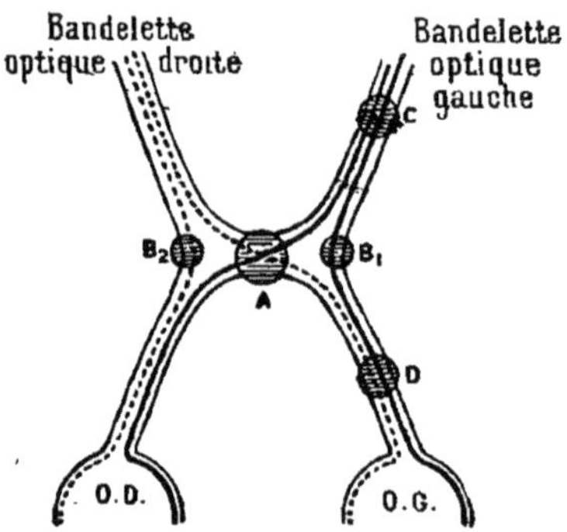

Fig. 45. — Les fibres optiques dans le chiasma (Hamilton).

Une lésion comprenant la partie centrale ou médiane du chiasma et s'étendant vers l'un des angles latéraux (fig. 45 A + B) produira une hémianopsie bitemporale et une hémianopsie nasale unilatérale, soit une cécité complète d'un œil et une hémianopsie temporale de l'œil opposé à la lésion B.

C. — La lésion portant sur la bandelette optique gauche en arrière du chiasma causera, comme nous l'avons déjà vu, une hémianopsie des moitiés droites des deux champs visuels.

D. — La lésion d'un seul nerf optique cause la cécité de l'œil correspondant.

Dans des cas rares, nous nous trouvons en présence de l'*hémianopsie quadrantique,* dans laquelle un quadrant seul de chaque champ visuel (au lieu de la moitié) est aveugle. Ceci est généralement le fait d'une lésion limitée à une partie du centre hémioptique cortical de la vision dans le cunéus ou le lobule lingual. La scissure calcarine divise le centre hémioptique en deux parties, supérieure et inférieure. Une lésion portant sur la lèvre supérieure de la scissure calcarine, dans le cunéus, provoquera de la cécité dans le quadrant inférieur, alors que portant sur la lèvre inférieure, dans le lobule lingual, elle s'accompagnera de cécité du quadrant supérieur dans les demi-champs visuels correspondants [1].

Les disques optiques et les rétines devront être examinés à l'ophtalmoscope dans tous les cas de maladie nerveuse. Les conditions les plus importantes pour imposer cet examen sont la *névrite optique* et l'atrophie optique. La première complique nombre de lésions intra-crâniennes, surtout les tumeurs et la méningite tuberculeuse. On peut cependant la rencontrer aussi dans la néphrite, dans le saturnisme, dans le diabète et les anémies graves, et il nous faudra toujours pouvoir éliminer l'une de ces maladies avant de conclure pour une grosse lésion intra-crânienne. Nous pouvons enfin rencontrer la névrite optique dans certains cas de myélite. L'*atrophie optique* peut survenir primitivement, comme dans le tabès et la sclérose en plaques, ou bien elle peut être secondaire à un processus de névrite optique. Elle suit parfois la *névrite rétro-bulbaire*, soit que celle-ci survienne spontanément, soit qu'elle apparaisse dans la sclérose en plaques ou dans l'alcoolisme et le tabagisme chroniques.

La pâleur des moitiés temporales des disques optiques est un signe précoce de la sclérose en plaques. L'association de l'atrophie optique, de la cécité et de l'insuffisance mentale caractérise l'*idiotie amaurotique familiale* de Tay et Sachs [2], affection que

1. Henschen. Le centre cortical de la vision. (*Internat. med. Congress*, Paris, 1900.)

[2. Voir la Revue générale d'Apert. (*Semaine méd.*, 1908, p. 25.)]

l'on trouve chez certains enfants de race juive, et survenant dans le plus jeune âge. Chez ces malades, l'ophtalmoscope décèle la présence d'un point caractéristique d'un rouge cerise sur la tache jaune, dû à l'œdème local et à l'atrophie de la rétine, qui permettent à la choroïde très vascularisée de luire par transparence. Indépendamment de la névrite et de l'atrophie optique, il nous faut savoir dépister d'autres conditions pathologiques du fond de l'œil, telles que la choroïdite, la rétinite albuminurique, le tubercule de la choroïde, l'obstruction de l'artère centrale de la rétine, l'hémorragie rétinienne, etc.

Il faut se rappeler qu'on peut avoir une très grave névrite optique sans aucune altération de la vision. L'atrophie optique, d'autre part, provoque un rétrécissement concentrique du champ visuel plus ou moins manifeste, dans le temps que l'acuité visuelle diminue, pour aboutir à la cécité complète. L'atrophie de la névrite rétro-bulbaire amène souvent un scotome central par altération du faisceau maculaire optique.

Troisième, quatrième et sixième nerfs. — Il convient d'étudier ensemble ces nerfs qui se rendent tous aux muscles volontaires de l'œil. Leur distribution respective est la suivante : Le IIIe nerf (oculomoteur commun) fournit à tous les muscles extrinsèques, excepté deux : le grand oblique innervé par le nerf pathétique et l'abducens ou droit externe qui dépend du VIe nerf, ou moteur oculaire externe. Il fournit aussi aux mouvements volontaires du releveur de la paupière supérieure (les mouvements involontaires étant sous la dépendance du sympathique cervical), et il contient des fibres qui indirectement, par le ganglion ciliaire [ou ophtalmique] et les courts nerfs ciliaires, innervent le sphincter non strié de la pupille et le muscle ciliaire. Le pathétique (IVe) se rend au grand oblique seul, le VIe nerf au droit externe (abducens).

Jusqu'à ces derniers temps, on avait accoutumé de considérer généralement le noyau moteur de la pupille comme logé dans le noyau du IIIe nerf, ou plutôt dans une partie spéciale de ce noyau située près de son extrémité antérieure (les prétendus noyaux d'Edinger-Westphal, placés près de la ligne médiane, un de chaque côté, consistant en de petites cellules nerveuses couchées parmi les grosses cellules du noyau oculo-moteur). Pour expliquer le fait de la perte du réflexe à la lumière, des lésions aussi théoriques que variées étaient imputées tantôt à ces noyaux d'Edinger-Westphal (Bernheimer [1]), tantôt aux fibres de Meynert qui mènent du corps quadrijumeau antérieur au centre pupillaire hypothétique du noyau du moteur oculaire commun. Mais, contre la première de ces théories, on a rapporté des cas de tumeur du cerveau moyen ayant complètement détruit les noyaux oculo-moteurs et provoqué ainsi de l'olphtalmoplégie externe, et dans lesquels cependant le réflexe pupillaire était conservé (Biancone [2], Jacobsen [3]). De plus, l'ophtalmoplégie totale, interne et externe, s'est présentée sans aucune lésion des noyaux d'Edinger-Westphal (Monakow [4]).

On n'est point arrivé, d'autre part, à démontrer la dégénérescence des fibres de Meynert, même dans les cas de tabes ou de paralysie générale où la perte de ce réflexe à la lumière est l'un des signes cliniques les plus communs. Dernièrement, des preuves expérimentales et cliniques (Piltz [5], Bach [6]) ont établi que le *ganglion ciliaire* [ou ophtalmique] constitue le noyau moteur périphérique commandant le sphincter de la pupille, et Marina [7] dans une série de vingt-huit cas de tabes et de démence paralytique accusant le signe d'Argyll Robertson, trouva ce ganglion inva-

1. V. *Graefe's Archiv*, 1897.
2. *Rivista di freniatria*, 1899.
3. *Deutsche med. Wochensch.*, 1900.
4. *Gehirn Pathologie*, 1905, s 1053.
5. *Neurologisches Centralblatt*, 1903.
6. *Zeitsch. für Augenheilkunde*, 1904.
7. *Annali de névroglia*, 1901.

riablement dégénéré. Dans l'un d'entre eux, où le signe d'Argyll Robertson n'existait que d'un côté, le ganglion ciliaire était lésé de ce même côté seulement, celui du côté sain étant normal. Il est donc problable que la dégénérescence rend le ganglion ciliaire inexcitable aux stimulations lumineuses, tan-

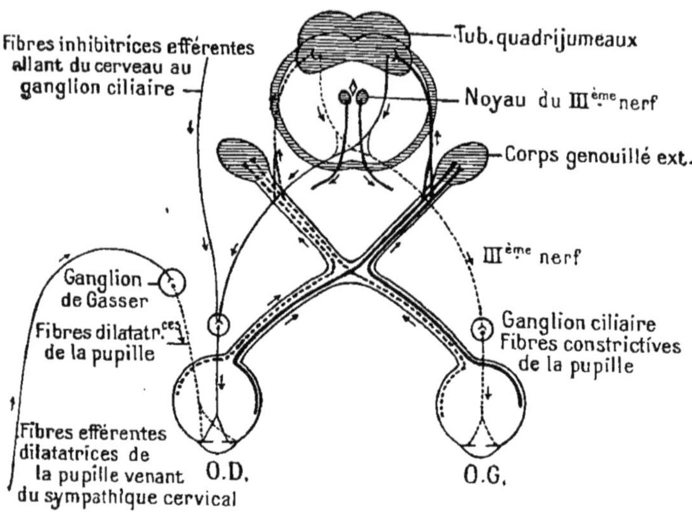

Fig. 46. — Diagramme de la voie du réflexe pupillaire.
(Modifié d'après Bach.)

dis qu'il peut encore répondre aux incitations volitionnelles qui lui viennent le long du IIIe nerf[1].

La pupille. — Nous en notons la largeur, à la fois dans une lumière intense et dans l'obscurité, et nous observons si les pupilles ont un diamètre égal. La dilatation anormale (*mydriase*) est fréquente dans l'anémie et la neurasthénie, mais elle peut s'observer d'un seul côté ou des deux, dans les maladies nerveuses organiques. La mydriase peut être soit paralytique, par paralysie du sphincter de la pupille, ou irritative, par une exci-

[1. G. Guillain, Rochon-Duvigneaud et J. Troisier (*Rev. neurologique*, n° 8, 1909) ont cependant rapporté deux cas démonstratifs de signe de Robertson dans des lésions non syphilitiques du pédoncule cérébral.]

tation du dilatateur de la pupille. Elle se présente aussi quand l'atrophie optique a déterminé la cécité, et elle a sa cause alors dans l'absence d'impressions visuelles. Le *myosis*, ou contraction anormale de la pupille, révèle les hémorragies de la protubérance, probablement à cause d'une irritation des fibres inhibitoires qui conduisent du cerveau au ganglion ciliaire [1]. On le trouve encore dans de nombreux cas de tabes, aussi bien que dans certaines lésions de la région cervicale de la moelle (notamment dans la syringomyélie), provoqué par l'interruption des fibres dilatatrices de la pupille [2]. Le myosis est aussi causé par l'iritis ou par l'irritation due aux corps étrangers de la cornée, et on peut voir un myosis transitoire, durant quelques jours, après l'excision du ganglion de Gasser [3] (voy. fig. 46). [Le myosis enfin est signalé fréquemment dans l'urémie.]

La pupille peut varier dans son diamètre sous l'influence de substances mydriatiques, soit localement instillées (atropine, homatropine, cocaïne), soit prises par la bouche (belladone), tandis que d'autres produits sont myotiques, soit localement (ésérine, pilocarpine), soit par voie gastrique (opium, jaborandi).

Le contour de la pupille doit être examiné avec grand soin. Parfois, au lieu d'être régulièrement circulaire, la pupille est ovale ou polygonale. De telles variations ont une importante valeur diagnostique. Car, si nous excluons les malformations congénitales comme le coloboma, des causes opératoires comme l'iridectomie, et des lésions comme l'iritis ou les synéchies, nous devons considérer comme une règle générale que l'irrégularité des pupilles est la signature, soit du tabes ou de la paralysie générale, soit d'une vieille syphilis, la lésion por-

1. Bach. *Zeitschrift für Augenheilkunde*. 1904, s. 105.
2. Voir plus loin le sympathique cervical, p. .
3. H.-M. Davies. *Brain*. 1907, p. 265.

tant soit sur les courts nerfs ciliaires, soit dans le ganglion ciliaire lui-même.

L'*ectopie de la pupille* est un état dans lequel la pupille n'occupe pas le centre de l'iris. On la rencontre parfois dans les lésions du cerveau moyen[1] ; dans d'autre cas, cependant, elle ne semble pas avoir de signification pathologique. L'irrégularité pupillaire peut être provoquée expérimentalement par irritation ou section des courts nerfs ciliaires. Chaque œil doit être examiné séparément, on note les réactions de la pupille quand on voile et quand on découvre tour à tour chaque œil.

Le *réflexe pupillaire à la lumière* ne doit jamais être négligé. Normalement, l'iris se contracte quand la lumière tombe sur la rétine, soit du même œil (réflexe direct), soit sur celle de l'œil opposé (réflexe consensuel). Le réflexe lumineux dépend de l'intégrité d'un arc réflexe, dont la voie afférente est constituée par les fibres péri-maculaires de la rétine et le nerf optique, dont le relai intermédiaire est probablement dans le cerveau moyen et dont la voie centrifuge emprunte le troisième nerf crânien et le ganglion ciliaire pour actionner le sphincter pupillaire (fig. 46).

Si la pupille saine est puissamment éclairée et examinée à la loupe (10 diamètres), nous remarquons qu'elle ne reste pas immobile, mais que d'une façon continue un fin mouvement irrégulier de constriction et de dilatation alternatives l'anime ; celui-ci varie à la fois dans son rythme et son amplitude. Il ne faut pas confondre cette *mobilité pupillaire* normale avec l'*hippus*, état consistant dans des contractions cloniques rythmiques de l'iris, régulières dans leur périodicité, plus larges dans leur excursion et visibles à l'œil nu. La perte de la mobilité pupillaire normale est toujours pathologique et, peut être, l'un des signes les plus précoces d'une lésion organique des voies

1. S.-A.-K. Wilson. *Brain*, 1906, p. 524.

2. Hübner. *Archiv für Psychiatrie*, 1906, Band 41, S. 1016.

visuelles réflexes, dans le tabes et la paralysie générale.

La perte de la réaction à la lumière se voit dans l'atrophie optique, dans la paralysie du IIIe nerf et dans la dégénérescence du ganglion ciliaire. La perte du réflexe lumineux avec la conservation du réflexe à l'accommodation pour les objets rapprochés, — *le classique signe d'Argyll Robertson* — se présente d'une façon typique dans le tabes et dans la paralysie générale. Marina a montré que ce signe était lié à une dégénérescence du ganglion ciliaire. Mais il se présente aussi dans la cécité consécutive à l'atrophie optique. Dans la période de début de l'atrophie optique, la pupille de l'œil affecté peut se contracter très bien pour un temps, mais après une exposition prolongée à la lumière, elle se dilate, ce qui ne se produit point dans un œil sain [1]. Si ce phénomène est associé à la diminution de l'acuité visuelle ou à un scotome central pour le rouge et le vert, nous devons suspecter une atrophie optique en imminence, bien que la papille soit encore d'apparence normale. C'est là très souvent le meilleur signe avant-coureur de la sclérose en plaques. *La réaction hémiopique pupillaire de Wernicke*, dans certains cas d'hémianopsie, est constituée par l'absence de la contraction pupillaire quand le rayon lumineux vient frapper la moitié aveugle de la rétine. Elle signifie une lésion des voies visuelles en arrière du chiasma et en avant ou au niveau des tubercules quadrijumeaux. Dans l'hémianopsie rétro-quadrigéminale, où la lésion siège en un point quelconque entre les tubercules quadrijumeaux et le cortex visuel, la réaction pupillaire reste normale (fig. 19).

La *réaction à l'accommodation* est la contraction de la pupille lorsque le sujet fait converger ses yeux pour examiner un objet rapproché. Nous la recherchons en invitant le sujet, qui portait préalablement son regard sur quelque objet éloigné, à

1. Gunn. *Brit. med. journal*, 1907. p. 353.

fixer instantanément notre doigt à proximité de sa figure. S'il est aveugle, il n'en peut pas moins faire converger ses globes oculaires comme s'il voulait voir son propre doigt. Dans la paralysie du IIIe nerf, il y a immobilité totale de la pupille correspondante, à la lumière comme à la convergence. La perte de la contraction accommodative avec la conservation de la contraction à la lumière — condition qui est l'inverse du signe d'Argyll Robertson — est fréquente dans la convalescence de la diphtérie et s'accompagne souvent d'autres signes de névrite post-diphtérique, tels que la paralysie des moteurs oculaires externes ou des muscles du voile du palais, la perte des réflexes rotuliens, etc.

La *réaction paradoxale* existe quand la pupille se dilate au lieu de se contracter à la lumière. [Etudiée par Pilcz (*Revue neurologique*, p. 15, VII, 1900), elle se retrouve chez 40 à 45 p. 100 des tabétiques et consiste en ceci : 1° l'occlusion volontaire et énergique des paupières provoque un rétrécissement synergique de la pupille, qui se dilate quand le sujet ouvre les yeux à la lumière ; 2° si, retenant la paupière supérieure relevée, on commande au patient de la baisser fortement, on voit la pupille se rétrécir dans le temps même qu'elle s'élève et se porte en dehors pour tendre à se cacher derrière le voile palpébral que l'on empêche de s'abaisser.]

La *réaction aux excitations douloureuses* de la peau du cou, qui provoquent la dilatation pupillaire, est importante dans les lésions du sympathique cervical. [Elle est très précocement perdue dans le tabes selon Erb.] (voy. plus loin 408).

On peut observer la *dilatation psychique* de la pupille temporairement sous l'influence d'une émotion gaie telle que la peur, un intérêt intense, l'orgasme vénérien, etc. [La pupille enfin peut se dilater ou se retrécir (Haab, 1886 ; Pilcz, 1899) quand le sujet pense à un objet, sombre ou lumineux, éloigné ou rapproché.]

Paralysie des muscles externes de l'œil. — Ophtalmoplégie externe. — Pour s'en rendre compte, après avoir examiné les pupilles, noté leurs dimensions et la forme de leur pourtour, leurs réactions à la lumière et à l'accommodation, nous prions le malade de suivre du regard le bout de notre doigt et nous le faisons ainsi porter ses yeux dans toutes les directions ; nous provoquons aussi la convergence de ses globes. Nous pouvons alors observer le moindre strabisme, le moindre déficit dans une direction quelconque, la diplopie et le nystagmus.

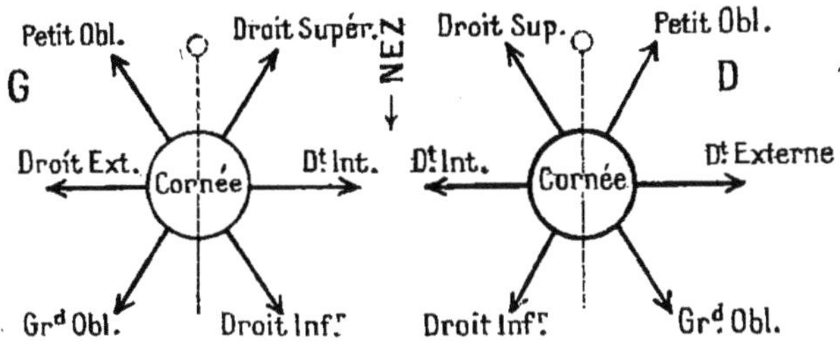

Fig. 47. — Tableau de N. Bishop Harman montrant : 1. Les mouvements des muscles oculaires. 2. La position de la fausse image en cas de paralysie.

1. (*a*) Mouvements rectangulaires. Les flèches montrent la direction dans laquelle l'œil est entraîné par chaque muscle. — (*b*) Rotation. Placez une épingle, la tête en haut, sur chacune des lignes pointillées indiquant le méridien vertical. Les muscles qui entraînent l'œil en dedans attirent la tête de l'épingle vers le nez (droit sup. et grand oblique) ; ceux qui la dirigent en dehors attirent la tête de l'épingle dans la direction opposée (petit oblique et droit infér.).

2. Placer les épingles encore sur le tableau. L'épingle représentera l'image vraie. Les 4 rayons marqués droit supér., droit infér., grand oblique et petit oblique représenteront la position relative (dans le déplacement et l'inclinaison verticaux et latéraux) de la fausse image produite dans la paralysie de chacun de ces muscles ; dans la paralysie des droits interne ou externe l'image irréelle sera entraînée verticalement vers la tête de la flèche correspondante.

[En somme l'image irréelle est déviée dans le sens de l'action du muscle paralysé].

Si un seul muscle est paralysé, il y a diplopie, strabisme et déficit dans le mouvement de l'œil correspondant vers la direction où l'entraîne d'habitude la contraction de ce muscle. La figure 47 est le diagramme de Bishop Harman qui indique l'action des divers muscles oculaires. Une règle très simple, qu'il faut se rappeler dans tous les cas de paralysie oculaire, est que l'œil affecté est toujours déplacé, du fait de l'action musculaire antagoniste prévalente, dans un sens opposé à celui qui est assuré par la contraction du muscle paralysé, tandis que l'image fausse vue par l'œil ainsi déplacé, se déplace elle-même dans le sens de l'action normale du muscle paralysé. Les figures 48 et 49 sont les schémas bien connus de Werner, montrant la position de l'image irréelle dans les diverses paralysies oculaires. La figure 48 montre la position de cette fausse image dans la paralysie de l'un quelconque des droits ; la figure 49, sa position dans la paralysie des obliques. Par exemple, la figure 48 montre que dans la diplopie due à la paralysie du droit inférieur gauche : 1° l'image fausse est à la droite de l'image réelle — il y a

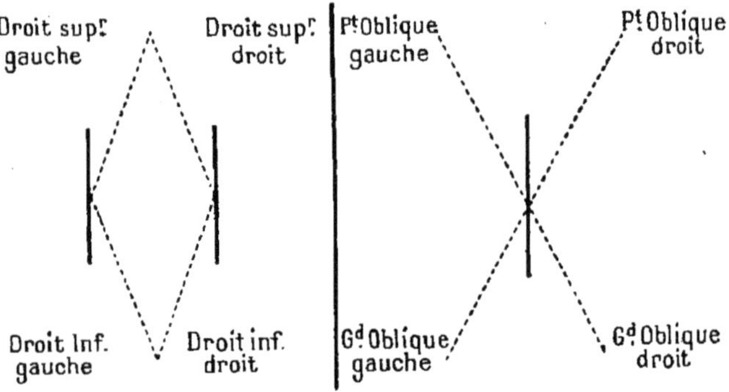

Fig. 48. Fig. 49.

« Memento artificiel » de Werner pour les images doubles dans les paralysies oculaires (Ophthalmie Review, 1886).

La fig. 48 montre la position des images dans la paralysie des muscles droits. La fig. 49, dans celle des muscles obliques. Les lignes pointillées indiquent les images fausses ; les lignes pleines, les images réelles.

croisement ; 2° l'image fausse a son extrémité supérieure dirigée vers la vraie ; 3° l'image fausse est plus basse que l'image réelle ; et 4° la diplopie se manifeste dans les mouvements d'abaissement du regard. Pour rechercher la diplopie, nous nous servons d'une longue bougie allumée, placée à la distance de 2m,50 du patient ; on la tient d'abord juste en face, puis on la meut d'un côté à l'autre, puis de bas en haut. L'un des yeux du malade est recouvert d'un verre rouge, l'autre d'un verre vert, pour bien différencier les deux images, et on prie le sujet de nous dire la position respective de la chandelle verte et de la chandelle rouge. Il est nécessaire de nous assurer que sa tête reste fixe au cours de cet examen. L'image fausse est celle vue par l'œil paralysé, l'image réelle est celle que perçoit l'œil sain.

La diplopie est une recherche plus délicate que l'observation du strabisme même, car s'il y a une parésie légère d'un muscle oculo-moteur, il peut ne pas se présenter de strabisme notable, et cependant le malade peut accuser très nettement de la diplopie. Pour se rendre compte d'un strabisme paralytique, nous invitons le sujet à suivre notre doigt, en le mouvant latéralement, puis verticalement, et nous observons s'il y a quelque déficit dans le mouvement de l'un ou des deux yeux dans un sens quelconque.

Le *nystagmus* est un tremblement rythmique involontaire des globes oculaires, généralement bilatéral et symétrique. Le mouvement consiste en oscillations d'ordinaire horizontales, quelquefois verticales et même en mouvements de rotation. Le nystagmus peut être soit *pendulaire*, quand les mouvements dans les deux sens sont d'étendue et de vitesse égales, ou *rythmique*, type le plus commun dans lequel les mouvements sont d'étendue égale de part et d'autre, mais où l'un est rapide et l'autre lent. Dans la plupart des cas, le nystagmus ne se présente que lorsque les yeux exécutent un mouvement volontaire d'une grande amplitude latérale ou plus rarement verticale, quand ils sont portés dans leurs positions extrêmes ; dans le nystagmus rythmique horizontal, la secousse la plus rapide se produit du côté vers lequel l'œil est porté. Mais quelquefois, spécialement dans la variété rotatoire, le nystagmus n'apparaît que lorsque le regard se dirige droit en avant. Dans les cas où un muscle oculaire est paralysé, mais est en train de recouvrer son action, si nous invitons le malade à soutenir la direction de son regard dans le sens même qui nécessite la traction active de ce muscle, on peut voir se développer un léger nystagmus rythmique analogue à la trémulation que l'on observe dans la main quand nous avons porté un poids lourd. Le nystagmus se présente dans des maladies organiques variées, notamment dans la sclérose en plaques, dans l'ataxie de Friedreich et dans certaines lésions cérébelleuses. On le trouve aussi chez certains sujets qui sont plus ou moins amblyopes, encore que dans l'amaurose complète on observe plus souvent un lent mouvement de rotation des yeux, dans l'albinisme et chez les mineurs qui doivent imposer un effort continu à leurs yeux [dans des positions pénibles] avec un mauvais éclairage [Chez ces derniers le nystagmus serait le plus souvent vertical et s'accompagnerait de spasme du releveur de la paupière].

Une autre variété consiste dans le *nystagmus d'origine auriculaire ou vestibulaire*. Celui-ci peut être provoqué expérimentalement chez des sujets sains, en douchant leur tympan avec une seringue chargée d'une eau nettement plus froide ou plus chaude que la température du corps. Barany [1] considère le nystagmus comme le résultat de courants ascendants ou descendants dans l'endolymphe selon que le labyrinthe est chauffé ou refroidi. La présence de ce nystagmus peut être recherchée pour s'assurer de l'intégrité du nerf vestibulaire.

Il existe aussi une rare affection congénitale dénommée *nystagmus-myoclonus*, dans laquelle, associées à un nystagmus généralement horizontal, on relève des secousses involontaires des membres ou du tronc. Ces mouvements sont aggravés par le froid ou par la percussion des muscles et ne peuvent être réprimés par un effort de volonté. Les réflexes profonds sont souvent exagérés et il est d'usage de trouver d'autres malformations telles que l'hypospadias, le pied plat, l'asymétrie faciale, la fissure palatine, etc [2].

1. *Centralblatt für Augenheilkunde*, August 1905.

2. Lenoble et Aubineau. *Revue de médecine*, 16 juillet 1906. [Les mêmes auteurs (*Revue Neurologique*, 15 juillet 1909) ont rapporté un cas de myoclonie semblable,

Le nystagmus peut être provoqué chez toute personne normale en la plaçant sur un siège rotatif et en la faisant tourner rapidement autour de l'axe vertical du corps ; en pareil cas, si le siège est subitement arrêté, un nystagmus transitoire apparaît, horizontal et rythmique, dont la phase rapide de l'oscillation se fait vers le côté opposé au sens de la rotation provoquée.

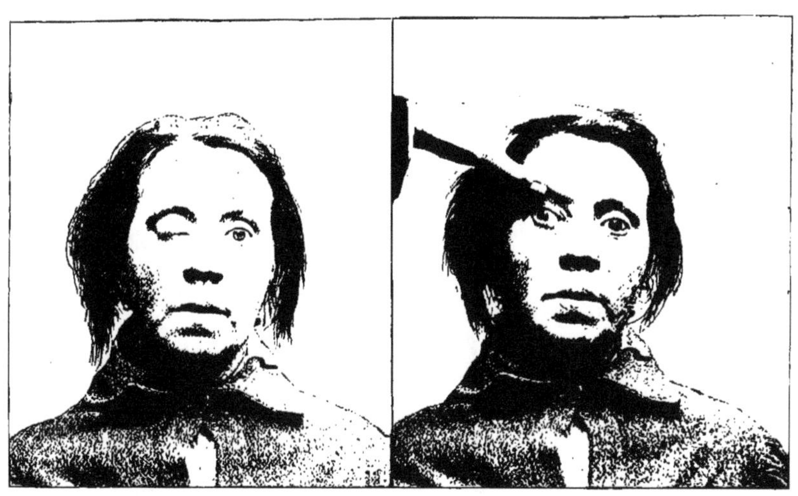

Fig. 50. — Paralysie totale du mot. ocul. com. droit de cause syphilitique.

Fig. 51. — La même malade montre du strabisme externe et de la dilatation de la pupille du côté paralysé si l'on relève passivement la paupière droite.

Si un sujet qui présente préalablement un nystagmus horizontal est soumis au même mouvement circulaire sur son axe vertical, nous observons, en arrêtant tout à coup la rotation, que le nystagmus présente un grand changement. L'oscillation qui se faisait dans le sens imprimé par la rotation subie, cesse temporairement alors que celui qui se fait dans le sens opposé s'exagère [1]. En pareil cas, le nystagmus post-expérimental a

mais sans nystagmus, accompagné de glycosurie et de crises épileptiques. L'examen post mortem du système nerveux, fait par Nageotte, n'a pas permis de relever d'altération du névraxe.]

1. Cassirer et Lœser. *Neurologisches Centralblatt*, 1908, p. 252.

plus que compensé le nystagmus préexistant, pour un moment.

Nous devons maintenant reconnaître les signes d'une paralysie quelconque des nerfs oculomoteurs. Dans le cas d'une *paralysie complète du IIIe nerf* (fig. 50 et 51) il y a ptosis ou chute de la paupière supérieure (à raison de la paralysie de son muscle releveur), avec prédominance d'action du muscle frontal de ce même côté, si bien que le sourcil se tient plus haut que normalement. *Dans le ptosis hystérique* (fig. 52), d'autre part, il n'y a pas d'action antagoniste du frontal, pas plus que dans celui de la myasthénie grave, où alors le muscle frontal est d'ordinaire parésié. Dans la paralysie du IIIe nerf, il y a aussi un strabisme externe du fait de l'action antagoniste du droit externe,

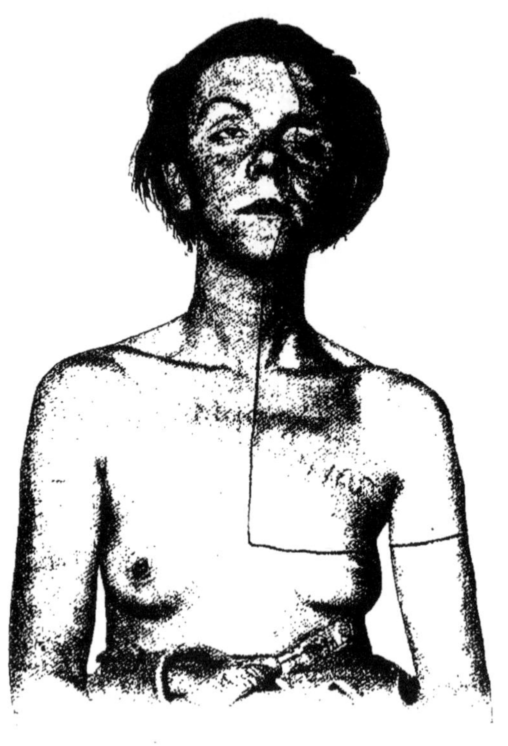

Fig. 52. — Ptosis hystérique gauche chez une femme de vingt-cinq ans, montrant l'absence de l'action antagoniste du frontal du côté paralysé.

Le territoire compris dans le trait noir, dans la partie gauche de la tête, du cou, du tronc et de l'épaule, était totalement anesthésié, quelque fût l'excitation employée. Il y avait perte de l'odorat et du goût à gauche, contraction du champ visuel à gauche et diminution de l'acuité auditive du même côté. La figure montre aussi la présence de « dermographisme ». Le nom de la malade ayant été tracé sur sa poitrine avec la tête d'une épingle, il apparut en relief assez prononcé pour permettre de prendre une photographie.

et il y a impossibilité de mouvoir l'œil en haut, en bas, ou en dedans, bien qu'un léger mouvement en bas et en dedans puisse être exécuté par le grand oblique. La pupille est dilatée, à cause de la paralysie du sphincter irien, et ne se contracte pas plus à la lumière qu'à l'accommodation. La paralysie complète du IIIe nerf est moins fréquente que la paralysie partielle, qui ne prend parfois qu'un seul muscle.

La *paralysie du IVe nerf ou pathétique* provoque un déficit dans la rotation en bas et en dedans exécuté par le globe oculaire autour de son axe antéro-postérieur sous l'action du muscle grand oblique. La perte de ce mouvement est difficile à voir, et la paralysie est surtout reconnue par une diplopie caractéristique qui se présente quand le malade veut fixer son regard dans la direction même que commande le grand oblique, c'est-à-dire en bas et en dedans. Lorsque le malade regarde horizontalement en avant ou bien en haut, il n'y a pas de diplopie. Mais s'il porte son regard en bas et en dedans, celle-ci apparaît, l'image fausse se tenant plus bas que la vraie, et son extrémité supérieure s'inclinant vers cette dernière (fig. 49). L'image irréelle apparaît aussi au patient être plus proche de lui que la vraie; la cause de ce dernier phénomène est obscure. De plus, le sujet se sent pris de vertige, spécialement lorsqu'il regarde en bas, quand il descend des escaliers, et de coutume il incline sa tête en avant et vers le côté sain.

La *paralysie du VIe nerf ou abducens* est particulièrement aisée à diagnostiquer. Il y a simplement paralysie du droit externe avec impossibilité de tourner le regard en dehors au delà du point médian, tous autres mouvements étant conservés (fig. 53 et 53 *a*). Il y a diplopie dans le regard en dehors. Dans les cas anciens dans lesquels la contracture du droit interne non paralysé s'installe, on trouve un strabisme interne.

La musculature externe de l'œil est parfois touchée par la myosite rhumatismale, ce qui provoque une paralysie oculaire très bénigne. Le muscle le plus fréquemment impliqué est alors le droit externe.

Les paralysies oculaires présentent des types divers selon qu'elles sont dues à une lésion supra-nucléaire (entre la IIe circonvolution frontale[1] et les noyaux oculaires), à une lésion nucléaire dans le cerveau moyen, ou à une lésion sous-nucléaire d'un nerf individualisé.

La paralysie oculaire liée à une *lésion supra-nucléaire* n'attaque jamais isolément un muscle ni même un œil. Tout au contraire, les muscles associés de chaque œil sont affectés. Le type commun réalisé par une lésion destructive au niveau ou audessus de la capsule interne est celui dans lequel le malade a perdu le pouvoir de tourner ses deux globes oculaires vers le

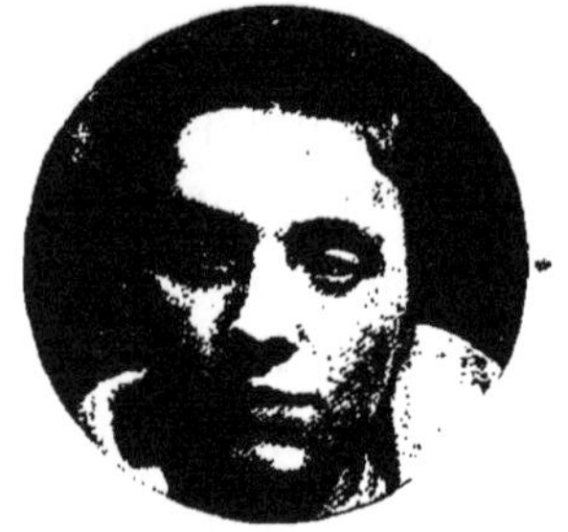

Fig. 53.

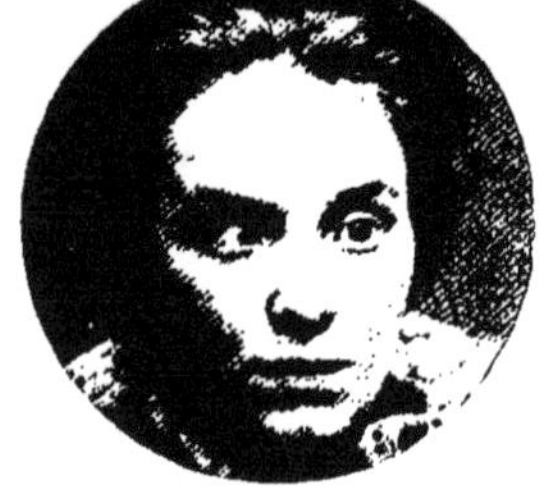

Fig. 53*a*.

Cas de paralysie du VI° nerf crânien gauche (abducens) durant six semaines, chez une fille de vingt ans, atteinte de tabes juvénile.

La fig. 53 montre le mouvement normal des yeux dans la direction du regard à droite.
La fig. 53*a* montre que dans le même mouvement horizontal des deux yeux vers la gauche, l'œil gauche est arrêté dans la position médiane.

côté opposé à la lésion. De cette façon, les muscles antagonistes libres attirent les deux yeux vers le côté même de la lésion, c'est ce que l'on appelle la *déviation conjuguée.* En certains cas, bien que le malade ne puisse plus tourner volontairement les yeux du côté opposé à la lésion, à droite par exemple, il le peut cependant faire par réflexe en suivant du regard quelque objet que l'on meut vers sa droite ou bien si l'on tourne passivement sa tête vers la gauche[2]. Il est assez curieux de voir que la déviation conjuguée vers le haut ou vers le bas ne peut se présenter du fait d'une lésion capsulaire, à moins de lésion

1. [Il est très probable qu'il existe plusieurs centres corticaux oculo-moteurs.]
2. Billschowsky. *Münchener medizinische Wochenschrift*, 1903, p. 1666.

bilatérale. Dans les lésions supra-nucléaires le *nystagmus réflexe* est conservé. Barany[1] a montré que ce nystagmus réflexe peut être provoqué chez un individu normal de deux façons. D'abord, il y a un *nystagmus optique* qui se présente quand on invite le sujet à suivre soit un paysage qui se déplace rapidement dans le temps qu'il regarde à la fenêtre d'un wagon, soit une série de barres verticales se déplaçant sur un cylindre tournant sur son axe vertical. Deuxièmement, il existe un *nystagmus vestibulaire*, produit soit par une rotation rapide de l'individu placé sur un tabouret rotatif (la rotation à droite provoque un nystagmus horizontal à gauche et *vice-versa*), ou en douchant l'oreille avec de l'eau froide[2] (l'excitation du tympan droit produit un nystagmus en partie horizontal, mais surtout rotatoire, vers la gauche et vice-versa). Si le nerf vestibulaire est malade le nystagmus réflexe vestibulaire est aboli.

La *déviation oblique* du regard peut accompagner certaines lésions du lobe latéral du cervelet ou de son pédoncule moyen. Ainsi chez une femme atteinte d'une hémorragie de la moitié droite du cervelet et du pont, l'œil droit était dirigé en bas et en dedans et le gauche regardait en haut et en dehors.

Une lésion nucléaire des IIIe, IVe et VIe nerfs sous le plancher de l'aqueduc de Sylvius peut être partielle ou complète et le type qui en résulte se nomme *ophtalmoplégie nucléaire*. Dans quelques cas, les fibres destinées aux ganglions ciliaires ou ceux-ci mêmes ou encore les courts nerfs ciliaires qui vont aux muscles intrinsèques (iris et muscle ciliaire) sont seuls affectés, et l'on a l'*ophtalmoplégie interne*, dans laquelle les pupilles sont dilatées et insensibles à la fois à la lumière et à la convergence. Cet état peut être unilatéral ou affecter les deux côtés, selon que le ganglion ciliaire ou les nerfs efférents sont lésés d'un seul ou des deux côtés ; il apparaît souvent, d'une

1. Barany. *Ibidem*, 1907, p. 1072.
2. Les réactions à l'eau chaude se font au contraire dans le même sens.

façon passagère, dans la névrite post-diphtérique. L'*ophtalmoplégie externe* est causée par une lésion nucléaire de l'aqueduc de Sylvius affectant plusieurs muscles oculo-moteurs, généralement des deux yeux et symétriquement. Un type très commun en est réalisé par la perte de l'élévation du regard avec conservation des mouvements de latéralité. L'ophtalmoplégie externe se présente généralement seule, et s'associe rarement à la variété interne. Lorsqu'elles se combinent, nous avons affaire à l'*ophtalmoplégie totale*, dans laquelle les yeux sont fixes et immobiles, les pupilles sans aucune réaction, les deux variétés de nystagmus réflexe optique et vestibulaire perdues et où le malade ne peut regarder un point donné qu'en tournant sa tête *en bloc* vers ce point. L'ophtalmoplégie externe nucléaire peut se combiner avec la paralysie motrice des membres si la lésion s'étend en avant et implique l'un ou l'autre des faisceaux pyramidaux ; elle peut encore s'accompagner de tremblements involontaires si la lésion affecte le noyau rouge ou le faisceau rubro-spinal (fig. 53.)

Il est parfois possible de différencier une lésion nucléaire des oculo-moteurs d'avec une lésion infra-nucléaire. Dans le cas de la *paralysie nucléaire du VIe nerf* dans la protubérance, il n'y a pas simplement impotence du droit externe correspondant, comme dans la paralysie tronculaire de l'abducens, mais on y voit participer le droit interne du côté opposé, et ainsi le mouvement conjugué des deux yeux vers le côté lésé est en défaut. L'impotence du droit interne contro-latéral ne porte que sur son mouvement associé avec le droit externe homolatéral, tributaire du noyau lésé. La preuve en est que les deux droits internes, au cours de la paralysie nucléaire limitée du VIe nerf, peuvent encore exécuter leurs mouvements normaux de convergence. D'autre part, à raison de la boucle que la racine motrice du facial décrit autour du noyau de l'abducens dans la protubérance, il n'est pas rare de voir la paralysie faciale se combiner à celle du moteur oculaire externe du même côté.

[En somme le noyau du VIe nerf doit être considéré comme tenant sous sa dépendance le droit interne de l'œil opposé dans les mouvements associés de latéralité. Ce serait un noyau oculogyre (Grasset). Cette conception avait été prouvée expérimentalement en 1878, par Graux, dans sa thèse. C'est par certaines fibres du faisceau longitudinal postérieur que ces mouvements associés de latéralité seraient assurés. On peut voir dans l'hémiplégie alterne de Weber le moteur oculaire commun paralysé complètement dans ses fibres intrinsèques (iris) et extrinsèques, le mouvement de convergence aboli et cependant les mouvements oculaires de latéralité être conservés. Cliniquement on peut voir se réaliser les trois types suivants : *A*. Type alterne de Foville = paralysie croisée d'un côté du corps, avec paralysie du VIe et du VIIe nerfs du côté de la lésion. La participation du noyau du VIe nerf s'accompagne de déviation conjuguée des yeux vers le côté opposé (quand la lésion cependant ne porte que sur le *tronc* du VIe nerf, il y a simplement strabisme convergent du côté lésé).

B. Type de Parinaud (Bruce, Wernicke, Fouché, Grasset et Gaussel) = il y a conservation des mouvements de convergence; seuls les mouvements associés de latéralité sont atteints (Raymond et Cestan, 1903).

C. Type d'Ettore Gruner et Mario Bertolotti (*Nouvelle Iconographie Salpêtrière* 1905), il y a paralysie de tous les mouvements associés des yeux pour l'élévation, l'abaissement, la convergence *des deux yeux* avec conservation parfaite des mouvements de latéralité. Les auteurs ont réuni ces derniers faits sous le nom de syndrome de la calotte pédonculaire. Ils s'accompagnent d'une lésion qui a *essentiellement* détruit les noyaux des deux moteurs oculaires communs.

En résumé le noyau du VIe nerf serait essentiellement un centre oculogyre (Grasset).]

Quant au diagnostic à faire entre la paralysie nucléaire ou sous-nucléaire du moteur oculaire commun, si dans un cas épineux nous trouvions l'orbiculaire des paupières intéressé en même temps que les muscles extrinsèques de l'œil, nous pourrions pencher vers une lésion du noyau, puisque l'orbiculaire reçoit son innervation d'un groupe cellulaire qui est proche anatomiquement du noyau oculo-moteur, encore qu'en réalité il appartienne au nerf facial.

La théorie de Mendel[1] voulait établir que ses cellules dépendaient du groupe nucléaire oculo-moteur et que leurs fibres gagnaient l'orbiculaire par le tronc du facial, mais Bishop Harman[2] a montré que tous les muscles dépendant du nerf facial, depuis l'orbiculaire jusqu'au peaucier, sont innervés par un groupe cellulaire comprenant le noyau connu du facial, dont l'extrémité supérieure remonte jusqu'au niveau du noyau oculo-moteur commun, et l'extrémité inférieure atteint celui de l'hypoglosse en bas.

Parfois le IIIe nerf est affecté de paralysie transitoire, dans sa totalité ou en partie, récidivant dans le même œil sans cause apparente à des intervalles de plusieurs semaines ou mois, et s'effaçant complètement dans les périodes intercalaires. Cet état, connu sous le nom de *migraine ophtalmoplégique de Charcot*, est généralement associé à de la céphalalgie, plus violente dans l'œil et le front du côté affecté, et à des vomissements. Sa pathogénie est obscure ; probablement quelques cas en sont liés à une lésion inflammatoire des méninges au point où le IIIe nerf les traverse pour pénétrer dans la fente sphénoïdale. Ceci est d'autant plus probable que la première branche du Ve nerf, l'ophtalmique de Willis, qui traverse la même fente, est souvent affectée simultanément, et qu'il s'en suit un émoussement des sensations dans tout son territoire de distribution.

1. *Internat. med. Congress. Washington*, 1887, vol. V, p. 311.
2. *Transactions of ophthalmological Society*, 1903, p. 356.

De temps à autre, nous rencontrons des cas de *ptosis congénital*; il s'agit ici de paralysie unilatérale associée du droit supérieur et du releveur de la paupière.

Dans quelques-uns de ces cas, bien que le malade ne puisse relever volontairement sa paupière supérieure, cependant, par un phénomène curieux, cette même paupière est brusquement animée de mouvements d'élévation, à l'occasion de certains mouvements de la mâchoire, particulièrement lorsque le sujet met en action le ptérygoïdien externe du même côté pour porter la mâchoire inférieure vers le côté opposé.

Cette sorte de clignement mandibulaire (jaw-winking) associé à la diduction de la mâchoire a été attribuée par Harman à la survivance d'un mouvement commun chez les poissons, par lequel, quand leur bouche s'ouvre pour respirer ou pour manger, l'ouïe bâille largement. Chez l'homme, le ptérygoïdien externe et l'orbiculaire sont homologues des muscles profond et superficiel de l'arc branchial de l'ouïe des poissons, et quand l'un se contracte, l'autre tend à se relâcher, « ainsi le releveur de la paupière normalement plus faible, prenant avantage du relâchement de son trop puissant antagoniste, l'orbiculaire, relève la paupière. »

[Le fait essentiel serait donc le relâchement de l'orbiculaire des paupières associé à la contraction du ptérygoïdien externe. Lire à ce sujet le travail de B. Harman : On the origin of the facial nerve. *Review of neurol. and psychic.*, Feb. 1909 ; et la très complète étude que Souques, *Revue neurologique*, 1909, p. 655, consacre aux mouvements d'élévation de la paupière supérieure associés aux mouvements d'abaissement de la mâchoire.]

Ce clignement lié à la mastication disparaît généralement avant l'âge adulte.

Le *V^e nerf ou trijumeau* a une distribution des plus étendues dont voici les points principaux : le nerf comprend deux racines, l'une motrice, l'autre sensitive. Celle-ci, sur laquelle se trouve le ganglion de Gasser, se divise au-dessous de ce dernier en trois troncs, dont les deux premiers sont entièrement sensitifs. La racine motrice descend au-dessous du ganglion de Gasser, et là, rejoint la troisième branche, qui devient ainsi un nerf mixte.

La *première branche ou ophtalmique de Willis* s'échappe par la fente sphénoïdale dans l'orbite et fournit au globe oculaire

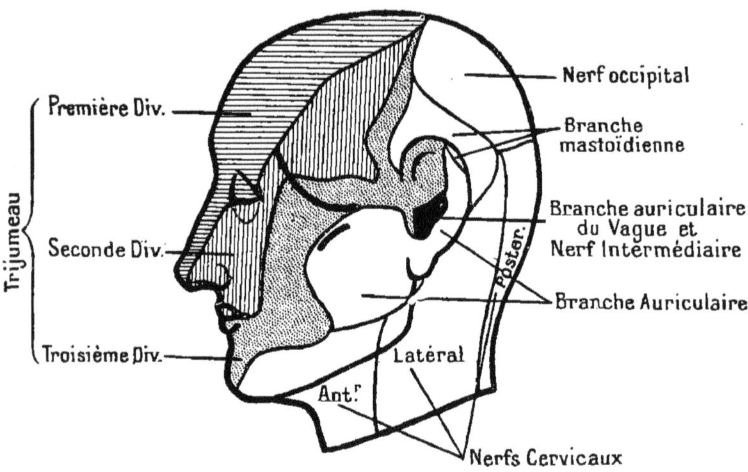

Fig. 54. — Innervation cutanée de la tête.
(Modifiée d'après Frohse.)

et à la glande lacrymale, à la conjonctive (excepté celle qui double la paupière inférieure), à la peau du front et du cuir chevelu jusqu'au vertex (fig. 54), à la partie médiane de la peau du nez et enfin à la muqueuse de la partie supérieure de la cavité nasale. Elle contient aussi des fibres afférentes dilatatrices de la pupille dérivant du sympathique cervical, qui se jettent dans le ganglion de Gasser et se rendent à l'iris (fig. 46).

La *seconde branche ou maxillaire supérieur* passe par le trou rond, traverse la fente sphéno-maxillaire et pénètre dans le canal sous-orbitaire. Dans la fente sphéno-maxillaire elle entre en connexion avec le ganglion de Meckel, qui parmi d'autres branches donne le nerf vidien. Celui-ci file en arrière se jeter dans le facial, l'extrémité postérieure du nerf vidien prenant le nom de grand pétreux superficiel (fig. 55). Le maxillaire supérieur innerve la peau de la lèvre supérieure, le côté du nez et la partie adjacente de la joue, la paupière inférieure et une partie de la tempe. Il fournit aussi à la conjonctive de la paupière inférieure, aux dents supérieures, à la muqueuse de la lèvre supé-

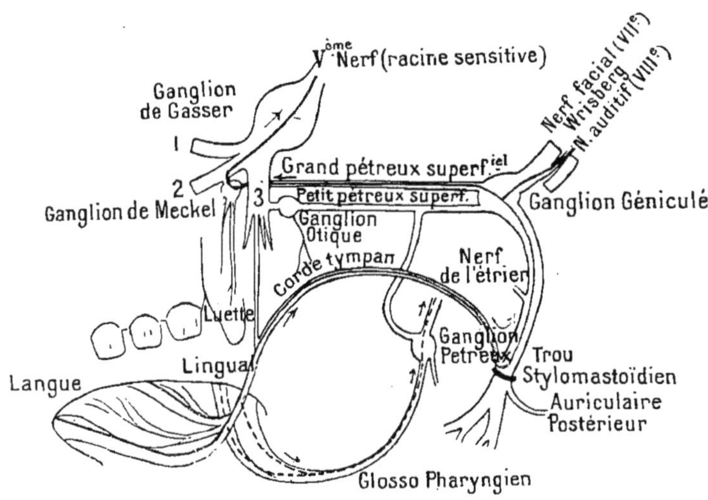

Fig. 55. — Schéma du trijumeau, du facial et du glosso-pharyngien montrant le parcours des fibres du goût.

rieure, à la partie supérieure de la bouche, à la mâchoire supérieure, à la luette, aux amygdales, au naso-pharynx, à l'oreille moyenne et à la portion inférieure de la cavité nasale Il contient enfin quelques fibres gustatives dont nous parlerons plus loin.

La *troisième branche ou maxillaire inférieur* est un nerf mixte. Il émerge du trou oval. Les fibres motrices actionnènt le masséter, le temporal et les deux ptérygoïdiens, le tenseur du tympan, le mylo-hyoïdien et le ventre antérieur du digastrique. Les fibres sensitives viennent de la peau de la partie postérieure de la tempe et de la partie adjacente de l'oreille, du revêtement antérieur et postérieur du conduit auditif externe avec la partie antérieure du tympan, d'une portion de la joue, de la lèvre inférieure et du menton, des dents et gencives inférieures, de la langue jusqu'aux papilles caliciformes, du plancher de la bouche, de la surface interne et inférieure de la joue et des glandes salivaires.

Le *parcours des fibres du goût* est compliqué et encore aujourd'hui très controversé[1]. Celles qui viennent des deux tiers antérieurs de la langue sont contenues dans le nerf lingual, branche du maxillaire. Mais elles ne filent pas directement du lingual dans le Ve nerf. Elles quittent le lingual, s'engagent dans la corde du tympan et gagnent le facial dans l'intérieur de l'aqueduc de Fallope. Elles montent dans le facial jusqu'au ganglion géniculé, où quelques-unes s'échappent le long du grand pétreux superficiel vers le ganglion de Meckel, rejoignant enfin le Ve nerf par sa seconde branche, le maxillaire supérieur. D'autres fibres du goût quittent le ganglion géniculé pour constituer le nerf intermédiaire de Wrisberg, par lequel elles rejoignent [à l'extrémité supérieure du faisceau solitaire] le noyau glosso-pharyngien.

Les fibres du goût qui émanent du tiers postérieur de la langue et du palais, et constituent le nerf glosso-pharyngien, gagnent probablement les centres nerveux par ce tronc nerveux. Elles ne rejoignent pas le Ve nerf, puisque la division de ce nerf par l'extirpation du ganglion de Gasser cause un déficit du goût seulement dans les deux tiers antérieurs de la langue, et encore d'une façon inconstante. Le goût n'est pas aboli dans la paralysie du Ve nerf, comme on le pensait autrefois; dans plusieurs cas personnels, j'ai observé que le malade, bien qu'incapable de sentir le contact de la nourriture ou d'autres objets sur un côté de sa cavité buccale, conservait encore un sens aiguisé du goût sur le dos de la langue.

1. Cushing. *Johns Hopkins hospital bulletin*, 1903, n°s 144-145. — Davies, *Brain*, 1907, p. 219.

Pour examiner le sens du goût, nous invitons le sujet à tirer sa langue et nous y déposons diverses substances telles que du sucre, du sel, de la quinine et de l'acide citrique, de préférence des poudres blanches, qu'il ne pourra ainsi distinguer à première vue l'une de l'autre. Le malade doit tenir sa langue en dehors au cours de chaque épreuve, et dès qu'il perçoit le goût, il lui faut faire un signe et déterminer aussi dans son esprit de quel goût il s'agit, avant de réintégrer sa langue. Il est utile d'avoir une feuille portant les mots suivants imprimés : « doux », « acide », « amer », « salé », « cuivré ». Ainsi, le malade peut-il montrer du doigt le qualificatif correspondant à la sensation gustative perçue. Si on lui laisse rentrer sa langue alors qu'il attend la venue de la sensation, des erreurs peuvent se présenter à raison des mouvements de la langue, de l'afflux de la salive qui répand la substance dans d'autres points. Pour délimiter exactement une zone d'anesthésie au goût (agueusie), la méthode la plus exacte est de se servir du courant galvanique avec un électrode effilé : on provoque ainsi un goût de métal ou de cuivre.

Quand le Ve nerf est totalement détruit, il y a anesthésie de la partie correspondante de la face et du cuir chevelu, n'allant pas plus loin que l'angle de la mâchoire inférieure, qui est innervé par le plexus cervical (fig. 54). La cornée et la conjonctive du côté lésé sont anesthésiées et aussi la muqueuse du côté correspondant de la cavité nasale, de la bouche, du palais membraneux et de la langue, jusqu'aux papilles caliciformes ; celles-ci avec l'aire qui les entoure sont innervées par le glosso-pharyngien. Ce défaut de perception s'arrête juste à la ligne médiane, et lorsque le malade boit, il a la sensation de boire dans un verre brisé. La nourriture tend à s'amasser dans la joue anesthésiée, le buccinateur étant privé de sensation, bien que sa force motrice soit conservée. Le goût est atteint dans les deux tiers antérieurs de la langue, mais n'est pas absolument perdu.

Le nerf trijumeau d'autre part a des fibres sensitives pour les muscles faciaux. De là, ce degré de gaucherie et de faiblesse apparente de la face, pseudo-paralysie faciale due à la perte du sens des contractions musculaires actives. Tous les muscles animés par la racine motrice subissent une paralysie atrophique et donnent les réactions électriques de la dégénérescence. La fosse temporale se creuse au-dessous de l'arcade zygomatique, et le masséter fond au-dessous, de telle sorte que cette arcade fait un relief anormal. Lorsque le malade serre ses dents, il est impossible de sentir les muscles temporal et masséter se durcir comme du côté sain, et lorsqu'il ouvre sa bouche la mâchoire inférieure est portée vers le côté paralysé (fig. 56) : ceci est dû à la paralysie du ptérygoïdien externe, qui ne peut plus porter le condyle en avant, du côté lésé. La mâchoire déviée paraît entraîner avec elle la langue, mais il n'y a pas réellement déviation de celle-ci, si on la repère sur la ligne moyenne des incisives inférieures. Il est établi que la paralysie du tenseur du tympan cause une difficulté de perception des notes basses, mais cela n'est pas facile à déterminer. La sécrétion des larmes du côté paralysé est diminuée ; il en est de même des sécrétions nasales et salivaires. Il s'ensuit que les muqueuses se dessèchent et peuvent présenter secondairement des altérations trophiques. Ainsi

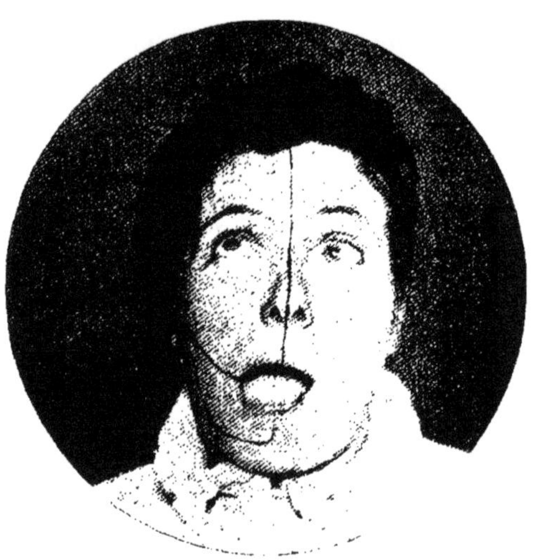

Fig. 56. — Paralysie du moteur oculaire commun gauche et du trijumeau droit.

La malade regarde en haut et ouvre la bouche. On peut voir la dilatation de la pupille à gauche avec le déficit dans le mouvement d'élévation de l'œil gauche, ainsi que la déviation de la mâchoire inférieure vers le côté droit. La ligne noire indique le territoire de l'anesthésie dans le côté droit de la face.

l'excitation de la muqueuse pituitaire par une prise de tabac ne cause plus d'éternûment. L'odorat dès l'abord n'est pas atteint, mais plus tard à raison de la sécheresse et de troubles trophiques secondaires dans la membrane de Schneider, on peut relever de l'anosmie dans la narine correspondante. Les réflexes de la cornée et des larmes sont perdus, de même le réflexe palatin, et la langue du côté paralysé devient excessivement chargée, peut-être parce que du côté anesthésié il y a défaut de frottement par la nourriture. Les dents du côté paralysé sont anesthésiées et tendent à tomber, ce dernier phénomène a été attribué à un trouble trophique, mais très probablement est surtout traumatique, le malade mordant gauchement avec ses dents anesthésiées. Il paraissait établi que la *kératite neuro-paralytique* devait être regardée dans la paralysie totale du trijumeau comme un simple trouble trophique. Mais il n'en serait pas toujours ainsi : elle paraît être causée par la présence d'un bacille spécial[1] se développant sur l'œil anesthésié, où, de plus, existe un déficit de la sécrétion lacrymale. Cependant, si l'on affronte les paupières anesthésiées par quelques points de suture, la kératite ne se produit pas, malgré la présence du bacille spécial.

Il existe un autre syndrome qui se manifeste dans le territoire du Ve nerf, l'*hémiatrophie faciale progressive*. Cette maladie, qui débute dès le jeune âge, d'habitude avant la puberté et plus souvent dans le sexe féminin, se manifeste d'abord dans la peau de la face, soit près de l'orbite, soit au niveau des mâchoires supérieure ou inférieure, s'étendant graduellement à toute la face d'un seul côté. La peau s'amincit progressivement par atrophie de sa couche papillaire, la graisse sous-cutanée fond, et ainsi tout le côté affecté de la face se ride et se creuse de sillons, formant un contraste frappant avec le côté sain. Plus tard, les muscles sous-jacents, les cartilages,

1. Davies et Hall. *British medical journal*, 1908, p. 72.

les os s'atrophient, mais sans paralysie motrice ni réaction de dégénérescence. La partie correspondante de la langue (fig. 58 et 147) et occasionnellement celle du voile du palais fondent aussi. Mais cette langue hémiatrophiée, lorsqu'on la sort de la bouche, ne subit aucune déviation, ce qui la différencie de celle que l'on rencontre dans l'atrophie d'origine hypoglos-

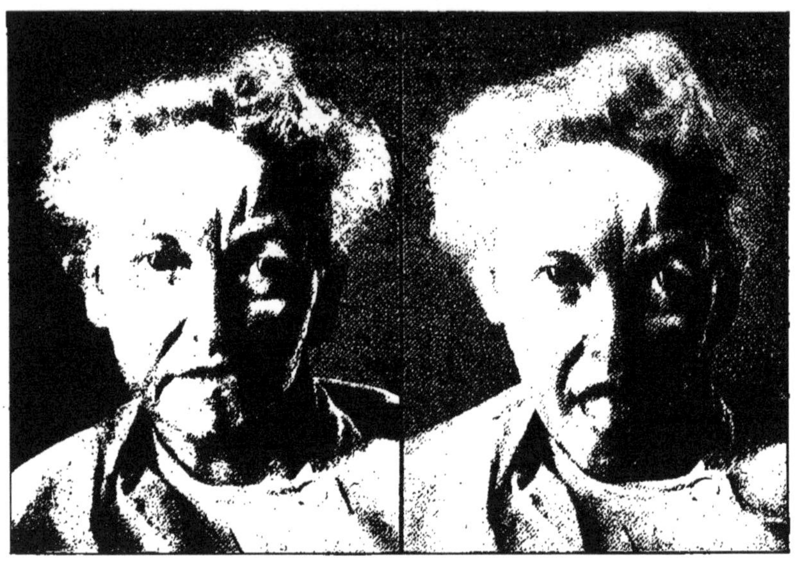

Fig. 57. Fig. 58.
Hémiatrophie faciale gauche avec atrophie de la moitié correspondante de la langue.

sique (fig. 72). Les cheveux du côté malade peuvent tomber ou blanchir et les glandes sébacées s'atrophier. Le cuir chevelu est rarement impliqué. Il n'y a généralement pas d'anesthésie. L'aire de dissémination du processus correspond exactement à celle de la distribution du trijumeau et dans certains cas des altérations pathologiques ont été signalées soit dans le nerf lui-même, soit dans son noyau d'origine. Ainsi Mendel trouve des signes de névrite dans le tronc du nerf, en même temps que des altérations dans la racine descendante dans l'intimité du bulbe. [L'hémiatrophie faciale peut aussi être fonction de syringobulbie. « En général, les trophonévroses céphaliques, enseigne Brissaud, appartiennent au moins pour la plupart, à la syringomyélie. »] Plus récemment Lœbl et Wiesel[1] relevaient de la névrite interstitielle du ganglion de Gasser et de ses fibres distales. Cependant la résection du ganglion ne provoque pas l'hémiatrophie de la face.

1. *Deutsche Zeitschrift f. Nervenheilkunde*, 1904, Bd 27, p. 355.

CHAPITRE X

NERFS CRANIENS (*Suite.*)

De tous les nerfs périphériques, crâniens aussi bien que spinaux, *le VIIe ou nerf facial* est de beaucoup le plus fréquemment paralysé, de là l'importance que l'on doit attacher à son trajet et à sa distribution. De même que le trijumeau, c'est un nerf mixte, possédant une racine motrice — le *facial proprement dit* — et une racine sensitive — *l'intermédiaire de Wrisberg*. Ces deux racines se rencontrent dans le ganglion géniculé.

Voyons d'abord la racine motrice. Emanant d'un noyau situé principalement dans la portion inférieure du pont, mais dont quelques-unes des cellules (précisément celles qui fournissent à l'orbiculaire) s'étendent jusqu'au noyau du IIIe nerf, tandis que d'autres descendent jusqu'au voisinage de celui de l'hypoglosse, la racine motrice du facial poursuit une voie tortueuse. D'abord dans l'intimité de la protubérance, elle forme une boucle autour du noyau de l'abducens. Puis, quittant la face ventrale du bulbe, elle pénètre dans le conduit auditif interne, et suit un canal tournant dans l'os temporal : l'aqueduc de Fallope. Dans la partie supérieure de ce dernier, elle traverse un renflement, le *ganglion géniculé*, que rejoignent la racine sensitive ou portion intermédiaire de Wrisberg, le grand pétreux superficiel venant du ganglion de Meckel et le petit pétreux superficiel venant du ganglion otique (fig. 55).

Le ganglion géniculé a une structure identique au ganglion d'une racine postérieure et assume donc une fonction sensitive. L'inflammation de ce ganglion est suivie d'un herpès du canal auditif externe et de la partie adjacente de l'oreille en tous points semblable à un herpès zoster (voir fig. 54). Dans l'aqueduc, le facial abandonne une branche au muscle de l'étrier, et plus bas la corde du tympan qui va rejoindre le lingual. Il s'échappe du crâne par le trou stylo-mastoïdien, émettant une branche auriculaire postérieure pour les *muscles de l'oreille* et la portion postérieure du muscle occipito-frontal. Le tronc principal se divise alors en ses branches terminales innervant tous les muscles de la face, excepté le releveur de la paupière supérieure, depuis le frontal en haut jusqu'au peaucier en bas. Il fournit aussi au stylo-hyoïdien et au ventre postérieur du digastrique.

Bien que le facial soit surtout moteur, la présence du ganglion géniculé prouve qu'il a des fibres sensitives. De plus, le facial contient certaines fibres sécrétoires, peut-être mêlées aux fibres du goût de la corde du tympan qui accompagne la portion motrice du nerf dans une partie de son trajet. Aussi bien il nous sera possible par là de localiser à différents niveaux certaines lésions du facial.

I. Si le facial est lésé *après sa sortie du trou stylo-mastoïdien*, par le froid, par quelque blessure ou quelque tumeur de cette région [tumeurs parotidiennes] on observe une paralysie complète du côté correspondant de la face (paralysie de Ch. Bell). La face est alors asymétrique au repos et cette asymétrie s'accroît dans la mimique volontaire. Le malade n'a ni mouvement émotionnel, ni mouvement volitionnel du côté affecté (fig. 59 et 60).

Les rides du front sont effacées et le sujet ne peut froncer le sourcil de ce côté. L'œil est plus largement ouvert et ne peut être fermé. Les larmes s'écoulent sur la joue au lieu de pénétrer dans le canal lacrymal, et peuvent ainsi produire des excoriations de la peau et de l'eczéma. Lorsque le malade s'efforce de fermer lœil, le globe oculaire se porte simplement en haut et en dehors, ou en haut et en dedans, quelquefois par un mouvement en zigzag, jusqu'à ce que la cornée transparente disparaisse sous la paupière supérieure. Un signe additionnel relevé par Dupuy-Dutemps et Cestan[1] consiste en

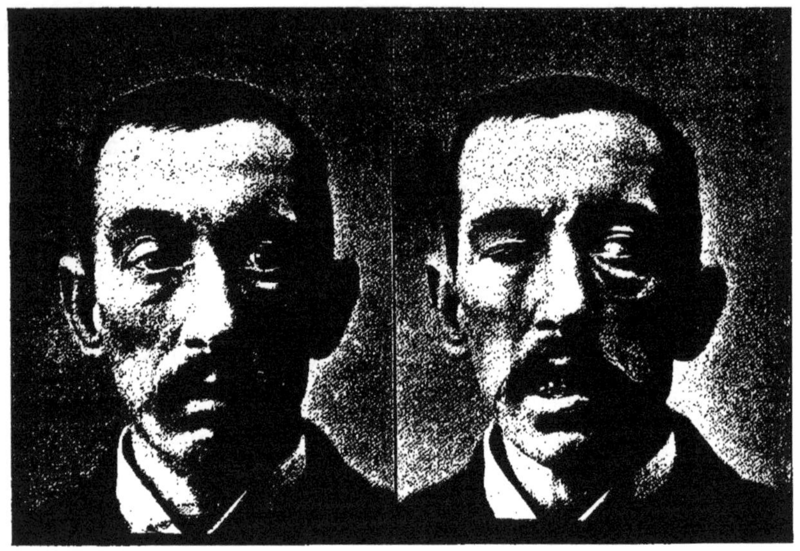

Fig. 59. Fig. 60.
Cas de paralysie faciale gauche.

La fig. 59, au repos.
La fig. 60, le sujet essaie de fermer les yeux et de rétracter les commissures des lèvres.

ce fait que lorsque le malade porte son regard en bas et s'efforce alors de fermer lentement les deux yeux, la paupière supérieure du côté paralysé remonte un peu, à raison de la contraction du releveur de la paupière, qui normalement agit synergiquement avec l'orbiculaire mais ne subit plus maintenant son action antagoniste.

Cette impossibilité de fermer l'œil favorise l'entrée de corps

1. *Journal de neurologie*, 1904, p. 48.

étrangers et conséquemment mène à la conjonctivite. Le réflexe conjonctival est aboli et le clignement régulier et involontaire de l'état de santé ne se manifeste plus. L'œil se remplit de larmes et cela diminue l'acuité visuelle du côté lésé. Bien que l'œil ne puisse se fermer pendant l'état de veille, il se ferme presque complètement au cours du sommeil, à raison probablement du relâchement du releveur.

Le bout du nez est quelque peu attiré vers le côté sain, le pli naso-labial du côté paralysé est aplati, l'aile du nez est déprimée et ne manifeste aucun mouvement volontaire ni respiratoire; elle peut flotter lâchement pendant la respiration nasale forcée.

La bouche est attirée vers le côté sain, et du côté impotent, la commissure s'affaisse et la salive s'écoule goutte à goutte. Quand le malade sourit ou montre ses dents supérieures, seul le côté sain se meut; il ne peut siffler et l'articulation des labiales est impossible. Pendant la mastication les aliments s'accumulent entre la rangée des dents et la joue paralysée. Le sujet se mord souvent la joue ou la lèvre inférieure, et dans l'acte de souffler avec force la joue paralysée est passivement soulevée.

Les mouvements volontaires de la peau du cou dépendant du peaucier, tels que ceux que l'on provoque en essayant de relever le menton quand le sujet veut baisser sa tête vers la poitrine, sont abolis du côté paralysé. Ches les gens qui avaient la faculté de mouvoir leur oreille à volonté, ces mouvements deviennent impossibles. Tous les muscles paralysés montrent progressivement les réactions électriques de la dégénérescence. Le côté paralysé transpire généralement moins que le côté sain.

II. *Si la lésion siège dans l'aqueduc de Fallope*, au-dessous du ganglion géniculé, tous les symptômes ci-dessus persistent. Mais en plus, à raison de la participation de la corde du tympan, on relève la perte du goût et parfois de la diminution de la sensibilité commune dans les deux tiers antérieurs de la langue du côté lésé, et parfois encore des sensations subjectives

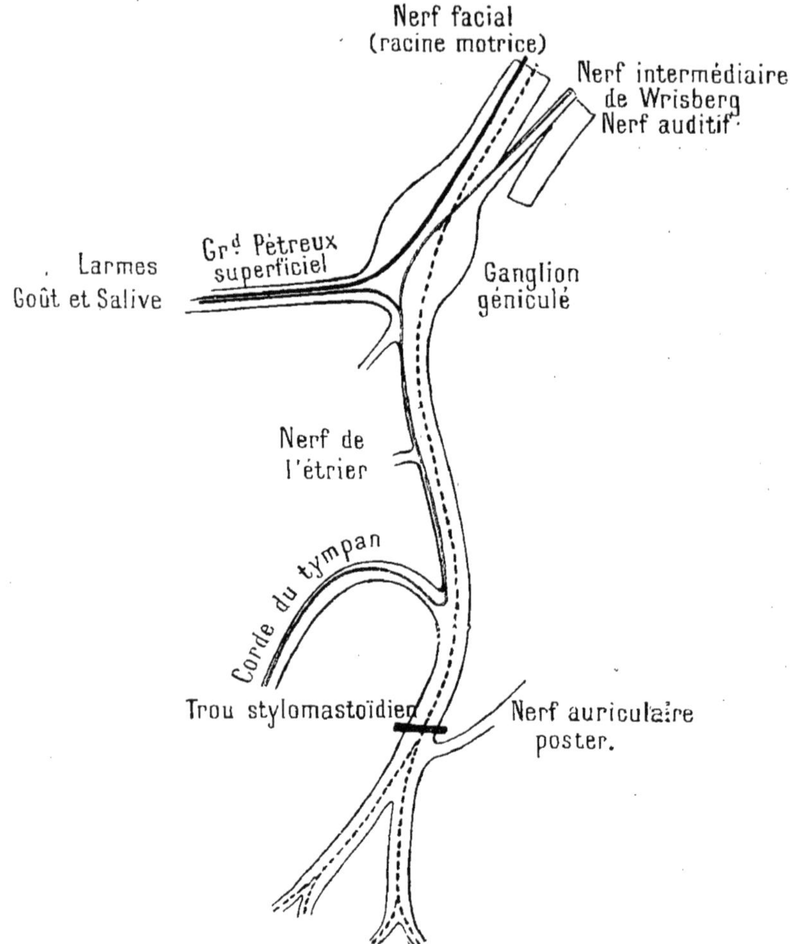

Fig. 61. — Schéma du nerf facial montrant le trajet des fibres du goût et des fibres sécrétoires.

anormales du goût. Il n'est pas rare de voir de la diminution ou un excès dans la sécrétion salivaire. Ce déficit du goût et de la salive peuvent occasionner du côté lésé de la langue jusqu'à la ligne médiane la production d'un enduit saburral anormal. S'il y a paralysie du nerf de l'étrier, il y a hyperacousie ou sensibilité douloureuse aux notes basses (il faut s'assurer que l'appareil auditif n'est pas lésé), et le sujet ne peut plus provoquer dans son oreille ce bruit subjectif, que nous percevons quand nous essayons de mettre en action forcée tous les muscles de la face et spécialement l'orbiculaire.

III. Si la racine motrice du VIIe nerf est lésée *entre le ganglion géniculé et son émergence pontique*, on relève les mêmes signes que dans la paralysie de Bell, mais sans perte du goût dans les deux tiers antérieurs de la langue. Et comme une lésion de cette région implique presque invariablement le nerf auditif, on constate ordinairement de la surdité. Si celui-ci a la chance d'échapper, l'hyperacousie se produit du fait de la paralysie du muscle de l'étrier. On relève souvent un déficit du débit lacrymal du côté paralysé. Le plus grand nombre des cas dus à une lésion de la base présentent d'autres symptômes généraux tels que céphalée, vertige et vomissements.

IV. Si la lésion de la racine *motrice siège dans la substance même du pont*, il n'y a pas participation des troubles du goût et de l'audition. Il y a cependant d'habitude une lésion de l'abducens ou de son noyau, à raison du crochet décrit par le facial autour du noyau du VIe nerf (moteur oculaire externe) dans la protubérance.

La paralysie du palais membraneux était ordinairement comprise dans la symptômatologie de la paralysie faciale due à une lésion au niveau du ganglion géniculé ou au-dessus. Mais il est absolument évident que le facial ne prend aucune part à l'innervation du voile. Chvostek en 1883 [1] publia un cas de sarcome du nerf facial dans lequel il observa la paralysie du voile du palais, mais cette constatation est antérieure à l'application de la méthode de Marchi, et il est impossible d'affirmer

1. *Wiener medizinische Presse*, 1883, p. 34.

que la racine inférieure du vague n'était pas dégénérée. Dans ce cas, il y avait en même temps cancer de la langue.

[Les fibres nerveuses destinées au voile du palais prennent la branche interne du spinal (Vago-spinal de Willis), le ganglion plexiforme du pneumo-gastrique, le nerf pharyngien et le plexus pharyngien.

En excitant les racines bulbaires du spinal, Rethi provoquait la contraction du voile. S'il sectionnait le nerf pharyngien, il ne se produisait plus rien.

Lermoyez (*Presse Méd.* 1898, 7 mai) a admirablement exposé cette question et rappelé l'existence des syndromes suivants, où le voile participait à la paralysie d'autres appareils musculaires dépendant du pneumo-gastrique, du spinal ou de l'hypoglosse :

A. Syndrome d'Avellis, paralysie du voile et du récurrent du même côté.

B. Syndrome de Schmidt, paralysies unilatérales du voile, du larynx, du sterno-mastoïdien et du trapèze.

C. Syndrome de Jackson, mêmes troubles, plus paralysie unilatérale de la langue.

En ce dernier cas, le sterno-mastoïdien et le trapèze peuvent échapper au processus.

Ces divers syndromes sont réalisés dans le tabes, la syringomyélie, les tumeurs du bulbe, les caries osseuses de l'occipital, les dégénérescences cancéreuses des ganglions voisins, certains syphilomes en nappe du bord antéro-latéral de la partie inférieure du bulbe.

En fait dans la paralysie faciale congénitale, par agénésie du rocher, le voile du palais n'est pas touché.]

Des cas atténués de paralysie faciale, dus soit au froid, soit à de l'otite catarrhale, ou à quelque compression, peuvent se guérir complètement en deux ou trois semaines. Des cas plus sérieux durent de deux à huit mois avant la reprise des premiers mouvements. La paralysie, enfin, peut rester permanente. Dans les cas graves, où une amélioration ne se dessine pas au bout de trois mois ou davantage, un état de contracture spastique s'installe d'habitude dans le temps que les mouvements volontaires réapparaissent. La bouche est tirée de nouveau vers le côté affecté, l'ouverture palpébrale au lieu d'être plus élargie devient plus étroite que du côté sain, et le pli

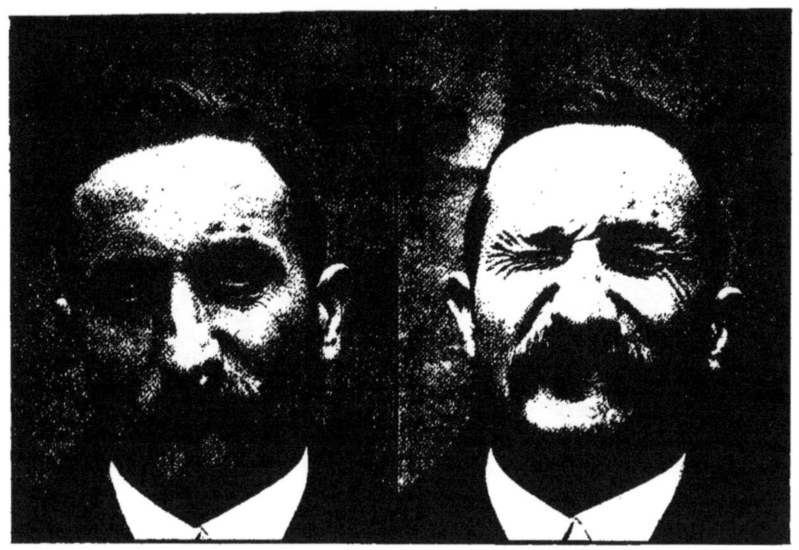

Fig. 62. Fig. 62*a*.
Cas de paralysie faciale gauche avec contracture.
La fig. 62 montre la position au repos.
La fig. 63*a* montre le maximum des mouvements volontaires.

naso-labial et d'autres encore, non seulement se creusent de nouveau mais s'exagèrent. Il en résulte que, au repos, le côté sain peut paraître le plus faible des deux, bien que à l'occasion des mouvements volontaires il soit aisé de reconnaître de suite le côté lésé (fig. 62 et 62 A.). En même temps, il y a toujours dans les muscles en état de spasme une tendance à des mouvements plus forts, la guérison incomplète ayant comme corollaire un contrôle imparfait. Il en résulte une variété d'hémispasme facial (voy. p. 108) : en fermant l'œil du côté paralysé, l'angle de la bouche est attiré en dehors; ou bien, en montrant les dents supérieurs, l'œil se ferme. Des secousses fibrillaires soudaines et involontaires peuvent apparaître parfois du côté lésé. Les muscles faciaux en état de spasticité peuvent aussi se contracter par action réflexe, par exemple en percutant légèrement le point d'émergence de la branche la plus accessible du trijumeau, le nerf sus-orbitaire[1].

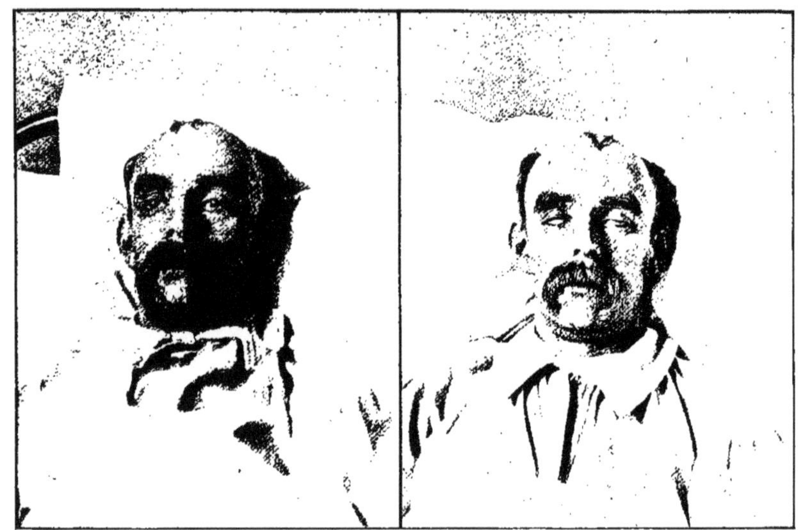

Fig. 63. — Paralysie faciale bilatérale, d'origine alcoolique, associée à une névrite périphérique des membres supérieurs et inférieurs.

Fig. 63*a*. — Maximum des mouvements volontaires dans la face, quand le malade s'efforce de fermer les paupières et de relever les angles de la bouche.

La contracture secondaire paraît seulement dans les cas de guérison incomplète. Dans la période de paralysie totale, quand aucune stimulation volontaire ne peut gagner les muscles, ceux-ci sont tout à fait flaccides. Le développement de la contracture indique que la régénération musculaire est restée imparfaite.

La paralysie faciale bilatérale (diplégie faciale) est rare. Elle

1. Mondino. *Rivista di pathologia nervosa e mentale*, 1907, p. 49.

peut être causée soit par les lésions intra ou extra-crâniennes, dont la plus commune parmi les premières est la méningite gommeuse de la base. Des lésions extra-crâniennes, les plus importantes sont l'otite moyenne double, les névrites à frigore et post-diphtérique. La paralysie alcoolique frappe rarement le nerf facial, mais si elle le fait, la lésion est bilatérale. Ce fut le cas du malade représenté dans les figures 63 et 63 A, qui était aussi porteur de lésions nerveuses alcooliques typiques des quatre membres.

Dans la paralysie faciale bilatérale, il n'y a pas asymétrie de la face, mais celle-ci prend un masque figé et immobile, incapable de trahir la moindre émotion.

L'impotence bilatérale des muscles faciaux se manifeste encore dans le type « facio-scapulo-huméral de la myopathie ». Nous en reparlerons plus tard.

Nerf intermédiaire de Wrisberg ou racine sensitive du facial. — Entre la racine motrice du facial et le nerf auditif sur le plancher de la cavité crânienne et pénétrant avec eux dans le conduit auditif interne, existe un rameau grêle, connu sous le nom de « *portion intermédiaire* ». Ses fibres sont d'un calibre remarquablement réduit. Leur centre trophique est dans le ganglion géniculé. Dans son trajet centripète ce nerf [racine aberrante du glosso-pharyngien] pénètre dans le bulbe, parallèlement aux fibres du nerf acoustique, pour rejoindre un noyau en connexion intime avec celui du glosso-pharyngien. Vers la périphérie, partant du ganglion géniculé, les fibres de l'intermédiaire de Wrisberg se jettent dans le grand et le petit pétreux superficiel et dans le tronc même du facial dans l'aqueduc de Fallope pour former la corde du tympan. Ce nerf de Wrisberg probablement canalise les excitations gustatives vers le cerveau, par le relai nucléaire du glosso-pharyngien (fig. 61). *L'inflammation du ganglion géniculé*, analogue à celle du ganglion de la racine postérieure dans l'herpès zoster, comme

Hunt l'a fait observer, donne lieu à des signes caractéristiques. Ceux-ci consistent dans le développement de vésicules très douloureuses du pavillon et du conduit auditif externe. Si l'inflammation est assez intense pour impliquer les fibres motrices du facial, une paralysie faciale s'installe aussi, accompagnée de perte du goût dans le territoire de la corde du tympan. Si le nerf auditif est impliqué, il y a du vertige, des tintements, de la surdité, et même des nausées et des vomissements.

Le *nerf auditif* (VIIIe nerf) comprend des fibres *cochléaires* pour les fonctions de l'ouïe et des fibres *vestibulaires* qui viennent des canaux semi-circulaires et constituent le nerf le plus important de l'équilibration, nous informant de la position de notre tête dans l'espace. Les lésions des fibres cochléaires conditionnent des troubles auditifs, alors que celles des fibres vestibulaires causent une forme de vertige ; cependant celui-ci comme d'autres symptômes auditifs peut résulter non seulement de lésions du labyrinthe ou des fibres vestibulaires, mais encore d'affections de l'oreille moyenne et même du conduit auditif externe.

Les symptômes capitaux imputables au nerf auditif sont la surdité, le tintement et le vertige.

Chez un malade apparemment sourd, il nous faut toujours, avant de rechercher l'acuité auditive, examiner le conduit externe pour nous assurer qu'il n'est point obstrué par du cérumen. Nous cherchons alors la *conduction aérienne* au moyen d'une montre, les yeux du malade étant fermés, ainsi que l'oreille dont on n'examine point la sensibilité auditive.

Tenant la montre à quelque distance de l'autre oreille, nous l'approchons lentement jusqu'à ce que le sujet puisse percevoir le tic-tac. S'il y a *surdité*, nous devons déterminer si elle est fonction d'une maladie de l'oreille moyenne ou d'une lésion labyrinthique ou du nerf auditif. L'*épreuve du diapason* nous servira dans cette différenciation. Normalement, un diapason en vibrations (256 vibrations par seconde) placé sur le vertex ou au centre du front est entendu également de chaque oreille (épreuve de Weber [1834]) [mais se latéralise, si l'on vient à boucher une oreille, dans l'oreille ainsi temporairement bouchée. Le doigt placé sur le méat réalise ainsi artificiellement une lésion de l'appareil de transmission]. Si on le place sur l'apophyse mastoïde, on attend qu'il ne soit plus perçu par la conduction osseuse, et on observe normalement qu'il est alors encore entendu quand on le tient proche du méat de l'oreille (épreuve de Rinne [1855]). Si l'oreille moyenne est malade, ou si l'oreille externe est bouchée il y a perte de la conduction aérienne et conservation de la conduction osseuse. Le diapason placé sur le vertex est alors entendu plus nettement du côté lésé [il est latéralisé] (Weber positif) et l'épreuve de Rinne est négative; ce qui veut dire que les vibrations ne sont plus transmises par l'air après qu'elles ont cessé de l'être par les os. Mais si la surdité a pour cause une affection de l'oreille interne ou du nerf auditif — ce qui constitue la surdité nerveuse [ou de l'appareil de réception] — le diapason placé sur le vertex n'est pas entendu de l'oreille lésée (Weber négatif), tandis que généralement il y a un Rinne positif[1]. Dans la surdité due au catarrhe chronique de l'oreille moyenne, l'ouïe est le plus souvent meilleure au milieu du bruit (dans un omnibus ou un wagon) que dans un endroit silencieux, tandis que dans la surdité nerveuse, c'est tout le contraire que l'on constate. Des signes de localisation additionnels peuvent encore être donnés par des symptômes concomitants. Ainsi une grosse lésion du nerf auditif dans le crâne, dans le cas de tumeur latérale extra-cérébelleuse [tumeur de l'angle pontique], s'accompagne souvent de paralysie faciale, encore que ce rapport ne mérite quelque crédit que lorsqu'une affection de la caisse a pu être

1. [Le Rinne positif, en pareil cas, ne permet d'affirmer une lésion du labyrinthe que si le sujet est très sourd.]

éliminée (nombre de paralysies faciales ayant pour origine une otite moyenne). D'autre part une lésion du labyrinthe est souvent accompagnée de vertige et de tintement, et la surdité labyrinthique est spécialement caractérisée par l'abolition de la perception des notes aiguës telles que les donne le sifflet de Galton [alors que les sons bas sont perçus, ce qui est tout le contraire de ce qui se passe dans les lésions de l'appareil de transmission, oreille externe et caissé]. Les lésions enfin des noyaux auditifs dans la protubérance peuvent être accompagnées de paralysie du nerf facial homolatéral et du bras et de la jambe opposés (syndrome alterne).

Le *tintement* (bruit de cloche dans les oreilles) est un symptôme tout subjectif. Il signifie simplement irritation de quelque partie de l'appareil auditif. Ce terme n'implique pas les hallucinations auditives complexes d'origine corticale, telles que des mélodies distinctes ou des voix prononçant des mots intelligibles. La nature du son dans le tintement varie selon les cas; par exemple, il peut s'agir de bourdonnement, de bouillonnement ou de sifflement. D'une manière générale, nous reconnaissons deux grandes variétés de tintement, le pulsatile et le continu. Les sons *pulsatiles*, synchrones avec le pouls, se présentent dans quelques anévrysmes intra-crâniens; le médecin peut quelquefois les percevoir par l'auscultation du crâne; mais on peut les rencontrer aussi dans la vulgaire neurasthénie, dans « les veilles silencieuses de la nuit ». Un curieux bruit de cliquetis peut résulter de spasmes cloniques du muscle tenseur du tympan.

Les sons *continus* peuvent être élevés ou bas. Il nous faut toujours nous enquérir de savoir s'ils sont augmentés ou diminués par le décubitus horizontal. Un tintement continu de basse tonalité se rencontre dans l'hyperémie veineuse, en quel cas il est plus violent quand le malade se couche; dans la simple anémie, au contraire, le malade n'est soulagé qu'en s'allongeant horizontalement. Le nitrite d'amyle aggrave le tintement dû à l'hyperémie et amende celui de l'anémie. Un tintement de tonalité aiguë est généralement le fait d'une excitation labyrinthique, soit causée par une lésion du conduit externe ou de la caisse (simple bouchon de cérumen, eau dans le conduit, obstruction de la trompe d'Eustache ou un affaissement du tympan en dedans) soit par une affection du labyrinthe lui-même. Certaines drogues peuvent en être responsables, ainsi la quinine et les salicylates. Mais elles occasionnent de la surdité aussi bien que du tintement et celui-ci peut durer des semaines alors que la surdité a cessé. Le tintement pulsatile causé par la congestion artérielle peut souvent être arrêté pour un temps par la compression des artères vertébrales qui irriguent le labyrinthe ou par celle de la carotide qui fournit à l'oreille externe et à la caisse [1].

Le *vertige* est cette sensation particulièrement désagréable qui résulte d'un trouble du sens de l'équilibre. Celui-ci est réalisé par un acte musculaire dépendant du cortex cérébral sous l'influence première du cervelet. Ce ganglion est le centre de coordination de l'équilibre. Il reçoit des excitations centrifuges d'origines variées, parmi lesquelles celles des canaux semi-circulaires sont de beaucoup les plus importantes; les autres viennent de la peau qui recouvre les parties du corps sur lesquelles il arrive que nous reposons, des muscles et des articulations qui entrent en jeu pour maintenir notre statique normale, et des muscles de la tête et des yeux qui nous servent à diriger notre regard vers les objets environnants. Chaque moitié du cervelet exerce cette influence de coordination, par l'intermédiaire du pédoncule cérébelleux supérieur du même côté, sur le cortex cérébral opposé [en définitive donc sur les muscles homolatéraux].

1. Dundas-Grant. *Brit. med. journal*, 24 déc. 1887.

Le vertige est souvent accompagné d'une sensation de déplacement soit du corps lui-même, (vertige subjectif) soit des objets extérieurs (vertige objectif). Le vertige grave provoque généralement les phénomènes moteurs de la titubation et du chancellement.

Il peut résulter d'une affection soit des centres supérieurs du cerveau ou des centres coordinateurs du cervelet, soit des voies diverses afférentes que nous connaissons déjà. Le vertige grave s'accompagne souvent de nausée et de vomissement, comme dans le mal de mer.

Le vertige peut s'observer chez des gens en bonne santé. Ainsi, un courant galvanique de 10 à 15 milliampères passant à travers la tête produit une variété de vertige probablement labyrinthique. Le sujet a tendance à tomber vers le côté du pôle positif, et sa tête et ses yeux se tournent vers la même direction, en même temps que se développe un nystagmus rotatoire, jusqu'à ce que le courant s'arrête ; à ce moment le sujet tend à tomber vers le pôle négatif[1]. Une rotation rapide du corps autour de son propre axe, comme dans la valse, ou bien des changements rapides de position dans l'espace, comme dans la nage, produisent un vertige qui est probablement sous la dépendance de variation de pression de l'endolymphe des canaux semi-circulaires.

Certaines personnes se sentent prises de vertige lorsqu'elles prennent pied à l'improviste d'une surface résistante sur une surface molle et dépressible, comme un sol marécageux recouvert de gazon ou bien une célèbre rue d'Edimbourg dont le pavage est en caoutchouc. Cette sorte de vertige est causée par une sensation de diminution de résistance du sol trans-

1. [Babinski (*Soc. Biologie*, 1901, p. 77, et *Soc. Neurologie*, 1902) a montré que le plus souvent en cas de lésion auriculaire, l'inclinaison de la tête se faisait uniquement vers le côté lésé. Le vertige voltaïque unilatéral, quel que soit le sens du courant a donc une grande importance. Dans les lésions labyrinthiques bilatérales avec surdité complète, le vertige voltaïque disparaît.]

mise de la peau de la plante des pieds et des muscles et articulations des membres inférieurs au cervelet. Le vertige qui se manifeste au bord d'une falaise ou en haut d'une tour est probablement dû à un déficit des impressions musculaires relevant de la musculature des yeux. Ordinairement les objets qui nous entourent sont à notre hauteur ou au-dessus de nous et c'est sur eux que nous repérons notre position dans l'espace. Si ces objets nous manquent, le vertige peut apparaître.

Il peut encore être associé à des conditions pathologiques variées. Parmi les lésions intra-crâniennes il nous faut mentionner les traumatismes de la tête, (cette variété est souvent soulagée par de petites doses répétées de bichlorure de mercure [1]) *l'anémie* ou *l'hyperémie soudaines du cerveau*. Un médecin distingué, atteint d'insuffisance aortique, prenait des attaques de vertige intenses quand il absorbait un purgatif salin. Probablement, dans ce cas, la saignée blanche causée par celui-ci anémiait le cerveau, d'où le vertige. Ce médecin était toujours soulagé en se couchant; il prit des toniques cardiaques, abandonna les cathartiques lymphagoques, et évita ainsi le retour de ces curieux accidents. Le vertige dû à l'hypérémie cérébrale est très commun chez les femmes aux environs de la ménopause, ainsi que dans l'artério-sclérose et dans la néphrite chronique. Dans ce dernier cas, les iodures l'amendent souvent. Il est encore plus marqué dans beaucoup de cas d'hémorrhagie cérébrale ou de thrombose, dont il peut constituer un symptôme avertisseur. Le vertige chez les vieillards porteurs d'artères athéromateuses, s'il est accompagné de maux de tête et spécialement s'il n'existe aucun signe de lésion du labyrinthe, doit toujours être considéré avec inquiétude. Les tumeurs intra-crâniennes peuvent provoquer le vertige à cause de l'excès de la pression sous-arachnoïdienne,

1. Dundas-Grant. *Clinical journal*, oct. 9, 1907.

et indépendamment de cette dernière condition, les tumeurs du cervelet, nous l'avons vu, sont spécialement responsables de ce symptôme. Les *tumeurs intra-cérébelleuses* du lobe latéral produisent une sensation vertigineuse au cours de laquelle l'impression subjective de rotation du corps apparaît de même direction que celle du déplacement apparent des objets environnants, c'est-à-dire vers le côté opposé au siège de la lésion. Dans les *tumeurs extra-cérébelleuses*, alors que les objets paraissent se mouvoir dans le sens opposé au siège de la lésion, l'impression de rotation subjective du corps est de sens inverse, c'est-à-dire vers le côté de la lésion.

Une forme caractéristique de vertige a été encore décrite par Bruns[1] et d'autres observateurs[2] en ont confirmé la description. Elle est produite par la présence d'*un cysticerque dans le quatrième ventricule*. Quelquefois le ver est fixé dans l'épendyme, d'autres fois il flotte librement. Le patient, qui à part ce phénomène ne montre aucun signe d'une maladie cérébrale organique, éprouve des paroxymes violents de vertige, surtout dans les mouvements subits de la tête, soit actifs, soit passifs, qui amènent des déplacements du ver. Il présente aussi des crises de céphalée occipito-frontale accompagnée de vomissements; sa démarche devient vacillante et instable, et la glycosurie apparaît souvent. Il peut y avoir des intervalles dans lesquels le sujet a les apparences de la bonne santé et l'on peut-être amené à diagnostiquer quelque manifestation névrosique. La mort subite survient généralement par paralysie respiratoire.

Le vertige est associé à certaines lésions dégénératives comme la sclérose en plaques. Il peut constituer l'aura d'une attaque d'épilepsie ou accompagner la céphalalgie de la migraine. On en a aussi décrit une forme héréditaire et familiale.

1. *Centralblatt für Neurologie*. 1902, p. 565.
2. Osterwald. *Neurologisches Centralblatt*, 1906, p. 265.

Le *vertige toxique* dû à l'alcool ou au tabac constitue un type particulier; sous la même rubrique nous devons aussi classer les cas liés aux désordres de l'estomac, à la constipation ou aux parasites intestinaux; dans ce dernier cas, cependant, il faut peut-être incriminer un élément réflexe. Le vertige est souvent un symptôme de la neurasthénie et de l'hystérie.

Le *vertige oculaire* est provoqué par la paralysie de l'un quelconque des muscles extrinsèques de l'œil; il est alors associé à la diplopie. Un faux champ visuel est projeté dans l'espace qui trompe le patient quant aux rapports qui existent entre son propre corps et les objets qu'il perçoit: « ceux-ci paraissent être dans certaines positions où les pieds du malade, c'est un fait matériel, ne les peuvent rencontrer » (Hughlings Jackson). Le vertige en pareil cas n'est pas fonction directement de la diplopie, puisqu'il persiste quand l'œil non paralysé est couvert. Le même vertige peut être volontairement créé chez les gens bien portants en fermant un œil et en déplaçant l'autre en dedans par une pression du doigt. Si dans ces conditions le sujet tente de suivre une ligne droite, sa marche devient très irrégulière.

Mais dans la très grande majorité des cas le vertige est fonction de quelque désordre de l'appareil auditif. Ainsi agissent le cérumen, les corps étrangers du méat auditif, un lavage de l'oreille externe avec la seringue, spécialement si le tympan est perforé. La cause en peut aussi siéger dans l'oreille moyenne, l'otite moyenne, l'obstruction de la trompe, ou simplement un éternuement ou l'acte de se moucher et enfin le spasme du muscle tenseur du tympan.

En dernier lieu, il nous faut étudier le *vertige de Ménière*, ou vertige labyrinthique. Il comprend trois symptômes cardinaux: le vertige et la titubation, dus à une irritation de l'appareil semi-circulaire; la surdité et le tintement, dus à une atteinte des fibres auditives; enfin des phénomènes bulbaires associés tels que nausées, vomissements, arrêts du cœur, sueurs froides et visqueuses, dus à l'irritation de centres bulbaires adjacents.

Le vertige de la maladie de Ménière est paroxystique et éclate si inopinément que le malade peut être jeté à terre comme frappé par quelque main invisible. Dans d'autres cas, il chancelle, mais a le temps de se cramponner à quelque objet pour éviter la chute. La sensation vertigineuse dure parfois des heures ; de légères attaques peuvent passer en quelques minutes. Le vertige est accru par le mouvement et la plus légère tentative de soulèvement de la tête peut amener le vomissement. Le côté vers lequel le patient tombe est généralement opposé à l'oreille affectée ; il peut aussi être entraîné en avant. Fréquemment des secousses nystagmiformes apparaissent dans les yeux au cours de l'attaque, ainsi que de la diplopie. Le syndrome de Ménière est souvent accompagné ou suivi de céphalalgie, de nausées et de vomissements pouvant durer plusieurs heures. En même temps se manifestent les phénomènes auditifs caractéristiques, généralement un bruit soudain et violent, unilatéral d'habitude. Il peut y avoir aussi surdité plus ou moins complète du même côté que le tintement, avec diminution ou perte de la conduction osseuse au diapason. Un certain degré de surdité persiste entre les attaques, mais celle-ci est rarement absolue.

De pareils symptômes survenant avec une soudaineté apoplectiforme constituent le tableau typique du syndrome de Ménière. Mais souvent les paroxysmes sont plus légers, et ne s'accompagnent pas de nausées ni de vomissements, et le sujet peut n'éprouver qu'un vertige transitoire. Mais les attaques ont tendance à récidiver ; rarement le patient s'en tient à une seule. Les périodes intercalaires peuvent varier ; elles

1. *Archives of otology*, vol. XXVI, 1897, p. 185.

peuvent décroître graduellement et s'allonger ou diminuer jusqu'à ce qu'après des attaques successives une surdité absolue s'installe. C'est alors d'habitude la fin du vertige.

Le vertige de Ménière sera distingué d'un vertige comitial par la coexistence du tintement et de la surdité. La perte de conscience qui est la règle dans l'épilepsie est rare dans le vertige labyrinthique. Celui-ci cède souvent à de petites doses de quinine. De la thrombose ou de l'hémorrhagie cérébrales, le syndrome de Ménière se différenciera par la présence de symptômes auditifs et l'absence de signe d'une lésion cérébrale en foyer. La pathogénie en est obscure. Ménière lui-même décrivit le raptus hémorragique de l'oreille interne. Mais comme Arthur Cheatle l'a lumineusement suggéré, les phénomènes sous beaucoup de rapports sont étroitement analogues à ceux du glaucome et peuvent être dus à une élévation subite de la tension de l'endolymphe et de la périlymphe, produite soit par une hémorragie ou d'autres lésions du labyrinthe, soit par la sclérose de l'oreille moyenne, qui fixe la *fenêtre ovale* et la *fenêtre ronde*, privant par là l'oreille interne des soupapes de sûreté qui lui permettent normalement de compenser les changements soudains de la pression intra-labyrinthique.

[Il faut aussi bien se souvenir que le tabes peut se présenter sous le masque du vertige de Ménière, constituant ce que Bonnier (*Revue neurologique*, 1899, p. 689) a appelé le *tabes labyrinthique* et qui serait caractérisé par du vertige paroxystique, de l'agoraphobie, du nystagmus, et des troubles oculomoteurs.

Nous devons aussi à Bonnier la différenciation d'un syndrome bulbaire qu'il a dénommé syndrome du noyau de Deiters et qui cliniquement se présentera avec du vertige — effondrement, perte de la notion de corporalité, ictus vertigineux — des troubles oculo-moteurs réflexes, un état nauséeux et anxieux, des phénomènes auditifs passagers et des manifestations douloureuses dans le territoire du trijumeau.

Les connexions étroites du noyau de Deiters avec le labyrynthe, avec le cervelet et les noyaux bulbo-protubérantiels expliquent ce syndrome.

Alexander Bruce avait d'ailleurs démontré en 1899, que le destruction du noyau de Deiters provoquait la chute du même côté et des mouvements oscillatoires des globes oculaires.]

Il n'a pas encore été observé un seul cas de paralysie isolée du *IXe nerf ou glossopharyngien* chez l'homme en sorte que, ses fonctions exactes ne sont pas complètement déterminées. Nous savons que ce nerf fournit les fibres du goût au tiers postérieur de la lange et au voile du palais. Il fournit probablement aussi les bourgeons du goût qui existent sur l'épiglotte et sur les cartilages aryténoïdes. Le glosso-pharyngien est aussi un nerf de la sensibilité commune pour la partie postérieure de la langue, une partre du palais membraneux et le pharynx supérieur, tandis qu'il distribue des fibres motrices au constricteur moyen du pharynx et au staphylo-pharyngien.

Sa paralysie cause une anesthésie de la partie postérieure de la langue et du pharynx, de la difficulté dans la déglutition et un déficit du goût dans le tiers postérieur de la langue. Chez certains animaux chez lesquels ce nerf a été sectionné expérimentalement, le pharynx et l'œsophage restent en contracture tonique, à raison de la paralysie de fibres inhibitrices que contient le glosso-pharyngien.

Le *X^e nerf ou Vague ou nerf pneumogastrique* d'après la nomenclature moderne, est considéré comme comprenant les racines que l'on avait accoutumé d'appeler « la portion bulbaire du spinal accessoire ». De nos jours, le terme « spinal accessoire » est appliqué seulement à la portion spinale de l'accessoire qui émane d'un noyau entièrement distinct, tandis que l'ancienne « portion bulbaire » dérive d'une continuation du noyau du vague (noyau ambigu) dans le bulbe.

Le vague a la distribution la plus étendue. Il innerve le

pharynx, le larynx, l'œsophage, le cœur, les poumons et partiellement les intestins et la rate. Par sa branche auriculaire, il fournit aussi à une partie de la peau de l'oreille externe. Les fibres pulmonaires sont motrices pour les bronches et sensitives pour les voies respiratoires. Le vague est à la fois moteur et sensitif pour l'œsophage, sensitif pour l'estomac et partiellement moteur pour l'estomac et les intestins. Les racines les plus inférieures sont celles qui ont la plus grande importance diagnostique, car elles contiennent les fibres motrices pour le releveur du voile du palais et pour le laryux et aussi des fibres inhibitrices pour le cœur. A part le cryco-thyroïdien qui reçoit son innervation du laryngé supérieur, tous les muscles du larynx sont fournis par le laryngé inférieur ou récurrent.

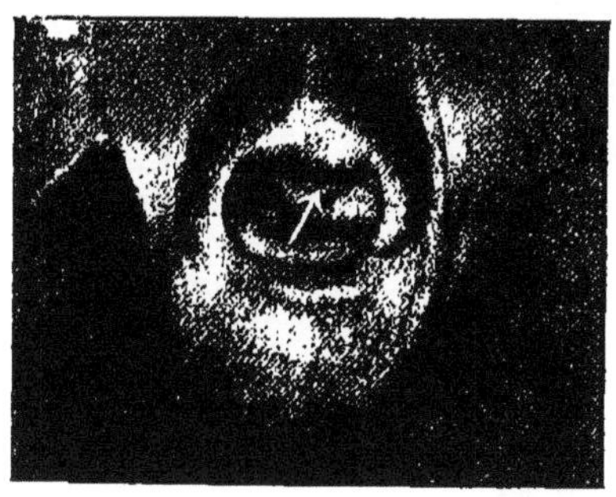

Fig. 64. — Paralysie du côté droit du voile du palais.

Le sujet dit : « Ah » et le voile est attiré vers le côté gauche.
La flèche indique le sens de la luette.

Les symptômes de la paralysie du vague varient selon le siège de la lésion. Les lésions intra-crâniennes peuvent affecter toutes ses racines d'origine, ou attaquer isolément les racines supérieure ou inférieure. Dans le dernier cas, il y a souvent aussi participation du nerf hypoglosse voisin.

Si tout le tronc du vague est lésé, il y a paralysie unilatérale du voile du palais et du larynx et une anesthésie laryngée du côté affecté. Le seul moyen de reconnaître une paralysie unilatérale du palais est de surveiller le mouvement du raphé médian quand le patient prononce un A prolongé. Normalement le raphé se lève tout droit. Mais si un côté du voile du palais est impotent, le côté sain tire seul vers le haut et le raphé se dévie vers le côté sain, formant une fossette caractéristique (fig. 64).

Si les deux vagues sont pris, on observe de la tachycardie et de l'irrégularité du cœur, à cause de la paralysie des fibres inhibitrices. On observe aussi de la lenteur et de l'arythmie respiratoires. Ces phénomènes ne se présentent pas dans la paralysie unilatérale du vague. Des symptômes gastriques ont aussi été observés même dans les cas de lésion unilatérale, tels que la dilatation de l'estomac, des vomissements, des douleurs et la perte des sensations de faim et de soif.

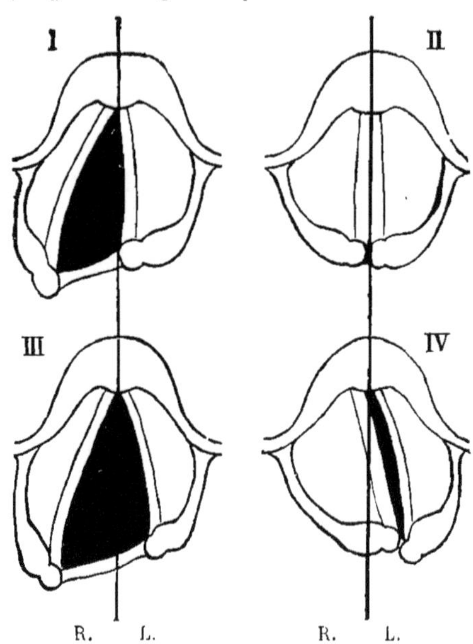

Fig. 65. — Paralysies laryngées organiques (Barwell).

I. Paralysie de l'abducteur gauche, pendant l'inspiration. — II. Paralysie de l'abducteur gauche, pendant la phonation. — III. Paralysie du récurrent gauche, durant l'inspiration. — IV. Paralysie du récurrent gauche, durant la phonation.

De tous ces symptômes, les plus constants et les plus aisés à reconnaître sont ceux qui portent sur le voile du palais et sur le larynx. La paralysie du récurrent peut survenir isolément. La cause la plus commune en est l'anévrysme de l'aorte, qui comprime fréquemment le nerf du côté gauche, entre la crosse et la bronche gauche. Les tumeurs médiastinales peuvent aussi le comprimer; la paralysie récurrentielle peut même résulter d'une sténose mitrale, l'oreillette gauche venant soit écraser le nerf directement contre l'artère pulmonaire, soit en repoussant la bronche gauche en haut presser le nerf contre la crosse de l'aorte[1]. La *paralysie récurrentielle du larynx* immobilise la corde vocale du côté lésé, la fixe en position cada-

1. Frischauer. *Wiener klin. Wochenschrift*, 28 déc. 1905.

vérique, à mi-chemin entre l'abduction et l'adduction, et la voix devient généralement rauque sans disparaître cependant, parce qu'au cours de la phonation la corde saine franchit la ligne médiane et s'en vient à la rencontre de la corde paralysée. Si *les deux récurrents* sont pris, les deux cordes vocales sont immobiles et dans la position cadavérique, et la phonation est impossible, puisque les cordes ne peuvent se rapprocher. Il n'y a pas de stridor, excepté dans les inspirations profondes.

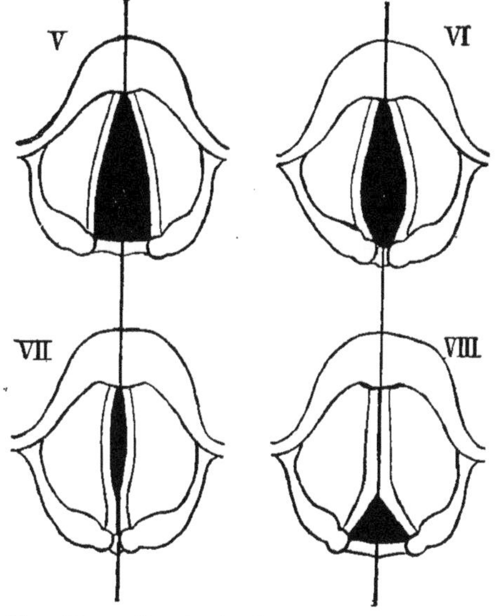

Fig. 66. — Paralysies laryngées fonctionnelles (Barwell).

V. Parésie de l'adduction. Tous les adducteurs sont intéressés. Phonation. — VI. Parésie de l'adduction. L'aryténoïdien n'est pas intéressé. Phonation. — VII. Paralysie des thyro-aryténoïdiens. Phonation. — VIII. Paralysie de l'aryténoïdien. Phonation.

Il convient ici de rappeler quelques-uns des traits caractéristiques des paralysies laryngées (fig. 65 et 66). La paralysie des abducteurs, unilatérale ou bilatérale, est toujours organique et est souvent le signe le plus précoce d'une affection du récurrent. Dans la *paralysie unilatérale des abducteurs* la voix n'est pas altérée, mais à l'examen laryngoscopique la corde paralysée se voit immobile au cours de l'inspiration, ne se mouvant pas en dehors comme la corde saine. Durant la phonation, elles se rencontrent normalement. Dans la *paralysie bilatérale des abducteurs*, la voix n'est pas non plus altérée, puisque les deux cordes peuvent s'affronter dans la phonation. Mais comme elles ne peuvent se mouvoir en dehors durant l'inspiration, mais au contraire sont aspirées, l'inspiration devient pénible et striduleuse et le malade est en danger, car le plus léger œdème des cordes peut complètement bloquer la glotte. La *paralysie du thyro-arythénoïdien interne*, qui se manifeste dans quelques cas de paralysie bulbaire au début, est caractérisée par une apparence ovalaire — au lieu de linéaire — de la glotte dans les tentatives de phonation. La voix devient rauque, mais l'abduction et l'adduction ne sont pas autrement troublées. La *paralysie des adducteurs* est toujours bilatérale et généralement de nature

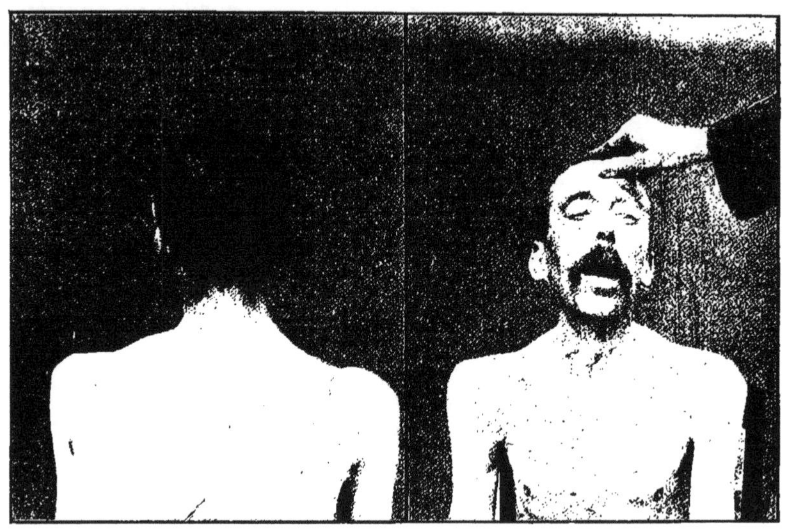

Fig. 67. Fig. 68.
Paralysie du spinal droit.

La fig. 67 montre le déplacement en bas et en dehors de l'omoplate droite et des changements dans la configuration du cou. Du côté paralysé, le relief est formé par l'angulaire de l'omoplate ; à gauche, normalement par le trapèze.

La fig. 68 montre le malade s'efforçant de fléchir la tête contre la résistance qu'on lui oppose. Du côté paralysé, absence de contraction du sterno-mastoïdien droit, l'omo-hyoïdien droit paraît maintenant être sous-cutané.

hystérique. Elle est commune dans l'aphonie hystérique. La malade perd sa voix, souvent subitement, et parle en chuchotant. Il n'y a pas de stridor et dans l'inspiration les cordes se meuvent normalement en dehors. Mais si la malade tente de parler, elles ne se portent pas vers la ligne médiane. Cet état disparaît souvent tout à coup, parfois consécutivement à un examen au laryngoscope, ou par l'application de fortes secousses faradiques sur le larynx.

Le *XI*ᵉ *nerf* ou *spinal accessoire* innerve le sterno-cléïdo-mastoïdien et une partie du trapèze. C'est exclusivement un nerf moteur. Lorsqu'il se paralyse, il y a impotence et atrophie du sterno-mastoïdien qui ne peut plus se tendre dans la rotation de la tête vers l'épaule opposée, ni en fléchissant de force la tête (fig. 67 et 68). La paralysie du trapèze varie en importance d'après la distribution respective du spinal et du plexus cervical. Ordinairement les fibres supérieures du trapèze sont innervées par le spinal, tandis que les fibres médianes sont fournies par le troisième et le quatrième nerf cervical et les fibres les plus basses par le spinal encore. Si le trapèze est paralysé, le contour du cou change d'aspect, à cause de la saillie du rhomboïde (élévateur de l'angle de l'omoplate) qui paraît alors sous-cutané. Il en résulte un déplacement caractéristique de l'angle inférieur de l'omoplate (fig. 69). Celle-ci est portée en bas et en dehors et tourne en dehors, si bien que son bord spinal, au lieu d'être parallèle à la ligne apophysaire vertébrale, est incliné de bas en haut et en dehors. Quand le malade porte ses épaules en arrière, l'omoplate est imparfaitement rapprochée de la ligne sagittale du corps et l'on voit se dessiner sous la peau les rhomboïdes du côté paralysé (fig. 70 et 71).

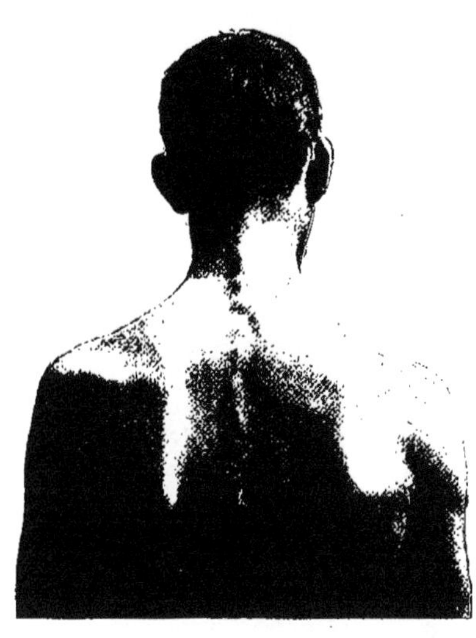

Fig. 69. — Paralysie du spinal droit montrant le déplacement, en bas et en dehors de l'omoplate. A raison de la flaccidité du trapèze, les rhomboïdes à droite paraissent être devenus sous-cutanés.

Le *XII*ᵉ *nerf* ou *hypoglosse* est aussi entièrement moteur. Immédiatement après sa sortie du crâne, il reçoit entre autres anastomoses une petite branche communicante du sympathique cervical. L'hypoglosse fournit tous les muscles intrinsèques de la moitié correspondante de la langue. En dehors du crâne, ce nerf est rejoint par des rameaux des deuxième et troisième nerfs cervicaux, et c'est de ces deux rameaux que les dépresseurs de l'os hyoïde tirent leur innervation, *par la branche descen-*

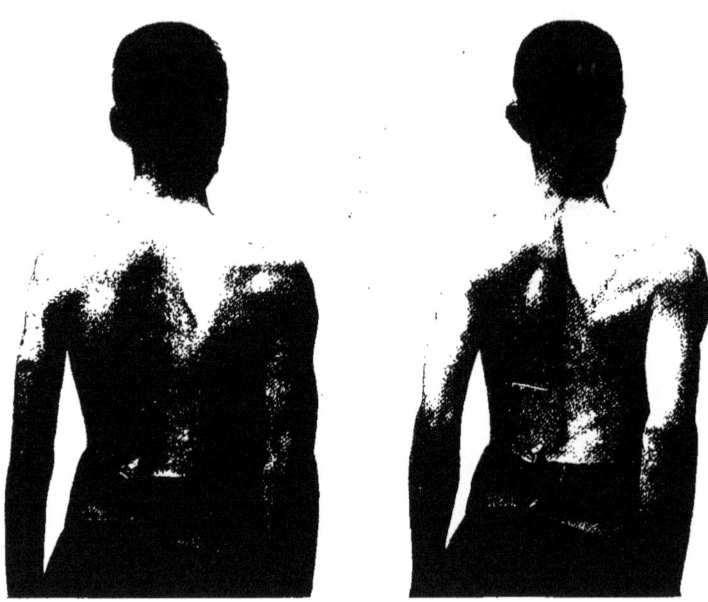

Fig. 70. Fig. 71.
Paralysie du spinal droit.
Fig. 70. Position au repos. — Fig. 71. Position dans l'adduction de l'omoplate.

dante de l'hypoglosse. Les symptômes de la paralysie de l'hypoglosse sont très nets (fig. 72). La moitié correspondante de la langue est atrophiée et creusée de rides. Quand le malade sort sa langue, le côté sain provoque la déviation de la pointe vers le côté malade, formant une sorte de faucille [par action prépondérante du génio-glosse qui s'insère sur le côté opposé de la pointe de la langue]. Si le nerf est sectionné subitement, par accident ou au cours d'une opération, le malade a pour quelques jours la sensation d'un corps étranger correspondant à la moitié de la langue paralysée, empêchant ainsi la mastication et l'articulation. Mais cette sensation disparaît bientôt et le malade s'habitue à sa paralysie de l'hypoglosse.

Si la lésion de l'hypoglosse est extra-crânienne, après l'anastomose avec le rameau du sympathique cervical, nous pouvons

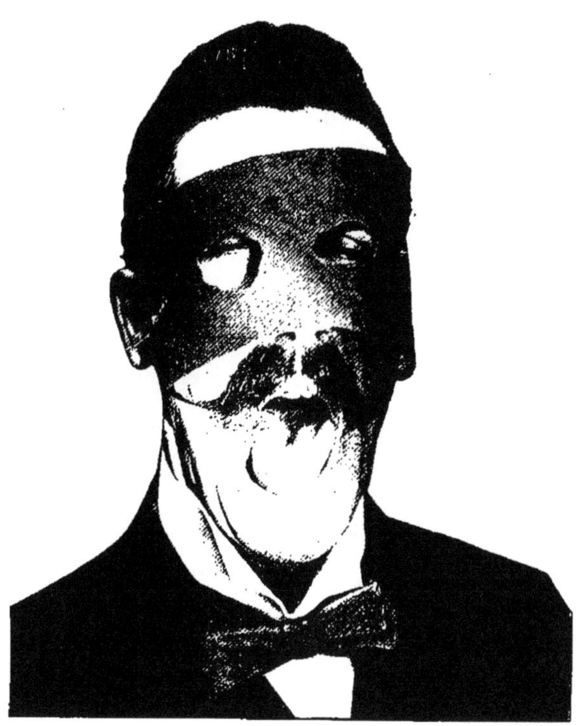

Fig. 72. — Paralysie de l'hypoglosse droit provenant d'une plaie pénétrante au-dessous de la mâchoire inférieure. Atrophie de la moitié correspondante de la langue et déviation marquée vers la droite quand la langue est portée en dehors.

parfois relever des troubles vaso-moteurs dans la moitié de la langue atrophiée. Dans deux cas personnels où le nerf hypoglosse avait été sectionné de propos délibéré pour une anastomose du facial et de l'hypoglosse [pour remédier à une paralysie faciale], la langue était pâle du côté paralysé. A raison de la paralysie unilatérale des dépresseurs de l'hyoïde, le larynx peut être attiré du côté sain, pendant la déglutition.

Le *noyau de l'hypoglosse*, dans le bulbe, comme nous l'avons déjà mentionné, est intimement uni avec les cellules les plus inférieures du noyau du facial, celles qui innervent l'orbiculaire des lèvres. Aussi dans les lésions qui frappent le voisinage du noyau de l'hypoglosse, les muscles des lèvres sont paralysés en même temps que ceux de la langue. Cette paralysie des lèvres et de la langue dans les lésions nucléaires est généralement bilatérale, à cause de la proximité des noyaux de l'hypoglosse de part et d'autre de la ligne médiane.

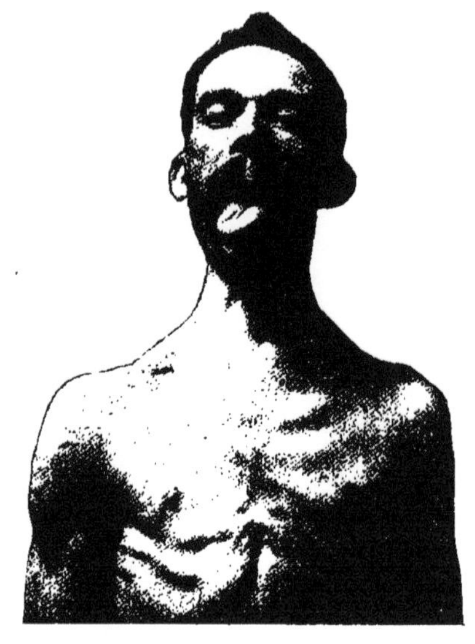

Fig. 73. — Paralysie du spinal et de l'hypoglosse droit.

Déplacement en bas et en dehors de l'épaule droite, atrophie de la moitié droite de la langue avec déviation de celle-ci à droite, quand elle est portée en avant.

Les lésions intra-crâniennes du nerf hypoglosse, liées à une plaque de méningite syphilitique par exemple, impliquent le plus souvent d'autres nerfs crâniens de voisinage. L'une des plus communes de ces paralysies combinées est celle qui provoque, du même côté, l'hémiatrophie linguale, la paralysie du trapèze et du sterno-mastoïdien et la paralysie de la corde vocale et du voile du palais (fig. 73). Ceci résulte d'une lésion qui comprend le XIIe, le XIe et la racine inférieure du Xe nerf (hypoglosse, spinal et pneumo-gastrique). [C'est ce qui constitue le syndrome de Jackson].

CHAPITRE XI

LA DOULEUR ET LES AUTRES SENSATIONS SUBJECTIVES ANORMALES

[*Troubles subjectifs de la sensibilité.*]

Il n'y a peut-être pas de symptôme pour lequel nous soyons plus souvent consultés que la douleur, et il n'est pas toujours aisé d'en déterminer la cause provocatrice ni de la traiter d'une façon satisfaisante.

A part les cas où elle est provoquée chez un homme en bonne santé par quelque excitation extérieure trop violente, la douleur est toujours pathologique. La grande majorité des douleurs sont liées à l'irritation de quelque nerf sensitif périphérique ou de quelque racine postérieure. Moins communément, la douleur peut être causée par une hyperesthésie anormale des centres corticaux et se réclame ainsi d'une origine fonctionnelle [algie centrale]. L'excitation de la surface du cerveau ne provoque aucune douleur, mais les méninges ont une sensibilité exquise, à raison de leur innervation par le trijumeau. Les lésions intra-crâniennes sont donc probablement douloureuses surtout par leur retentissement sur les méninges douées de sensibilité. Il est possible, cependant, que la douleur dans quelques cas de syringomyélie puisse ne pas être d'origine méningée, mais avoir sa cause dans la distension de la cavité gliomateuse par le liquide qu'elle contient; cependant, contre cette opinion, nous devons retenir le fait que la douleur est un symptôme tardif de cette maladie.

Certaines sensations spontanées de malaise varient en degré et en modalité. Les variétés les plus atténuées, ne justifiant pas encore le mot douleur, sont classées sous le vocable *dysesthésies.* Elles comprennent des symptômes tels que le picotement, le fourmillement, l'engourdissement, la démangeaison, une sensation d'ardeur, etc., tandis que parmi les douleurs les plus violentes, sont les élancements intenses et angoissants du tic douloureux de la face, l'angine de poitrine, la colique néphrétique ou hépatique, ou les douleurs fulgurantes du tabes.

Dans le diagnostic de la cause d'une dysesthésie ou d'une douleur particulières, il existe une règle invariable qu'il nous faut toujours suivre, à savoir : de faire un examen local minutieux de la partie du corps où le malade rapporte ses sensations anormales. C'est seulement en procédant ainsi que nous éviterons des erreurs grossières, telles que celle qui consiste à confondre la douleur de l'herpès zoster avec celle de la pleurésie. Dans toute douleur localisée, il nous faut d'abord chercher une cause locale, soit dans la peau, les muscles, les os, les jointures, les ganglions, ou dans d'autres tissus sous-jacents. La douleur liée à une lésion locale est généralement plus ou moins continue et accompagnée de phénomènes objectifs tels que rougeur de la peau, enflure et sensibilité des tissus malades, raideur des articulations, etc. Les crampes douloureuses du tétanos, de la rage, du strychnisme sont aisément reconnues et n'ont pas besoin d'être décrites plus longuement.

Quelques douleurs sont généralisées, par exemple, celles des maladies aiguës comme l'influenza, la variole et d'autres fièvres à début brusque. En pareils cas, l'élévation de la température, la présence fréquente d'un rash et communément l'occurrence de cas semblables constituant une épidémie nous aideront dans notre diagnostic.

Les paroxysmes douloureux intraitables à distribution hémiplégique, dans la face, le tronc et les membres, qui constituent *hémiplégie douloureuse,* sont hautement suggestifs d'une lésion localisée dans la couche optique[1]. Dans ces lésions thalamiques, il y a aussi hémi-anesthésie dans les membres et la face parésiés, en même temps que des mouvements athétosiformes ou choréiformes spontanés et de l'hémi-ataxie dans les mouvements volontaires. Ces cas d'hémiplégie douloureuse doivent être soigneusement distingués des douleurs articulaires qui sont communes dans l'hémiplégie organique ordinaire et sont liées à des altérations articulaires secondaires que soulagent généralement le massage, l'hydrothérapie et des médicaments antirhumatismaux.

Le plus grand nombre de cas de sensations douloureuses ou de malaise sont cependant localisés dans quelque région définie, et de ce fait, au point de vue diagnostic, le plan le plus utile pour étudier les troubles subjectifs de la sensibilité est de considérer chaque partie du corps à son tour.

Mal de tête. Céphalalgie. — Ce terme seul ne saurait constituer un diagnostic car le mal de tête n'est pas une maladie, mais simplement un symptôme.

Lorsqu'un malade se plaint de souffrir de la tête, il nous faut d'abord éliminer toutes les causes locales. Parmi les *causes extra-crâniennes* les plus communes, il nous faut nous souvenir de la *myosite rhumatismale du muscle occipito-frontal,* avec sa sensibilité diffuse, surtout perceptible quand on se brosse les cheveux, et l'aggravation de la douleur quand on meut le cuir chevelu. Elle est souvent soulagée très promptement par des applications chaudes. L'érysipèle s'accompagne de rougeur locale, d'œdème chaud et de fièvre. Dans la périostite du péricrâne on accuse de la douleur à la pression. Celle-ci est souvent d'origine syphilitique, et la souffrance s'exacerbe durant la nuit.

1. Déjerine et Roussy. *Revue neurologique*, 1906, n° 12.

Les maux de tête dus à des lésions localisées dans les os crâniens, relèvent le plus communément de l'inflammation du revêtement muqueux de diverses excavations aériennes, telles que le sinus frontal ou ethmoïdal ou les cellules mastoïdiennes. Un simple coryza peut même en être responsable. C'est ici que l'anamnèse et l'examen local nous mettront sur la voie. Moins fréquemment on trouvera de la carie des os ou des exostoses locales. Les dents cariées provoquent souvent le mal de tête, surtout dans la région temporale.

De *grosses lésions intra-crâniennes* peuvent déterminer une céphalée intense, soit par lésion locale des méninges comme dans les diverses variétés de méningite (syphilitique, tuberculeuse, purulente), soit par hypertension intra-crânienne, comme dans la méningite diffuse, les abcès, les gommes et les tumeurs de l'encéphale. Il n'est pas rare d'observer d'autres signes d'hypertension, tels que les vomissements et la névrite optique. Dans tous les cas obscurs, il nous faudra faire un examen minutieux du fond de l'œil. L'emplacement de la douleur ne correspond nécessairement pas toujours avec celui de la tumeur. Les tumeurs de la fosse postérieure conditionnent les céphalalgies les plus sévères.

Nous avons encore les maux de tête liés à des changements dans la circulation intra-crânienne, tels que l'hyperémie artérielle, les maladies du rein ou la suppression des menstrues, ou ceux provoqués par des médicaments tels que nitrite d'amyle, érythrol, tétranitrol, ou alcool. L'hyperémie produit une douleur lancinante, parfois associée au vertige, au tintement d'oreille, à des altérations de la vue, et une tendance aux épistaxis répétées. L'hyperémie veineuse de l'asystolie ou de l'emphysème peut amener de la céphalalgie, qui est aggravée par la toux. Le mal de tête de l'anémie est probablement d'origine surtout toxique plutôt que dû à un déficit dans l'irrigation sanguine de l'encéphale.

Certains cas d'hémiplégie sont précédés, de plusieurs jours ou même de semaines, de céphalalgie. Ceci est particulièrement commun dans la *thrombose cérébrale* [ou *encéphalamalacie*] où la céphalalgie prémonitoire a une valeur diagnostique considérable. Le début de l'*hémorragie cérébrale* coïncide souvent avec de la céphalalgie. Si donc un homme âgé se plaint de maux de tête, de saignements de nez, il nous faudra être prudent dans le traitement de l'épistaxis qui peut être considérée comme une soupape de sûreté et peut sauver ce vieillard d'une attaque d'apoplexie.

Il existe un autre groupe de céphalalgies qui est sous la dépendance d'une irritation périphérique de diverses parties du corps : par exemple, l'irritation de certains viscères, telle qu'en produisent les maladies de l'utérus ou des ovaires, ou les époques menstruelles ou les troubles critiques de la ménopause. Chez certaines gens la déglutition d'une boisson glacée provoque un mal de tête frontal soudain, dès que celle-ci gagne l'estomac. C'est là une céphalalgie réflexe typique d'origine gastrique. Les maux de tête d'origine oculaire sont des plus fréquents, parfois sous la dépendance de lésions telles que l'iritis ou le glaucome, mais plus souvent encore de vices de réfraction, hypermétropie ou astigmatisme. La fatigue que subit la vue, après une visite prolongée dans une galerie de peinture, suffit à déterminer de la céphalalgie surtout s'il existe quelque défaut de réfraction.

Un groupe considérable de maux de tête ont une *origine toxique*, les poisons portant sur la circulation intra-crânienne, communément en élevant la tension artérielle. Le début de certaines fièvres infectieuses est marqué par le mal de tête, ainsi la variole et l'influenza (d'ordinaire associé à de la rachialgie), la fièvre typhoïde (accompagné de troubles dyspeptiques), la scarlatine, la pneumonie, etc. En pareils cas, la température, le rash caractéristique et les autres signes ou symptômes nous guideront. Certaines toxines sont aussi responsables de la céphalalgie des dyspeptiques, qu'il s'agisse de ce mal de tête matutinal avec sensation d'éclatement imminent et nausées qui suit les joyeuses beuveries nocturnes ou de ce mal de tête de la dyspepsie chronique qui s'associe fréquemment à la constipation. L'oxyde de carbone, l'acide carbonique et d'autres déchets respiratoires des chambres mal ventilées ou des réunions trop nombreuses provoquent encore de la céphalalgie. Enfin d'autres poisons, qui ont une origine interne, des auto-intoxications telles que la goutte, l'urémie, la diabète sont responsables de certaines céphalalgies.

Le coup de soleil provoque un mal de tête diffus mais violent. Les cas sévères sont souvent accompagnés d'autres symptômes tels que délire, hyperthermie et coma. La neurasthénie et l'épuisement, provoqués soit par l'excès de travail soit par tous autres excès ont la classique *douleur en casque*. La céphalée post-épileptique est parfois violente et s'accompagne de vomissements.

Les maux de tête bilatéraux sont le plus souvent toxiques. Celui de la dyspepsie siège dans la région frontale, celui de la constipation à l'occiput, celui de l'anémie ou de l'épuisement au vertex. Quelques cas de contusion crânienne sont suivis de céphalalgie continue et durable. Celle-ci, je crois, est parfois toxique, une quantité minime de toxine étant plus à même de provoquer la céphalalgie après un traumatisme que chez un individu sain. D'autre part le mal de tête revient à l'occasion d'un léger effort d'esprit, spécialement quand on a autorisé le malade à reprendre prématurément son travail. De là l'importance d'un repos complet physique et intellectuel après un grave traumatisme crânien, même en l'absence de tout signe de lésion organique. La plupart des maux de tête décrits jusqu'ici sont bilatéraux ou médians. Voyons maintenant les céphalalgies unilatérales ou circonscrites.

Parfois elles sont dues à quelque lésion locale du cuir chevelu, du péricrâne ou du crâne même, auquel cas un examen local en révélera la cause. Elles peuvent aussi résulter de lésions intra-crâniennes, par exemple, d'une méningite, d'un abcès, d'une gomme ou d'une tumeur. Si la maladie sous-jacente siège près de la surface du crâne, le siège de la douleur correspond parfois avec celui de la lésion. Mais il n'en est pas toujours ainsi. Je me rappelle un fait frappant de tumeur cérébelleuse du côté droit où la douleur était confinée à la région sus-orbitaire gauche. La tumeur fut cependant diagnostiquée correctement et enlevée avec succès.

Quelques maux de tête sont associés à une grande pâleur de la face — apparemment due à un spasme vaso-moteur des vaisseaux cérébraux, que soulage souvent une inhalation de nitrite d'amyle. D'autres sont liés à l'hyperémie artérielle, caractérisée par des artères pulsatiles et la rougeur de la face. Ces derniers sont parfois promptement amendés par la compression de la carotide du côté correspondant. Car les maux de tête angio-neurotiques sont rarement bilatéraux.

Une variété de céphalalgie circonscrite très vive est connue sous le nom de *clou hystérique*, douleur térébrante que la malade rapporte au vertex, et qu'elle compare à une pointe que l'on enfoncerait dans le cerveau. Cette sensation de clou que l'on voit aussi dans la neurasthénie n'est pas associée à d'autres indices d'une lésion intra-crânienne, en sorte que sa violence même nous doit conduire à soupçonner sa véritable nature.

La douleur de la *migraine* (hémicrânie) avec ses crises paroxystiques survenant à des intervalles de plusieurs jours ou mois, est généralement aisée à diagnostiquer. Le malade ne ressent rien dans les périodes intercalaires. La migraine est une maladie familiale qui apparaît généralement dans l'enfance et revient au cours de la période active de la vie, tendant à s'amender avec le nombre des années. La migraine est souvent soulagée par la compression de la carotide primitive du côté correspondant, mais elle reparaît dès que cesse l'anémie ainsi provoquée. Le migraineux présente généralement des vomissements à la période d'acmé ; l'accès, d'autre part, est souvent précédé par une aura visuelle représentant un scotome scintillant; celui-ci consiste en une zone obscure occupant une moitié du champ visuel, du côté opposé à celui de la migraine unilatérale, cette zone étant bordée d'une frange colorée formée de zigzags lumineux. Ce scotome devient parfois une hémianopsie totale temporaire. La douleur migraineuse est le plus souvent unilatérale et s'accuse du côté opposé aux phénomènes visuels. Ainsi, si les sensations visuelles sont à gauche du champ visuel, la migraine siège à droite et réciproquement. Plus rarement, la crise migraineuse peut être précédée par une aura qui n'a rien de visuel, par une sensation subjective de picotement dans une main, montant lentement vers le bras et vers la face et la langue et suivie par le mal de tête du côté opposé. Si le picotement siège du côté droit, il peut se manifester une légère aphasie transitoire. Cette variété de migraine se distingue d'une attaque d'épilepsie, par la plus grande intensité et l'unilatéralité de la céphalalgie, par la marche lente et comme délibérée de l'aura migraineuse, durant peut-être plusieurs minutes, par l'absence de perte de connaissance, par le défaut de mouvements cloniques et par ce fait enfin, que Gowers[1] a mis en relief, que le picotement prémonitoire de la migraine peut s'étendre aux deux côtés de la langue et des lèvres, tandis que dans une attaque épileptiforme si l'aura gagne la langue et la face, elle reste cantonnée à un seul côté. La migraine et l'épilepsie peuvent alterner chez le même malade. La *migraine ophtalmoplégique* constitue une variété plus rare, dans laquelle en plus des phénomènes de l'hémicrânie douloureuse, s'installe

1. Gowers. *British med. journal*, déc. 3, 1906.

une paralysie temporaire du IIIe nerf crânien, du même côté, ptosis, strabisme externe, mydriase, etc.

Passons aux phénomènes douloureux qui peuvent siéger dans le territoire du trijumeau. De tous, le plus agonisant dont un malade puisse souffrir est le *tic douloureux* de la face. La douleur s'en prend rarement aux trois branches du Ve nerf à la fois; elle se confine d'habitude à une branche, spécialement l'ophtalmique, et plutôt au rameau sus-orbitaire ; ou bien elle prend deux branches voisines. La maladie n'est pour ainsi dire jamais bilatérale, excepté dans les cas de diabète. Le sujet a des paroxysmes de douleur intolérable, martyrisante, dans le territoire de la branche ou du rameau affectés. Au cours de l'attaque la face est souvent convulsée du côté douloureux, dans un spasme tonique involontaire; il se produit un flot de larmes, et quelquefois de l'hydrorrhée nasale et du ptyalisme, tout ceci du côté lésé. Non seulement les paroxysmes surviennent spontanément, mais la plus légère excitation périphérique suffit pour les faire éclater; le malade évite même de mâcher de ce côté hyperesthésié. J'ai vu des cas dans lesquels le malade n'osait pas se laver la figure pendant des semaines consécutives, de crainte de provoquer un nouveau paroxysme. La névralgie invétérée du trijumeau conduit parfois au suicide.

Il existe encore de nombreuses variétés de névralgies paroxystiques plus localisées, que l'on peut rapporter à des rameaux individuels du nerf trijumeau et qui sont associés à « des points douloureux » [points de Valleix], siégeant à leurs points d'émergence des os de la face. Dans de telles névralgies localisées et dans le tic douloureux lui-même, il nous faut toujours pousser nos investigations vers quelque cause provocatrice locale du côté de la bouche, du nez, de l'œil ou de l'oreille. La carie dentaire ou une périostite alvéolo-dentaire peuvent provoquer une névralgie dans tout le territoire correspondant de la branche du nerf trijumeau et le dentiste, en pratiquant l'extraction de la dent suspecte, soulagera souvent le patient. Mais nous devons éviter d'arracher quelque dent saine simplement sur les déclarations d'un malade qui localisera la douleur dans cette dent. Parfois une dent anormalement placée, encore que saine, peut causer la névralgie. Ainsi une dame de cinquante-huit ans ressentait depuis huit ans une brûlure constante le long du bord droit de sa langue, en même temps qu'un engourdissement dans le territoire du nerf maxillaire supérieur. Ces phénomènes avaient été traités en vain, alors que leur cause réelle résidait simplement dans une dent de sagesse du côté correspondant dont l'éruption s'était incomplètement faite. Les lésions de l'antre d'Highmore et des autres sinus de la face, les polypes nasaux et d'autres lésions locales peuvent conditionner des névralgies partielles. Si, en plus, le malade est anémique ou goutteux, la tendance aux névralgies en est accrue. Mais l'anémie seule, non plus que la goutte ne peuvent provoquer une névralgie localisée. Quelque cause locale déterminante est toujours là, encore qu'elle soit parfois difficile à déceler.

La méningite syphilitique de la base, des productions gommeuses étreignant le trijumeau sur la base du crâne peuvent conditionner la névralgie de ce nerf. Mais, en pareil cas, il existe d'autres signes d'une maladie intra-crânienne et nous aurons à rechercher les signes de participation de la racine sensitive ou de la racine motrice (voy. p. 173). Si de telles lésions durent longtemps, elles ont tendance à créer de l'anesthésie dans la zone de distribution du nerf, et une anesthésie localisée suggérera une névrite organique plutôt qu'une simple névralgie.

Voyons maintenant les douleurs variées dont le *tronc* peut être le siège. D'abord, mentionnons les douleurs radiculaires causées par l'irritation de racines postérieures correspondantes. Parfois cette lésion des racines est sous la dépendance d'une maladie des méninges spinales (tuberculose, syphilis, tumeur), d'une arthropathie vertébrale, de la carie ou d'une tumeur de la colonne, d'un anévrysme de l'aorte descendante ou d'un néoplasme intra-thoracique. Les douleurs osseuses vertébrales sont associées à une sensibilité locale et à de la raideur. Si nous voyons un malade soutenant sa tête de ses deux mains, à raison d'une douleur de la nuque, c'est là un signe presque pathognomonique d'une maladie de la colonne cervicale. Les douleurs radiculaires commençant d'un seul côté et prenant ensuite les deux côtés, sont presque pathognomoniques d'une tumeur des méninges spinales. Ces douleurs, lorsqu'elles sont dues à des lésions organiques des racines, sont fréquemment associées à un certain degré d'hyperesthésie ou d'anesthésie de la zone douloureuse (*Anesthésie douloureuse*).

Si la moelle épinière est comprimée ou infiltrée par la même lésion que celle qui envahit les racines postérieures, nous aurons des manifestations de paralysie sensitive ou motrice des parties du corps situées au-dessous du niveau de la lésion, avec les altérations connues des réflexes, etc. Les *douleurs en ceinture du tabes* sont dues à une lésion des racines postérieures correspondantes. Elles varient en intensité de la sensation de constriction produite par une cordelette à celle causée par une large cuirasse enserrant une partie considérable du tronc. Cette cuirasse est parfois incomplète, soit en avant, soit en arrière (fig. 78). Les douleurs radiculaires peuvent aussi apparaître dans certains cas de sclérose en plaques (*sclérose disséminée douloureuse*) et si l'on ne se souvient pas de ce fait, on peut établir un diagnostic erroné de tumeur de la moelle[1]. Une autre sorte de douleurs radiculaires est celle que l'on relève dans le zona, qui est une affection du ganglion de la racine postérieure. La douleur du zona est pratiquement toujours unilatérale, et

1. Frankl-Hochwart. *Neurologisches Centralblatt*, 1906, p. 973.

peut soit précéder, soit suivre l'éruption des vésicules d'herpès zoster. Elle peut durer des mois alors que les vésicules ont disparu. Elle est souvent si aiguë qu'elle peut être confondue avec celle de la pleurésie, dont la différencient les signes d'auscultation.

L'herpes zoster s'accompagne fréquemment de lymphocytose du liquide céphalo-rachidien.

La pleurodynie est une douleur qui siège dans un ou plusieurs espaces intercostaux et qui est liée à une myalgie rhumatismale de quelques muscles intercostaux. Elle ressemble quelquefois à la douleur de la pleurésie, mais on l'en différencie par la sensibilité locale à la pression et par l'absence de frottements à l'auscultation. Il existe aussi une douleur très commune que nous rencontrons chez les neurasthéniques et les débilités. C'est une douleur profonde, excédante, au-dessous de l'angle inférieur de l'une ou des deux omoplates. Elle est plus diffuse et moins superficielle que celle du zona et on ne trouve aucun des signes physiques de la pleurésie ni de la pleurodynie. La douleur de la névrose traumatique, spécialement après un accident de chemin de fer (railway spine), peut simuler une lésion organique, spécialement s'il y a coexistence d'une paraplégie hystérique. Le diagnostic peut cependant en être généralement posé en considérant l'hyperesthésie exquise de la colonne vertébrale, l'absence de signes de lésions organiques et la présence de stigmates variées de l'hystérie (voy. plus loin p. 440). La névralgie mammaire ou mastodynie se présente aussi chez les hystériques et les neurasthéniques, et doit être différenciée d'une maladie de la glande par l'examen physique.

Il nous faut aussi nous bien rappeler les diverses *douleurs réflexes* qui peuvent se rencontrer dans les lésions viscérales : ainsi, dans la péricardite, la douleur précordiale ou épigastrique ; dans l'aortite, la douleur dans les trois espaces intercostaux droits. L'examen physique éclaircira ces points de diagnostics différentiel dans l'anévrysme et les néoplasmes du médiastin. L'une des douleurs les plus sévères de cette région est constituée par l'*angine de poitrine*. Il s'agit d'une douleur paroxystique suffocante, ou d'une sensation d'intolérable constriction dans la région du cœur [ou de la première pièce du sternum], irradiant souvent vers l'un des bras ou vers les deux, mais spécialement le long du bras gauche. [Enfin il s'y joint une angoisse très vive que provoque le sentiment de la mort imminente.]

Elle est plus commune chez l'homme à l'âge moyen ou après, et se trouve d'habitude liée à quelques signes de lésions vasculaires dégénératives. [Chez l'individu jeune encore il est bon de penser à l'aortite syphilitique.] Il faut la distinguer de l'angine toxique ou névralgique, ainsi dénommée pseudo-angine, affection semblable mais moins grave, que l'on rencontre plus particulièrement chez les jeunes filles, chez les femmes qui ont allaité trop longtemps et chez les sujets encore jeunes qui abusent du tabac ou du thé.

L'irritation des nerfs sensitifs de l'extrémité cardiaque de l'estomac, par des acides anormaux ou par d'autres causes, peut amener une sensation de brûlure que le malade rapporte d'ordinaire au septième cartilage costal gauche et parfois aussi à la région interscapulaire à gauche. De pareilles douleurs gastriques sont associées à d'autres signes de dyspepsie, dont nous n'avons pas à parler ici. Quant à la localisation des douleurs réflexes dans les lésions des diverses parties du tube intestinal, il est utile de se rappeler la règle de Mackenzie[1], qui veut que la douleur due aux affections des voies digestives est rapportée à travers la ligne médiane de l'abdomen à des zones régulièrement descendantes au fur et à mesure que nous des-

1. *Brain*, 1901, vol. XXV, p. 373.

cendons de l'estomac vers le côlon. Ainsi l'épigastre est la région des douleurs gastriques (les lésions du cardia se signalent par une douleur de siège plus élevée que celle liée aux affections du pylore) ; l'ombilic est la région des douleurs de l'intestin grêle ; l'hypogastre le siège des douleurs venant du gros intestin. Une preuve expérimentale frappante de ces faits peut être donnée à tout moment, il suffit d'administrer un purgatif drastique. Lorsque les coliques surviennent, on les sent d'abord dans la région ombilicale, puis bientôt elles descendent de plus en plus bas, et lorsqu'elles arrivent près du pubis, l'appel pour l'évacuation intestinale devient urgent et impérieux.

Pour discuter pleinement les causes variées de douleurs abdominales, il nous faudrait plusieurs chapitres. Nous devons avoir présent à l'esprit non seulement les lésions des voies intestinales, sous la forme de catarrhe, d'ulcère, de spasme musculaire, etc., mais aussi les perforations de viscères creux variés, tels que l'estomac, la vésicule biliaire, les intestins, l'appendice, les trompes (salpingite et grossesse tubaire) ; notons aussi pour mémoire la colique biliaire ou rénale, la pancréatite aiguë [par lithiase hémorragique avec ses îlots de stéatonécrose], la torsion du pédicule de l'ovaire [ou de la rate plus ou moins ectopiée], etc. Dans chaque cas, non seulement il nous faut examiner toute la cavité abdominale, mais encore s'il est nécessaire, la *cavité pelvienne*, par le rectum et le vagin, et analyser les urines et les fèces.

En dehors de la colique néphrétique, le rein flottant est une cause fréquente de douleur abdominale diffuse, spécialement chez les femmes pauvrement nourries, porteuses d'une sangle musculaire abdominale relâchée. Ici encore, l'examen local en dévoilera la cause.

N'oublions pas de rappeler les *crises viscérales*, si connues *du tabes dorsal :* crises gastriques associées à des états nauséeux et au vomissement ; les crises intestinales associées aux coliques et à la diarrhée; les crises diaphragmatiques associées au hoquet; les crises vésicales, etc. Tous ces paroxysmes douloureux simulent de très près les douleurs des maladies aiguës de l'abdomen. Mais l'anamnèse, l'investigation des réflexes pupillaires, l'abolition des réflexes du genou et du tendon d'Achille, et les autres signes du tabes nous sauveront de l'erreur.

[Cette question des crises viscérales du tabes est d'ailleurs complexe. Lœper (*Sem. Méd.*, 7 avril 1909, Crises entéralgiques du tabes) a montré dans un travail d'ensemble et avec quelques cas personnels, que le tabes pouvait réaliser un syndrome semblable à la colite muco-membraneuse.

H. Dufour et Cottenot (*Soc. Neurologie,* Paris, 3 décembre 1908) ont d'autre part établi nettement la relation qui pouvait exister entre les vomissements incoercibles de la grossesse et le tabes plus ou moins latent. Enfin, il faut penser en présence de crises abdominales chez les tabétiques, à une origine vasculaire ; elles relèveraient parfois de l' « aortite abdominale ». Le caractère différentiel en serait donné par l'élévation transitoire de la pression artérielle et par le déplacement de l'aorte avec augmentation de sa mobilité, qui indiquent, comme l'avaient enseigné Potain et J. Teissier, l'aortite abdominale (*Mediz. Klinik.*, n° 47, 1908).]

Le *lombago,* ou douleur des muscles lombaires, est une sorte de myalgie aisée à identifier. La douleur est intensifiée par la contraction musculaire active et par l'élongation passive provoquée par exemple en penchant en avant le haut du corps. On relève aussi de la sensibilité à la pression. La névralgie lombo-abdominale, d'autre part, est diffuse et plus en surface, elle n'est pas confinée à la région lombaire mais s'étend en avant sur la partie antérieure de l'abdomen, et parfois aux aines, aux organes génitaux et à la région lombaire. Elle est paroxystique, et au cours des crises il peut y avoir des crampes des muscles abdominaux et du crémaster.

Elle est associée à des points d'hyperesthésie comme dans toute vraie névralgie, points situés au niveau des apophyses épineuses, des crêtes iliaques, de la ligne blanche, du canal inguinal, du scrotum ou des grandes lèvres. La douleur au sacrum est fréquemment liée à une maladie de l'utérus, telle que la dysménorrhée si commune ou les douleurs du part.

La *coccygodynie* ou névralgie du coccyx, est pratiquement l'apanage de la femme. Elle peut être spontanée, ou elle peut être provoquée par la position assise, ou par la marche, ou par la contraction de l'un quelconque des muscles qui s'insèrent sur le coccyx, durant la défécation. On trouve souvent ici de la sensibilité locale. Avant de nous arrêter au diagnostic de simple névralgie, les lésions du coccyx ou des régions adjacentes devront toujours être éliminées par l'examen local, à la fois extérieur et rectal.

Douleurs dans les membres. — La névralgie brachiale, qui est généralement unilatérale, est rapportée d'habitude à toute la zone de distribution du plexus, c'est-à-dire à la partie inférieure du cou, à l'épaule et à tout le membre supérieur, et elle est plus intense dans sa portion proximale. Il est rare de rencontrer une névralgie confinée à la zone de distribution d'un seul nerf, comme le médian ou le cubital, excepté dans les cas de blessure ou de lésion du tronc nerveux lui-même. La douleur dans la névralgie brachiale est aggravée par le mouvement du membre, qui semble lourd et engourdi, bien qu'il n'y ait pas de paralysie. Les points douloureux sont le long des troncs nerveux accessibles, comme le radial, le circonflexe, le médian ou le cubital.

Si de l'anesthésie ou des troubles trophiques s'ajoutent, c'est que nous avons affaire à des altérations pathologiques du tronc nerveux, c'est-à-dire à une névrite et non à une simple névralgie. Dans tous les cas de névralgie brachiale, il nous faut examiner avec grand soin les troncs nerveux sur tout leur trajet, pour éliminer la possibilité de lésions organiques qui les comprimeraient ou les infiltreraient. En plus de la douleur, la névrite brachiale amène souvent de la faiblesse et de l'atrophie des muscles correspondants et l'abolition ou la perversion des sensations cutanées.

Analogue à la névrite et à la névralgie brachiales du membre supérieur, nous rencontrons la *sciatique* dans le membre inférieur, névralgie ou névrite sciatiques. Dans tous les cas, il nous faut déterminer du quel de ces états il s'agit. Dans la névralgie il y a ordinairement une douleur sourde, plus ou moins constante dans la partie postérieure de la cuisse avec des paroxysmes éventuels lancinants ou térébrants, généralement se dirigeant de haut en bas le long du nerf sciatique. Le moindre mouvement du membre qui peut tendre le nerf, n'importe quelle pression, l'acte de s'asseoir sur un siège dur, provoquent un paroxysme. De là cette tendance du malade à fléchir sa hanche et son genou du côté affecté, de façon à relâcher le nerf. Il n'est pas rare de relever un léger degré de scoliose de la région lombaire, à concavité tournée vers le côté sain [scoliose croisée de Brissaud, due à la prépondérance des muscles du côté sain. Plus rarement cette scoliose est homologue, la concavité lombaire regarde ici le côté malade et, selon cet auteur, est due à un état de contracture spastique des muscles du côté malade].

Les points douloureux siègent au-dessus de l'épine iliaque postérieure, au niveau de l'échancrure sciatique, au creux poplité, au-dessous de la tête du péroné et derrière les malléoles. L'élongation passive du nerf augmente la douleur, par exemple dans la flexion de la hanche avec extension du genou [signe de Lasègue]. L'émoussement des sensations dans l'aire du tibial postérieur ou du péronée n'est pas commun et indique une névrite ou une périnévrite organiques. Il en est de même des altérations des réactions électriques dans les muscles, ou d'un degré marqué d'atrophie musculaire. Dans la névrite sciatique, la température du membre est généralement plus basse que celle du côté sain. Les réflexes achilléens doivent toujours être recherchés des deux côtés. Dans la névrite, le réflexe du tendon d'Achille est diminué ou perdu, dans la névralgie, il reste normal. Dans les deux formes nous pouvons relever de l'exagération du réflexe crémastérien du côté atteint.

La *méralgie paresthésique* est une variété de névralgie occupant toute l'aire de distribution cutanée du fémoro-cutané. Elle consiste en de la paresthésie ou dans une douleur réelle de la face externe de la cuisse. La douleur est souvent provoquée par la station debout ou la marche, à raison probablement de la tension du fascia lata. Il y a parfois association du pied plat du même côté. Ici, comme dans la névralgie brachiale ou dans la sciatique, la présence d'une zone d'anesthésie indiquera une névrite plutôt qu'une névralgie.

Dans quelques rares cas, nous pouvons trouver de la névralgie du crural ou de l'obturateur, et il nous faudra alors penser à une tumeur intra-pelvienne ou à une hernie obturatrice.

Les douleurs de la névralgie et de la névrite brachiale ou sciatique et celles de la méralgie paresthésique sont unilatérales.

Quant aux *douleurs bilatérales,* elles devront toujours nous suggérer soit une cause toxique attaquant les éléments nerveux périphériques des deux membres, soit quelque lésion centrale des méninges spinales affectant de chaque côté les racines postérieures, ou bien encore quelque état angio-neurotique tel que la maladie de Raynaud, l'érythromélalgie ou la claudication intermittente.

Les douleurs musculaires ou articulaires sont communes chez les ouvriers qui travaillent dans l'air comprimé, dans des caissons profondément enfoncés sous l'eau ou dans le sol. Les symptômes de la *maladie des caissons* ou *paraplégie de décom-*

pression, se déclarent le plus communément lorsque l'ouvrier remonte sans transition à l'air extérieur. Aussi leur faut-il passer par une chambre de décompression où la pression atmosphérique est graduellement réduite à la normale. Si l'on ne prend pas cette précaution indispensable, des bulles d'azote sont mises en liberté dans le sang circulant et peuvent soit former des embolies dans les artères du système nerveux central provoquant de petits foyers de nécrose, ou bien l'azote peut se dégager hors des capillaires dans le tissu nerveux même, spécialement dans l'intimité de la moelle épinière. Il peut aussi survenir des hémorragies capillaires. Cliniquement, pareils cas se signalent non seulement par de vives douleurs dans les membres, mais encore par des symptômes auditifs dus à quelque lésion du labyrinthe, surdité, vertige et tintement, ou quelquefois à une rupture récente du tympan; on peut aussi voir s'installer de l'anesthésie et de la paraplégie de type spinal; tous ces phénomènes peuvent persister indéfiniment. Les cas bénins rétrocèdent rapidement, si l'extravasation d'air s'est produite seulement hors des capillaires sans embolies gazeuses dans les artérioles.

Les *douleurs fulgurantes* du tabes peuvent apparaître d'un seul côté ou des deux côtés. Elles sont plus fréquentes dans les jambes, parce que le tabes est une maladie qui débute généralement par les racines postérieures du renflement lombo-sacré. Ces douleurs sont décrites d'une façon très variée par le malade, douleurs en coup de canif, brûlures, déchirures et éclatement des tissus ; elles sont associées généralement à de l'hyperesthésie cutanée localisée. Elles sont souvent confondues avec des douleurs rhumatismales et ceci d'autant plus qu'elles coïncident souvent avec des perturbations atmosphériques.

Des douleurs constrictives circulaires peuvent atteindre les membres inférieurs, sous forme plutôt de larges zones et constituer parfois un signe précoce et persistant d'une lésion de la région lombo-sacrée de la moelle. Elles sont sous la dépendance d'une irritation des racines postérieures et on peut les relever dans le tabes. Ces douleurs radiculaires apparaissent aussi, bien que plus rarement, dans certains cas de sclérose en plaques.

Les *douleurs radiculaires* dues à des tumeurs ou à des inflammations des méninges spinales, ou à de la carie vertébrale, sont plus ou moins constantes, tout en présentant des paroxysmes. Les affections inflammatoires des méninges ont généralement un début bilatéral et les douleurs qu'elles conditionnent apparaissent également des deux côtés. Dans les cas de tumeur méningée, cependant, les douleurs sont généralement unilatérales d'abord et ne prennent les deux membres que lorsque le processus néoplasique gagne l'autre côté. Le niveau où débutent les douleurs dans les lésions méningées varie avec celui des racines postérieures intéressées dans le processus inflammatoire. Ainsi, dans la méningite cervicale, dans les tumeurs ou caries de cette région, on rencontre des douleurs dans le cou, descendant le long d'un seul bras ou des deux bras dans les territoires de sensibilité radiculaire ; dans les processus méningés qui frappent la région thoracique, il y a des douleurs circulaires du tronc, et dans les lésions des méninges des régions lombaires ou sacrées, les douleurs s'accusent dans les territoires respectifs des membres inférieurs. Les douleurs d'origine méningée sont souvent associées à de l'hyperesthésie localisée, correspondant avec le niveau le plus haut des racines malades, et à des spasmes toniques des muscles tributaires de ces racines. Si la lésion méningée retentit sur la moelle, soit par compression, soit par propagation, on trouvera en plus des douleurs radiculaires, d'autres signes d'altération organique de la moelle, *la paraplégie douloureuse*, avec son anesthésie, son impotence motrice et ses altérations des réflexes au-dessous du niveau de la lésion. Les affections inflammatoires, tuberculeuses et syphilitiques des méninges spinales ont toujours comme signature de la lymphocytose du liquide céphalo-rachidien [à moins que le processus, comme dans le mal de Pott, reste épidural, réalisant ce que Charcot appelait la *péripachyméningite externe caséeuse*. En pareil cas, comme l'ont montré Sicard et Cestan (*Soc. méd. Hôp.*, 24 juin 1904), la ponction lombaire ne permet pas de relever de lymphocytose, sauf en cas d'infection secondaire ou surajoutée. Ce sont là des faits à retenir en présence surtout du mal de Pott de l'adulte, qui, comme l'a encore signalé récemment Alquier (*Inconographie de la Salpêtrière*, n° 1, 1906), ne s'accompagne que rarement de gibbosité].

Les affections des nerfs périphériques s'accompagnent aussi de douleurs. Ainsi dans la polynévrite, il y a non seulement des phénomènes douloureux des pieds et des mains avec hyperesthésie cutanée, mais on relève encore une sensibilité très vive des muscles à la pression, ainsi qu'un certain degré d'anesthésie tactile et, dans les cas très graves, de l'impotence et de l'atrophie musculaires ainsi que les réactions de dégénérescence.

Les douleurs localisées dans le territoire d'un seul nerf devront toujours nous inviter à examiner le tronc nerveux dans tout son parcours. Le syndrome de *von Recklinghausen* est constitué anatomiquement [par des nœvi pigmentaires], par de multiples tumeurs (d'habitude des neuro-fibromes) formées dans le tissu conjonctif des nerfs et dont un grand nombre déterminent de petits nodules sous-cutanés aisément palpables et d'une sensibilité exquise ; d'autres, cependant, sont moins accessibles dans les troncs nerveux profonds et [peuvent former des masses mollasses, plexiformes, sessiles et parfois pédiculisées], qui causent des douleurs que le malade localise dans la zone de distribution particulière aux nerfs affectés. Si ces tumeurs nerveuses, non seulement irritent mais encore interrompent les fibres nerveuses, on peut rencontrer des zones d'anesthésie. Cliniquement, il est peu commun de se trouver en présence de paralysies motrices causées par ces tumeurs, excepté s'il s'agit de compression de la moelle ou de la base du cerveau par un névrome siégeant sur l'une des racines bulbaires ou médullaires.

Il convient de parler ici de l'*érythromélalgie* qui se caractérise par de la cyanose douloureuse de l'un ou des deux pieds dans la position verticale, phénomène qu'amende l'élévation des membres inférieurs ; de la *maladie de Raynaud*, qui peut non seulement se caractériser par une anémie locale, ou de la cyanose ou de la gangrène, mais aussi s'associer à des sensations douloureuses de picotement ; et de la *claudication intermittente*, qui apparaît après que le malade a fait quelques pas, l'empêchant de fournir une marche plus longue, à raison de crampes musculaires intolérables dans le membre inférieur. Nous reparlerons plus tard de ces divers syndromes, lorsque nous étudierons les affections nerveuses du système vasculaire.

Certaines douleurs paroxystiques spontanées débutant dans la périphérie d'un membre et remontant vers le tronc, se présentent parfois comme une variété d'attaque sensitive liée à quelque grosse lésion des zones sensitives du cortex, de la pariétale ascendante surtout. Ainsi, dans un cas personnel où existait une lésion en foyer de cette circonvolution, le symptôme le plus précoce avait été constitué par des paroxysmes douloureux dans la main et les doigts du membre supérieur droit[1].

Enfin, il nous faut parler des phénomènes douloureux que l'on rencontre dans l'hystérie et la neurasthénie. Il s'agit ici plus souvent de zones d'hyperesthésie que de douleurs spontanées. Elles sont particulièrement communes dans le voisinage

1. Purves Stewart. Review of neurol. and psychiatry. (*A Case of disease of the post-central gyrus associated with astereognosis*, 1908, p. 379.)

des jointures, dont le plus léger mouvement est très douloureux. Dans d'autres cas les muscles sont apparemment hyperesthésiés, au point que le plus léger mouvement, actif ou passif, donne une illusion de douleur, c'est l'*akinesia algera* [Möbius, 1891 qui pour Huchard (1893), doit entrer dans le groupe des algies centrales ou psychiques]. Les commémoratifs qui souvent font mention d'une contusion locale, l'absence de signes d'altération des tissus, la présence d'autres phénomènes hystériques ou neurasthéniques, nous seront d'un grand secours pour le diagnostic. Il peut parfois être nécessaire de recourir à l'anesthésie générale, pour éliminer sûrement de grosses lésions organiques locales.

CHAPITRE XII

TROUBLES OBJECTIFS DE LA SENSIBILITÉ. HYPERESTHÉSIE. PARESTHÉSIE. ANESTHÉSIE.

Nous avons déjà considéré dans le premier chapitre le trajet des principales voies sensitives jusqu'aux centres de perception du cerveau. Considérons maintenant les méthodes d'investigation dont nous disposons au lit du malade pour éprouver les diverses modalités de la sensation.

Toutes les portions de nos téguments ne sont pas également sensibles. Ainsi, par ordre décroissant, la pointe de la langue, les lèvres, la pulpe des doigts sont les plus sensibles aux excitations cutanées, alors que d'autres parties telles que le dos, le bras et le mollet sont des moins sensibles. Ces différences dépendent de divers facteurs, épaisseur de l'épithélium, abondance variable d'organes sensitifs terminaux, etc.

Toutes sortes d'appareils ingénieux ont été imaginés pour mesurer avec exactitude des différences minimes dans la sensibilité au toucher, à la pression, à la douleur, à la température, etc. Mais pour les besoins de la clinique, il nous faut éviter les instruments compliqués et savoir nous contenter des méthodes les plus simples, qui suffisamment exactes pour la pratique n'imposent pas un trop grand effort à l'attention du malade et n'exigent pas de sa part un trop haut degré d'intelligence.

Les plus importantes sources d'excitation de la sensibilité que nous devons employer pour explorer les fonctions sensitives d'un malade, sont le toucher léger, la piqûre d'épingle, le contact des objets chauds et froids, qui tous se rapportent aux *sensations cutanées*. Nous devons aussi nous occuper d'autres sensations, telles que le *sens articulaire*, (ou sens de la position des segments de membres dans les mouvements passifs), le *sens de l'activité musculaire* (sens kinesthésique, ou sens de la contraction musculaire active) et enfin, le *sens des vibrations* mis en évidence par l'application d'un diapason en action sur les téguments qui recouvrent les os ou sur les ongles. Il existe d'autres variétés de sensibilité, telles que la sensibilité de la peau au courant électrique (qui est en général parallèle en intensité à la sensibilité à la douleur) et la sensibilité à la pression avec l'estimation des degrés de pression, etc. Mais ces dernières, bien qu'intéressantes pour le physiologiste, sont de moindre valeur en clinique.

Il n'y a peut-être pas de meilleur critérium de l'habileté d'un neurologiste que l'exactitude qu'il montre dans le repérage, d'une part, des zones de diminution ou d'abolition de la sensibilité et, d'autre part, de celles de perversion ou d'exaltation de la sensibilité. L'expérience et la patience sont également requises pour obtenir des résultats dignes de confiance.

Comme nous dépendons — et combien — de l'intelligence et de la bonne volonté du malade pour obtenir des réponses exactes, nous n'en devons que plus faire notre possible pour tenter d'éliminer tous les facteurs extérieurs de la distraction. Nous inviterons donc le malade à clore ses yeux quand nous recherchons les altérations possibles de sa sensibilité, de façon que son attention ne soit pas détournée par la vue des manœuvres employées. Nous devons aussi éviter avec le plus grand soin de le fatiguer par un examen trop prolongé, de peur que s'épuisant ou s'impatientant, nous n'obtenions des réponses inexactes. La plus simple sera notre méthode d'examen, les meilleurs seront vraisemblablement nos résultats. Nous aurons aussi à faire face à de grandes variations d'intelligence chez des malades différents et par leur éducation et par leur degré d'attention. Celle-ci peut être modifiée par la douleur, par l'anxiété ou par quelque déficit psychique. Parfois nous avons affaire à des tentatives délibérées de tromperie de la part du malade. Heureusement, les simulateurs font généralement des bévues tellement grosses qu'elles empêchent un diagnostic erroné de la part de l'observateur soigneux.

[Celui-ci enfin examinera sans idée préconçue, et, comme le veut Babinski, évitera de suggestionner le sujet].

Investigation clinique de la sensibilité. — Dès que l'on commence, les yeux du malade devront être fermés ou quelque objet devra être interposé entre ses yeux et la partie du corps que l'on veut examiner. Nous nous mettons alors à rechercher l'état de la *sensibilité cutanée*, toucher, douleur, température, chacune séparément.

Le *toucher* est étudié avec l'aide de quelque objet mou, tel qu'un tampon de coton, ou une plume, ou encore en tirant légèrement les poils ou en les effleurant. La perte de la sensibilité dans les poils est appelée la *tricho-anesthésie*. La *pression* est recherchée avec l'aide d'un crayon ou de quelque objet mousse; si une telle pression est augmentée d'une façon constante, on ne manque pas de provoquer une sensation douloureuse profonde. La *sensibilité cutanée à la douleur* est étudiée avec une fine aiguille; la sensibilité au *froid*, en soufflant sur la peau, ou à l'aide d'un objet froid tel qu'une cuiller de métal ou un tube à essai contenant de l'eau glacée; la sensibilité au *chaud*, en respirant directement sur la peau ou à l'aide d'un objet chaud tel qu'un tube à essai contenant de l'eau chaude. Chaque variété de sensibilité devra être examinée séparément, avant de passer à l'étude d'une autre source d'excitation, et le résultat devra en être consigné sur une esquisse. En relevant les aires de sensibilité anormale, il est utile d'avoir un crayon dermographique qui nous permettra de les délimiter sur la peau, avant de les rapporter sur notre dessin.

Un point d'importance pratique, en délimitant les zones d'anesthésie, est de faire notre exploration des régions insensibles vers celles qui ont une sensibilité normale et de non celles-ci vers les premières. Il est plus aisé pour un malade de saisir le moment où il perçoit pour la première fois une sensation que d'observer celui où celle-ci disparaît pour la première fois. D'autre part, en délimitant les zones d'hyperesthésie ou de paresthésie, il nous faudra passer de la peau douée de sensibilité normale vers la région hyperesthésiée ou paresthésiée, en priant le malade de nous avertir dès que les caractères des sensations changent.

En procédant à l'examen de la sensibilité nous commençons généralement par la sensibilité tactile. Les yeux du patient étant fermés, nous le touchons légèrement sur chaque côté de la face simultanément et nous observons non seulement s'il sent les deux attouchements, mais encore s'ils sont également perçus distinctement des deux côtés.

Nous touchons ensuite des points symétriques sur le cou, les épaules, les mains, le tronc et les membres inférieurs. Nous nous mettons alors en devoir d'agir de même avec des piqûres d'aiguille, puis avec des objets froids et chauds. Si le malade présente une zone de sensibilité diminuée ou altérée, nous la découvrirons généralement par cette méthode. Si nous relevons une zone anormale, nous la délimitons avec soin, faisant des observations séparées pour le toucher, la douleur et la température, et notant si les zones de ces sensibilités diverses se juxtaposent ou bien se dépassent.

Il n'est pas suffisant d'ailleurs de s'assurer que le malade sent une excitation cutanée, comme le toucher par exemple, il faut aussi voir s'il la localise avec exactitude. On s'en rend compte en lui demandant de porter son doigt sur le point que l'on a touché, par exemple, le dos de sa main. Un individu normal peut localiser pareille impression à un ou deux centimètres près. Mais dans certaines variétés d'anesthésie, le malade, tout en étant capable d'affirmer qu'on l'a touché, fait des erreurs de localisations de plusieurs centimètres. C'est ce qu'on appelle *l'atopognosie*. Horsley[1] a montré que de semblables erreurs de localisation cutanée se font dans les lésions corticales, et toujours dans une direction proximale, c'est-à-dire que le patient rapporte toujours le point d'excitation plus haut qu'en réalité. D'autres fois le sujet, touché sur un côté du corps, sent le contact sur un point symétrique du côté opposé. C'est ce qu'on appelle l'*allochirie ;* on la rencontre fréquemment dans l'hystérie.

Lorsque nous explorons la sensibilité à la douleur, nous trouvons parfois que bien que le malade perçoive et localise l'excitation douloureuse, il se passe un laps de temps anormal, peut-être de quelques secondes, entre le moment où celle-ci a été provoquée et celui où elle est perçue. C'est là *un retard de la sensibilité* qu'on rencontre surtout dans le tabes.

Lorsque nous reproduisons sur le papier les zones d'anesthésie cutanée légère, il est souvent difficile, en dépit du soin que nous apportons à graduer les excitations provoquées, d'obtenir une limite exacte de la zone de sensibilité altérée. Il peut se produire des changements dans la qualité des perceptions que nous ne pouvons fixer même par des attouchements au coton. Néanmoins le malade, lorsqu'il s'explore lui-même, peut être conscient d'anomalies trop délicates pour être reconnues par une autre personne dans un examen objectif. Si nous sommes en présence d'un sujet particulièrement intelligent,

1. *Brain*. 1906, p. 137.

et si nous lui faisons explorer une zone anesthésiée de son propre corps par le frôlement de son propre doigt, en le priant d'indiquer la ligne de transition entre les perceptions normale et anormale, il lui est souvent possible, par une pareille « auto-exploration », de délimiter avec une grande exactitude[1] l'aire de sensibilité altérée.

Il en est de même pour tous les modes de la sensibilité cutanée.

Le *sens articulaire* est étudié de la façon suivante : on meut passivement dans des directions variées, en avant et en arrière, une jointure quelconque, puis on la fixe dans une certaine position, celle de la demi-flexion par exemple, et on invite le sujet à reproduire exactement cette position avec le membre correspondant du côté opposé. Il arrive fréquemment que lorsque le malade éprouve quelque doute sur la position de son articulation, il commence par lui imprimer de légers mouvements volontaires avant de répondre. Il ne faut pas les tolérer, puisqu'ils servent au malade à s'informer de la position du membre examiné, non au moyen de la sensibilité articulaire, mais par un sens entièrement différent, le *sens kinesthésique* ou sens de l'activité musculaire [Gerdy].

Pour étudier celui-ci, nous notons si le sujet, lorsqu'il étend ses membres, peut apprécier des différences de poids dans des objets de forme semblable, par exemple une pièce de vingt francs et une pièce de un franc, que l'on place dans sa main, ou que l'on pend à *sa main ou à son pied* au moyen d'une fronde. Dans ce but nous employons aussi, parfois, une série de balles creuses de volume égal, de cuir ou de bois, que nous chargeons de poids différents. Normalement, selon la loi de Weber, un individu en bonne santé doit apprécier [au moins] une augmentation d'un tiers dans les poids de deux objets successifs. Le tabes est

1. Trotter and Davies. *Rev. of neur. and psych.*, 1907. p. 761.

la maladie dans laquelle le sens de l'activité musculaire est le plus nettement diminué, et où le sens articulaire est aussi le plus altéré. La perte de ces deux sens est probablement le fauteur principal de l'ataxie tabétique.

C'est à dessein que nous évitons de nous servir du terme « sens musculaire », et pour plusieurs raisons. D'abord, il prête à confusion, puisqu'on l'a employé pour comprendre deux ordres de sensations entièrement différentes : le sens articulaire et le sens kinesthésique. De plus, il pourrait être confondu avec un troisième sens, celui de la *sensibilité musculaire à la pression.*

Normalement une pression de ce genre, si elle est modérée, est indolore; mais dans certains états pathologiques, comme dans la névrite périphérique, dans les formes diverses de myosite et dans les muscles abdominaux qui recouvrent une zone en état de réaction péritonéale, les muscles deviennent exquisement sensibles à la plus légère pression. D'autre part, il est fréquent de trouver dans le tabes qu'une compression énergique des muscles et tendons, par exemple de ceux de la jambe et spécialement du tendon d'Achille [signe d'Abadie] est indolore. Cette analgésie musculaire et tendineuse est souvent notée dès le début de la maladie de Duchenne.

Il est quelquefois important d'étudier la faculté que nous avons de pouvoir déterminer, sans les voir, les formes d'objets solides placés dans notre main; c'est là ce que l'on nomme la *perception stéréognostique*. Normalement un malade doit être à même de reconnaître des objets familiers, tels qu'une clef, une pièce de monnaie, une chaîne, etc. Mais parfois le sujet, bien qu'en état de sentir la présence d'un objet étranger, ne peut décrire sa forme et ses qualités, sans le voir. Une telle *astéréognosie* peut être causée par un trouble de sensibilité soit lié à une lésion nerveuse périphérique, soit à une lésion thalamique, soit enfin à une lésion des centres corticaux.

[Il y a lieu de voir, il est vrai, dans ces phénomènes de

reconnaissance des objets par la palpation deux opérations psychiques différentes : certains malades ne peuvent différencier aucun objet, c'est là l'astéréognosie. D'autres peuvent décrire les objets dans leur forme, leurs arêtes, leur relief et cependant ne peuvent leur donner un nom, en un mot ne les reconnaissent pas, ne peuvent fusionner les sensations élémentaires pour provoquer la reconnaissance et le rappel du mot qui constitue l'identification secondaire. C'est ce qu'on appelle l'*agnosie*. Celle-ci peut porter sur les sens spéciaux. Elle est de plus essentiellement corticale, dépend de processus psychiques complexes et se rapproche du déficit caractérisé par l'apraxie sensitive que nous avons déjà décrite].

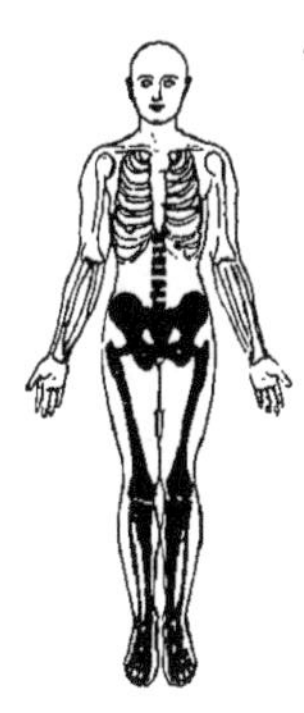

Fig. 74. — Tabes avec perte de la sensibilité aux vibrations dans les os des membres inférieurs, du bassin, dans les vertèbres lombaires et dorsales inférieures.

Ces os sont teintés en noir.

En dernier lieu, il nous faut étudier le *sens des vibrations*, ou sensibilité osseuse, décrit à l'origine par Egger. On l'explore au moyen d'un diapason de ton grave, que l'on met en vibration et que l'on place sur les surfaces osseuses sous-cutanées. L'individu normal perçoit un frémissement vibratoire caractéristique. Mais dans certains processus qui frappent les racines postérieures, tels que le tabes ou les lésions transverses de la moelle, la sensibilité aux vibrations peut être perdue dans les os qui sont innervés par les racines correspondantes (fig. 74). La perte de ce sens est parfois la forme la plus précoce d'anesthésie dans les lésions radiculaires du tabes; elle précède souvent l'anesthésie cutanée. Dans le syndrome de Brown-Séquard le sens vibratoire est perdu, ainsi que le sens thermique, dans le côté opposé à celui frappé de paralysie musculaire (voy. fig. 3, 9 et 12). Le sens des vibrations n'est pas cependant une propriété exclusive des os, encore que ceux-ci y soient sensibles d'une façon des plus nettes; il appartient à d'autres tissus encore, notamment aux ongles, qui sont en relations étroites avec le périoste et même au tissu conjonctif [et aux fortes aponévroses], bien que moins intensément.

L'excessive sensibilité aux excitations normales est nommée *hyperesthésie*. Celle-ci est liée à un certain degré de malaise et même de douleur, même quand on a recours à une source de stimulation ordinairement indolore. Le terme *paresthésie*, ou perversion de la sensibilité, signifie qu'une excitation ordinaire évoque une sensation inaccoutumée, par exemple une sensation de picotement est déterminée par un attouchement, ou une sensation très douloureuse par l'application du froid. Sous le même titre (paresthésie) nous pouvons aussi comprendre des phénomènes comme les sensations multiples (polyesthésie), l'allochirie, etc.

Dans un sens strict, la diminution de la sensibilité devrait toujours être dénommée *hypoesthésie*, et le terme anesthésie devrait être réservé à l'abolition complète de la sensibilité. Il est habituel, cependant, de parler d'« anesthésie légère, modérée et totale ». Quand on mentionne seulement une forme d'anesthésie cutanée, nous trouvons souvent plus pratique de parler d'*anesthésie tactile*, d'*analgésie* ou perte de la sensibilité à la douleur, et de *thermo-anesthésie*, ou perte de la sensibilité thermique.

L'*anesthésie dissociée* est celle où une variété de sensibilité, par exemple le toucher, est normale, alors que dans la même zone, d'autres sensations comme la douleur et la température ne sont plus perçues. Ceci arrive spécialement dans la syringomyélie et dans le syndrome de Brown-Séquard.

Nous parlons d'*hémianesthésie* quand une moitié du corps, droite ou gauche, est affectée d'anesthésie, et de *para-anesthésie* quand les deux jambes ou les deux bras sont insensibles du fait d'une lésion de la moelle ou d'une lésion symétrique des racines postérieures. Nous parlons aussi d'anesthésie radiale, cubitale, péronière, etc, lorsque l'abolition de la sensibilité correspond aux territoires de simples nerfs périphériques.

Hyperesthésie. — Généralisée. l'hyperesthésie est rare. On la rencontre ainsi surtout dans l'hystérie; mais elle se présente aussi dans d'autres affections, comme dans l'empoisonnement par la strychnine, où le plus léger attouchement peut suffire à provoquer un spasme violent. L'hémi-hyperesthésie se voit surtout chez les neurasthéniques et les hystériques et peut être associée à d'autres stigmates de l'hystérie. Ainsi je me rappelle le cas d'un soldat atteint d'hystérie traumatique et qui présentait de l'hémi-hyperesthésie accompagnée d'agrandissement anormal du champ visuel et d'une acuité accrue de l'odorat, du goût et de l'ouïe, tous ces phénomènes du côté hyperesthésié.

Dans le syndrome thalamique. l'hémi-hyperesthésie à la température et à la douleur coexiste parfois avec l'hémianesthésie aux excitations tactiles et avec l'abolition du sens articulaire, la perte du sens osseux et l'astéréognosie dans les membres affectés.

L'hyperesthésie de territoires radiculaires plus ou moins symétriques du tronc ou des membres, due à l'irritation des racines postérieures, n'est pas rare dans les compressions de la moelle ou dans les lésions méningées, comme le mal de Pott ou les tumeurs du canal vertébral. Ici l'hyperesthésie correspond à la zone innervée par la racine compromise la plus élevée, et est ordinairement associée à de l'anesthésie et de l'impotence motrice dans les parties sous-jacentes à la lésion.

Des zones bizarres et irrégulières d'hyperesthésie se voient parmi les stigmates les plus fréquents de l'hystérie et ne correspondent pas plus aux zones radiculaires qu'aux territoires des nerfs périphériques. Des zones très sensibles se rencontrent très communément au niveau des articulations et sur certaines apophyses épineuses chez les hystériques, et nous observons souvent que de simples effleurements produisent des douleurs très vives, tandis que lorsque l'attention du sujet est distraite, la pression profonde de ces mêmes points peut être indolore. On peut ainsi parfois provoquer une attaque d'hystérie — points hystérogènes; la même pression portée sur d'autres régions peut empêcher ou arrêter une attaque — zones hystéro-frénatrices. Nous reviendrons sur cette question quand nous discuterons le diagnostic de l'hystérie.

A peine moins fréquentes que dans l'hystérie sont les zones d'hyperesthésie cutanée dans le tabes. L'hyperesthésie tactile est particulièrement commune en cas de crises gastriques ou viscérales dans les territoires radiculaires qui correspondent aux organes affectés. On la trouve fréquemment aussi dans les régions où le malade ressent les douleurs fulgurantes, et, comme celles-ci, elle peut constituer un des signes les plus précoces de la maladie. Ainsi un malade atteint de tabes incipiens, plusieurs années avant de verser dans l'ataxie, présentait une telle hyperesthésie autour du tronc que c'était un martyre pour lui que de tirer sa chemise, ou de s'éponger quand il se baignait. L'hyperesthésie tabétique peut se manifester non seulement sur le tronc, mais encore sur les membres et même à la face. Elle est particulièrement fréquente autour des orbites dans les cas de paralysie oculaire tabétique.

L'hyperesthésie dans les territoires des nerfs périphériques est fonction de névralgies vraies, comme celle du trijumeau, où la zone douloureuse est souvent d'une sensibilité exquise, spécialement au niveau des trous de sortie des branches secondaires. Le malade peut se sentir incapable de laver sa figure pendant des semaines, car le plus léger attouchement provoque un paroxysme névralgique. L'hyperesthésie localisée précède parfois l'éruption du zona et peut persister des semaines et des mois après que celui-ci a disparu. Enfin, il nous faut mentionner l'hyperesthésie des mains et des pieds dans la polynévrite, qui se présente souvent avec un certain degré d'anesthésie tactile. La coexistence de l'hyperalgésie sous une pression légère avec anesthésie à l'effleurement est très caractéristique dans la névrité alcoolique.

La *paresthésie,* ou perversion de la sensibilité, a, en beaucoup de cas, la même signification diagnostique que l'hyperesthésie. Il faut aussi se rappeler que lorsqu'un nerf cutané est, après un traumatisme, en voie de régénération, il se produit souvent une période de paresthésie qui précède la restauration complète de la sensibilité normale.

Anesthésie. — Généralisée à toute la surface de la peau et aux muqueuses accessibles, pour toutes sortes d'excitations, l'anesthésie est excessivement rare et ne se voit guère que dans l'hystérie. La figure 75 montre un cas de ce genre chez une jeune fille, chez qui on pouvait enfoncer des épingles sous la peau, de chaque côté du corps, sans provoquer de douleur.

L'hémianesthésie indique toujours une affection centrale. Dans chaque cas d'hémianesthésie nous devons déterminer si celle-ci est fonctionnelle ou organique, à quel niveau des voies sensitives la lésion peut se localiser, soit dans le cortex, soit dans la capsule interne ou plus bas encore.

L'hémianesthésie hystérique est plus commune que l'organique. Elle varie en intensité, depuis l'anesthésie totale jusqu'au degré le plus léger d'émoussement de la sensibilité, que l'on peut relever par comparaison entre les deux côtés du corps. Fréquemment elle se rapproche du type dit « segmentaire », et s'accompagne d'autres stigmates hystériques, spécialement de diminution des sensibilités spéciales du côté de l'hémianesthésie, particulièrement de rétrécissement concentrique du champ visuel, et d'autres signes que nous étudierons plus loin. Il nous faut savoir que l'hystérie peut coexister avec des maladies organiques et par là compliquer le diagnostic.

L'*hémianesthésie organique* peut aussi varier d'intensité, mais elle n'est jamais aussi absolue que nous la rencontrons dans quelques cas d'hystérie. Elle est généralement plus marquée sur les membres que sur le tronc ou la face, et plus intense au fur et à mesure que l'on s'éloigne de la racine du membre. Elle n'est jamais délimitée nettement par une ligne perpendiculaire à l'axe du membre comme dans l'anesthésie segmentaire de l'hystérie, mais se fond peu à peu en remontant de la main vers l'épaule. Une atopognosie plus ou moins intense se retrouve toujours dans l'hémianesthésie organique. Les sens spéciaux ne sont pas intéressés, leurs voies centripètes ne traversant pas la capsule interne, excepté celui de la vue dans les cas où la lésion comprend les radiations optiques. Mais ici encore nous trouvons de l'hémianopsie homonyme, ce qui n'a rien à voir avec le retrécissement concentrique du champ visuel chez les hystériques.

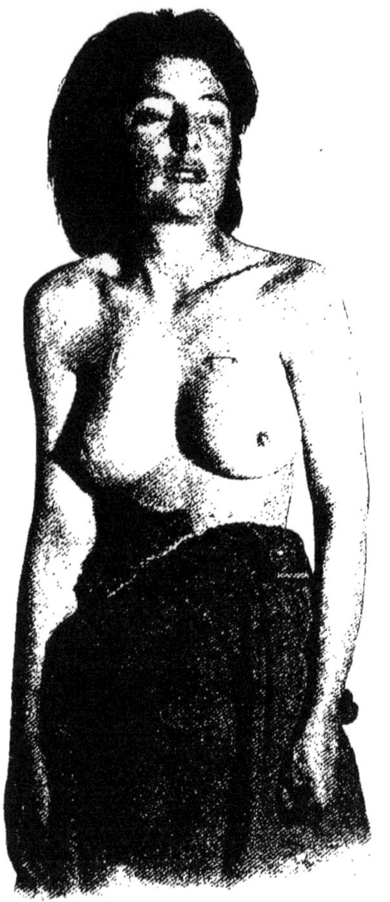

Fig. 75. — Anesthésie totale chez une hystérique. Des épingles de sûreté stérilisées ont été enfoncées sous la peau de chaque côté. Il y a aussi une contracture hystérique de la main gauche.

Si nous trouvons qu'une hémianesthésie est organique, il nous faut alors déterminer si la lésion est corticale, ou si elle siège plus bas, dans la capsule interne, dans le thalamus ou ailleurs. Dans l'hémianesthésie corticale d'autres symptômes viendront nous fixer. La présence d'une monoplégie plutôt que d'une hémiplégie, des attaques de type jacksonien nous indiqueront une localisation corticale, puisque nous devons nous rappeler que les centres moteurs du cortex sont partiellement sensitifs. L'anesthésie corticale est moins profonde que la capsulaire et est bien plus marquée à la périphérie du membre parésié. En vérité, l'anesthésie corticale, en règle absolue, affecte peu ou pas du tout le tronc. Une astéréognosie marquée et de l'atopognosie accompagnées d'un déficit moteur et sensitif atténué seront en faveur d'une lésion corticale, probablement de la région pariétale supérieure.

L'hémianesthésie capsulaire (qui, cela va sans dire, est causée par une lésion non de la capsule même, mais de la région postéro-externe du thalamus) n'est jamais de type monoplégique, mais affecte toujours la moitié entière du corps, le tronc y compris. L'hémianesthésie par lésion thalamique, comme nous l'avons vu, est associée à des douleurs paroxystiques d'une acuité intolérable dans les membres affectés et la face du côté opposé et aussi quelquefois à de l'hémi-hyperesthésie à la douleur et à la température. Le syndrome thalamique comprend aussi de l'hémiataxie des membres et des mouvements spontanés, choréiformes ou athétosiformes. Les réflexes profonds ne sont pas intéressés, et le réflexe plantaire reste du type normal, en flexion, puisque le faisceau pyramidal [dans les cas purs au moins] est intact. De pareils cas se présenteront cependant souvent, à leur début, avec des signes d'hémiplégie motrice transitoire ; mais cette impotence motrice disparaîtra rapidement pour être remplacée par des douleurs paroxystiques dans les membres et la moitié correspondante de la face anesthésiés. L'intensité de l'anesthésie capsulaire ou thalamique est plus profonde que celle due aux lésions corticales, mais elle n'est pas aussi dominante que celle-ci dans le segment distal des membres affectés. Elle est associée à de l'hémianopsie, si la lésion s'étend en arrière, ou à de l'hémiplégie motrice, plus marquée dans la jambe (mais pas jusqu'à constituer une monoplégie), si la lésion dissocie [quelque peu] en avant le faisceau pyramidal.

Nous pouvons aussi rencontrer de l'hémianesthésie consécutive à des lésions organiques des voies sensitives au-dessous du thalamus ; en fait, à n'importe quel niveau au-dessus de la décussation sensitive dans le bulbe, c'est-à-dire dans le ruban de Reil, semblables lésions, bien que rares, peuvent être correctement localisées grâce à des signes concomitants. Ainsi une lésion unilatérale de *la région dorsale de la protubérance*, impliquant le trijumeau ou son noyau, en même temps que la totalité des fibres sensitives appartenant au côté opposé du corps, provoquera une *hémianesthésie croisée*, soit : une anesthésie directe de la face et une anesthésie du bras, du tronc et de la jambe recouvrant le côté opposé à la lésion (fig. 11). Une lésion des voies sensitives dans le bulbe, au-dessous du noyau du nerf trijumeau, doit avoir une plus grande extension latéralement pour amener une hémianesthésie complète, puisque les fibres qui apportent les sensations douloureuses et thermiques se trouvent ici à une certaine distance des fibres tactiles (fig. 10).

L'anesthésie se présente encore dans certaines lésions de la moelle épinière. Notons dès l'abord qu'il y a beaucoup de maladies de la moelle dans lesquelles l'anesthésie n'existe pas, ainsi dans l'atrophie musculaire progressive, dans la sclérose latérale amyotrophique et dans la poliomyélite antérieure aiguë. La sclérose en plaques est aussi une maladie dans laquelle les altérations de la sensibilité sont très rares. Mais s'il y a destruction ou section transversales de la moelle épinière, soit par un traumatisme, soit par un processus pathologique tel qu'un ramollissement aigu, qui interrompent les voies sensitives aussi bien que les motrices, toutes les excitations sensitives qui montent dans les colonnes postérieures et latérales de la moelle seront perdues pour les territoires situés au-dessous du niveau de la lésion (fig. 8 et 9). Nous aurons ainsi une *para-anesthésie*, dont la limite supérieure correspondra avec celle de la racine sensitive intéressée le plus haut. Et comme dans nombre de ces cas il existe des processus irritatifs ou inflammatoires qui affectent les racines immédiatement supérieures au niveau de la destruction, il n'est pas rare que l'on relève une zone étroite de paresthésie ou d'hyperesthésie juste au-dessus des régions anesthésiées. Dans les cas où la moelle est comprimée graduellement par une lésion progressive des méninges ou des vertèbres, il existe habituellement une paraplégie également progressive s'accompagnant des troubles connus des réflexes. Ici l'anesthésie se manifeste tard dans l'évolution de la maladie ; elle est précédée de sensations spontanées subjectives de *dysesthésie* ; l'hyperesthésie se manifeste ensuite, enfin seulement l'anesthésie. Dans une lésion transverse toute espèce de sensibilité, superficielle et profonde, est abolie.

Lorsque la lésion médullaire transverse est incomplète certaines variétés de la sensibilité peuvent échapper. Ainsi une lésion unilatérale produira le *syndrome de Brown-Séquard*, consécutif le plus souvent à une plaie par arme blanche ou par arme à feu, encore qu'une tumeur ou un ramollissement le puissent provoquer aussi[1]. Ou bien une lésion qui à l'origne paraissait plus étendue, ainsi une hémorrhagie, peut s'atténuer au point de ne plus se manifester que par des signes unilatéraux. Dans le syndrome typique de Brown-Séquard, comme le montrent les figures 9 et 12, il y a du côté de la lésion la paralysie motrice et vaso-motrice bien connues, en même temps

1. [Scherb. (*Revue Neurologique*, 1899.) Syndrome de Brown-Séquard avec début d'amyotrophie Aran-Duchenne et troubles pupillaires au cours d'une méningo-myélite syphilitique.]

que la perte des sens articulaire et musculaire, tandis que du côté opposé on relève de la thermo-anesthésie, de l'abolition de la sensibilité osseuse aux vibrations, de l'analgésie et un peu d'anesthésie tactile. Dans la thermo-anesthésie provenant de lésions médullaires, les zones d'anesthésie au froid et au chaud ont parfois la même étendue. Mais il n'en est pas toujours ainsi; la sensibilité à la chaleur peut être abolie seule — et réciproquement — ou bien les zones d'anesthésie au froid et au chaud diffèrent grandement d'étendue. Si la lésion siège au-dessus du renflement lombaire, comme c'est généralement le cas, la paralysie motrice affecte le neurone supérieur, accompagnée de spasmodicité, d'exagération des réflexes profonds et du signe de Babinski. Si, comme cela se présente parfois dans les plaies pénétrantes, la lésion détruit la partie la plus externe de la moelle sans gagner la ligne médiane, épargnant ainsi la colonne postéro-interne, les tissus profonds du côté même de la lésion conservent leur sensibilité. En tous cas, du côté de la lésion, une zone étroite d'anesthésie existe, correspondant aux radicules postérieurs sectionnés au niveau même de la lésion. Au-dessus de cette bande d'anesthésie on relève enfin, une autre bande d'hyperesthésie, qui dépend d'altérations purement irritatives des radicules qui s'échappent juste au-dessus de la lésion.

L'anesthésie dissociée, libérée souvent de toute paraplégie motrice, est caractéristique d'une lésion dans la région de la corne postérieure de la moelle ou dans la substance gélatineuse, comme cela se voit dans la syringomyélie et dans la syringobulbie, où l'on trouve de l'analgésie et de la thermo-anesthésie, avec perte du sens des vibrations, correspondant à la région de la moelle affectée, tandis que les sensations tactiles ne sont pas abolies (fig. 76). Le malade se brûle souvent les doigts accidentellement sans éprouver de douleur et il peut voir se développer des panaris analgésiques, « maladie de Morvan ».

Il arrive aussi qu'il présente des luxations spontanées, ainsi que des fractures et des altérations hypertrophiques ou érosives dans les extrémités osseuses. Dans nombre de cas de syringomyélie, on retrouve aussi un peu d'atrophie des cornes antérieures; c'est pourquoi, en clinique, il ne faut pas oublier de rechercher la plus légère atrophie musculaire concomitante de type médullaire. Elle intéresse spécialement les petits muscles des mains. Si le faisceau pyramidal est intéressé par le processus de gliose, une paraplégie spastique se surajoute, et plus ou moins tard apparaît de la scoliose ou même de la cyphoscoliose (fig. 77).

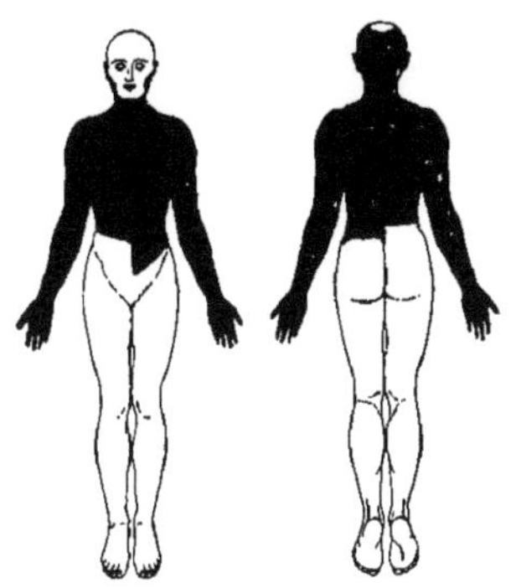

Fig. 76. — Syringomyélie avec zones de thermo-anesthésie et analgésie chez le malade de la figure suivante (77).

Mais les lésions unilatérales de la moelle et la syringomyélie ne sont pas les seules maladies qui peuvent produire de l'anesthésie dissociée. Une petite lésion, telle qu'une zone de ramollissement ou encore un néoplasme, dans *l'angle ponto-cérébelleux* au niveau du nerf auditif, causera de la surdité du même côté avec de l'analgésie et de la thermo-analgésie du côté opposé, les sensations tactiles étant conservées. Si le pédoncule cérébelleux est intéressé dans le processus, on relèvera aussi des phénomènes cérébelleux [adiadococynésie et asynergie homolatérales],

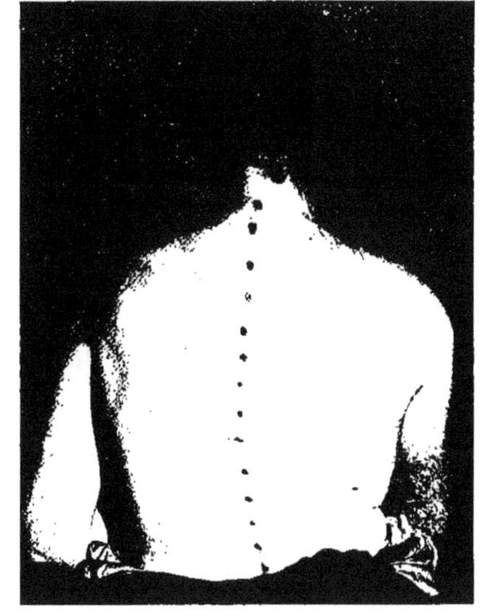

Fig. 77. — Syringomyélie avec arthropathie de l'épaule droite et scoliose.

comme nous l'avons déjà montré, ainsi que des paralysies variées dans les nerfs crâniens du même côté, surtout le facial et le trijumeau.

L'anesthésie tabétique est la plus commune de toutes les anesthésies organiques. Dans le tabes, l'abolition de la sensibilité semble correspondre assez étroitement aux territoires des radicules sensitifs qu'étreint le processus. Aussi bien est-elle plus commune dans les membres inférieurs. Le sens articulaire et le sens vibratoire s'émoussent d'habitude plus tôt que la sensibilité cutanée, tandis que l'analgésie précède l'anesthésie tactile. Dans les membres supérieurs, les doigts du bord cubital de la main sont ordinairement affectés les premiers, et il existe souvent une bande d'analgésie courant le long du bord interne du membre supérieur sur toute son étendue, correspondant à la VIIIe racine cervicale et à la Ire thoracique (fig. 78). Chez beaucoup de tabétiques, le nerf cubital en arrière de la trochlée perd sa sensibilité normale à la pression. (Signe de Biernacki.) Sur le tronc, il est fréquent de relever une large zone d'analgésie, et parfois aussi d'anesthésie tactile, dont la limite supérieure correspond au niveau de la seconde côte en avant. Cette zone est souvent incomplète sur les côtés et en arrière. Elle correspond assez exactement à la sensation subjective d'une cuirasse. L'analgésie du gland est un autre signe précoce du tabes, ainsi que la perte de la sensibilité normale des testicules à la pression. L'analgésie tendineuse, quand on pince le tendon d'Achille (signe d'Abadie) se voit dans la majorité des cas de tabes. Mais il s'en

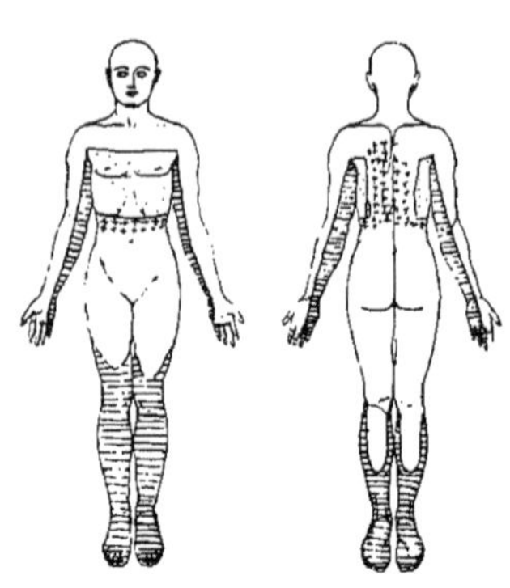

Fig. 78. — Tabes incipiens avec sensation constrictive en cuirasse (zone en pointillé) et zone d'hypéresthésie cutanée au-dessous de la « cuirasse », remontant en arrière entre ses limites postérieures (croix). Les membres supérieurs (traits horizontaux) dans C^8 et Th^1 et les membres inférieurs dans L^4 L^5 et S^1 sont analgésiés.

faut que cette anesthésie tabétique confinée aux territoires radiculaires, soit ainsi assez nettement confirmative, et nous devrons toujours chercher les autres signes pathognomoniques du syndrome, troubles des réactions pupillaires, abolition des réflexes profonds, lymphocytose sous-arachnoïdienne, etc.

L'anesthésie des paralysies des nerfs périphériques sensitifs ou bien mixtes est naturellement confinée à la distribution des nerfs intéressés. Si un nerf cutané est paralysé, on voit se manifester l'abolition des sensibilités cutanées « épicritique »

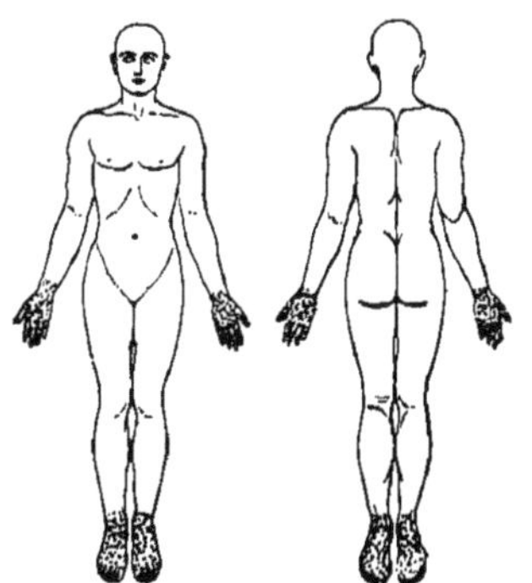

Fig. 79. — « Gants et chaussettes » d'anesthésie dans un cas de polynévrite.

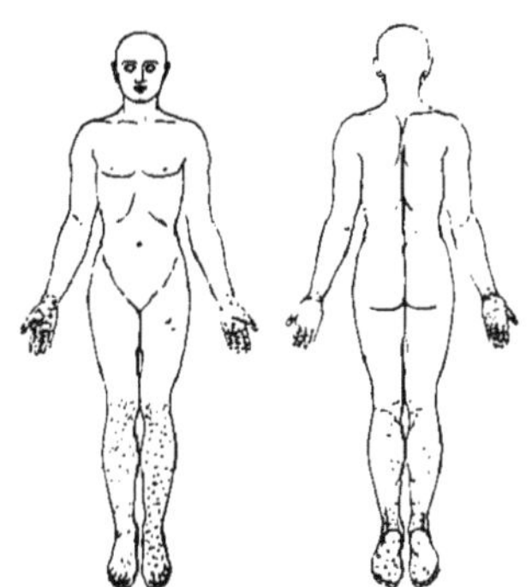

Fig. 80. — « Gants et bas » dans un cas semblable.

et « protopathique », alors que la sensibilité profonde des muscles, des os et des tendons est conservée (voy. p. 16). Si un nerf mixte est paralysé, il s'ensuit de la paralysie musculaire et l'atrophie se surajoute à l'anesthésie ; celle-ci est à la fois cutanée et profonde, et le diagnostic, en règle générale, ne présente aucune difficulté. Il faut bien se rappeler que dans le temps qu'un nerf se répare, la sensibilité revient d'habitude avant la motilité, et la sensibilité protopathique reparaît avant l'épicritique. L'anesthésie qui fait suite à une éruption zostérienne dure parfois un temps considérable après la disparition des éléments éruptifs. Dans les polynévrites dues à l'alcool, à la diphtérie, au diabète, aux septicémies ou à d'autres causes, l'anesthésie est généralement bilatérale et symétrique, affectant les mains ou les pieds, ou les quatre extrémités. Des sensations de picotement précèdent le plus souvent l'anesthésie et celle-ci revêt la forme de « gant » ou de « chaussette », mais sans délimitation segmentaire aussi précise qu'on la relève dans l'hystérie, s'estompant graduellement en remontant vers la racine du membre (voy. fig. 79 et 80). La plupart des cas accusent aussi des troubles de déficit de la motilité sous la forme de « main tombante » ou de « pied ballant ». La paralysie saturnine diffère des autres, en ce qu'elle est essentiellement motrice [et bien que frappant généralement les muscles extenseurs qui dépendent du radial, laisse toujours en pareil cas le long supinateur indemne. Enfin l'extenseur commun est moins touché que les extenseurs propres de l'index et de l'auriculaire.]

CHAPITRE XIII

PARALYSIES MOTRICES PAR LÉSIONS ORGANIQUES DU PROTO-NEURONE MOTEUR

Il nous faut dans l'investigation des paralysies motrices — et nous négligerons ici celles qui frappent les nerfs crâniens que nous avons déjà étudiées — suivre un ordre défini.

Nous commençons par l'inspection du membre paralysé, notant sa position, la présence ou l'absence d'atrophie ou d'hypertrophie musculaires, l'existence d'œdème, etc. Nous palpons ensuite les os et les articulations, en suivant leurs contours et en recherchant l'étendue de leurs mouvements passifs afin de découvrir si le déficit des mouvements actifs ne peut pas être imputé à quelques causes mécaniques telles que fracture, dislocation, ankylose, adhérences ou inflammations des os ou des jointures, etc. Ainsi chez une vieille dame en état de coma, que je vis quelques heures après un accident de voiture, il y avait impossibilité apparente de mouvoir les membres du côté gauche. Ceci aurait pu suggérer une lésion du cerveau droit causant cette sorte d'hémiplégie, mais un court examen des os me montra que le fémur et la clavicule gauches étaient brisés. Il était donc inutile de s'arrêter à une lésion intra-crânienne du faisceau pyramidal, d'autant que les réflexes plantaires étaient normaux des deux côtés.

Il nous faut aussi rechercher si les muscles de la partie du corps affectée sont rigides et en état de spasticité, ou s'ils sont mous, relâchés et flaccides.

Enfin nous nous mettons en devoir d'établir la force des mouvements volontaires dans les membres affectés. Ce faisant, il n'est pas suffisant de dire au malade d'une façon générale de mouvoir son bras ou sa jambe ; il faut mettre à l'épreuve chaque jointure, chaque mouvement séparément, en fixant la portion proximale du membre et en ordonnant au patient d'accomplir des mouvements variés, flexion, extension, rotation en dedans et en dehors, etc., séparément et d'une façon précise. Ainsi, lorsque nous invitons le malade à mettre son avant-bras en pronation, nous devons fixer son humérus et veiller à ce qu'il ne mette pas son épaule en abduction pour compenser le déficit de la pronation. Pour déterminer si un muscle particulier participe au mouvement ou non, il faut parfois une observation attentive, non seulement par l'inspection et la palpation du muscle ou de son tendon, mais encore, comme Beevor l'a remarqué [1], le praticien « doit éviter l'erreur qui consisterait à admettre que la raideur d'un tendon provoquée par la tension passive d'un muscle dénote une contraction de ce muscle ».

Supposez que tel mouvement particulier d'un membre est en défaut, nous l'estimerons de diverses façons, selon son degré. Si la faiblesse est peu prononcée, nous nous en rendons compte en opposant quelque résitance, afin d'augmenter le travail musculaire. Nous y parvenons soit au moyen de poids, ou s'il s'agit de la main en invitant le malade à serrer notre main ou un dynamomètre oval à ressort, soit s'il s'agit de la jambe, en opposant une résistance au membre dans les mouvements d'élévation qu'on invite le malade à exécuter.

Si la faiblesse est plus marquée, on peut la déterminer sans augmenter le travail musculaire. Le poids seul de la portion

1. *Croonian lectures*, 1904, p. 4.

distale du membre peut déjà être trop lourd à lever pour les muscles ; ainsi en est-il dans les cas où la main et le pied sont tombants, à raison d'une parésie des extenseurs du poignet et du pied. Même dans ces cas, cependant, un très léger degré de contraction volontaire peut encore persister et être mis hors de conteste en plaçant le membre examiné dans une position telle que son propre poids ne puisse plus être considéré comme une cause de mouvement ; ainsi, recherchons l'extension du poignet en plaçant préalablement l'avant-bras à mi-chemin entre la pronation et la supination ; recherchons les mouvements du coude en mettant passivement le bras en abduction et en obtenant du malade de tenter de fléchir ou d'étendre son avant-bras selon un plan horizontal. Nous pouvons encore examiner le membre paralysé dans un bain chaud, où la densité de l'eau le supportant de tous côtés, nous sommes à même de percevoir les mouvements les plus atténués.

En pareil cas, il nous faut observer avec soin non seulement les mouvements de telle articulation, mais aussi la contraction des tendons ou des muscles qui s'y attachent. La contraction de ceux-ci peut, en effet, être parfois perçue, alors qu'ils n'en restent pas moins trop faibles pour surmonter l'inertie de l'articulation.

Par l'inspection et la palpation, nous notons aussi si dans les membres lésés les muscles sont de volume et de consistance normales, si quelques-uns sont plus gros et plus forts que de coutume — *hypertrophie* — ou s'ils ont diminué de volume — *atrophie* — s'il existe un méplat ou même un creux, au lieu et place du relief musculaire normal. Dans quelques cas, un accroissement apparent de volume s'accompagne cependant d'affaiblissement : c'est ce que l'on nomme la *pseudo-hypertrophie*.

Si un muscle est atrophié, ses réactions électriques, à la fois aux excitations faradiques et au courant continu galvanique, doivent être recherchées. Celles-ci peuvent être normales, ou encore simplement diminuées quantitativement. Mais elles peuvent aussi être altérées dans leurs qualités, comme dans la « réaction de dégénérescence » (voy. plus loin, p. 479). Elles peuvent enfin être « mixtes », lorsque des fibres saines se mèlent encore à des fibres dégénérées.

La réaction musculaire à la percussion directe a souvent quelque valeur, le phénomène consite dans la contraction d'un faisceau musculaire sur toute sa longueur, quand on le percute. Certains muscles répondent encore ainsi à une excitation mécanique directe alors que les réflexes profonds ont disparu ; par exemple, quand le réflexe rotulien est absent dans le tabes ou la névrite périphérique, le quadriceps fémoral répond encore à un tapotement direct. Dans nombre de cas de lésions du neurone moteur inférieur, cette *irritabilité mécanique des fibres musculaires* est accrue, mais la contraction est plus trémulante que dans un muscle sain. Dans la dystrophie musculaire [myopathie primitive], l'irritabilité mécanique est perdue dans les muscles atteints. Chez certains malades, spécialement quand on percute les pectoraux ou d'autres muscles plats de la poitrine, il nous est donné d'observer une ondulation contractile qui part de chaque côté du point percuté le long des fibres musculaires, dans le temps, qu'un léger renflement musculaire se développe au point contus. Ce phénomène est nommé *myœdème*. On le rencontre communément dans la tuberculose pulmonaire, mais c'est le témoin aussi d'autres conditions cachectiques non liées à de la paralysie musculaire et il ne mérite pas de nous retenir davantage.

Le terme *paralysie*, quand il est appliqué à des muscles volontaires, signifie la perte de la faculté de la contraction volontaire, due à une interruption fonctionnelle ou organique des voies motrices en un point quelconque, du cortex cérébral juqu'à la fibre musculaire même. Ce dernier point de définition est nécessaire pour exclure tels cas ou les articulations sont ankylosées, où les mouvements sont impossibles pour des raisons mécaniques sans véritable paralysie. Au sens propre du mot, la paralysie est la perte totale de la force motrice volontaire ; les degrés moindres sont rangés sous le nom de *parésie*, mais nous appliquons souvent le terme paralysie à des impotences partielles aussi bien que complètes.

La distribution de la paralysie diffère selon le siège de la lésion le long des voies motrices. Ainsi, dans une lésion unilatérale du cerveau, il y a communément paralysie d'un côté du corps, comprenant la face, le tronc et les membres. Une lésion bilatérale provoque de la *diplégie* ou *double hémiplégie*, les membres des deux côtés du corps étant intéressés. La paralysie d'un seul membre sous la dépendance d'une lésion cérébrale prend le nom de *monoplégie*. La monoplégie spinale ou périphérique est moins commune.

La paralysie des membres résultant d'une lésion de la moelle est le plus souvent bilatérale — *paraplégie* — et généralement affecte les membres inférieurs seuls ; mais si la lésion siège dans la région cervicale, elle retentira à la fois sur les bras et les jambes — [*quadriplégie*] — et il y aura une distinction à faire avec la diplégie cérébrale [dans laquelle la face est intéressée]. C'est rarement que les deux bras peuvent être paralysés du fait d'une lésion spinale, avec peu ou pas de participation des membres inférieurs : c'est ce qu'on nomme la *paraplégie brachiale*. Une lésion spinale unilatérale peut aussi se caractériser par une monoplégie, mais c'est là une rareté. Le terme *hémiplégie alterne* ou *croisée* signifie que sous l'effet d'une lésion unique siégeant au-dessus de la décussation des voies pyramidales motrices, il y a paralysie motrice directe de nerfs crâniens du côté de la lésion et hémiplégie des membres du côté opposé. Selon les noyaux ou troncs nerveux intéressés, il y aura naturellement diverses variétés de paralysie croisée. [Les syndromes déjà décrits de Weber et Millard-Gubler en sont les principales.]

Lorsque la paralysie est due à une lésion des nerfs périphériques, elle peut être soit asymétrique, lorsque l'insuffisance motrice est limitée à un ou plusieurs troncs nerveux, comme dans la plupart des paralysie nerveuses traumatiques, ou plus communément être bilatérale et symétrique, comme c'est le cas des formes variées de névrite toxique affectant soit les membres supérieurs, soit les inférieurs, parfois les quatre membres à la fois.

Si la paralysie est fonction d'une affection primitive des muscles eux-mêmes comme dans les myopathies, sa distribution est d'habitude bilatérale et elle affecte les quatre membres et parfois même la face.

Il nous faut retenir qu'il n'est pas rare de rencontrer chez un seul malade des lésions multiples; cependant, pour le diagnostic, nous devons nous efforcer toujours d'imputer tous les symptômes à une lésion unique.

Supposons donc un malade atteint d'une paralysie motrice (toutes causes mécaniques d'impotence musculaire ayant été éliminées), la première question à nous poser est la suivante : La paralysie est-elle *fonctionnelle* ou *organique* ? Si organique, nous nous posons deux autres questions : A. *Où est la lésion?* (diagnostic anatomique) ; et B. *Quelle en est la nature ?* (diagnostic pathologique).

La paralysie est-elle fonctionnelle ou organique? — Parfois la distinction est facile ; d'autres fois, c'est une affaire très délicate, certains cas de sclérose en plaques au début, pouvant être trop facilement confondus avec l'hystérie; de plus, nous devons compter avec la combinaison de troubles fonctionnels et organiques chez un même sujet.

Nous remettons les détails plus complets sur les traits

caractéristiques du diagnostic de l'hystérie à un chapitre prochain (voy p. 435) et nous ne rapporterons ici que quelques-uns des traits les plus saillants qui nous permettront de décider entre un syndrome fonctionnel et une lésion organique. Dès l'abord, l'anamnèse nous guidera ; par exemple, la paralysie fonctionnelle suit fréquemment un choc émotionnel ou un effort mental prolongé ; le traumatisme cependant, dans les accidents de chemin de fer par exemple, est également à même de provoquer maladies fonctionnelles ou organiques.

Il existe deux classes de signes et de symptômes qui entraînent la conviction vers un trouble fonctionnel plutôt que vers une lésion organique : d'abord, l'absence des signes pathognomoniques d'une maladie organique, et, deuxièmement, la présence de certains phénomènes particuliers aux troubles fonctionnels. L'atrophie musculaire, bien que moins fréquente dans les maladies fontionnelles, n'est cependant pas la signature obligée d'une lésion organique. Ainsi la figure 195 montre un cas de monoplégie hystérique avec une atrophie musculaire étendue ; c'est là une rare association. Cependant les réactions électriques de dégénérescence ne se rencontrent jamais dans les paralysies fonctionnelles. Leur présence signifie maladie organique certaine, quelque part dans le neurone inférieur, de la corne antérieure aux fibres musculaires. La paralysie isolée d'un muscle signifie aussi lésion organique ; elle ne se présente jamais dans une maladie fonctionnelle ; celle-ci affectera plutôt tout un groupe de muscles ou, pour parler plus exactement, un groupe intéressé dans des mouvements déterminés.

Pour nous résumer, le diagnostic entre paralysies organique et fonctionnelle est facile, si la paralysie organique affecte le type du neurone moteur inférieur. C'est surtout lorsque la lésion organique siège dans le neurone supérieur, sur les voies motrices cortico-spinales qu'on peut être embarrassé ; ce sont ces cas où il y a peu ou pas d'atrophie musculaire et où les réactions électriques sont normales. En pareils cas, l'existence ou non d'autres stigmates de l'hystérie est d'une grande valeur diagnostique.

Un signe de lésion organique de première importance dans l'hémiplégie, est celui de la *flexion combinée de la jambe sur la cuisse et de la cuisse sur le tronc* (Babinski); ce phénomène est presque invariablement présent dans l'hémiplégie organique. Pour le mettre en relief, le sujet repose à plat sur une surface consistante, comme une table ou le plancher, les bras croisés sur le devant de la poitrine et les jambes légèrement séparées. On invite alors le malade à s'asseoir sans le secours de ses bras. Comme il exécute ce mouvement, le membre inférieur, s'il y a lésion du faisceau pyramidal, abandonnera le plancher. En même temps, l'épaule du côté sain se porte en avant, comme pour faire contrepoids au membre inférieur opposé. Dans l'hémiplégie hystérique, ce signe ne se retrouve jamais. Une autre recherche très utile pour distinguer une paralysie organique d'avec une fonctionnelle est constituée par le *phénomène de Grasset et Gaussel*[1], qui est propre aux cas dépendant de lésions organiques et qui consiste en l'impossibilité pour l'hémiplégique de soulever à la fois ses membres inférieurs au-dessus de la surface sur laquelle il repose comme nous l'avons vu plus haut, bien qu'il puisse encore les lever l'un et l'autre séparément. La raison en est que l'hémiplégique organique est incapable de fixer son bassin [défaut de stabilisation de Grasset], quand il essaie de lever simultanément les deux jambes. En recherchant ce signe, nous devons veiller à ce que les deux membres ne se touchent point, car le sujet aurait tendance à aider malgré lui la jambe paralysée avec celle restée saine. Naturellement, ces signes ne sont présents que dans les cas où le membre paralysé a con-

1, *Revue neurologique*, 1905, p. 881.

servé des mouvements volontaires. Une autre manière de mettre en évidence le même phénomène est d'inviter le malade à lever le membre paralysé et à le maintenir en l'air. Si alors nous saisissons le membre sain et l'élevons, le premier retombe aussitôt parce que le bassin ne peut être fixé par les muscles du côté paralysé. D'autre part, si le malade élève d'abord le membre sain et si nous tentons alors de lever passivement celui qui est impotent, le premier se maintient cependant en l'air, le bassin restant fixé par les muscles non paralysés du côté sain. Dans l'hystérie, il n'existe pas de différence entre l'élévation séparée et simultanée des membres inférieurs. [Nous devons aussi à Babinski le signe du peaucier du cou qui consiste en ce fait que du côté paralysé, dans l'hémiplégie organique, soit que le malade ouvre la bouche toute grande, soit qu'il fléchisse sa tête pour s'opposer au mouvement d'extension que l'on veut de force lui imprimer, la contraction du peaucier est plus énergique et plus apparente du côté sain.]

Dans certains cas de paraplégie spastique, la rigidité des membres inférieurs a une certaine valeur diagnostique. Ainsi, quand nous levons passivement le membre inférieur au-dessus du lit et que nous voyons l'autre membre se lever en même temps, nous pouvons pratiquement être certains que la rigidité comme la paralysie sont organiques.

L'étude attentive des réflexes est de la plus haute importance. La présence du réflexe plantaire en extension [signe de Babinski], chez un malade qui a dépassé la première enfance, est pathognomonique d'une maladie organique.

Les réflexes profonds sont plus souvent exagérés dans les lésions organiques; le véritable clonus du pied des maladies organiques est généralement vite distingué du pseudo-clonus des paralysies fonctionnelles. L'absence des réflexes profonds peut se trouver dans les paralysies organiques, jamais dans les fonctionnelles.

L'incontinence de la vessie et du rectum n'est pas rare dans les lésions organiques de la moelle et du cerveau, mais pratiquement ne se présente jamais dans une paraplégie hystérique.

Où siège la lésion. — La paralysie est diagnostiquée organique. Il nous faut maintenant déterminer le siège de la lésion. Nous devons ici dès d'abord décider s'il se trouve dans le neurone moteur supérieur [ou protoneurone] (cortico-spinal), ou dans le neurone inférieur [ou deutoneurone] (nucléo-musculaire.)

En voici les caractères distinctifs :

PARALYSIE MOTRICE ORGANIQUE

Protoneurone moteur. Paralysie supra-nucléaire.	*Deutoneurone moteur.* Paralysies nucléaire et infra-nucléaire.
1. Participation diffuse des groupes musculaires, pas de paralysie musculaire isolée.	1. Participation de muscles isolés.
2. Spasticité et hypertonie des muscles paralysés qui peuvent présenter des mouvements associés à l'occasion des mouvements volontaires.	2. Flaccidité et atonie des muscles paralysés. Pas de mouvements associés.
3. Pas d'atrophie musculaire, excepté par suite de l'inaction.	3. Atrophie musculaire des muscles paralysés.
4. Réactions électriques normales.	4. Réactions de dégénérescence.
5. Réflexes profonds conservés dans les membres affectés, et le plus souvent exagérés.	5. Réflexes profonds des muscles paralysés diminués et souvent abolis.
6. Réflexe plantaire en extension, si le membre inférieur est intéressé.	6. Réflexe plantaire, si conservé, en flexion (à moins que les fléchisseurs des orteils soient eux-mêmes paralysés).

Voyons en détail quelques-uns de ces points.

La paralysie dépendant d'une lésion du neurone moteur supérieur n'affecte jamais individuellement un muscle quelconque, mais toujours un groupe de muscles. L'inverse, cependant, n'est pas vrai, et il nous faut souvenir que même une lésion du neurone moteur inférieur peut produire une paralysie diffuse, quand une série de nerfs ou de noyaux adjacents sont lésés par le mêmeprocessus pathologique. Mais si certains muscles sont pris individuellement par la paralysie, alors que d'autres muscles voisins ou même confondus dans le même groupement restent parfaitement normaux, c'est que la lésion est assurément nucléaire ou sous-nucléaire. La paralysie due à une lésion cortico-spinale est rarement complète d'une façon permanente. Il s'agit bien plus souvent d'une parésie que d'une paralysie absolue. A ce point de vue, elle diffère de l'impotence totale liée à une lésion du neurone spino-musculaire [deutoneurone].

La spasticité des muscles paralysés en cas de lésion susnucléaire ne s'installe pas immédiatement après le début des accidents, mais ordinairement se développe graduellement dans un délai d'un à trois mois. Ainsi, une lésion supranucléaire typique, celles de l'apoplexie par exemple, se manifeste pendant la période initiale par de la flaccidité qu'une rigidité dite secondaire [plus ou moins tardive] remplace peu à peu, Le degré de cette spasticité varie selon les cas. Nous l'apprécions en déterminant des mouvements passifs dans les articulations et en comparant leur résistance à celle opposée par les articulations du membre sain. Les malades atteints de paralysie motrice conditionnée par quelque lésion cortico-spinale montrent assez souvent des « mouvements associés » surajoutés, quand ils veulent exécuter quelque mouvement volontaire avec un des membres parésiés. Ainsi, en tentant de lever leur jambe paralysée, ils ne peuvent s'empêcher d'exécuter en même temps un mouvement involontaire de dorsi-flexion de la cheville. C'est ce que l'on appelle « le phénomène tibial » de Strümpell. De même dans le membre supérieur nous pouvons noter « le phénomène de la pronation », signe analogue, consistant dans une pronation forcée quand le malade veut fléchir le coude.

Dans les lésions du protoneurone, les muscles du membre affecté, dans la plupart des cas, ne subissent pas d'atrophie appréciable, excepté peut-être à un très faible degré du fait que le malade ne les utilise pas.

Il y a cependant parfois des exceptions à cette règle; on peut voir des hémiplégiques avec de l'atrophie des muscles périscapulaires ou des muscles intrinsèques de la main. De pareilles atrophies sont souvent secondaires à des arthropathies. [Il n'existe pas d'explication histo-physiologique univoque et suffisante de ces amyotrophies des hémiplégiques, qui sont parfois très précoces.] Mais quelque intense que puisse être cette amyotrophie, on n'y rencontre jamais les réactions de dégénérescence. Celles-ci, communément qualifiées R. D., sont pathognomoniques d'une lésion nucléaire ou sous-nucléaire.

Non pas que R. D. soit le témoin obligé d'une lésion du deutoneurone moteur, puisqu'une lésion légère d'un tronc nerveux peut amener une paralysie musculaire sans R. D., et que, d'autre part, beaucoup de lésions nucléaires, celles de l'atrophie musculaire progressive par exemple, ne donnent que des réactions mixtes et douteuses à raison de ce fait que dans le même muscle des faisceaux atrophiés se mêlent à des faisceaux sains ceux-là donnant R. D., ceux-ci conservant leurs réactions normales. Il faut aussi savoir que dans l'impotence motrice qui se manifeste dans les diverses variétés de myopathie primitive, il y a simplement diminution à la fois aux courants faradique et galvanique mais pas de vraie R. D., même dans les cas les plus avancés. Les réflexes dans les lésions des proto et deuto-neurones moteurs nous occuperont plus complètement dans un autre chapitre (voy. p. 380.)

Au sujet de ce diagnostic différentiel entre les sièges respectifs des lésions dans les paralysies du neurone supérieur et de l'inférieur, il faut savoir que pas un seul des six signes que nous avons mentionnés est à lui seul pathognomonique; cependant leur sommation nous mettra communément à même de nous décider sans difficulté pour l'un ou pour l'autre des deux neurones. Parfois, existe une lésion combinée des deux neurones, comme dans la myélite transverse et la myélomalacie. Ici les phénomènes au niveau de la lésion seront du type flaccide (neurone inférieur) à cause de la destruction des cornes ou des racines antérieures, alors qu'au-dessous nous trouverons une paralysie spastique (type du neurone cortico-spinal), à raison de l'interruption des faisceaux pyramidaux.

Paralysies motrices du neurone supérieur. — Les signes et symptômes varient selon le niveau auquel le faisceau cortico-spinal est endommagé. Voici les points principaux où peut se produire une lésion et les signes qui permettront d'en faire le diagnostic (fig. 6.)

Une lésion corticale de la circonvolution frontale ascendante porte souvent sur un seul membre, produisant ainsi une monoplégie plutôt qu'une hémiplégie, puisqu'il faut une lésion corticale très étendue pour produire une hémiplégie complète, affectant la face, le bras et la jambe. Ce que nous rencontrons de coutume, c'est soit une monoplégie pure, brachiale, crurale, ou faciale, ou si la lésion est quelque peu plus étendue en surface, une monoplégie associée, à savoir, brachio-crurale ou facio-brachiale. La paralysie motrice corticale est assez communément liée à des attaques épileptiformes localisées au membre paralysé, parce que la cause pathogénique peut provoquer de l'irritation du cortex en plus de la paralysie. Le membre monoplégié montre fréquemment un type d'anesthésie corticale qui, comme nous l'avons déjà vu, bien qu'atténuée reste plus marquée dans la portion distale du membre et est souvent éphémère.

Une lésion strictement localisée sous le cortex ne peut souvent être distinguée d'une lésion corticale, excepté par l'absence d'épilepsie irritative; dans beaucoup de cas la lésion est d'ailleurs à la fois corticale et sub-corticale.

Une lésion des voies motrices au niveau de la capsule interne à raison de ce fait que toutes les fibres pyramidales ont convergé en ce point pour donner un faisceau compact, ne produit pas de monoplégie, mais une hémiplégie complète[1], intéressant la face, le bras et la jambe. Il ne se présente plus ici de convulsions jacksoniennes comme dans la lésion corticale. Si la lésion capsulaire s'étend en arrière dans les voies sensitives ou dans le thalamus, on peut rencontrer en plus de l'hémianesthésie, mais ceci est rare, en vérité.

La lésion thalamique est plutôt associée à de l'hémiathétose des membres paralysés; elle n'apparaît pas de suite après l'attaque d'apoplexie, mais se développe peu à peu au bout de plusieurs semaines. Une lésion encore plus étendue, gagnant en arrière les radiations optiques, s'accompagnera d'hémiplégie, d'hémianesthésie et d'hémianopsie.

La lésion du pédoncule se reconnaît à la coexistence de la paralysie directe du IIIe nerf, associée à la paralysie de la

1. [La notion pathogénique fondamentale de l'hémiplégie est qu'une lésion portant sur la voie pyramidale depuis le cortex jusqu'à l'entrecroisement des voies motrices à la partie inférieure du bulbe provoque une paralysie des membres du côté opposé; et c'est ainsi que les choses se passent dans l'immense majorité des cas.

Mais, comme P. Marie l'a montré, il existe des faits rares, mais incontestables, d'*hémiplégie collatérale*, dans lesquels « une lésion de l'hémisphère gauche, par exemple, produit l'hémiplégie gauche ». Cet auteur a divisé ces faits en deux groupes : A. Vice de formation des centres nerveux. Absence d'entrecroisement des pyramides; B. Hématome de la dure-mère ou hémorragie méningée ou tumeur. Il interprète l'hémiplégie collatérale dans ces cas comme le résultat d'une compression, contre les parois crâniennes de la base, du faisceau pyramidal du côté opposé à la lésion. Cette explication nous paraît plus satisfaisante que celle de l'inhibition.

Au point de vue chirurgical enfin, il faut savoir que l'on peut rencontrer une *fausse hémiplégie collatérale* Ce fait paradoxal est réalisé, dans les conditions suivantes : un traumatisme crânien du côté gauche, par exemple, s'accompagne d'une hémiplégie gauche. La notion du point où a porté le traumatisme, quelquefois une contusion sans fracture, font penser à l'hémiplégie collatérale : on trépane sur ce point, on ne trouve rien et, à Morgani, on constate que le cerveau droit, au point diamétralement opposé, présente des lésions plus ou moins considérables causant évidemment l'hémiplégie gauche.

face, du bras et de la jambe du côté opposé, d'habitude plus marquée à la face.

Cette variété de paralysie alterne est connue sous le nom de *syndrome de Weber* (voir fig. 81). La paralysie du IIIe nerf est souvent incomplète. Quand la lésion s'étend vers la calotte pédonculaire et implique le voisinage du noyau rouge, il peut

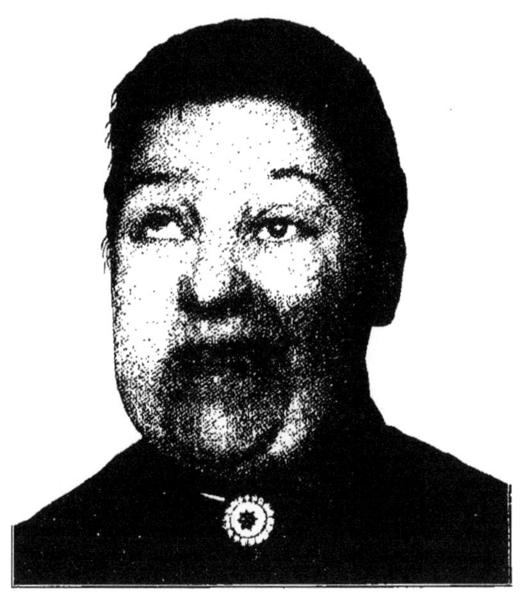

Fig. 81. — Lésion du pédoncule cérébral gauche, avec syndrome de Weber.

La malade regarde en haut et s'efforce de montrer ses dents. Il y a dilatation de la pupille gauche et paralysie du droit supérieur gauche, en même temps qu'une hémiplégie de la face, du bras et de la jambe à droite.

se produire un tremblement unilatéral ou de l'hémiataxie du côté paralysé, combinés comme plus haut à la paralysie de l'oculo-moteur commun du côté même de la lésion; cette combinaison est connue sous le nom de *syndrome de Benedikt*. Si la lésion s'étend en dehors au point d'intéresser les voies optiques quand elles contournent la face externe du pédoncule, il peut y avoir de l'hémianopsie surajoutée.

En descendant le long du faisceau pyramidal dans le pont et dans le bulbe, le type de l'hémiplégie change : il n'y a plus de paralysie du IIIe nerf, mais une autre variété de paralysie alterne se présente, au niveau de l'émergence du nerf facial. Il s'agit ici d'une paralysie faciale, de type périphérique, du côté de la lésion, associée à une hémiplégie du bras et de la jambe du côté opposé; c'est ce que l'on nomme le *syndrome de Millard-Gubler*. D'autres nerfs crâniens du côté de la lésion protubérantielle ou bulbaire, par exemple le trijumeau, l'abducens ou l'hypoglosse, peuvent être affectés en même temps que le faisceau pyramidal, et, comme dans le syndrome de Millard-Gubler, peuvent se montrer lésés, associés à une hémiplégie du bras et de la jambe opposés ; mais ce sont là des faits rares. En descendant dans le bulbe, les faisceaux pyramidaux convergent, et pour un temps se rapprochent si intimement que, à ce niveau, une lésion strictement unilatérale se voit rarement; il y a d'ordinaire ici dommage dans les deux voies pyramidales, affectant les membres des deux côtés, quelquefois inégalement. En même temps, on relève des symptômes bulbaires — désordres de l'articulation, de la phonation, de la déglutition, du fait de la participation des noyaux ou des troncs du pneumogastrique, du spinal et de l'hypoglosse.

Le diagnostic de la paralysie motrice causée par des lésions médullaires du faisceau pyramidal dépend du niveau occupé par celles-ci. Les deux faisceaux se décussent à l'extrémité inférieure du bulbe, si bien qu'une lésion unilatérale de la moelle produit maintenant une paralysie homolatérale et non plus controlatérale. Si la lésion porte sur la région cervicale, le bras et la jambe du côté correspondant seront intéressés; mais, si elle siège au-dessous du renflement brachial, la jambe correspondante sera seule intéressée. Une lésion primitive unilatérale de la moelle interrompt généralement non seulement les voies motrices, mais les faisceaux sensitifs aussi, et produit ainsi la paralysie bien connue de Brown-Séquard, dont nous avons déjà parlé.

La paralysie bilatérale du neurone moteur supérieur est fonction de lésions bilatérales qui peuvent siéger soit dans le cerveau, soit dans la moelle épinière. Lorsque les deux faisceaux pyramidaux sont affectés dans le cerveau — et la lésion la plus commune consiste en un double foyer de ramollissement dans la partie postérieure du noyau lenticulaire, encore que moins souvent les lésions puissent être corticales ou sous-corticales, — une hémiplégie double en résulte. Dans ces cas de double hémiplégie ou de diplégie, il y a, à côté des signes de l'hémiplégie de chaque côté, souvent d'intensité inégale, ce que l'on appelle des *phénomènes pseudo-bulbaires*. Dans la paralysie pseudobulbaire, dont nous avons déjà étudié les symptômes (p. 133), il n'est pas commun que les phénomènes de double hémiplégie s'annoncent simultanément des deux côtés; le plus souvent, il y a deux attaques espacées, et c'est seulement après que l'hémiplégie est devenue bilatérale que les symptômes pseudobulbaires apparaissent. [Pour Brissaud et Halipré cependant (1894), une lésion unilatérale, à condition d'interrompre les fibres commissurales du corps calleux, suffirait à déterminer le syndrome pseudo-bulbaire.]

De tels malades sont souvent excessivement émotifs, ayant tendance, pour la plus légère cause, à rire, ou plus fréquemment à pleurer sur un mode particulièrement spasmodique, le tout accompagné d'une lenteur pathologique dans les mouvements expressifs de leurs sentiments.

Les lésions pyramidales bilatérales dans la moelle épinière produisent une paraplégie, affectant les quatre membres si la lésion siège au-dessus du renflement brachial, mais n'intéressant que les membres inférieurs si la lésion siège au-dessous; la paraplégie est ordinairement spastique, avec exagération des réflexes profonds. [Il est assez vraisemblable, toutes choses égales d'ailleurs, que la spasticité et l'exaltation des réflexes sont fonctions d'une certaine lenteur dans l'évolution de la lésion ou de la compression; les compressions subites sont plutôt flaccides, sans que cette flaccidité signifie forcément interruption ou section complètes. En tout cas, on ne doit accorder de valeur absolue pour le diagnostic de section qu'à la perte complète de toute sensibilité superficielle et osseuse]. Si les voies sensitives sont interrompues par la lésion même qui a porté sur les faisceaux moteurs, nous voyons s'ajouter une anesthésie dont la limite supérieure correspond à celle du plus haut segment médullaire affecté.

Ces cas de paralysie sensitivo-motrice s'accompagnent d'habitude de perte du contrôle des sphincters. Si la lésion médullaire est suffisamment étendue pour comprendre la corne antérieure, il y aura atrophie musculaire localisée au segment affecté, à la limite supérieure de la paralysie spastique. Mais il est important de se souvenir que, si la lésion médullaire est une section complète (plaie tranchante ou par balle), la paraplégie est au contraire flaccide et les réflexes profonds sont absents dans les membres paralysés. Les réflexes plantaires cependant persistent et affectent le type extenseur, que la lésion soit complète ou non.

Le diagnostic différentiel entre les tumeurs prenant naissance dans la moelle et celles se développant en dehors est parfois ardu. Dans les tumeurs extra-médullaires, ayant leur point de départ dans les racines ou dans les méninges, dans la région postérieure de la moelle, les douleurs radiculaires uni ou bilatérales précèdent d'habitude les autres signes de la lésion transverse de la moelle, c'est-à-dire la paraplégie avec troubles de la sensibilité et exagération des réflexes profonds. Mais si le néoplasme extra-médullaire s'annonce dans la région antérieure de la moelle, les douleurs radiculaires sont absentes ou tardives. Si les racines antérieures sont prises, l'atrophie musculaire de distribution radiculaire est un signe de valeur pour la localisation du foyer. Des spasmes réflexes spontanés dans les membres inférieurs sont plus fréquents dans les tumeurs extra-médullaires. Semblable tumeur placée latéralement comprime parfois la moelle dans des conditions telles qu'elle provoque un syndrome de Brown-Séquard incomplet.

Ainsi, dans un cas personnel, où l'on retira un endothéliome de la première racine thoracique postérieure droite, le sujet avait une paraplégie spastique asymétrique plus marquée sur la jambe droite, en même temps qu'un trouble des perceptions thermiques et douloureuses dans la jambe gauche et la partie gauche du tronc.

On a toujours tendance à localiser une tumeur de la moelle au-dessous de son niveau réel. Parfois des indications de valeur nous seront fournies par la recherche du sens vibratoire dans les vertèbres spinales, cette sensibilité particulière étant souvent perdue jusqu'au niveau de la tumeur. Il arrive dans quelques cas que l'on s'arrête au diagnostic de tumeur extra-médullaire, et l'opération ou l'autopsie montrent qu'il s'agit non d'une tumeur, mais d'une lepto-méningite subaiguë ou chronique. Cette erreur pourra quelquefois être évitée si l'on étudie la distribution exacte des douleurs radiculaires du début. En cas de tumeur, ces douleurs initiales sont d'abord localisées à une seule racine ; dans la méningite, la douleur est plus diffuse et affecte un nombre considérable de zones radiculaires. [Ces cas décrits, chez l'adulte, par Krause (*Congrès Allemand de chirurgie*, 1907) et surtout par Victor Horsley (*British med. Journal*, 1909) offrent ceci de particulièrement intéressant qu'ils peuvent guérir par l'intervention chirurgicale. La moelle est comprimée par le liquide en hypertension et l'incision du sac dural suivie de lavage avec une solution mercurielle au millième, a amené dans un certain nombre de cas un soulagement considérable et même la guérison.]

Parfois la lésion n'est pas horizontale, mais plus haute d'un côté que de l'autre, et alors la limite supérieure de l'anesthésie ne sera pas la même des deux côtés et la distribution de l'atrophie dépendant de la destruction des cornes antérieures sera asymétrique.

Nous pouvons enfin rencontrer aussi des cas de paraplégie spastique bilatérale sans aucune participation de troubles sensitifs. De semblables cas peuvent appartenir à la sclérose primitive latérale lentement progressive [Strumpell, Déjerine et Sottas], maladie rare[1], ou, ce qui est plus fréquent, à la sclérose latérale amyotrophique, où les signes d'une atrophie musculaire progressive sont ajoutés à la rigidité des membres inférieurs avec exagération des réflexes profonds. Une paraplégie motrice pure est plus fréquemment associée à la sclérose en plaques, à une myélite transverse imparfaitement réparée ou à quelque autre lésion vasculaire, telle que thrombose ou raptus hémorragique, lésions dans lesquelles les fonctions sensitives se sont restaurées dans la suite, les voies motrices restant sclérosées d'une façon permanente. L'anamnèse dans ces cas est le plus souvent suffisante pour les distinguer les uns des autres.

La syringomyélie, lorsqu'elle frappe les voies pyramidales, peut aussi s'accompagner d'une paraplégie de type spastique [et il n'est pas très rare, comme l'a montré Guillain (1902), de voir une véritable contracture, très intense, prendre les quatre membres et le tronc. Le syringomyélique, dans ces formes spasmodiques, peut paraître raide et soudé comme un parkinsonien]; mais on le reconnaîtra vite à l'anesthésie dissociée

1. [Nous devons mentionner ici le groupe des scléroses combinées que, après beaucoup d'autres, Kattwinkel (1902) et P. Marie et O. Crouzon (1903) ont contribué à classer cliniquement, et qui, dans leurs grandes lignes, sont constituées par l'adjonction de phénomènes spastiques indiquant la participation des faisceaux pyramidaux aux signes plus ou moins complets de la série tabétique. La systématisation des lésions serait vasculaire plus que fasciculaire, et les phénomènes très complexes, puisqu'on peut voir des troubles ataxiques (Gowers, 1886), ou ataxo-cérébelleux, évoluer avec des signes de spasticité, ou des troubles du tabes légitime évoluer rapidement vers la paraplégie complète ou variable, avec signe de Babinski.]

(p. 246), et fréquemment aussi à la coexistence de troubles trophiques portant sur les os, les jointures et les muscles, l'atrophie musculaire survenant quand la corne antérieure est envahie et détruite par le processus gliomateux.

CHAPITRE XIV

PARALYSIES MOTRICES PAR LÉSIONS ORGANIQUES DU DEUTONEURONE MOTEUR

Ici, comme dans les lésions du protoneurone, les signes et symptômes diffèrent selon le niveau auquel le neurone inférieur (spino-musculaire) est atteint. Le fait diagnostic le plus important, au point de vue localisation, est la présence ou l'absence de phénomènes sensitifs. Si, dans une paralysie du neurone moteur inférieur, on observe des troubles sensitifs, nous avons affaire à une lésion d'un nerf mixte, c'est-à-dire d'un nerf contenant des fibres sensitives aussi bien que motrices. Si, d'autre part, les troubles sensitifs manquent pendant toute la durée de la maladie, c'est que le neurone spino-musculaire est lésé, soit avant d'être rejoint par les fibres sensitives (la lésion est alors dans la corne antérieure ou dans le radicule antérieur), ou après qu'il leur a faussé compagnie (la lésion siège dans une branche nerveuse purement motrice ou dans le muscle même).

Une lésion de la *corne antérieure* dans l'intimité de la moelle (il en est de même de son homologue dans les noyaux moteurs du bulbe) n'est accompagnée d'aucune paralysie sensitive et provoque donc une paralysie purement motrice des fibres du muscle correspondant. Une lésion du *radicule antérieur,* à son émergence de la corne antérieure, produit des signes identiques et ne peut souvent être distinguée d'une lésion nucléaire intra-spinale. Dans les lésions nucléaires ou radiculaires antérieures, nous trouvons donc une paralysie motrice pure du type neurone inférieur, non associée à des troubles sensitifs. Les exemples les plus communs de pareilles lésions sont constitués par la poliomyélite antérieure aiguë (paralysie infantile de type spinal), la poliomyélite antérieure chronique (atrophie musculaire progressive) et certains types de paralysie saturnine. La paralysie de Landry est une pure paralysie motrice de tout le neurone spino-musculaire, dont nous allons reparler. Une lésion nucléaire ou radiculaire antérieure est caractérisée plus nettement par la distribution radiculaire de la paralysie motrice, si bien qu'à ce point de vue elle diffère de la paralysie due à une lésion d'un nerf périphérique (voir les tableaux concernant la distribution radiculaire, p. 35). Les lésions des nerfs mixtes périphériques sont toujours associées, au début au moins, à des altérations de la sensibilité. Dans le cas de lésions de nerfs périphériques purement moteurs (par exemple le nerf de Bell qui va au grand dentelé), la distribution de la paralysie motrice diffère totalement de celle d'une lésion nucléaire ou radiculaire antérieure.

Distinguer une lésion nucléaire d'avec une lésion radiculaire antérieure est parfois difficile, et dans quelques cas peut être impossible. La coexistence de phénomènes spastiques dans les membres correspondant aux parties inférieures de la moelle fera penser à une lésion intra-spinale, et indiquera une lésion coexistante du faisceau pyramidal adjacent. La non-participation de ce dernier, d'autre part, suggérera une lésion du radicule antérieur, bien qu'il n'y ait là rien d'absolu, puisque la poliomyélite antérieure aiguë n'affecte pas le faisceau pyramidal. Un autre point qui peut quelquefois nous inspirer est l'évolution même de la maladie : si les muscles paralysés recouvrent leur action, ceci est en faveur d'une lésion de la racine antérieure en dehors de la moelle, car la régénération des fibres nerveuses ne se peut produire que dans les lésions extra-médullaires, la lésion de la substance grise [devant être considérée comme] irréparable.

Une lésion limitée à la corne antérieure, avec son absence d'anesthésie cutanée, ne peut être confondue qu'avec une lésion soit d'un nerf exclusivement moteur, soit avec une lésion des fibres musculaires mêmes. L'histoire du début de la maladie est d'une grande importance; de même la distribution précise de

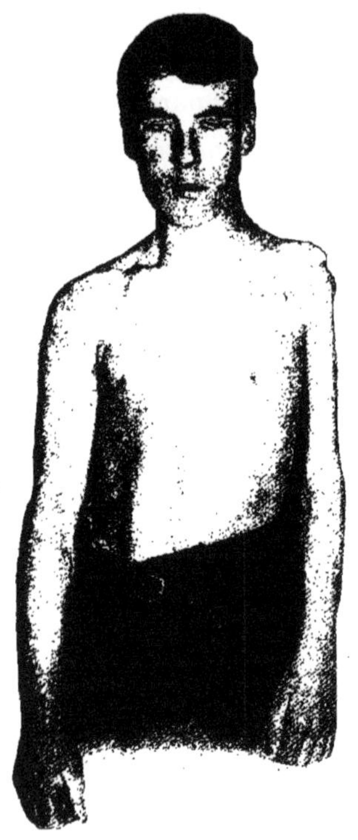

Fig. 82. — Vieille poliomyélite antérieure aiguë, avec atrophie du deltoïde et du biceps et arrêt de développement de l'humérus, à gauche.

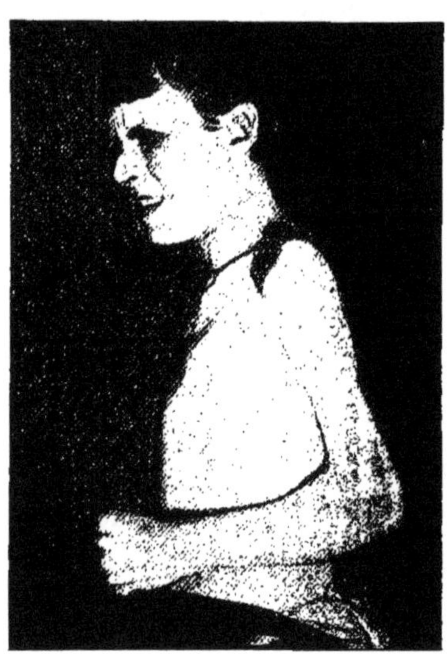

Fig. 83. — Vieille paralysie infantile avec perte complète du deltoïde et du biceps. Action du long supinateur dans la flexion du coude.

la paralysie musculaire. Les deux maladies principales limitées à la corne antérieure sont la *paralysie infantile* et l'atrophie musculaire progressive. La poliomyélite antérieure aiguë ou paralysie spinale infantile débute soudainement, généralement avec de la fièvre[1]. Un grand nombre de muscles, quelquefois

[1] [Il faut savoir qu'un certain nombre de cas d'encéphalopathie infantile avec hémiplégie ou diplégie ressortissent, selon P. Marie et H. Lamy à un processus

dans les quatre membres, peuvent être paralysés au commencement. Mais après une semaine ou deux la plupart se libèrent, laissant une paralysie résiduelle, le plus souvent unilatérale, de muscles qui subissent une fonte rapide. Il n'y a pas d'exagération des réflexes tendineux au-dessous du niveau de la lésion, puisque le faisceau pyramidal échappe au processus. Les fig. 82, 83 et 84 représentent des cas de paralysie infantile ancienne, montrant l'extrême degré d'atrophie qui en est résulté ; si la maladie a frappé le sujet dans l'enfance, comme c'est le plus souvent le cas, on observe un arrêt consécutif de croissance du membre paralysé.

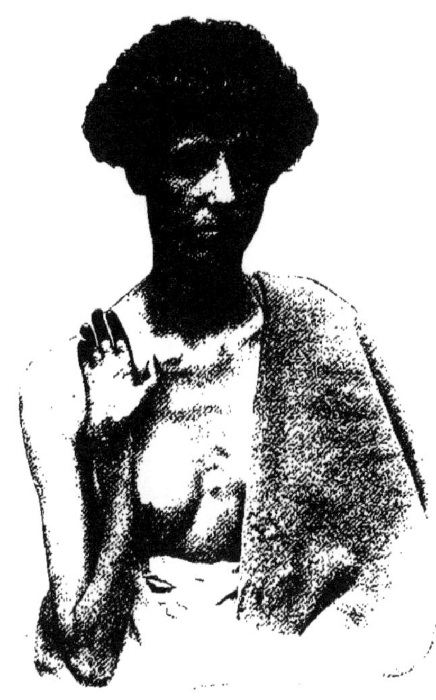

Fig. 84. — Vieille paralysie infantile (poliomyélite antérieure aiguë). Paralysie et atrophie de tous les muscles au-dessous du coude, à l'exception du long supinateur.

La *poliomyélite antérieure chronique* ou atrophie musculaire progressive a un début insidieux et graduel. Elle survient presque toujours chez des adultes et, bien qu'elle commence d'un seul côté, elle devient généralement bilatérale. Elle se montre d'habitude dans les petits muscles intrinsèques de la main (fig. 85) : plus rarement, elle commence par les muscles de l'épaule. Dans cette maladie, nous relevons des trémulations fibrillaires ou vermiculaires dans les muscles amaigris ; leurs réactions électriques sont mixtes. La

identique qui aurait frappé les cellules de l'encéphale au lieu de se localiser dans la corne antérieure.]

paralysie s'installe au prorata de l'atrophie. La cause en est, sans doute, que çà et là dans la région médullaire lésée, quelques cellules saines survivent et avec elles les fibres musculaires saines correspondantes. [On a tendance, en France, avec P. Marie et A. Léri, à ne plus voir dans la poliomyélite antérieure chronique un syndrome autonome réalisé par l'atrophie des cellules de la corne antérieure. La fréquence déjà relevée par Vulpian de troubles sensitifs subjectifs au début, les altérations fréquentes des méninges spinales, la possibilité de phénomènes spastiques associés, avec signe de Babinski et des troubles pupillaires d'Argyll-Robertson plaident hautement en faveur d'une affection combinée des méninges, des radicules et de la moëlle. Enfin l'association connue du syndrome poliomyélite au tabes (Raymond et Philippe, Soc. Neurologie, décembre 1902) n'est pas pour éloigner le neurologiste d'une étiologie syphilitique très fréquente.] [Quand au processus d'atrophie musculaire par dégénérescence des cellules de la corne antérieure] s'ajoute la sclérose du faisceau pyramidal adjacent, nous avons affaire à la *sclérose latérale amyotrophique* dans laquelle, en plus de l'amyotrophie des mains semblable à celle de la poliomyélite [antérieure chronique], on trouve les réflexes profonds exagérés et les réflexes plantaires en extension. [Mais cette atrophie musculaire débutant généralement par les muscles intrinsèques des mains (Aran-Duchenne), qui caractérise le plus grand nombre de cas de poliomyélite chronique antérieure de l'adulte, peut aussi se retrouver dans la sclérose en plaques,

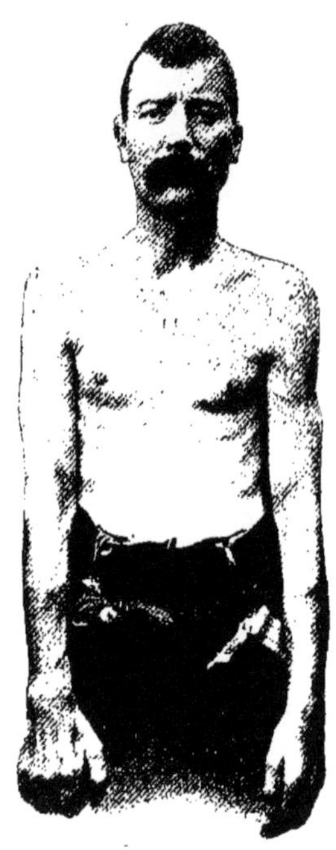

Fig. 85. — Atrophie musculaire progressive chez un homme de trente-deux ans, qui est en même temps tabétique.

comme l'a définitivement établi Lejonne (thèse de Paris, 1903).]

Il existe une rare variété d'atrophie musculaire progressive apparaissant chez l'enfant le *type Werdnig-Hoffmann* — due à la dégénération de la corne antérieure. La maladie commence dans l'enfance, souvent dans les trois premiers mois qui

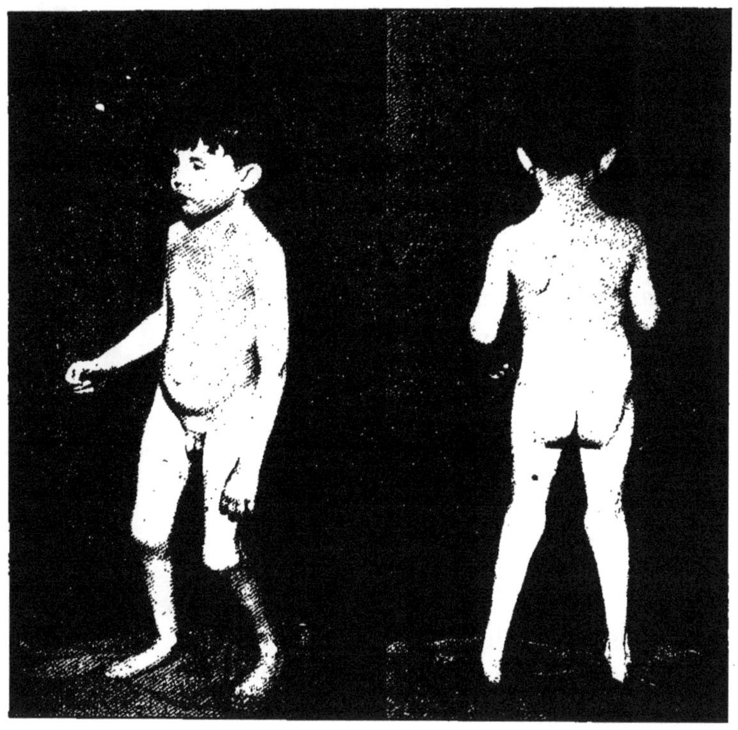

Fig. 86. Fig. 87.

Atrophie musculaire du type péronier (Charcot-Marie-Tooth).

Malgré la paralysie des muscles au-dessous des genoux, le sujet est encore à même de se tenir debout et de marcher.

suivent la naissance. Les muscles des membres inférieurs sont atteints les premiers ; il s'y produit de la faiblesse et de l'atrophie bien que celle-ci puisse être masquée par de l'adipose sous-cutanée. Les réflexes rotuliens disparaissent et les muscles atrophiés perdent leur excitabilité électrique. La maladie gagne graduellement des régions plus élevées jusqu'au bulbe [qu'elle n'intéresse jamais, à part la branche externe du spinal,] et détermine la mort dans un délai d'un à six ans, [dans la cachexie. On en a relevé le caractère familial fréquent. Les lésions sont celles de la poliomyélite antérieure chronique].

Il nous faut aussi mentionner une autre forme particulière d'atrophie musculaire qui est héréditaire et familiale, connue à raison de sa localisation sous le nom de *type péronier de Tooth* et que l'on dénomme aussi *amyotrophie névritique progressive de Charcot et P. Marie*.

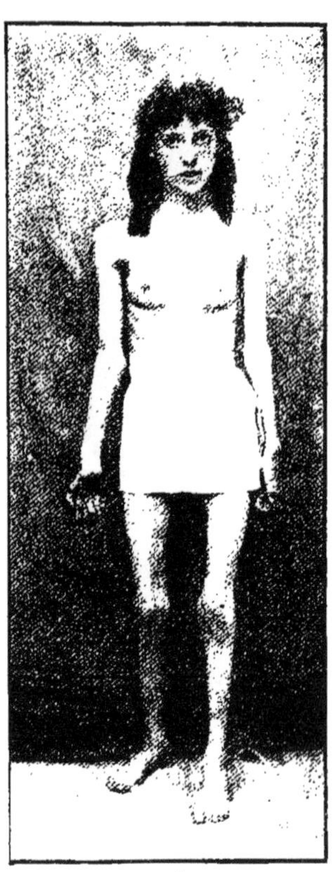

Fig. 88. — Type péronier d'atrophie musculaire (Charcot - Marie - Tooth). Atrophie des muscles intrinsèques des mains.

Elle s'annonce dans l'enfance, commençant dans les muscles distaux des membres, plus souvent dans les jambes et dans les muscles péroniers, et produit une impotence graduelle avec des contractures. Le varus équin apparaît, pour lequel on pratique souvent la ténotomie, comme ce fut le cas du jeune malade représenté dans la fig. 86. Mais si les pieds du sujet sont passivement contenus, par exemple par des attelles métalliques aux chevilles, jusqu'à ce que la paralysie soit devenue complète (c'était le cas de la malade de la fig. 88), le varus équin ne se montre pas, même quand le membre est totalement paralysé. Plus tard, les muscles intrinsèques des mains s'atrophient (fig. 88). En fait, les pieds et les mains en griffes chez les jeunes sont presque pathognomoniques. Il est rare que la maladie atteigne les muscles de la hanche et de l'épaule. Les muscles de la face et du tronc échappent aussi au processus. Il est intéressant de noter que, lorsque tous les muscles au-dessous des genoux sont paralysés, le sujet peut encore marcher seul, bien qu'il y ait du steppage à cause de la chute de la pointe des pieds. Il en était ainsi chez les malades représentés ci-contre. Les réflexes profonds sont perdus dans les seuls muscles atrophiés. Ainsi le jeune garçon de la fig. 86, avait perdu ses réflexes achilléens, tandis que ceux du genou étaient vifs, à raison de la non-participation des muscles de la cuisse; chez la jeune fille (fig. 88), les réflexes achilléens et rotuliens étaient tous deux perdus. Les lésions variables consisteraient dans [des altérations des nerfs périphériques] ou dans l'atrophie des cellules de la corne antérieure, alors que les radicules antérieurs seraient sains [1]. Cependant il y a une dégénération marquée des fibres nerveuses intra-musculaires des muscles affectés. On trouve aussi une dégénération curieuse des colonnes postérieures ressemblant étroitement à celle du tabes dorsal, [bien qu'il n'y ait pas de troubles sensitifs manifestes. A raison de son début dans l'enfance ou dans l'adolescence et de

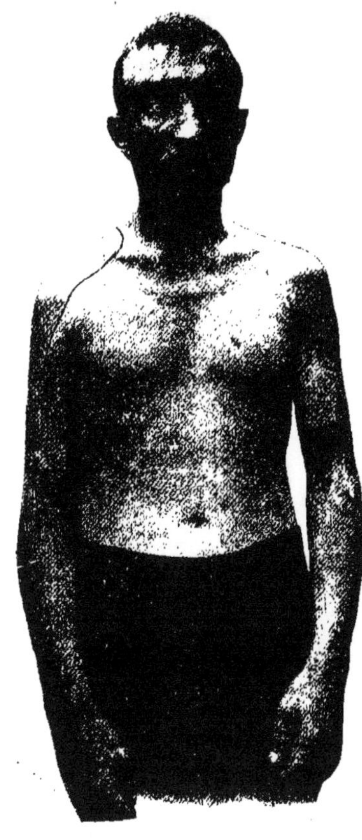

Fig. 89. — Rupture de la C^5 chez un marin de vingt-neuf ans. Il y a paralysie et atrophie du deltoïde, des sus- et sous-épineux, du biceps, du brachial antérieur, des long et court supinateurs, avec anesthésie le long du bord externe du membre, depuis le cou jusqu'au pouce et à l'index, dans la bande comprise entre les deux traits noirs.

La figure montre l'atrophie du deltoïde avec le déplacement en bas du membre au niveau de l'article scapulo-huméral.

1. Déjerine et Armand Delille. *Revue neurologique*. 1903, p. 1198.

son caractère fréquemment familial, il nous faut ranger ici l'atrophie musculaire liée à la *névrite interstitielle hypertrophique* de Déjerine et Sottas. Celle-ci débute aussi dans les extrémités des membres pour décroître en remontant vers le segment proximal. Mais il y a en plus une association curieuse de douleurs

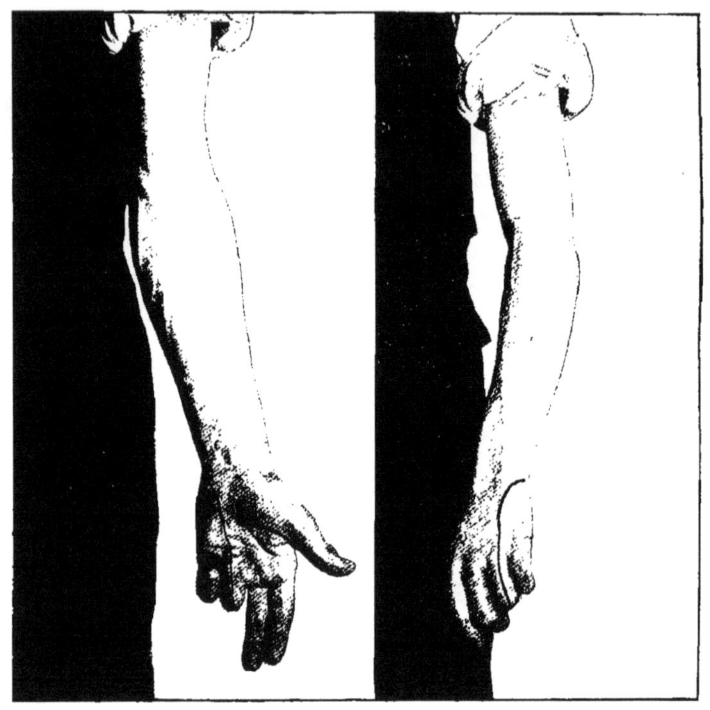

Fig. 90. Fig. 91.
Paralysie cubitale provenant d'une plaie du nerf derrière le condyle interne de l'humérus.
La zone délimitée par le trait noir est anesthésique.

fulgurantes, de troubles profonds de la sensibilité objective, d'ataxie, de cyphose avec scoliose et du signe d'Argyll-Robertson. Anatomiquement, on trouve une hypertrophie scléreuse de tous les troncs nerveux accessibles].

La lésion du nerf rachidien, après la réunion des racines antérieure et postérieure, avant son entrée dans le plexus ou sa constitution en nerfs individuels, est caractérisée par une combinaison de paralysie sensitive et motrice, dont la distribution ne correspond point aux nerfs périphériques, mais aux territoires radiculaires moteur et sensitif. (Voy. les tableaux des localisations musculaires, p. 35 et figure 18 p. 38). Par exemple la figure 89 représente un marin qui reçut sur le côté droit du cou un coup violent porté par une manivelle en fer. Il s'ensuivit une paralysie du deltoïde, des sus et sous-épineux, du biceps, du brachial antérieur et des long et court supinateurs, ainsi qu'une zone d'anesthésie cutanée tout le long du bord externe du membre supérieur, de l'épaule jusqu'à la main. Ceci serait difficile à expliquer théoriquement par des traumatismes multiples des nombreux nerfs périphériques qui fournissent à ces muscles divers et à cette bande cutanée. Mais il est aisé de constater que la répartition motrice est celle de la cinquième racine cervicale, alors que l'anesthésie de la main correspond à cette même racine et à une partie de la sixième. L'intervention opératoire montra le bien-fondé de ce diagnostic.

Les lésions *des nerfs mixtes périphériques*, lorsqu'elles sont complètes, sont ordinairement aisées à diagnostiquer, d'autant plus qu'il y a paralysie et atrophie de tous les muscles innervés par un nerf donné, en même temps qu'anesthésie dans son territoire d'innervation cutanée. Il n'est pas nécessaire de discuter les signes de paralysie dépendant de tous les nerfs périphériques. C'est une pure question d'anatomie. Choisissons-en un ou deux exemples à titre de démonstration. La paralysie cubitale affecte certains muscles de la main et de l'avant-bras; parmi eux, les plus importants pour le diagnostic sont les interosseux et les deux lombricaux du côté cubital. A raison de la paralysie des interosseux, l'extension des articulations des phalanges est spécialement compromise dans les deux doigts du bord cubital dont les lombricaux sont touchés. On relève aussi dans ce cas l'anesthésie de l'auriculaire et de la moitié du doigt voisin ainsi que de la partie correspondante de la main (voy. fig. 90 et 91, qui

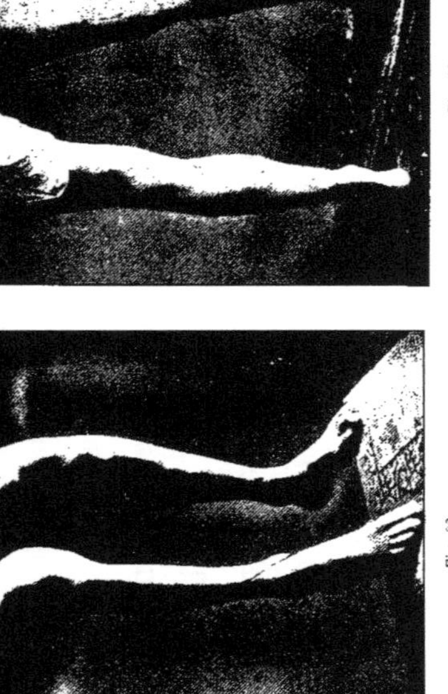

Fig. 92. Fig. 93.

Paralysie du grand nerf sciatique droit causée par une balle reçue dans la cuisse. Atrophie musculaire au-dessous du genou, avec chute du pied.

La ligne noire indique la limite supérieure de l'anesthésie.

ont trait à une section du nerf par éclatement d'une bouteille de soda). Dans les cas anciens, l'extenseur commun des doigts, privé de ses antagonistes se met en contracture et produit une main en griffe, qui est plus manifeste évidemment sur les doigts du bord cubital. L'éminence hypothénar présente aussi un méplat et la paume de la main se creuse au point que les tendons fléchisseurs font relief sous la peau.

Les fig. 92 et 93 se rapportent à un cas de section du nerf sciatique par une balle qu'un jeune soldat reçut dans la cuisse. Elles montrent comment tous les muscles au-dessous du genou sont atrophiés et paralysés, les muscles du jarret ayant échappé parce que le sciatique avait été coupé au-dessous des branches qui s'y rendent. A côté de l'atrophie musculaire reconnaissable à ce que le pied est tombant, il y avait anesthésie dans le territoire du péronier, du musculo-cutané, du tibial antérieur, du saphène externe et des deux nerfs plantaires.

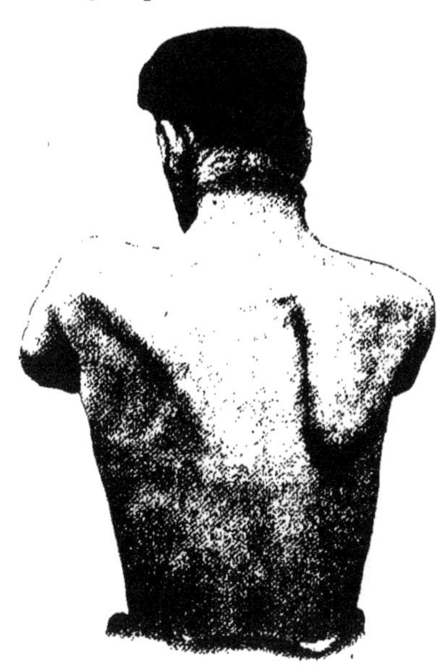

Fig. 94. — Paralysie du grand dentelé droit.

Le malade tient les deux bras horizontalement. Les fibres inférieures du trapèze sont aussi paralysées.

Lorsqu'un nerf mixte se régénère, la sensibilité revient plus rapidement que la force motrice, et la sensibilité protopathique bien avant l'épicritique. Il nous faut donc nous attendre à trouver dans les cas anciens une abolition de la sensibilité moins complète que dans les cas récents ; il peut arriver encore que la sensibilité soit complètement restaurée, alors que la force n'est pas encore revenue, mais ce n'est aucunement là une règle absolue.

Comme exemple de paralysie dépendant d'un nerf exclusivement moteur, nous pouvons choisir le nerf thoracique postérieur ou nerf de Bell qui se rend au grand dentelé. La figure 94 appartient à un cas de ce genre, et montre « l'aile » carastéristique formée par l'omoplate quand le malade tend ses bras horizontalement en avant.

Lorsqu'une paralysie motrice pure du type neurone inférieur guérit, c'est qu'elle est d'origine extra-médullaire, puisque la régénération des fibres nerveuses ne se fait pas dans le système nerveux central.

A côté de ces lésions des troncs nerveux, il nous faut aussi

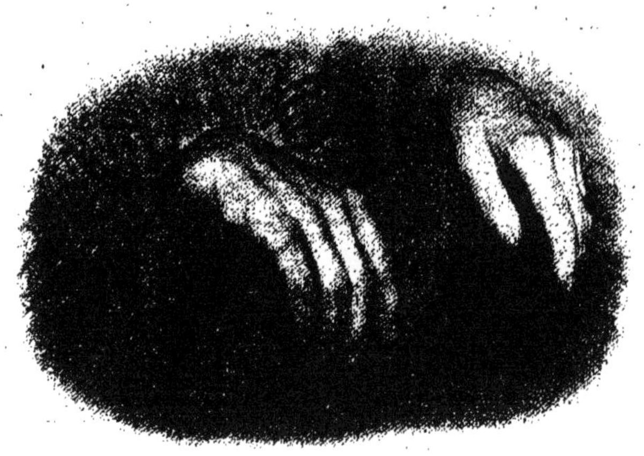

Fig. 95. — Névrite alcoolique avec mains tombantes.

considérer la *névrite périphérique multiple* (polynévrite), maladie très commune, affectant les nerfs mixtes symétriquement de chaque côté, parfois dans les bras, d'autres fois dans les jambes, souvent dans les quatre membres, et même aussi d'autres nerfs tels que ceux du voile du palais, du diaphragme, etc. Une telle névrite, quand elle frappe des nerfs mixtes, est aisée à reconnaître. La distribution des troubles sensitifs et moteurs est caractéristique. Le malade accuse des fourmillements dans les mains et les pieds et, à l'examen, on relève de la diminution de la sensibilité au toucher léger dans des segments de membre en forme de bas ou de gants, souvent avec une hyperesthésie extrême des régions plantaires à la pression. De plus, les muscles des membres sont excessivement sensibles à la palpation. La paralysie motrice, du type neurone inférieur, affecte spécialement les groupes tibial antérieur et péronier dans les jambes, produisant le pied ballant, et les extenseurs des poignets et des doigts, produisant la main tombante (fig. 95). Les causes les plus communes de la polynévrite sont les intoxications chroniques par l'alcool, l'arsenic [celui-ci est particulièrement associé à des dermites et frappe surtout les muscles intrinsèques de la main et du pied (paralysie cheïro-podale)], le poison diphtérique, le béri-béri (associé à de l'œdème des membres et de certaines séreuses), le diabète, les septicémies, etc. La *névrite saturnine* est une forme particulière qui pratiquement n'attaque jamais les fibres sensitives. Les membres supérieurs sont généralement affectés, et ce sont les extènseurs du poignet et des doigts qui sont pris, donnant ainsi la main ballante. Le long extenseur du pouce se paralyse plus tard et le court extenseur reste indemne. Le long supinateur échappe presque toujours, et ainsi la maladie contraste avec la paralysie radiale avec laquelle elle pourrait être confondue après un examen superficiel. Le liséré bleu des gencives — [liséré de Burton] — et d'autres signes de plombisme nous aideront encore dans le diagnostic.

Parfois les neurones moteurs inférieurs se paralysent dans toute leur étendue, de la corne antérieure à la périphérie, la maladie commençant dans les racines médullaires les plus basses et remontant vers les neurones moteurs bulbaires. Cette affection, connue sous le nom de *paralysie ascendante aiguë*, de *paralysie de Landry*, pourrait être confondue avec une polynévrite commune, si l'on ne relevait l'absence d'altérations sensitives. La paralysie commence dans les membres inférieurs et gagne en remontant le tronc et les bras ; elle est ordinairement flaccide et s'accompagne d'abolition des réflexes. L'atrophie musculaire et les réactions de dégénérescence n'ont pas le temps de se développer ; si les muscles respiratoires se prennent à leur tour, le malade succombe, généralement dans la semaine qui suit le début. Les sphincters ne sont pas intéressés. Des micro-organismes variés ont été retirés du liquide céphalo-rachidien et des méninges dans certains cas. [Les lésions constatées ne sont pas univoques. Ce serait souvent pour Raymond, à proprement parler, une cellulo-névrite, en quoi telle névrite pourrait être exclusivement motrice.] La rate est fréquemment augmentée de volume, comme dans d'autres maladies infectieuses. [Van Gehuchten d'autre part (*Bulletin Acad. Royale de Médecine de Belgique*, janvier 1908) a rapporté un cas de rage humaine ayant évolué comme une paralysie de Landry et Remlinger, de Constantinople, considérait déjà en 1906 (Société de Biologie, 12 mai) que la paralysie ascendante aiguë ou syndrome de Landry pouvait, parmi de multiples facteurs infectieux ou toxiques, relever du virus de la rage des rues.]

Avant d'abandonner la question des lésions nerveuses du type neurone inférieur, il nous faut parler des lésions de la *queue de cheval*, cette masse de racines nerveuses lombaires, sacrées et coccygiennes qui sont contenues dans la partie la plus inférieure du cul-de-sac sous-arachnoïdien. Selon les racines affectées, antérieures ou postérieures, nous observons des symptômes sensitifs ou moteurs, affectant une distribution radiculaire, et non pas une distribution que l'on puisse rapporter aux nerfs périphériques. Les signes cliniques varient selon le niveau de la lésion. Lorsque toute la queue de cheval est prise, nous trouvons de la paralysie (de type neurone inférieur) de tous les muscles des membres inférieurs en même temps que de l'anesthésie au-dessous des plis inguinaux en avant comprenant les parties génitales, et au-dessous de la limite supérieure des fesses en arrière; on relève aussi la perte du contrôle des sphincters anal et vésical. Si les première, seconde et troisième racines lombaires échappent, l'anesthésie est moins étendue (fig. 18), elle épargne la partie supérieure des cuisses. Si la troisième racine lombaire n'est pas prise, laissant par là le quadriceps indemne, la paralysie motrice s'en trouve encore réduite et les réflexes rotuliens persistent; mais il y a encore paralysie des fessiers, des muscles postérieurs de la cuisse et de tous les muscles au-dessous des genoux avec perte du réflexe achilléen et paralysie de la vessie et du rectum comme auparavant. Si la lésion siège plus bas encore, le territoire paralysé, sensitif et moteur, en est diminué d'autant. Au-dessous de la IIe paire sacrée, il n'y a plus paralysie des membres inférieurs, mais on relève une zone caractéristique « en forme de selle » comprenant la région fessière, le périnée, le scrotum et le pénis, avec une légère bande descendant du périnée le long de la face postéro-externe des cuisses; ici encore, il y a paralysie des réservoirs. Le réflexe anal est perdu, mais il n'y a ni impotence motrice, ni abolition des réflexes dans les membres inférieurs. Ainsi de suite, le territoire paralysé diminue au fur et à mesure que nous descendons le long des nerfs sacrés, jusqu'à ce que, pour une lésion des IVes et Ves paires sacrées et de la racine coccygienne, les seuls signes que l'on puisse noter restent la paralysie du releveur de l'anus et l'anesthésie de l'anus et du périnée, le sphincter anal restant indemne.

La principale difficulté diagnostique des lésions de cette région est de distinguer la lésion des dernières racines de la queue de cheval de celle du *cône médullaire*, cette portion de la moelle qui s'étend au-dessous du troisième segment sacré. Dans les deux cas, la force motrice des membres inférieurs reste intacte et l'on relève l'anesthésie en forme de selle, avec perte de l'érection et du contrôle des réservoirs. Cependant, les lésions de la queue de cheval évoluent plus souvent graduellement que celles du cône, et sont généralement accompagnées d'intenses douleurs radiculaires; d'autre part l'anesthésie terminale d'une affection de la queue est fréquemment précédée d'une hyperesthésie cutanée. L'eschare de décubitus est plus fréquente dans une lésion médullaire que dans une lésion des racines. Enfin, une dissociation quelconque de l'anesthésie, telle que l'analgésie ou la thermo-anesthésie avec conservation de la sensibilité tactile, devra nous faire pencher vers une lésion médullaire. Si l'un et l'autre, le cône et la queue sont compromis dans le même processus, les symptômes relevant de la queue de cheval masquent les autres.

Voyons maintenant les paralysies motrices résultant *d'affections attribuables aux muscles mêmes.*

Quelques-unes d'entre elles ressortissent réellement à des lésions du tissu conjonctif intra-musculaire. C'est le cas de la myosite aiguë que caractérise une inflammation interstitielle de la trame musculaire, souvent accompagnée d'une certaine effusion de sérosité ; les mouvements soudains provoquent une douleur intense ; la sensibilité à la pression s'y rencontre aussi. Le lombago et le torticolis en sont les variétés communes, et leur diagnostic ne présente généralement aucune difficulté. La *trichinose* est une maladie dans laquelle les fibres musculaires sont envahies par un ver en spirale, appelé trichine. Ici nous retrouverons le souvenir de quelque viande que le patient aura ingérée, d'habitude de la viande de porc, que l'on apprendra avoir été infectée. En un ou deux jours, des symptômes gastro-intestinaux se développent, la fièvre s'allume et des douleurs musculaires généralisées s'installent, ainsi que de la raideur plus particulièrement dans les muscles des membres. Dans les cas graves, le pharynx, la langue, le diaphragme et même les muscles laryngés peuvent être infestés. En même temps, il se produit un œdème spécial de la face et des paupières, qui gagne les membres et provoque de l'effusion dans les cavités séreuses. Le sang se charge d'un excès très marqué d'éosinophiles et la température s'élève encore. Les symptômes durent d'habitude quatre à cinq semaines.

Les fractures de l'avant-bras ou du poignet peuvent provoquer une variété caractéristique de myosite, si l'on a placé le membre dans des attelles et que les bandes aient été tellement serrées que l'irrigation sanguine des muscles s'est trouvée presque arrêtée du fait de la compression. Il en résulte une enflure douloureuse de la main, et, à moins que le pansement ne soit relâché assez tôt, il se développe ce que von Volkmann a appelé la *paralysie ischémique*. C'est là une variété de myosite. D'abord les muscles de l'avant-bras enflent à cause de l'effusion de sérosité; puis ils se rétractent, se durcissent et se contracturent du fait du développement de tissu fibreux, les doigts se fléchissant progressivement (voy. fig. 96). Les mouvements actifs sont perdus, et même les mouvements passifs deviennent douloureux. La dureté et la raideur des muscles et l'absence de R. D., en même temps que la conservation de la sensibilité suffisent, avec les anamnestiques, pour distinguer cette myosite d'une névrite.

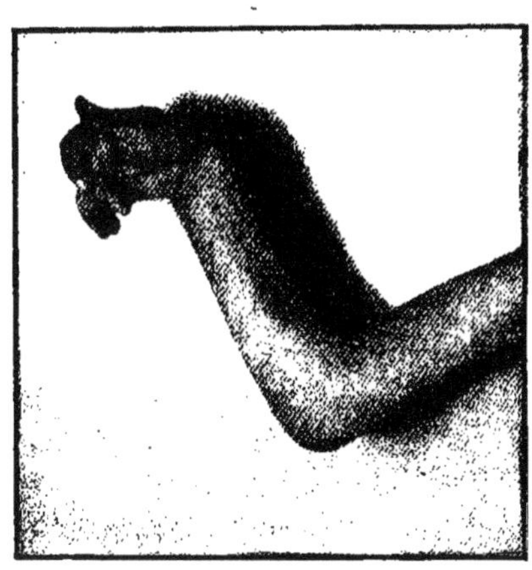

Fig. 96. — Myosite ischémique.

Nous pouvons aussi rencontrer des cas de faiblesse et d'atrophie musculaires localisées à certains muscles, dont les nerfs moteurs et leurs noyaux sont cependant indemnes ; ici la fibre musculaire même est malade primitivement. Ce groupe morbide est appelé *dystrophie musculaire*, *atrophie musculaire idiopathique* ou *myopathie*.

Cliniquement, nous reconnaissons deux classes principales de myopathie : 1° les cas dans lesquels les muscles affectés s'atrophient dès le début ; 2° ceux dans lesquels certains muscles subissent une fausse hypertrophie avant de finir par s'atrophier — paralysie pseudo-hypertrophique. Mais, au fait, il n'y a aucune différence essentielle entre ces deux groupes. Même dans les cas de paralysie pseudo-hypertrophique, certains muscles subissent l'atrophie dès le commencement, tandis que dans d'autres, il y a combinaison dans des proportions variées d'atrophie et d'hypertrophie.

La dystrophie musculaire est une maladie congénitale. Non pas que les symptômes apparaissent dès la naissance, car l'enfant vient d'ordinaire au monde dans un état de bonne santé apparente. L'âge où l'on relève les premiers signes peut varier entre deux et soixante ans, mais les cas les plus nombreux se dessinent dès l'enfance ou l'adolescence.

Les principaux traits distinctifs entre les atrophies myopathiques et les atrophies musculaires d'origine nucléaire, spinale ou bulbaire, sont les suivants :

L'âge du début est plus précoce, en règle générale, dans la myopathie que dans l'atrophie musculaire progressive ou dans la sclérose [latérale] amyotrophique ; la myopathie est le plus souvent un syndrome familial, tandis que l'atrophie musculaire progressive ne l'est pas ; les muscles affectés sont différents. Dans l'atrophie musculaire progressive et dans la sclérose latérale amyotrophique, l'atrophie débute le plus communément dans les petits muscles des mains, attaquant des groupes musculaires correspondant à des segments médullaires. Dans la myopathie, des muscles plus volumineux sont généralement affectés, [muscles de la ceinture scapulaire ou des jambes], alors que les muscles intrinsèques de la main échappent. La sclérose latérale amyotrophique tend à monter vers les noyaux bulbaires et à conditionner de la paralysie bulbaire [paralysie labio-glosso-laryngée]. La myopathie ne cause pas de paralysie de forme bulbaire, à part dans le type Landouzy-Déjerine où la face est intéressée, et dans les cas avec pseudo-hypertrophie où les masséters sont parfois augmentés de volume ; mais la paralysie myopathique n'affecte pour ainsi dire jamais la langue et jamais le larynx. Dans la myopathie, quelques muscles peuvent augmenter de volume, tandis que d'autres fondent. Cette pseudo-hypertrophie ne se rencontre jamais dans les syndromes nucléaires. Dans les muscles atrophiés, on relève parfois un renflement nodulaire qui siège dans la portion moyenne du muscle, spécialement dans le deltoïde ou le quadriceps, et dont la présence est due au fait que la dystrophie est plus marquée aux extrémités des fibres musculaires. Les tremblements fibrillaires, qui sont si communs dans l'atrophie musculaire progressive sont rares dans la myopathie. Enfin, dans celle-ci, à l'encontre de ce qui se passe dans la sclérose latérale amyotrophique, les réflexes profonds ne sont jamais exagérés. En fait, chez le myopathique, le réflexe rotulien disparaît au prorata de la fonte du quadriceps.

La variété de *myopathie,* dite *pseudo-hypertrophique*, commence généralement dans l'enfance. C'est la forme la plus rapidement progressive, et dans le plus grand nombre de cas le malade meurt avant d'atteindre l'âge adulte. Les garçons sont affectés quatre ou cinq fois plus souvent que les fillettes. Il s'agit d'une dystrophie essentiellement familiale et choisissant les malades du même sexe dans chaque famille. Ainsi trouvons-nous souvent plusieurs frères affectés, alors que les sœurs y échappent. Mais bien que les femmes soient généralement indemnes, elles ne tendent pas moins à transmettre la maladie à leurs rejetons mâles, si bien que les antécédents familiaux existent toujours du côté de la mère. Les enfants de la même mère conçus par des maris différents peuvent être ainsi frappés par cette dystrophie. Il est peu sage on le voit d'épouser une veuve, quelque jeune et charmante qu'elle soit, qui a un enfant pseudo-hypertrophique. Les symptômes de cette forme de myopathie sont exclusivement moteurs. Le premier signe qui vous frappe est que l'enfant tombe aisément, se relève avec difficulté et ne peut courir ou sauter comme les autres enfants. [Le signe le plus précoce serait souvent, selon Brissaud, la difficulté ou l'impossibilité de marcher sur les talons, la pointe des pieds étant relevée.] Cette faiblesse s'accuse peu à peu jusqu'à ce qu'au bout de peu d'années le malade devient incapable de se tenir debout et même de se tenir assis dans son lit. Les bras se prennent plus tard que les jambes. Les fig. 97 à 100 nous montrent deux myopathiques de ce type. Nous relevons chez eux le ventre caractéristique « en outre » et la lordose, lorsqu'ils se tiennent debout. Les enfants marchent en écartant leurs pieds et en se dandinant comme des marins d'opérette, et on note souvent un steppage très élevé destiné à faire perdre aux orteils le contact du sol. Mais le fait le plus caractéristique est constitué par les artifices moteurs que le malade met en jeu pour se lever quand on le couche à plat sur le dos. Il roule d'abord de côté, sur le ventre et se dresse sur ses mains et ses genoux. Puis, écartant largement ses pieds, il retire ses mains du sol vers ses pieds jusqu'à ce que ses genoux soient étendus. Alors il déplace ses mains vers ses genoux et se met en devoir de tendre ses articulations des hanches en prenant de ses mains appui le long de ses cuisses. Lorsqu'il a gagné la position verticale, il penche son tronc en arrière pour maintenir l'extension des cuisses sur le bassin.

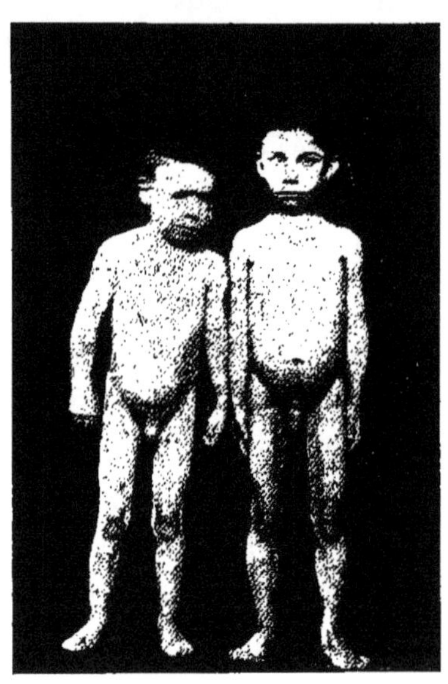

Fig. 97. — Myopathie pseudo-hypertrophique.

Vue de face montrant le relief exagéré des cuisses et des mollets.

Dans la myopathie pseudo-hypertrophique certains muscles

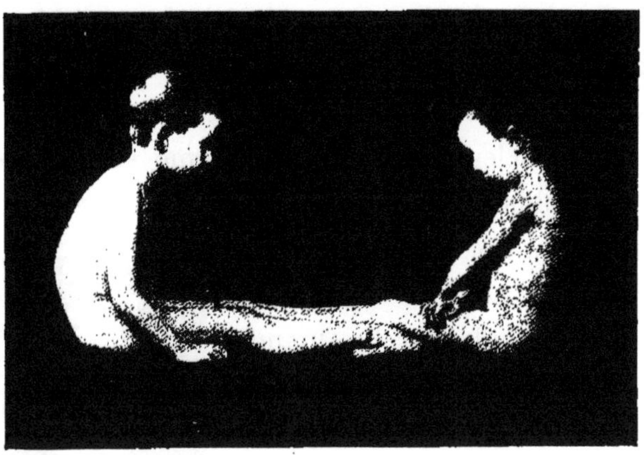

Fig. 98. — Myopathie pseudo-hypertrophique.
Vue de côté montrant l'absence de lordose dans la position assise.

sont plus spécialement augmentés de volume et durs, ceux du mollet et les sous-épineux. D'autres peuvent encore prendre

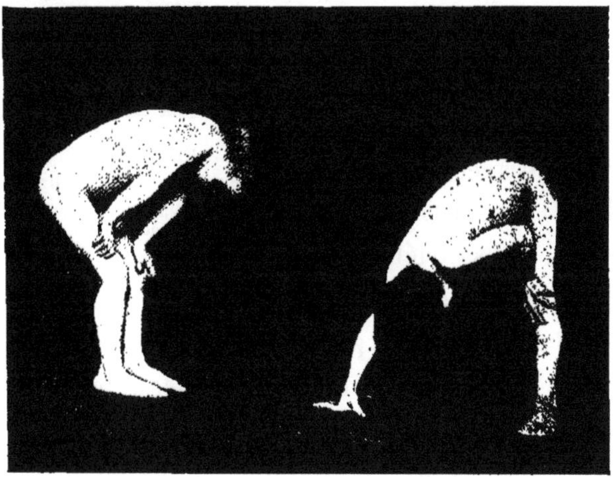

Fig. 99. — Myopathie pseudo-hypertrophique.
Moyen employé pour prendre la position verticale.

part à cette hypertrophie, les quadriceps, les fessiers, les deltoïdes, les biceps et les triceps. D'autre part, certains autres muscles fondent dès le début, sans stade initial d'hypertrophie. Ainsi, le grand dorsal, le grand rond et les fibres inférieures du grand pectoral ont souvent disparu, si bien que les bords axillaires sont pauvrement marqués et que, si nous soulevons l'enfant par les aisselles, il glisse à travers notre étreinte.

Les muscles augmentés de volume se réduisent finalement et s'atrophient. Les muscles du mollet, en se raccourcissant, produisent du varus équin ; celui-ci plus tard constituera encore une gêne dans la marche. Quand le malade est confiné au lit, les contractures atteignent rapidement un degré extrême. Dans le temps que le quadriceps s'atrophie, le réflexe rotulien disparaît.

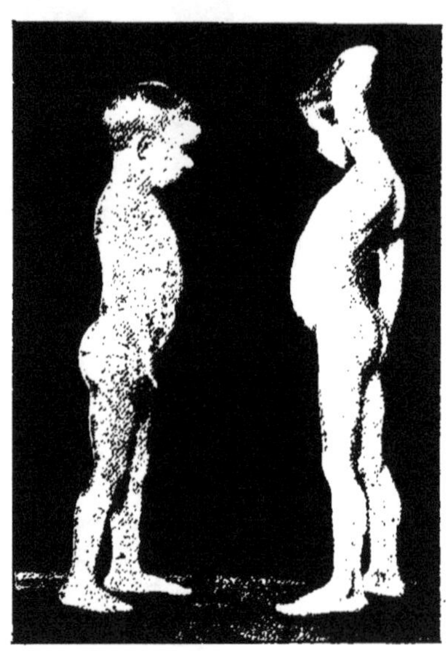

Fig. 100. — Myopathie pseudo-hypertrophique.

Vue de côté montrant la lordose quand le malade se tient debout.

L'*atrophie myopathique primitive* est un type moins commun, et, à cause de l'absence d'hypertrophie de certains muscles, prête plus facilement à la confusion avec l'atrophie musculaire progressive d'origine spinale. Trois variétés au moins en ont été décrites, selon les groupes musculaires qui sont attaqués les premiers : *a*) le type juvénile d'Erb affectant les muscles des épaules et des bras, [la ceinture scapulaire] ; *b*) le type Landouzy-Déjerine, facio-scapulo-huméral, où l'atrophie commence par la face ; *c*) un type débutant dans les membres inférieurs, surtout dans les muscles antérieurs de la cuisse.

Dans ces variétés de myopathie, on ne relève pas de prédilection pour les garçons; l'un et l'autre sexe y sont également sujets. L'âge du début est plus tardif, communément entre quinze et trente-cinq ans, excepté dans le type facial où l'atrophie peut s'annoncer précocement dans l'enfance.

Dans le *type juvénile d'Erb*, l'atrophie commence dans les gros muscles des bras et des épaules, spécialement le biceps, le triceps et le long supinateur. Les fig. 101, 102 et 103 représentent un malade, âgé de quarante-sept ans, qui exerçait la

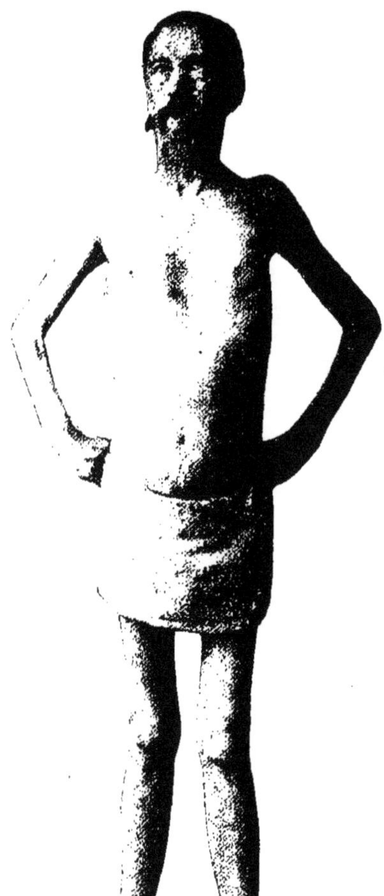

Fig. 101. — Dystrophie musculaire, du type juvénile d'Erb.

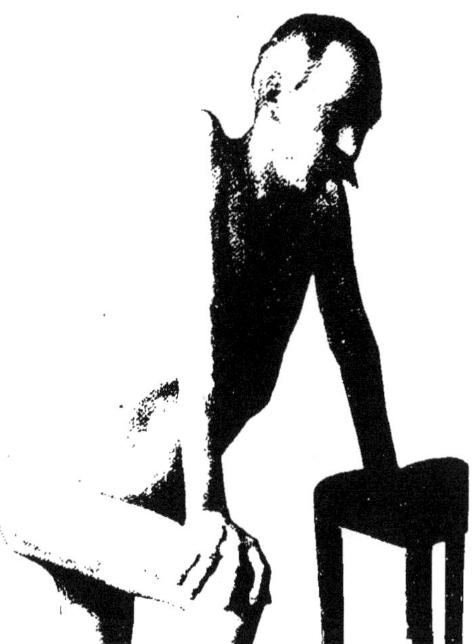

Fig. 102. — Dystrophie musculaire du type juvénile d'Erb.

Le malade s'efforce de gagner la position verticale.

profession de « squelette vivant » dans un cirque forain. Dans son cas, l'atrophie fut relevée la première fois vers dix-neuf ans. Dans quelques cas — c'était le sien en particulier — bras et jambes peuvent être pris en même temps. Ou bien la maladie peut débuter dans les bras et s'étendre ensuite aux jambes. Le deltoïde et les muscles épineux échappent souvent, lors même que le biceps et le long supinateur sont en voie de fonte ; le processus sous ce rapport diffère essentiellement des atrophies d'origine spinale ; les muscles des avant-bras, à l'exception du long supinateur, restent généralement intacts. A raison de la faiblesse des fessiers et des quadriceps, le malade, pour se

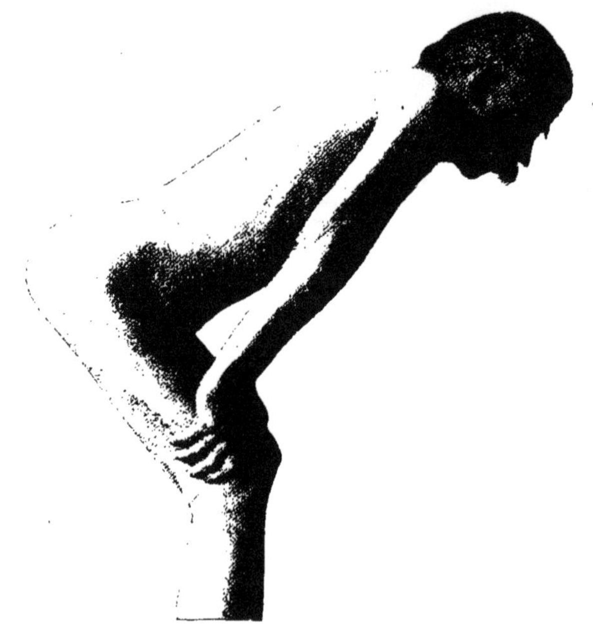

Fig. 103. — Dystrophie musculaire du type juvénile d'Erb.
Le sujet gagne enfin la position verticale.

dresser dans la position verticale, est obligé de « grimper le long de ses jambes », comme fait un enfant pseudo-hypertrophique.

La variété *facio-scapulo-humérale de Landouzy et Déjerine* commence tôt et les muscles de la face sont les premiers affectés.

Les orbiculaires des paupières et de la bouche sont affaiblis, et le sujet ne peut fermer complètement ses yeux, ni souffler avec force (voy. fig. 104 et 105) ; sa lèvre inférieure est tombante et projetée en avant et sa bouche est béante. Le so rire est particulièrement transversal et paraît forcé, l

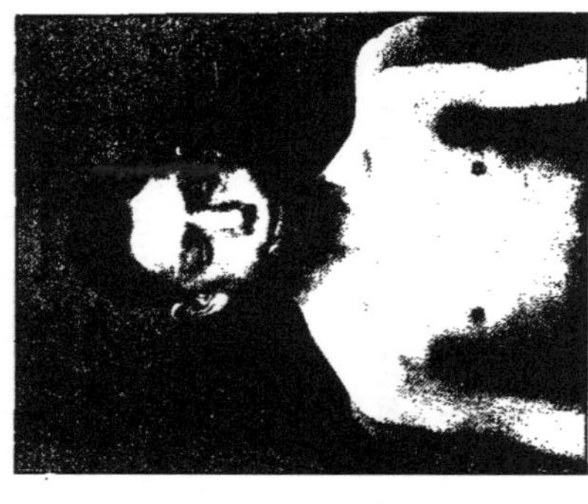

Fig. 105.

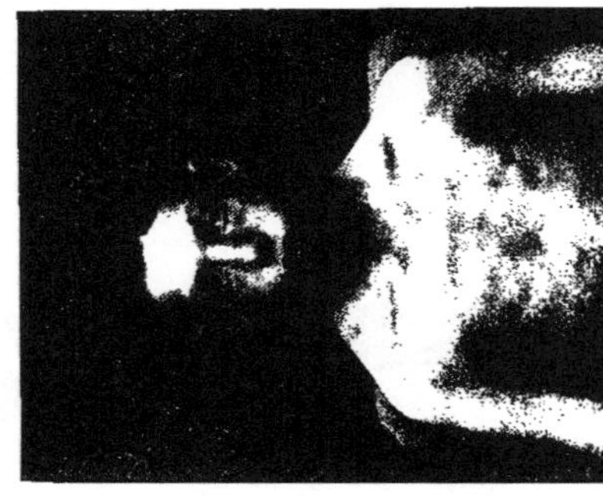

Fig. 104.

Myopathie du type Landouzy-Déjerine.

commissures des lèvres étant tirées en dehors et non en ha La langue, les muscles oculaires et masticateurs ne sont p affectés. Plus tard la maladie s'étend aux muscles péri-scap laires et finalement aux muscles spinaux et aux membres inférieurs.

Un troisième type de cette maladie, dont les fig. 106 et 107 sont un exemple, commence dans les jambes et s'en prend plus tard aux bras. Chez cette malade, les jambes faiblirent à l'âge de douze ans. Lorsqu'on l'observa pour la première fois à l'âge de vingt-huit ans, elle pouvait encore se servir de ses bras, encore que contracturés aux coudes, pour tricoter et se nourrir; elle n'était cependant plus à même de marcher à cause de ses pieds en griffe.

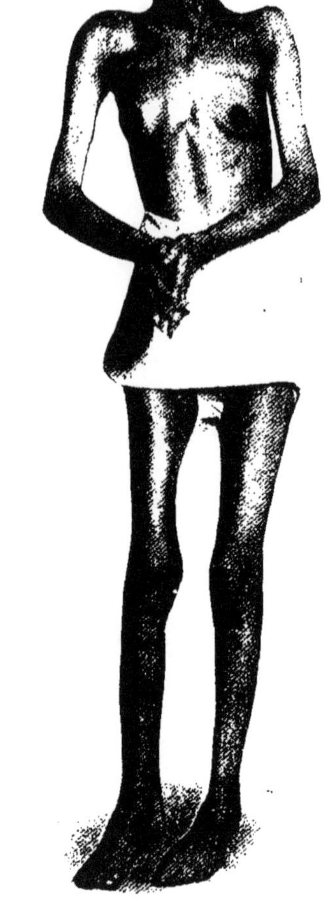

Fig. 106. — Myopathie du type débutant dans les membres inférieurs mais ayant gagné ici les bras.

Le sujet pressant ses mains l'une contre l'autre, on peut voir l'atrophie de la plus grande partie des fibres des pectoraux.

Les muscles intrinsèques des mains ne sont pas intéressés.

Autres variétés d'atrophie musculaire. — Celles-ci surviennent parfois comme un phénomène secondaire dans l'évolution d'autres maladies, dans lesquelles le neurone moteur inférieur (spino-musculaire) ne saurait être impliqué. Ainsi les muscles peuvent maigrir du fait de leur inaction, comme cela se présente dans un membre que l'on a pour plusieurs semaines confiné dans des attelles, pour immobiliser une fracture. Les lésions des articulations s'accompagnent communément d'une atrophie très marquée des muscles qui s'insèrent à leur pourtour. Cette atrophie musculaire péri-articulaire affecte tout spécialement les muscles extenseurs, par exemple le quadriceps dans une inflammation du genou, les interosseux dans l'ostéo-arthrite [déformante] des mains, le deltoïde dans les lésions de l'article scapulo-huméral. Un certain degré d'atrophie musculaire due en partie au manque d'exercice se présente aussi dans les membres paralysés, chez les hémiplégiques communs; mais il peut se faire dans d'autres cas que le degré d'atrophie soit excessif et hors de proportion avec la paralysie. Enfin, nous pouvons rencontrer des atrophies musculaires marquées, dans des cas très rares de paralysies hystériques (voy. fig. 195). Mais tous ces faits peuvent être distingués facilement de ceux qui sont sous la dépendance du neurone moteur inférieur par l'absence des réactions électriques de dégénérescence.

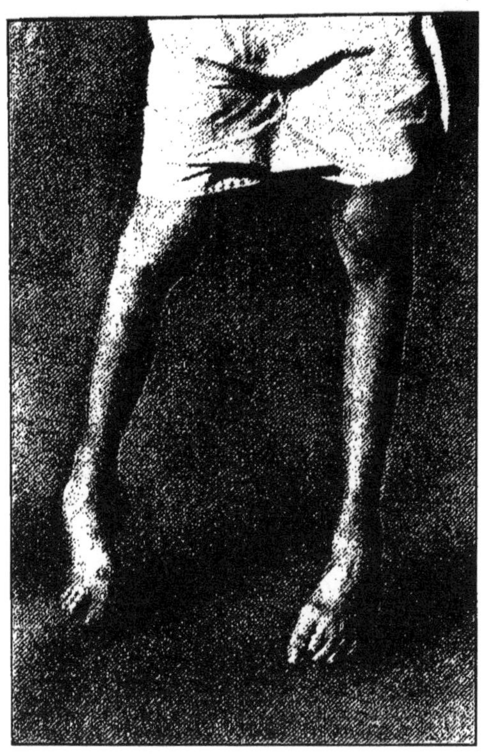

Fig. 107. — Myopathie.
La même malade que dans la fig. 106. Difformité des pieds

CHAPITRE XV

PARALYSIES A RECHUTES ET PARALYSIES TRANSITOIRES

Il existe certaines formes de paralysie motrice qui s'installent et disparaissent. Elles ont tendance à revenir ainsi à plusieurs reprises et, dans les périodes intercalaires, le malade est capable d'exécuter tous mouvements volontaires d'une façon normale ou presque normale.

Parmi ces paralysies la *myasthénie grave* est la plus sévère. Dans quelques cas, certains muscles s'infiltrent de dépôts de petites cellules rondes ressemblant à des lymphocytes, spécialement les muscles striés innervés par les nerfs crâniens [et l'on a signalé des altérations du thymus]; mais les muscles du tronc et des membres, et même ceux de la respiration, peuvent être aussi intéressés. Ce syndrome est caractérisé par ce fait que le malade, après un exercice très modéré des muscles affectés, réalise une fatigue anormale, qui verse pour un temps dans la paralysie. Le malade s'éveille le matin statiquement normal, mais, comme la journée avance, certains muscles se paralysent. Les plus souvent pris sont peut-être les releveurs des paupières supérieures. Ainsi s'installe un double ptosis, souvent d'un degré inégal (voy. fig. 108). A ce signe s'ajoute de l'ophtalmoplégie externe, généralement incomplète. Les muscles de la face s'affaiblissent aussi et le malade revêt une forme particulière de sourire « nasal », dans lequel les commissures des lèvres sont tirées en haut et très légèrement en dehors. Les masséters et autres muscles masticateurs peuvent être aussi affectés et le patient ne peut mâcher que quelques bouchées. Le palais, la langue et le larynx peuvent tous être atteints, reproduisant temporairement les phénomènes de la paralysie bulbaire. En fait, la maladie était d'abord appelée *paralysie bulbaire asthénique.* Pour obvier à son ptosis, le malade renverse souvent sa tête en arrière. Mais quand les muscles du cou sont pris, la tête se balance lâchement en tous sens. Dans les membres, ce sont surtout les gros muscles de la racine qui sont intéressés. Le trait le plus caractéristique est que la paralysie est transitoire et qu'elle réapparaît après un léger exercice. Ainsi le sujet peut couvrir une petite distance, mais il doit bientôt s'arrêter ; il peut énoncer quelques phrases, mais sa voix s'affaiblit, l'articulation devient indistincte. Dans les muscles affectés, les réactions électriques sont altérées et l'on trouve la *réaction myasthénique.* Les secousses faradiques appliquées sur les muscles produisent d'abord de vives contractions, mais à la suite de stimulations répétées, l'excitabilité faradique disparaît temporairement. Formant contraste avec la vraie paralysie bulbaire, il n'y a, en règle générale, pas d'atrophie musculaire, bien que dans les

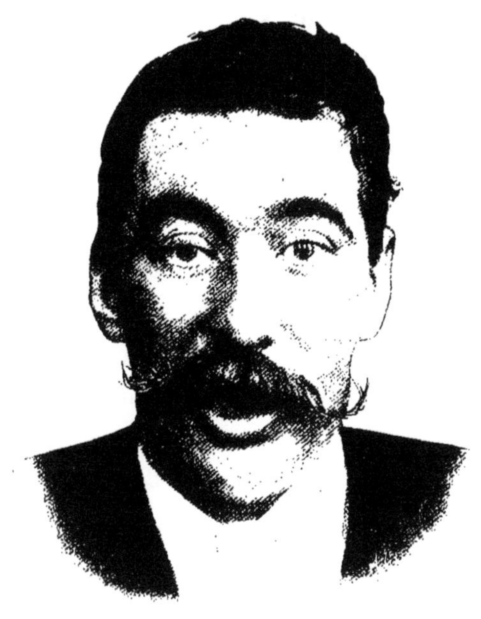

Fig. 108. — Myasthénie grave chez un homme de trente-cinq ans. Faiblesse marquée des masséters et des muscles faciaux inférieurs : ptosis droit.

Le sujet fait tous ses efforts pour serrer les mâchoires et montrer ses dents.

cas très graves, une légère fonte musculaire puisse survenir[1]. Les réflexes, profonds ou superficiels, ainsi que les sphincters, ne sont pas intéressés. Si les muscles respiratoires se prennent sérieusement, le malade peut succomber.

La *maladie de Thomsen* ou *myotonie congénitale*, est une rare affection familiale des muscles volontaires, qui paraît être due à leur trop grande richesse en sarcoplasme non différencié et en noyaux musculaires, et à leur pauvreté relative en éléments anisotropes ou fibrillaires. Ces derniers se contractent vivement, alors que le sarcoplasme se contracte très lentement. Dans la maladie de Thomsen, chaque fois que le malade entreprend un mouvement volontaire, ses muscles se mettent dans un état de spasme tonique, qui ne cède pas sur le champ mais passe graduellement, les muscles s'assouplissant lentement, jusqu'à ce qu'à la longue ils peuvent accomplir le mouvement — celui de marcher par exemple — d'une façon normale. Mais si le malade s'arrête et reprend sa marche, ou s'il tente d'accélérer son pas, la raideur reparaît, et il lui faut encore, comme avant, se défaire de celle-ci. Les membres inférieurs sont le plus souvent affectés[2], mais d'autres muscles peuvent montrer les mêmes troubles. Ainsi les paupières peuvent rester pour un temps fermement abaissées après un accès de toux ou un éternuement, la bouche peut rester ouverte après un bâillement, etc. Les fonctions sensitives et les réflexes ne sont pas intéressés. On retrouve dans les muscles une réaction absolument caractéristique : leur excitabilité est accrue à la fois aux stimulations faradiques et galvaniques. Au courant galvanique KFS est égal à AFS, au lieu d'être plus grand, comme dans les muscles sains, et la contraction provoquée, soit par le courant galvanique, soit par le courant faradique, est remarquablement persistante, elle dure

1. Voir E. Levi. *Rivista di patologia nervosa e mentale*, 1906, p. 450.
2. [Leur musculature est souvent très hypertrophiée].

quelque temps après que la stimulation électrique a pris fin.

[Cette maladie est familiale et elle peut être localisée longtemps à certains segments, par exemple aux mains].

La *maladie d'Eulenberg* ou *paramyotonie congénitale* est une maladie familiale quelque peu semblable à la maladie de Thomsen. Ici, un spasme tonique apparaît dans certains muscles volontaires, plus particulièrement dans la face, si bien que le sujet est incapable, pour un quart d'heure ou davantage, d'ouvrir ses yeux et de parler. Les muscles des membres sont affectés moins souvent. La cause provocatrice, cependant, diffère de celle de la maladie de Thomsen. Le spasme tonique de la maladie d'Eulenberg est fonction non pas de l'exercice musculaire, mais simplement du froid et généralement il est amendé par la chaleur. Les deux maladies, d'ailleurs, sont étroitement reliées l'une à l'autre et ont été observées réunies chez les membres de la même famille[1]. La *myotonie atrophique* est un syndrome intermédiaire entre les myotonies et les myopathies. Elle se présente parfois chez plusieurs membres de la même famille. Les sujets sont plus souvent des mâles et les symptômes se manifestent d'habitude dès le début de l'âge adulte. Les phénomènes myotoniques précèdent généralement l'atrophie musculaire. Le premier signe consiste en une difficulté à relâcher l'étreinte de la main. Les phénomènes myotoniques dans les autres muscles sont moins nets et se signalent surtout dans les masticateurs, les muscles de la face et de la langue. La distribution de l'atrophie est irrégulière et survient plus tard, affectant surtout les muscles de la face, les sterno-mastoïdiens et les vastes internes et externes des cuisses. On peut rencontrer l'atrophie à un moindre degré dans les muscles de l'avant-bras et dans les dorsi-fléchisseurs du pied[2].

1. Delprat. *Deutsche med. Wochenschrift*, 1892, p. 158.

2. Rossolino. *Nouvelle Iconographie Salpêtrière*, 1902, p. 63.
Batten and Gibb., *Brain*, 1909, p. 187.

Une autre variété de paralysie transitoire est connue sous le nom de *boiterie intermittente* ou *dysbasie angio-neurotique*, (Claudication intermittente de Charcot, ou « intermittirendes Hinken » des auteurs allemands). Un état analogue chez les chevaux, nommé « éparvin sec », est bien connu des vétérinaires.

Il s'agit le plus souvent d'un homme d'âge moyen, quelquefois de tempérament goutteux, et très souvent fumeur invétéré. Les symptômes sont très caractéristiques. Au repos, le malade ne ressent aucune impotence. Mais, quand il commence à marcher, bien qu'il se mette en marche normalement, il ne tarde pas à sentir de la fatigue dans ses jambes, de la lourdeur puis de la gêne. Une douleur semblable à une crampe apparaît et devient graduellement intolérable au point de le faire boiter; s'il persiste à vouloir avancer, il lui arrive, pour un moment, de ne plus pouvoir avancer même d'un pas. Il se repose, la douleur et l'impotence passent, mais pour revenir dès qu'il veut se remettre en marche. Si nous examinons ce malade au cours de cette incapacité motrice paroxystique, nous trouvons ses pieds et ses jambes froides, quelquefois pourpres ou d'un rouge bigarré. Mais, ce qui est le plus caractéristique, c'est l'absence pour ainsi dire du pouls dans les artères tibiale postérieure et pédieuse. Il n'y a pas de troubles sensitifs objectifs, les réflexes sont normaux, et, excepté pendant les paroxysmes, la force motrice des membres inférieurs n'est pas atteinte. Tous ces phénomènes paraissent être le résultat d'un spasme artériel transitoire, et il est possible que celui-ci soit favorisé par quelque altération scléreuse sténosante préexistante si bien qu'au cours de la marche, les muscles ne peuvent recevoir une plus abondante quantité de sang : d'où résulte une anémie temporaire, de la douleur et de l'affaiblissement dans les muscles intéressés. Il existe quelques rares observations semblables concernant les bras. [*Dyskinésie intermit-*

tente angiosclérotique des bras, O. Stender, *Med. Wochensch.*, n° 4, 1907). La crampe des écrivains peut relever de cette pathogénie].

On peut aussi rencontrer des malades âgés chez qui une hémiplégie, partielle ou complète s'installe accompagnée parfois d'aphasie, et l'on ne peut à première vue ne pas la rapporter à une hémorrhagie ou à une trombose cérébrales. Mais dans l'espace de quelques heures, tous les phénomènes hémiplégiques disparaissent subitement, laissant le sujet absolument normal. Il peut ainsi présenter une série d'attaques semblables d'hémiplégie transitoire à des intervalles de plusieurs jours, semaines ou mois. Pendant plus de trois ans, j'ai observé un vieux cocher qui eut de nombreuses attaques d'hémiplégie gauche durant un jour ou plus et le laissant absolument normal dans les intervalles. Un autre cas personnel concernait un homme d'affaires vigoureux, âgé de cinquante et un an, qui eut des attaques transitoires d'aphasie avec hémiplégie droite. Grasset[1] et Langwill[2] en ont rapporté de semblables. On peut leur appliquer le terme *hémiplégie angiospastique*. Les symptômes dépendent probablement d'un spasme temporaire de la cérébrale moyenne, analogue au spasme des artères périphériques de la claudication intermittente. Il faut les distinguer avec soin de ces hémiplégies transitoires qui ne sont pas rares dans la démence paralytique progressive.

[Grasset avait dans ce travail très suggestif classé tous les phénomènes de ce genre qui peuvent avoir leur siège dans le cerveau, le bulbe ou la moelle sous le nom de Claudication intermittente des centres nerveux. Mais c'est le mérite de Déjerine (*Sur la claudication intermittente de la moelle épinière*, *Revue Neurol.*, 30 avril 1906) d'avoir montré que certains faits de claudication intermittente des membres inférieurs, dans les-

1. *Revue neurologique*, 30 mai 1906.
2. *Scottish medical and surgical journal*, june 1906.

quels Erb en 1898 relevait exceptionnellement l'intégrité des pulsations artérielles, devaient être rattachés à un défaut d'irrigation spinale, d'origine le plus souvent syphilitique, portant sur le renflement lombo-sacré de la moelle et évoluant progressivement vers la paralysie spastique, s'ils ne sont énergiquement traités].

Parmi les paralysies temporaires, il nous faut aussi considérer les diverses *paralysies de métier, crampes professionnelles ou névroses d'occupation*, dans lesquelles le membre est normal pour tous actes moteurs, excepté pour un mouvement particulier, malheureusement trop souvent pour celui qui constitue le seul moyen d'existence du malade. La variété la plus commune est réalisée par ce que l'on appelle la *crampe des écrivains* ou *paralysie des greffiers*. Nous pouvons, il est vrai, rencontrer des états pathologiques semblables dans la crampe des pianistes, violonistes, trayeuses, télégraphistes, typographes, tailleurs, harpistes, cigarières, coiffeurs, marteleurs, fabricants de montres, couturières, etc. La crampe survient, non pendant la période où le sujet apprend son métier, mais après qu'il y est devenu expert et qu'il a besoin d'exécuter ces mouvements qui nécessitent une habileté particulière, d'une façon répétée et pendant de longues heures. Pour tous autres mouvements, à l'exception de ce mouvement professionnel, le membre est normal. Ainsi, dans la crampe des écrivains, le malade peut se servir normalement de sa main pour jouer du piano ou pour empoigner et manœuvrer un instrument pesant. C'est que la faiblesse n'est pas due à une fatigue musculaire, mais à un épuisement cérébral. La crampe professionnelle ne se présente pas pleinement constituée dès l'abord, mais traverse différents stades d'aggravation. Dans la variété la plus légère, il y a simplement un degré de raideur et de spasme en exécutant l'acte habituel, avec une sensation subjective de douleur et de malaise et de fatigue mentale intense. Dans d'autres cas, une paralysie temporaire se crée quand le sujet tente d'écrire, si bien que la plume ne peut plus être tenue dans la main.

[Macé de Lépinay cependant (*Arch. Mal. cœur, vaisseaux et sang*, mars 1909) à propos d'un cas personnel de crampe des écrivains d'origine artérielle, rapporte un certain nombre de cas semblables où la crampe des écrivains ou tout autre crampe professionnelle du membre supérieur (crampe des lessiveuses) paraissait liée aux phénomènes de la claudication intermittente du bras.]

Dans des cas encore plus sévères, un certain tremblement peut s'ajouter au spasme dans les muscles intéressés. Le diagnostic en est aisé, d'autant plus que les phénomènes soit spastiques, soit paralytiques — ou peut-être combinaison des deux — surviennent seulement quand ce mouvement d'habileté acquise est exécutée; les mêmes muscles peuvent être employés pour toutes autres actions, sans douleur, sans spasme et sans faiblesse.

Il nous faut décrire aussi une curieuse maladie héréditaire, connue sous le nom de *paralysie périodique familiale*. Elle peut frapper, dans plusieurs générations successives de la même famille, un ou plusieurs membres de la même génération. Les deux sexes y sont exposés. Le sujet, qui à tous autres égards paraît d'une bonne santé, présente des attaques de paralysie flaccide des quatre membres, revenant irrégulièrement sans cause provocatrice apparente. La durée de ces phénomènes paralytiques varie de quelques heures à deux ou trois jours. Ils s'installent généralement durant la nuit, lorsque le sujet est couché. Il se réveille et se trouve plus ou moins paralysé. Dès l'abord, les jambes sont prises, puis plus tard les bras, enfin en dernier lieu les muscles du tronc et du cou. Les nerfs crâniens d'habitude restent indemnes. Dans les membres, la paralysie débute dans les muscles proximaux, le segment distal est pris le dernier, si bien que le malade peut encore remuer ses orteils ou ses doigts alors qu'il a perdu tout mouvement dans les épaules et dans les hanches. Dans les cas graves, les muscles intercostaux peuvent participer au processus. Ce qu'il y a de plus frappant, c'est que pendant ces paroxysmes de paralysie flaccide, les muscles ainsi affectés perdent temporairement leur excitabilité faradique, galvanique ou mécanique, et que tous les réflexes disparaissent dans les membres intéressés. La sensibilité n'est pas atteinte et les sphincters restent indemnes. Fait à retenir, c'est que, pendant le paroxysme, le ventricule gauche se dilate transitoirement, comme le prouvent la percussion et occasionnellement l'apparition d'un souffle systolique mitral. La paralysie musculaire regresse dans le sens inverse de celui où elle s'était installée. Les orteils et les doigts reprennent leur activité avant les muscles de la racine du membre, et les muscles atteints les premiers sont les derniers à recouvrer leur force. Le sujet alors reste apparemment normal jusqu'à la prochaine attaque, des semaines ou des mois plus tard.

Des *attaques soudaines d'hémiplégie* peuvent aussi se présenter *dans la paralysie générale des déments*, constituant ainsi une variété d'attaques nommées « congestives ». Mais, bien que le malade puisse se remettre rapidement de son hémiplégie, on remarque souvent, peu de jours après, qu'il n'est pas un individu normal, car un examen minutieux permettra de relever des preuves de la maladie, mentales ou physiques, tremblement de la face, troubles pupillaires, et le signe le plus constant de tous, la lymphocytose du liquide céphalo-rachidien.

Parmi d'autres affections paralytiques transitoires, nous devons mentionner la *crampe musculaire* et la *tétanie*. Ces états sont aisément reconnaissables. Ils peuvent transitoirement s'opposer aux mouvements volontaires des membres affectés. L'une et l'autre affection sont douloureuses, la tétanie étant le plus souvent l'apanage de l'enfance, tandis que la crampe se rencontre plus souvent chez des adolescents ou des adultes en bonne santé, à l'occasion de quelque effort musculaire prolongé auquel ils ne sont pas habitués. La crampe est aussi un symptôme du choléra, du diabète et occasionnellement du goitre exophtalmique. La tétanie est généralement bilatérale, et s'annonce par une position très caractéristique des mains et des pieds (voy. fig. 27). [Main d'accoucheur et pied en équinisme avec flexion des orteils.]

De temps à autre, nous rencontrons des malades qui se plaignent d'un *dérobement subit de leurs jambes*; ce symptôme peut avoir diverses causes. Par exemple, il se manifeste fréquemment dans le *tabes*. Le tabétique présente souvent de l'hypotonie musculaire autour des genoux et du déficit du sens articulaire, combinaison de phénomènes qui peut provoquer le dérobement des jambes et sa chute inattendue. En pareil occurence, l'état des réflexes profonds, celui des pupilles et d'autres signes du tabes rendront le diagnostic aisé. D'autres cas de chute soudaine sont dus au « petit mal ». Ici le malade subit une perte de connaissance momentanée au cours de laquelle il tombe; mais il reprend conscience aussitôt et se relève, ignorant pourquoi il s'est affaissé. Le diagnostic dépendra de l'observation d'autres attaques comitiales, grand mal ou petit mal. Il nous faudra tout particulièrement nous enquérir de l'apparition de pâleurs subites de la face, de fixité du regard, signes indicateurs d'une attaque éphémère de petit mal, trop légère, sans doute, pour provoquer la chute.

Dans d'autres cas encore, nous avons affaire, comme dans le syndrome de Ménière, à un *vertige soudain*, qui amène la chute du malade. De tels cas sont reconnaissables aux phénomènes auditifs concomitants (voy. p. 194) et à ce fait qu'ils ne sont pas associés à une perte de connaissance.

Les membres peuvent être affectés de paralysie subite dans l'*hystérie*, spécialement après un shock émotionnel. La paraplégie hystérique peut s'installer pour des périodes variées, de quelques heures à plusieurs semaines ou mois. Elle disparaît souvent aussi soudainement qu'elle s'était annoncée, parfois sous l'influence d'une excitation émotionnelle ou religieuse, sous l'effet d'une suggestion hypnotique, ou d'une énergique stimulation électrique ou thermique, par exemple celle du thermo-cautère. La paralysie hystérique ne se cantonne jamais à un seul muscle. Elle ne s'accompagne jamais de réaction de dégénérescence, quelle que soit l'atrophie dont le membre est l'objet. Nous arrivons au diagnostic de l'hystérie par une méthode d'exclusion, en notant non seulement l'absence des signes certains des paralysies organiques, mais en considération de stigmates hystériques variés, dont nous parlerons plus loin.

[On peut rapprocher de la paraplégie hystérique la *basophobie* des neurasthéniques, qui marchent mal ou restent cantonnés au lit parce qu'ils ont peur de ne pas pouvoir marcher.]

Mais il ne nous faut pas oublier que, dans de nombreux cas de paralysie hystérique et transitoire chez les jeunes femmes, la malade peut, après une ou plusieurs attaques semblables, voir se développer les signes de la *sclérose en plaques*. Le début de celle-ci peut ne pas pouvoir être différencié d'une attaque de paralysie hystérique; l'impotence des membres dans les deux syndromes peut être transitoire et disparaître en apparence complètement pour un temps donné. Mais une série d'attaques de ce genre devra toujours lever dans notre esprit la suspicion d'une sclérose disséminée sous-jacente et nous forcer à former un pronostic réservé, spécialement quand le malade a présenté plus d'une attaque de paralysie, non limitée au même membre. Il nous faudra prêter une attention particulière à l'état des disques optiques. L'atrophie optique précoce permettra d'exclure la simple hystérie; de même, nous décideront pour la maladie organique un réflexe plantaire en extension ou les plus légères secousses nystagmiformes. En fait, la maladie, que l'on attribue le plus souvent à tort à l'hystérie est la sclérose multiloculaire [incipiens].

CHAPITRE XVI

INCOORDINATION

Le *nouveau-né* ne peut coordonner les mouvements de ses membres. Certains actes vitaux, coordonnés, comme celui de téter, d'avaler, de respirer, etc., sont bien exécutés dès la naissance, mais dans les membres de l'enfant les mouvements sont pour la plupart sans but et sans repos, à l'exception cependant des mouvements de prise exécutés par la main. Et même, ces derniers diffèrent-ils de la prise bien coordonnée d'un âge plus avancé, d'autant plus que le pouce de l'enfant est rarement employé pour les mouvements d'opposition, et que le mouvement de flexion des doigts se manifeste surtout lorsque quelque objet vient au contact de la paume de la main, le mouvement de prise étant ainsi plus réflexe que volontaire.

L'enfant n'apprend qu'après une longue pratique à se servir de ses muscles assez utilement pour exécuter des mouvements correctement coordonnés. Marcher, écrire, nager, jouer, tout cela est accompli gauchement d'abord. L'habitude s'obtient enfin par la répétition et une fois qu'une action coordonnée a été apprise à fond, l'effort que nécessite son exécution devient infime, si bien qu'avec le temps, elle est accomplie plus ou moins automatiquement. [L'habitude, dit Aristote, est une seconde nature.]

Toute action coordonnée implique la contraction non seulement de muscles ainsi appelés *essentiels* mais de leurs antagonistes, et si ces deux groupes ne sont pas proprement équilibrés, le mouvement est gauche et incertain. Cet état se présente dans nombre de maladies et est appelé *ataxie* ou *incoordination.* Ceci signifie maladresse, instabilité et embarras dans l'exécution des mouvements chez certains malades non paralysés qui étaient auparavant en état de les accomplir correctement.

En recherchant l'ataxie dans les membres supérieurs, nous invitons le malade à ramasser par exemple un petit objet, une épingle sur une surface polie. S'il est ataxique, il tâtonne au cours de cette entreprise, ou bien il peut foncer sur l'objet d'une façon soudaine et brusque. Une autre épreuve très utile est de prier le malade de porter à ses lèvres un verre d'eau plein jusqu'au bord et de noter s'il en répand à côté. Nous pouvons encore lui demander de toucher rapidement le bout de son nez avec chaque index à son tour. S'il est ataxique, son index manquera le nez d'une distance plus ou moins grande, ou bien, en l'approchant, l'index manifestera des oscillations additionnelles. D'autres excellentes épreuves pour mettre en évidence l'ataxie consistent à ordonner au sujet de boutonner et de déboutonner son vêtement ou son col, ou d'écrire avec une plume très fine. Dans chaque cas, nous observerons si l'instabilité est accrue ou inchangée par l'occlusion des paupières. De légers degrés d'ataxie due à quelque déficit sensitif ne peuvent être remarqués que lorsque le malade est privé du secours de ses impressions visuelles.

S'il s'agit des membres inférieurs, nous découvrirons une ataxie atténuée en observant la marche du malade, lui demandant de marcher en suivant une ligne droite, puis de faire demi-tour brusquement et de revenir. Dans l'ataxie locomotrice accentuée, la base de sustentation dans la marche est élargie, les pieds sont levés trop haut et les talons sont portés sur le sol en frappant. Dans le syndrome cérébelleux d'autre part, le sujet vacille et « tire des embardées »; il est particulièrement instable quand il tourne sur lui-même (voy. plus loin : Positions et gestes). Pour découvrir l'ataxie dans un seul membre inférieur, nous invitons le malade à placer un de ses talons sur le genou opposé, ou à tracer avec son pied une circonférence ou quelque autre dessin sur le sol; ou bien nous le prions, reposant sur son dos, de toucher avec son gros orteil notre propre doigt maintenu en l'air. Ici, aussi, dans l'ataxie des membres inférieurs, nous devons toujours noter si l'instabilité du sujet est accrue ou inchangée par l'occlusion des yeux. Le *signe de Romberg* consiste dans ce fait que le malade a tendance à tomber, quand, pouvant au préalable se maintenir droit les yeux ouverts, on les lui fait fermer. De même, un signe précoce du tabes est le signe du « lavabo » : le malade pique le nez dans sa cuvette quand, se lavant la figure, il est obligé de fermer les yeux. Un degré atténué de Romberg peut souvent être découvert dans la première période du tabes: on voit chez un sujet encore capable de se tenir debout les yeux fermés, les tendons de la face dorsale du pied manifester des contractions irrégulières et incessantes : c'est ce qu'on appelle « la danse des tendons ».

L'ataxie des muscles bulbaires a été déjà décrite (voy. Dysarthrie, p. 128). Quant à l'ataxie des muscles du tronc, sa valeur diagnostique est moindre que celle des membres, d'autant plus que dans le temps que les muscles du tronc peuvent être reconnus ataxiques, les membres déjà font preuve d'une instabilité marquée. L'ataxie de la tête et du tronc est mise en évidence par des mouvements de balancement au moment où le malade se dresse sur son séant.

Quand nous avons reconnu de l'ataxie dans les mouvements d'un membre quelconque, il nous faut toujours déterminer l'état de la sensibilité dans ce membre, recherchant non seulement les diverses variétés de la sensibilité cutanée, mais aussi les sensibilités profondes, spécialement le sens kinesthésique et, ce qui est encore plus important, le sens articulaire. Finalement, il nous faut rechercher les réflexes profonds, notant leur exagération comme dans la sclérose en plaques, ou leur abolition comme dans le tabes ou l'ataxie de Friedreich. Nous notons aussi l'état des réflexes plantaires,

La variété la plus commune d'ataxie est celle due à un déficit des sensations périphériques — non pas tant de la peau que des tissus plus profonds, des muscles et des articulations. Ainsi dans les lésions des *nerfs sensitifs périphériques*, le membre anesthésié est souvent ataxique [pseudo-tabes névritique]. La section des racines postérieures du plexus brachial, les racines antérieures restant intactes, cause une ataxie marquée du membre supérieur. En fait, un tel malade peut être totalement incapable de mouvoir son membre si ses yeux sont fermés, parce qu'il n'a plus le secours de sa vue pour le guider.

La dégénération des racines et des colonnes postérieures, telle qu'on la trouve dans le *tabes*, produit une ataxie marquée. Un tabétique est ataxique à raison du déficit dans les sensations afférentes, plus spécialement de celles qui viennent de ses muscles et de ses jointures.

Si le tonus musculaire est aboli et si les muscles sont hypotoniques, comme cela est signalé dans nombre de cas de tabes, le malade est pour ainsi dire obligé de « tirer sur les filins », avant que les muscles jouent convenablement, et c'est pourquoi il exécute des mouvements brusques, inharmonieux, [tout d'une pièce], semblables à ceux du fléau.

Le sens articulaire étant obtus, il lui faut exécuter le mouvement le plus étendu pour percevoir la sensation d'avoir mis son articulation en mouvement. Ainsi, quand, se mettant en marche, il soulève sa jambe, à raison du déficit des sensations articulaires, il projette son membre avec une soudaineté anormale et à une hauteur inutile afin d'arriver à percevoir la sensation de flexion de l'articulation du genou. Puis il talonne lourdement avec une insistance excessive pour s'assurer que son membre est réellement dans l'extension. Un tel malade atteint d'ataxie d'origine sensitive compense le déficit des impressions sensitives venant de ses membres par les perceptions visuelles. Quand il surveille ainsi ses membres en partie anesthésiés, il peut les mieux contrôler. De là, s'il clôt ses paupières, l'influence compensatrice de sa vue n'est plus d'aucun secours et il en devient encore plus ataxique. [C'est là l'explication rationnelle du signe de Romberg dans le tabes, et Brissaud l'a particulièrement bien exposé dans ses leçons sur l'abolition du sens de l'activité musculaire (Gerdy) et sur le signe de Romberg (1893).]

Une ataxie semblable à celle du tabes se présente aussi dans d'autres lésions organiques de la moelle, impliquant la colonne postérieure, comme par exemple dans les *tumeurs* ou les *scléroses chroniques des colonnes postérieures*, combinées ou non avec la sclérose des cordons latéraux ; c'est le cas de certains cas de sclérose en plaques et de syphilis spinale. Dans ces maladies d'autres signes et symptômes nous guideront vers un diagnostic correct.

L'ataxie combinée à la spasticité se trouve dans la période initiale de la *dégénération subaiguë combinée* de la moelle épinière, maladie généralement de l'âge moyen. Elle se manifeste surtout dans les états d'anémie profonde et pernicieuse. [En Angleterre, ce groupement a été bien étudié par Risien Russell, Batten et Collier (Brain, 1900) dans l'anémie pernicieuse ; il a été étiologiquement élargi en France et en Allemagne par les premiers travaux de Déjerine et Thomas (1899, Soc. biologie) dans l'anémie, ceux de Westphall dans la paralysie générale, de Kattwinkel (1902), de P. Marie et O. Crouzon (1903) dans le tabes]. Aujourd'hui, quelle qu'en soit l'étiologie, ce syndrome anatomo-clinique est étiqueté, en France, *sclérose combinée* et consiste essentiellement dans l'association de l'ataxie et d'une paraplégie spastique avec altérations scléreuses, probablement d'origine vasculaire, portant sur les cordons postérieurs et latéraux]. Dans le premier stade de la maladie, il y a perte du sens articulaire et de la sensibilité au diapason en même temps que des sensations de fourmillements, dans les membres inférieurs, assez semblables à ce qui se passe dans le tabes, mais avec exagération des réflexes patellaires et signe de Babinski. Après plusieurs semaines ou mois de durée, la maladie change de type, et dans cette seconde période la paraplégie spastique devient manifeste en même temps qu'une hypoesthésie marquée se développe dans les membres inférieurs et le tronc. Enfin, et d'habitude inopinément, dans l'espace de quelques jours, le type morbide change encore, et il se déclare un stade terminal de paraplégie flaccide durant quelques semaines, avec une anesthésie complète des membres inférieurs et du tronc, abolition des réflexes patellaires, le réflexe plantaire restant en extension. Les muscles paralysés fondent rapidement et perdent leur excitabilité faradique. La vessie et le rectum échappent au contrôle de la conscience et les membres s'œdématient. La maladie tout entière jusqu'à la mort dure environ deux ou trois ans.

Cependant un malade peut être ataxique avec conservation de toutes ses sensations périphériques. C'est ce qui arrive dans les diverses variétés d'ataxie cérébelleuse. Prenons par exemple l'*ataxie de Friedreich*, maladie à évolution lente affectant surtout les voies afférentes qui dans la moelle conduisent en haut vers le cervelet, centre de la coordination automatique. Ici, le malade verse dans l'ataxie, comme le fait un tabétique, mais ses sensibilités cutanée et articulaire sont intactes. L'ataxie n'est pas augmentée par l'occlusion des yeux. L'âge du malade qui est communément un adolescent, l'existence d'une scoliose, d'une main creuse et d'un pied creux (fig. 109 et 110), les réactions pupillaires normales, la présence du nystagmus, l'absence de douleurs fulgurantes et de troubles vésicaux, tout nous aide à différencier cette maladie du tabes, bien que dans les deux syndromes, les réflexes profonds soient perdus. Les réflexes plantaires du tabes sont en flexion, alors que dans l'ataxie de Friedreich ils sont en extension.

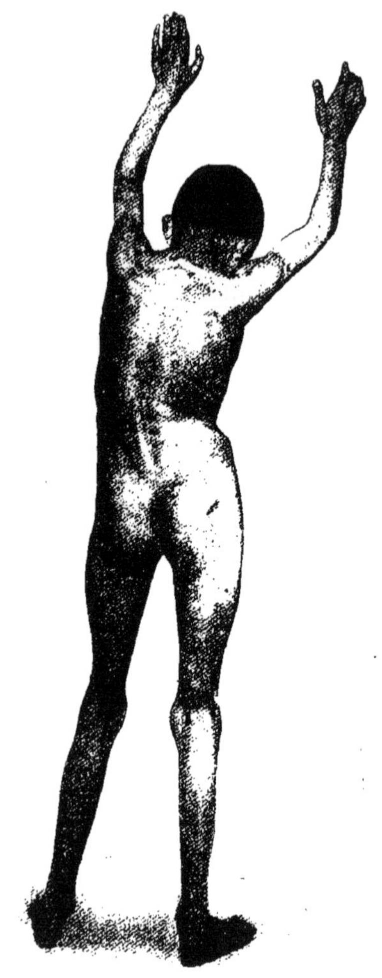

Fig. 109. — Ataxie de Friedreich. Scoliose.

L'ataxie est présente aussi dans certaines lésions localisées du bulbe. Ainsi, une lésion unilatérale peut interrompre les fibres du faisceau cérébelleux direct et par là empêcher la coordination des membres homolatéraux. Une telle lésion résulte souvent d'une thrombose de l'artère cérébelleuse postérieure et inférieure, et d'habitude interrompt en même temps les fibres du faisceau de Gowers et peut s'étendre en dedans pour impliquer les fibres arciformes inter-olivaires et le ruban de Reil, ainsi que les noyaux inférieurs des nerfs crâniens. Il se produit ainsi un syndrome caractéristique, connu sous le nom de *syndrome bulbaire unilatéral de Babinski et Nageotte*[1]. Les symptômes

1. *Revue neurologique*, 1902, p. 358.

sont les suivants : par l'interruption des fibres cérébelleuses afférentes, il y a ataxie [en réalité asynergie] des membres homolatéraux. De l'obstacle apporté aux sensations de douleur

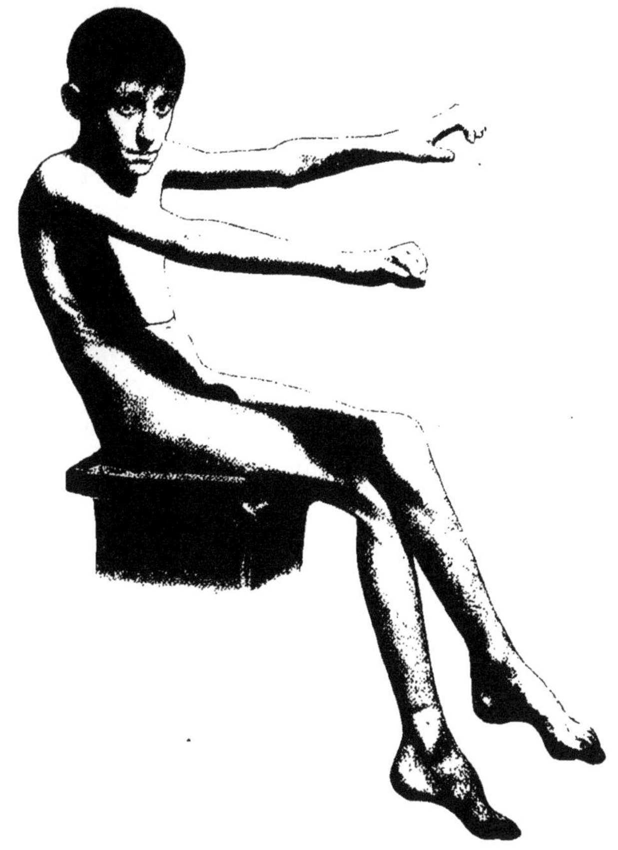

Fig. 110. — Ataxie de Friedreich. Pied creux et main creuse.

et de température, nous relevons de l'analgésie et de la thermo-anesthésie du côté opposé du corps (voy. fig. 10.) De l'interruption des fibres qui viennent du centre bulbaire oculo-pupillaire, il y a myosis et pseudo-ptosis (voy. plus loin : **Paralysie du** sympathique cervical, p. 408), et il peut y avoir difficulté de la déglutition due à la lésion de certains noyaux de nerfs crâniens. Si la lésion s'étend en avant de façon à comprendre la pyramide du même côté, il y a hémiplégie du bras et de la jambe du côté opposé.

L'*ataxie cérébelleuse héréditaire* de P. Marie est quelque peu semblable à l'ataxie de Friedreich, mais les réflexes patellaires ne sont pas perdus, ils sont même plutôt exagérés, le clonus du pied n'est pas rare, il y a des altérations du fond de l'œil et l'âge du début est un peu plus avancé. André Thomas (1897) a étudié un syndrome propre à l'atrophie ou à la sclérose du cervelet où dominent l'incoordination et l'asthénie avec troubles de la parole qui peuvent simuler la paralysie glosso-laryngée. Déjerine et André Thomas (1900) ont enfin décrit sous le nom d'*atrophie olivo-ponto-cérébelleuse* un syndrome anatomo-clinique constitué par une dégénérescence systématique et primitive de l'écorce cérébelleuse, des olives bulbaires, de la substance grise du pont, du pédoncule cérébelleux moyen et parfois des corps restiformes, et par les allures cliniques du syndrome cérébelleux le plus pur, avec perte complète de la faculté d'association des mouvements. Il n'y a pas de troubles pupillaires. La maladie n'est ni familiale, ni congénitale; elle survient au contraire à un âge avancé. Enfin il y a ataxie et surtout *asynergie*.

Ce dernier terme a été d'ailleurs particulièrement étudié et fixé par Babinski, dans toute une série de travaux, depuis son mémoire fondamental de la *Revue neurologique* (1899).

A. Dans la *station debout*, le malade ne peut incliner son tronc en arrière sans tomber, parce qu'il ne peut plus coordonner ses mouvements de flexion compensatrice des genoux, pour maintenir son centre de gravité.

B. Dans la *marche*, la partie supérieure du corps ne suit pas l'action des membres inférieurs et reste en arrière, le malade ne peut plus associer correctement la translation du tronc à la propulsion du membre inférieur.

C. Dans le *décubitus dorsal*, le sujet ne peut s'asseoir les bras croisés.

D. Assis, les mouvements se décomposent en mouvements élémentaires.

Ces phénomènes peuvent être localisés à un seul côté, hémiasynergie; au membre supérieur, il y a hémi-tremblement et troubles de la *diadococinésie* (faculté de faire succéder rapidement les mêmes mouvements). Les mouvements successifs de supination et de pronation de la main ou de circumduction du bras sur l'épaule se font avec lenteur et incertitude. En revanche, les mouvements rapides involontaires, comme les tremblements, ne sont pas entravés]

L'ataxie cérébelleuse se présente aussi dans les tumeurs du cervelet, dans les lésions vasculaires de cet organe, dans la sclérose en plaques affectant le cervelet ou ses pédoncules, dans l'abcès cérébelleux, dans l'encéphalite du cortex cérébelleux, maladie à début fébrile que l'on rencontre parfois chez les enfants; on la rencontre enfin chez le vieillard, résultant d'une atrophie sénile primitive du cortex qui spécialement porte sur les cellules de Purkinje[1].

L'*ataxie cérébelleuse* [et c'est pourquoi il vaut mieux dire asynergie cérébelleuse] diffère sous beaucoup de rapports de celle qui est causée par un déficit des sensations afférentes. On la met surtout en évidence dans la démarche cérébelleuse, qui a un caractère titubant et chancelant, semblable à celle d'un homme ivre, mais sans le talonnement du vrai tabétique. Nous reconnaissons des facteurs divers dans la production de l'ataxie cérébelleuse. Une partie en est due, surtout celles des muscles du tronc, au vertige; le malade est instable dans sa marche, parce qu'il se sent la tête tourner. La marche cérébelleuse par là se retrouve dans beaucoup de cas de lésions labyrinthiques. Si un cérébelleux est allongé sur le dos, son vertige diminue et, comme il n'a plus d'effort à requérir pour maintenir son équi-

1. Rossi. *Nouvelle Iconographie Salpêtrière*, n° 1, 1907.

libre, ses mouvements en deviennent beaucoup moins instables. Un autre facteur de l'ataxie cérébelleuse est l'existence de l'hypotonie musculaire que nous rencontrons souvent dans le syndrome cérébelleux ; cette hypotonie, dans les lésions unilatérales du cervelet, est plus marquée dans les membres du même côté. Le troisième et plus important facteur est le manque de l'influence de coordination du cervelet sur le cortex moteur cérébral. Cette connexion est croisée, le cervelet droit étant en relation avec le cortex cérébral gauche, par le pédoncule cérébelleux supérieur droit et le noyau rouge gauche. Certaines tumeurs du lobe frontal sont associées à de l'ataxie cérébelleuse, à raison probablement d'un obstacle indirect porté aux influences assurées par le cervelet opposé. La véritable ataxie cérébelleuse, à l'encontre de l'ataxie du tabes dorsal, n'est pas influencée par l'occlusion du regard.

L'ataxie peut encore se rencontrer dans quelques affections des centres supérieurs cérébraux. Par exemple, certaines intoxications rendent le malade ataxique. La plus familière est celle liée à l'alcoolisme aigu. Partie de cette ataxie peut être due à l'intoxication du cervelet, mais une large part en est cérébrale, comme le mettent en évidence l' « ataxie des idées», le désordre de l'articulation, etc. L'ataxie temporaire liée à la fatigue, celle de la crampe des écrivains et d'autres névroses professionnelles, a probablement aussi une origine cérébrale ; de même en est-il de l'ataxie transitoire qui fait suite parfois à la fièvre typhoïde ou à d'autres infections exanthématiques.

Certaines maladies du cortex cérébral s'accompagnent d'une ataxie manifeste. Dans la *chorée*, le malade non seulement présente des mouvements spontanés et involontaires, mais encore il a une ataxie très nette dans les mouvements volontaires. Dans l'*hémiplégie* ou dans la *monoplégie organiques*, spécialement quand elles sont atténuées et se bornent à une simple parésie, on relève clairement de l'ataxie dans les membres parésiés. L'hémi-ataxie est l'un des phénomènes les plus distinctifs des lésions de la *couche optique*. Dans ces cas, les membres du côté opposé à la lésion sont non seulement ataxiques, mais aussi partiellement anesthésiés avec perte du sens articulaire, en même temps que le malade y accuse fréquemment des douleurs spontanées. Quelquefois cette ataxie des membres précède une attaque d'hémiplégie — *ataxie pré-hémiplégique* — spécialement dans les ramollissements imminents par thrombose artérielle. Plus souvent l'ataxie apparaît au cours de la convalescence d'une légère attaque d'hémiplégie — *ataxie post-hémiplégique* — et le malade est obligé de réapprendre à coordonner ses membres parésiés. Cette variété d'ataxie doit être distinguée de l'athétose, que constituent ces mouvements lents, involontaires, de contorsion des membres qui surviennent dans les cas anciens et graves d'hémiplégie, surtout d'hémiplégie infantile.

L'ataxie est l'un des signes les plus frappants de la *sclérose en plaques*, dans laquelle l'instabilité des membres est souvent associée à un tremblement oscillatoire ample — tremblement dit intentionnel. Qu'est-ce qui, dans cette instabilité de la sclérose disséminée, revient au cerveau et au cervelet? il est très difficile d'en faire la part dans un cas donné. Le tremblement unilatéral qui s'observe dans les membres dans les cas de *lésions du noyau rouge ou du faisceau rubro-spinal* (voy. p. 99) se manifeste au repos, mais s'exagère souvent par les mouvements volontaires. Sous ce rapport, ce tremblement forme contraste avec celui de la paralysie agitante qui généralement peut être contenue de façon à permettre l'exécution de mouvements volitionnels.

Finalement, nous pouvons rencontrer une ataxie des types les plus divers dans l'*hystérie*. Ici l'affection est probablement de celles qui impliquent les centres psychiques supérieurs. Le diagnostic de l'ataxie hystérique repose sur la présence des autres stigmates de l'hystérie et sur l'absence en même temps de preuves d'une maladie organique. Parfois l'ataxie hystérique est associée à une anesthésie « corticale » du membre affecté. En pareil cas, le patient peut être à même de mouvoir son membre normalement, avec ses yeux ouverts, mais, dès que ceux-ci sont maintenus fermés, l'ataxie se montre. Cela n'est pas forcément le cas de tout membre anesthésié, car dans nombre de faits une anesthésie profonde peut être présente sans ataxie. Le diagnostic de l'ataxie hystérique, cependant, impose rarement de grosses difficultés à un observateur soigneux. La maladie que l'on confondra, encore une fois, le plus aisément avec l'hystérie, est la sclérose multiple dans sa période de début. Dans les deux syndromes nous pouvons relever les commémoratifs d'une impotence transitoire dans un membre, se résolvant en apparence complètement pour un temps. Mais, dans la sclérose en plaques, il y a des éléments [objectifs] de maladie organique sous forme de pâleur des disques optiques, de nystagmus, d'altérations des réflexes abdominaux et plantaires, de troubles des sphincters, etc.

CHAPITRE XVII

ATTITUDE ET MARCHE

ATTITUDE. — A l'état normal, l'attitude du corps et des membres est en partie déterminée par la pesanteur, en partie par la force relative des muscles qui s'insèrent sur nos différentes articulations. Aussi bien, comme les fléchisseurs sont d'ordinaire plus puissants que les extenseurs, l'attitude normale des membres au repos est une demi-flexion. On peut aisément s'en rendre compte en observant un enfant endormi. Dans l'attitude verticale, les muscles spécialement destinés à maintenir l'équilibre sont les extenseurs des hanches et des genoux; mais, pour se tenir à cloche-pied, les péroniers prennent une particulière importance pour incliner tout le membre inférieur en dehors à partir de la cheville, reportant ainsi le centre de gravité juste au-dessus du pied [qui supporte le corps]. Les moindres variétés d'attitude que nous relevons chez différents individus bien portants et que nous apprenons à reconnaître comme constituant leur caractéristique personnelle sont de beaucoup le résultat de différences non seulement dans leur musculature, mais dans leurs habitudes. Le maintien d'un homme vigoureux et musclé est totalement différent de celui d'un invalide maigre et débilité. De plus si, par l'exercice ou par le défaut d'exercice, certains groupes de muscles sont plus ou moins développés que normalement, l'attitude en est modifiée, même à l'état de santé. Par exemple, nous connaissons tous la marche caractéristique des jockeys professionnels, « les jambes écartées ».

Ce sont les mêmes principes que l'on doit appliquer aux troubles organiques dans lesquels certains muscles ou certains groupes musculaires sont paralysés. Les membres paralysés prennent graduellement des attitudes caractéristiques, et celles-ci ne sont pas l'effet du hasard, mais dépendent de conditions anatomiques fixes.

A. Premièrement, si la paralysie musculaire est causée par une lésion du *neurone moteur inférieur*, dans la corne antérieure, les racines antérieures, les troncs nerveux ou les fibres musculaires, les muscles pris s'atrophient. Leurs antagonistes non paralysés ne recevant plus d'opposition se contracturent lentement, et fixent le membre dans une attitude définie qui est surtout manifeste quand le malade tente de mettre en action les muscles paralysés : seuls les muscles antagonistes se contractent alors.

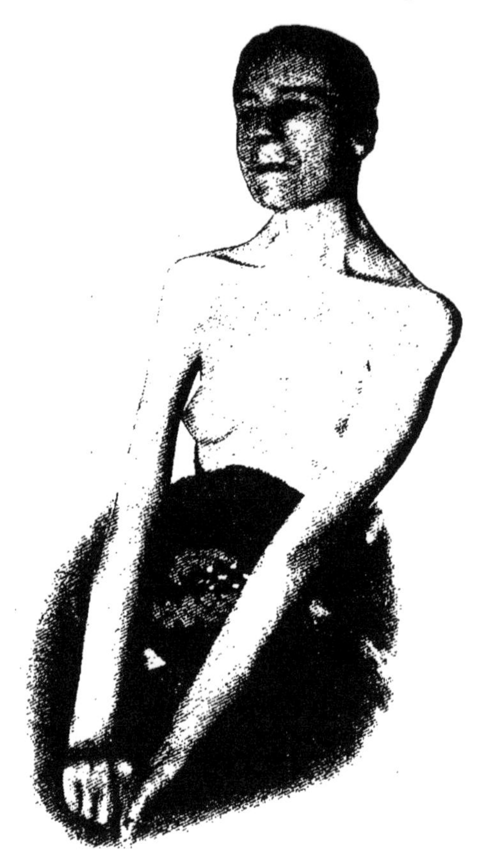

Fig. 111. — Myélite chronique du cinquième segment cervical, avec paralysie atrophique du deltoïde, du biceps et des supinateurs.

Par exemple, la figure 111 représente une femme qui fit une lésion localisée dans la corne antérieure au niveau du cinquième segment cervical. Au nombre des principaux muscles innervés par la corne antérieure à cette hauteur sont le deltoïde, le biceps et les supinateurs. Ceux-ci précisément subirent l'atrophie et leurs antagonistes libérés de toute opposition se fixèrent en contracture. Le résultat, que nous pouvons voir ici, consiste dans l'adduction de l'épaule par la contraction des muscles antagonistes du deltoïde, dans l'extension du coude par ceux du biceps et dans la pronation extrême de l'avant-bras par ceux des supinateurs. Cette attitude est caractéristique d'une lésion médullaire du cinquième segment cervical.

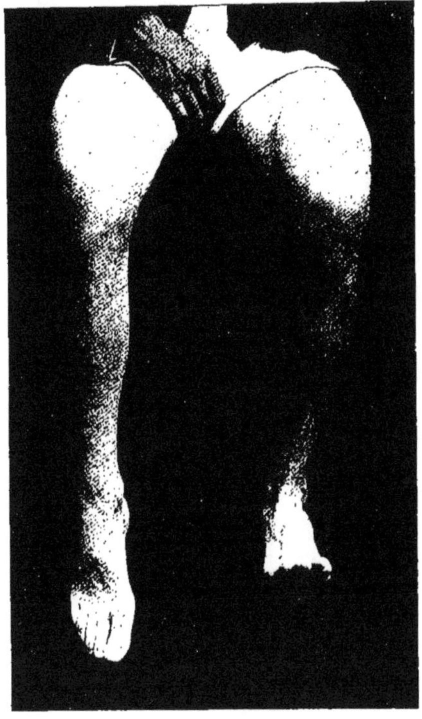

Fig. 112. — Paralysie du sciatique poplité externe droit, provenant d'un coup de feu. Atrophie musculaire et pied tombant.

La figure 112 montre l'attitude prise par la jambe droite, chez un officier, dans un cas de paralysie du sciatique poplité externe ; ce nerf avait été sectionné par une balle. En plus d'une anesthésie correspondant à l'innervation cutanée de ce nerf, la figure montre la présence d'un pied tombant dû à la paralysie du groupe musculaire antéro-tibial avec la contracture des muscles antagonistes du mollet. Ici, naturellement, l'action de la pesanteur ne doit pas être négligée, le poids du pied tendant à augmenter sa chute.

La figure 113 montre l'attitude du membre supérieur dans un cas de paralysie du radial. Le malade essaie d'étendre ses deux poignets. Du côté paralysé, nous notons l'atrophie du long supinateur et la paralysie des extenseurs du poignet et des doigts, en même temps que l'enflure caractéristique du dos de la main, d'origine synovienne probablement, qui se montre dans les cas invétérés de *main botte*.

[Les atrophies musculaires dues à une altération du neurone inférieur amènent dans la main et le pied des troubles tellement caractéristiques qu'on leur a donné des qualificatifs

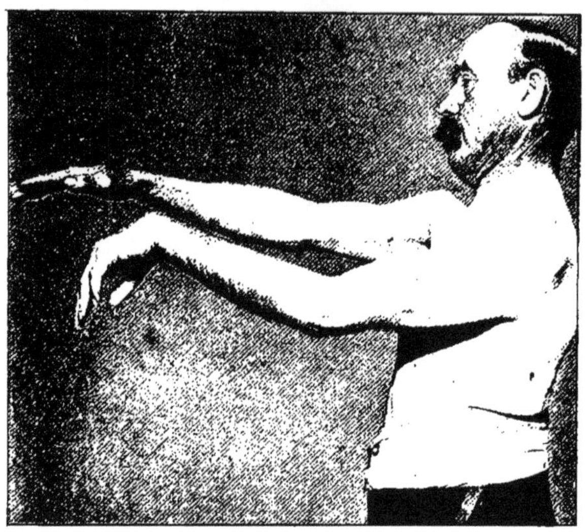

Fig. 113. — Paralysie radiale gauche.
Poignet tombant et atrophie du long supinateur.

particuliers, qu'il faut bien connaître. L'atrophie des petits muscles de la main peut amener trois attitudes différentes de celle-ci :

A. *Main de singe*. Atrophie localisée à l'éminence thénar, perte essentielle des mouvements d'opposition du pouce.

B. *Main en griffe*. Les interosseux ont disparu. Les doigts ne sont plus soumis qu'à l'action antagoniste des extenseurs et fléchisseurs, les premières phalanges s'étendent, les deux dernières se retournent en crochets. En même temps, les mouvements d'abduction des doigts sont perdus. La griffe peut être limitée aux deux doigts du bord cubital, par lésion périphérique du nerf cubital.

C. *Main de prédicateur*. Par suite de la conservation des des deux radiaux, on trouve, dans la syringomyélie surtout, la main en extension plus ou moins prononcée sur l'avant-bras.

La perte des mouvements d'adduction des doigts écartés, due à l'atrophie des interosseux, se manifeste quand la main de singe devient la main en griffe. En réalité ces trois attitudes de la main caractérisent la main dite d'Aran-Duchenne, qui se rencontre dans la poliomyélite antérieure aiguë ou chronique, dans la syringomyélie, dans la sclérose latérale amyotrophique, dans la pachyméningite cervicale hypertrophique, dans les lésions du plexus qui endommagent les fibres destinées au médian et au cubital, dans les névrites périphériques toxiques ou infectieuses, dans la lèpre, dans les névrites familiales ou héréditaires comme l'atrophie musculaire Charcot-Marie ou la névrite hypertrophique de Déjerine-Sottas. Elle se rencontre exceptionnellement dans les myopathies primitives.

La *main tombante*, du saturnisme ou de la paralysie radiale, appartient en propre à la lésion du radial à la périphérie, plus rarement à la poliomyélite aiguë de l'enfance quand elle frappe les segments brachiaux supérieurs qui commandent les mouvements d'extension de la main et des doigts.

Il en est de même pour le pied où la paralysie de certains muscles et la contracture d'autres muscles, intrinsèques ou de la jambe, produisent toutes les variétés d'équinisme et de talus avec torsion en dehors ou en dedans, avec griffes des orteils, pied creux, etc. La pathogénie relève des lésions de la poliomyélite aiguë, de la maladie de Friedreich, des myélites ou des lésions de la queue de cheval, des névrites périphériques variées, du tabes et des syndromes de Charcot-Marie et de Déjerine-Sottas.]

B. Deuxièmement, si la paralysie *est due à une lésion du neurone moteur supérieur*, la règle qui détermine l'attitude pathologique est différente.

Nous n'avons plus de paralysie atrophique limitée à un muscle ou à un groupe musculaire particuliers, comme c'est le cas dans les lésions du neurone moteur inférieur. Ici se développe gra-

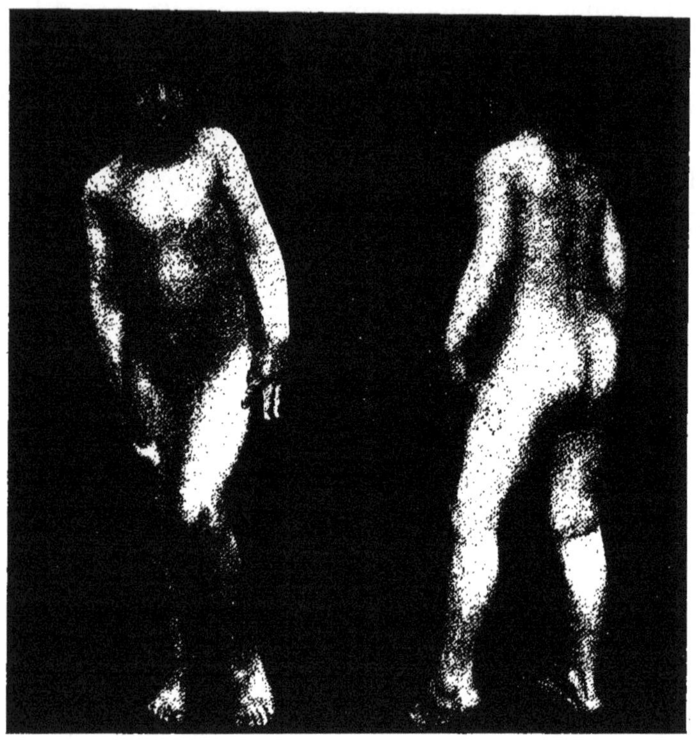

Fig. 114. Fig. 115.

Hémiplégie infantile gauche chez une fillette de sept ans. Début cinq ans auparavant. Position des membres.

La figure 114 montre de l'athétose des doigts à gauche. La figure 115 montre l'adduction de la cheville et la rétraction du talon.

duellement une paralysie spastique dans laquelle tous les muscles du membre ou du segment de membre affecté sont plus ou moins paralysés. Ceux qui normalement sont plus puissants seront par là encore plus contracturés au cours de leur évolution vers la spasmodicité, et il en résultera telles attitudes qui ne seront que l'exagération de l'attitude normale au repos, si bien que, par exemple, dans une hémiplégie chronique, la position du membre supérieur sera celle de la flexion avec pronation, celle du membre inférieur déterminant une très légère flexion de la hanche et du genou avec extension et adduction de la cheville et tendance à l'extension des orteils (fig. 114 et 115). [Il faut cependant se souvenir que parfois chez l'enfant l'hémiplégie ne s'accompagne pas de contracture permanente (P. Marie. *Dict. Encyclop.*, 1888].)

[Nous ne pouvons pas rapporter ici les théories émises pour expliquer la contracture inhérente aux lésions du faisceau pyramidal. Une des plus récentes, celle de O. Förster (*Zeitsch. f. Orthopäd. chir.*, 1908, XXII, p. 203, Berlin) a le mérite d'avoir permis une application chirurgicale intéressante et encourageante dans le traitement des paraplégies spastiques. Voici comment l'expose M. le Dr Rose (*Sem méd.*, 7 juillet 1909) : « Lorsqu'une lésion interrompt les voies cortico-spinales dont la principale est représentée par le faisceau pyramidal, il résulte, quels que soient la nature et le siège de la lésion, un trouble moteur toujours le même, dans lequel on doit distinguer deux facteurs : l'un parétique, caractérisé par l'impossibilité de mouvoir activement les membres, l'autre spasmodique, dû à ce que les muscles rentrent dans un état d'excitation et de contraction involontaires et s'opposent de suite à l'allongement passif des membres qui sont fixés en des positions souvent anormales. Cette contracture spasmodique, qui est en connexion étroite avec l'exagération des réflexes tendineux, ne repose elle aussi que sur un processus réflexe exalté d'une manière pathologique. Ce processus réflexe prend son origine dans toutes les excitations sensitives, qui, parties de la peau, des ligaments, des articulations et surtout des muscles, vont, en traversant les nerfs sensitifs et les racines postérieures, influencer les cellules des cornes antérieures et, par là même, le muscle à travers les racines antérieures et les nerfs moteurs. Ce réflexe, que M. Förster appelle réflexe de fixation, existe à l'état normal; c'est au moins une partie de ce que l'on dénomme tonus musculaire. Normalement, le tonus subit l'action inhibitoire que le cortex exerce sur la colonne grise antérieure de la moelle; c'est donc à la disparition de cette influence en cas de lésion pyramidale, qu'il faut attribuer l'hypertonie qui résulte du jeu libre du réflexe de fixation, délivré de son frein cérébral. Comme preuves à l'appui de cette théorie, on peut citer l'hypotonie dans la lésion radiculaire postérieure du tabes, la disparition de l'hypertonie musculaire, lorsque, à une lésion pyramidale, se joint une lésion des cordons postérieurs, et son absence dans l'hémiplégie survenant au cours du tabes. »

Comme application, M. Förster fait avec succès la radicotomie postérieure dans les segments médullaires qui correspondent aux muscles les plus contracturés. Ceux-ci reprennent leur activité volitionnelle et dans un nombre respectable de cas le paraplégique a pu marcher, la contracture s'étant dans une grande mesure amendée.]

Cette attitude spastique dans l'hémiplégie ne survient pas tout d'un coup. Il se produit un stade initial de flaccidité, durant plusieurs semaines ou même quelques mois, avant que la rigidité s'installe. (Dans un petit nombre de cas, l'hémiplégie peut rester flasque d'une façon permanente.) Mais, durant cette période de flaccidité, la position des membres hémiplégiés est souvent différente de celle des membres du côté sain au repos. Un des signes les plus caractéristiques consiste dans un élargissement apparent du membre inférieur (*Heilbronner's*[1] « *breites Bein* ») qui consiste en une rotation en dehors du membre inférieur au niveau de l'articulation de la hanche, due à son propre poids, quand le corps est allongé sur le dos ; ce phénomène est analogue en somme au déplacement qui se produit dans la

1. *Deutsche Zeitschrift für Nervenheilkunde*, Bd. 28, S. 1, 1904.

fracture du col du fémur. La cuisse paralysée paraît ainsi plus large que l'autre lorsqu'on la considère de face. De plus, les muscles flaccides retombent par leur propre poids et, sur une section transversale, la cuisse forme un oval aplati au lieu d'un cercle à peu près régulier, comme du côté sain. Cet élargissement apparent de la cuisse paralysée peut être très bien vu si le malade est assis sur un siège plat et dur. On ne le rencontre pas dans l'hémiplégie hystérique.

Dans les *paralysies fonctionnelles*, les attitudes sont tout autres. L'hystérie, dit-on souvent, peut simuler n'importe quelle maladie organique ; aussi pouvons-nous avoir une hémiplégie, une paraplégie ou une monoplégie fonctionnelles. Mais, si nous examinons avec soin, nous ne manquerons pas de trouver que la ressemblance est plus ou moins grossière et inexacte. C'est que les contractures hystériques ne sont pas commandées par les règles anatomiques qui assurent la prépondérance des muscles les plus forts. Les contractures hystériques présentent d'habitude quelques points qui les différencient des attitudes des lésions organiques authentiques. [On n'observe pas d'abolition des réflexes tendineux, ni d'atrophie musculaire avec RD, comme dans les atrophies névritiques ; on ne trouve pas non plus des réflexes exagérés, ni le signe des orteils (Babinski), ni le clonus parfois inépuisable des lésions organiques qui intéressent le faisceau pyramidal. Si l'hémiplégie hystérique intéresse la face, il s'agit presque toujours d'un hémispasme glosso-labié. Si les mouvements unilatéraux de la face sont abolis, on s'apercevra que les muscles, qui paraissent ainsi paralysés, fonctionnent normalement dans les mouvements synergiques bilatéraux. D'autre part, s'il s'agit au contraire de phénomènes de contracture dans la face (hémispasme facial), on ne rencontrera pas la fossette mentonnière, les secousses musculaires, parcellaires ou fasciculaires, la stricte limitation unilatérale, les contractions paradoxales (contraction de l'orbiculaire et soulèvement du sourcil), la persistance des secousses spastiques pendant le sommeil que l'on retrouve, comme l'ont montré Brissaud, Marie et Babinski, dans l'hémispasme facial organique.]

[Les figures 116 et 117 représentent un cas d'hémiplégie fonctionnelle, dans lequel la contracture seule était suffisante pour la distinguer d'une hémiplégie organique. Au lieu de l'attitude de flexion et pronation que prend habituellement le membre supé-

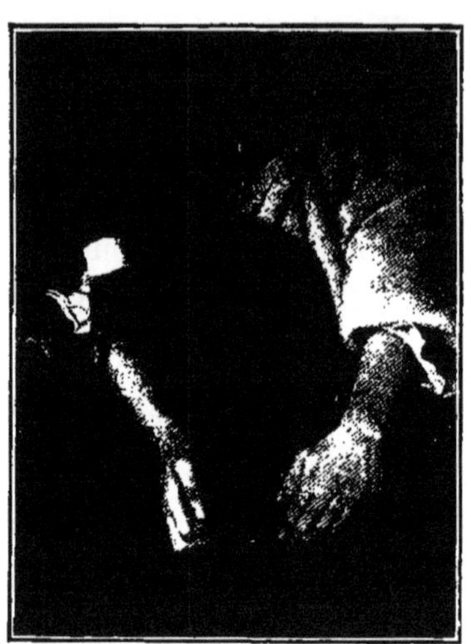

Fig. 116.

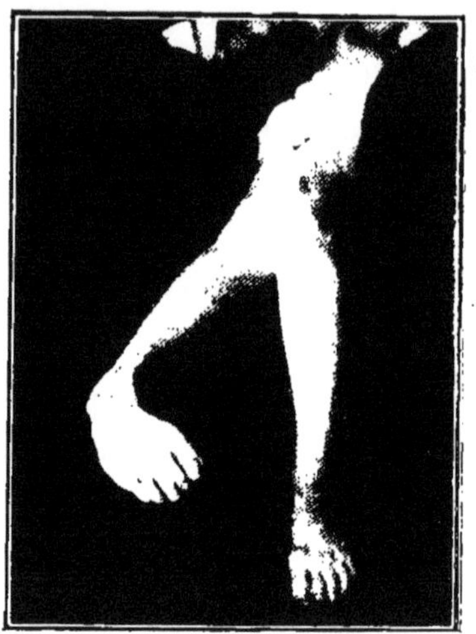

Fig. 117.

Hémiplégie hystérique droite chez une gauchère. Contractures de la main et du pied.

L'avant-bras droit est en supination forcée, mais le médecin l'a passivement abaissé en semi-pronation pour montrer l'attitude de la main.

rieur, nous remarquons que le coude et le poignet sont en extension, l'avant-bras est en supination et les doigts sont à demi-fléchis en forme de griffes, tandis que, dans le membre inférieur, l'adduction du pied est exagérée, hors de proportion avec le varus équin accoutumé. La contracture chez ce sujet apparut subitement, comme c'est souvent le cas dans l'hystérie, au lieu de se développer graduellement comme le fait la contracture organique. La figure 118 montre une contracture particulière des surfaces plantaires dans un autre cas de paraplégie, dans lequel les pieds présentaient un pli longitudinal le long de la plante, fait qui ne se rencontre dans aucune contracture organique.

La figure 119 a trait à une hémiplégie hystérique gauche, dans laquelle la contracture du membre supérieur diffère de celle que l'on trouve en cas de lésions organiques ; car, alors que l'épaule, le coude et le poignet sont rigides, les doigts sont flaccides, combinaison qui ne se retrouve pas dans l'hémiplégie organique. Cette malade présentait aussi un hémispasme glosso-labié. Lorsqu'elle tirait sa langue, celle-ci se déviait considérablement du côté paralysé, comme dans le plus grand nombre de

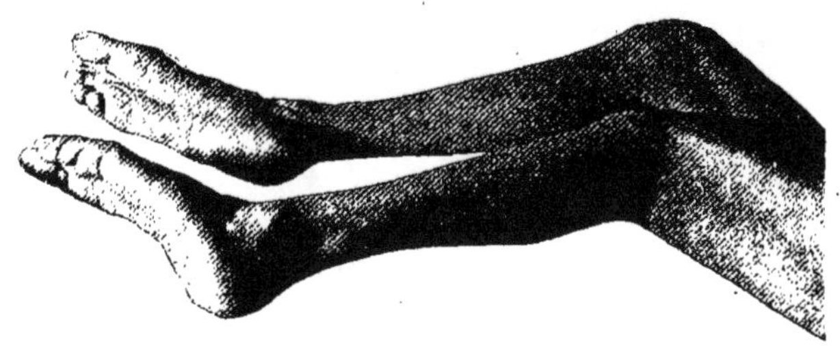

Fig. 118. — Paraplégie fonctionnelle. Plis longitudinaux des surfaces plantaires.

cas d'hémiplégie organique [il est vrai, mais, d'une façon exagérée, et il était aisé de reconnaître qu'il s'agissait d'un spasme].

Ce qui est encore plus important à noter, c'est que, lorsque la langue était tirée en dehors, la face du côté paralysé revêtait un état de spasme, si bien que le sillon naso-labial gauche était plus profond que celui du côté non paralysé, fait qui vient à l'encontre de ce que nous avons accoutumé de relever dans l'hémiplégie organique. Un *hémispasme glosso-labié* semblable n'est pas un symptôme commun, mais il est pathognomonique de l'hystérie.

Les contractures hystériques disparaissent souvent au cours du sommeil ou d'une anesthésie profonde. Si elles persistent pendant des mois, des adhérences peuvent se former dans les jointures, si bien que, même sous l'anesthésie, elles ne se relâchent pas complètement, et force nous est de rompre alors ces adhérences.

Les attitudes réalisées par les paralysies organiques supra ou infra-nucléaires sont définies et comparativement simples

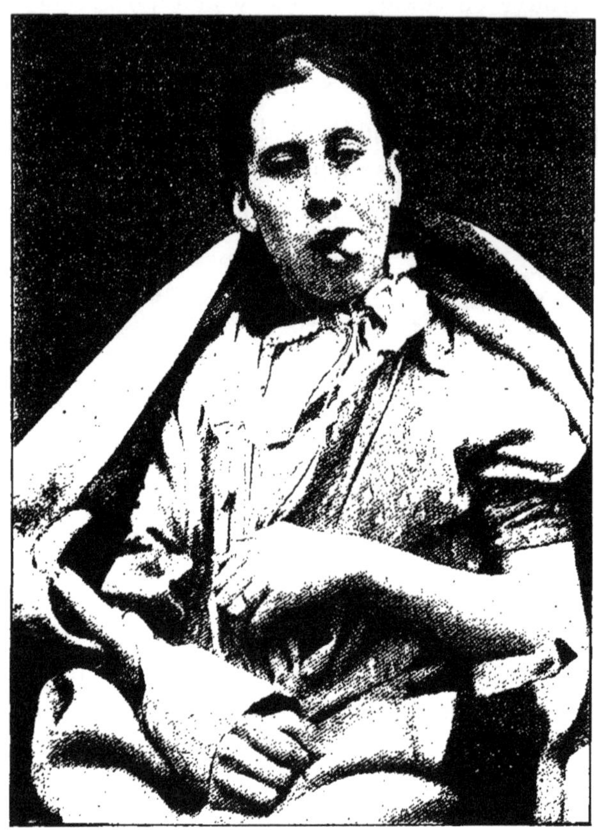

Fig. 119. — Hémiplégie hystérique gauche avec spasme glosso-labié à l'occasion de l'acte de tirer la langue.

Le membre supérieur gauche est aussi en contracture rigide à l'épaule et au coude, la main restant flaccide.

puisqu'elles dépendent de règles anatomiques que nous venons de mentionner. Les contractures hystériques, d'autre part, ne supportant aucune contrainte de ce genre, peuvent revêtir les apparences les plus variées et les plus bizarres dont on peut indéfiniment multiplier les exemples.

[Contractures ou paralysies, en somme, les troubles moteurs dans l'hystérie sont ordinairement *systématiques*. Comme l'a excellemment montré Babinski, elles ne portent que sur un ou plusieurs systèmes de mouvements volontaires, que les muscles de la face ou d'un membre quelconque ou du tronc sont appelés à exécuter. Que l'on ait affaire à l'hémispasme facial ou à la paralysie faciale hystérique, à la coxalgie de Brodie (1837), à l'hémiplégie de Todd (1856), on trouve toujours exagérés ou caricaturés jusqu'à l'absurde un spasme ou une paralysie qui ne répondent ni à un nerf phériphérique, ni à un segment médullaire, mais à une expression ou à une attitude connues (Affections neuromimétiques de Paget). Sous l'apparence de la paralysie on sent toujours le spasme. On peut toujours imiter une paralysie ou une contracture hystériques. On ne peut pas imiter un hémispasme facial post-paralytique.]

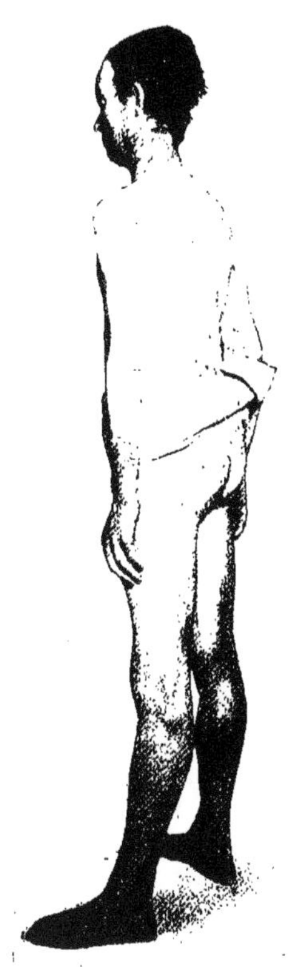

Fig. 120. — Hyperextension des genoux dans un cas de tabes. — « Genu recurvatum ».

Dans de nombreux cas de tabes, il y a un déficit marqué du tonus musculaire — *hypotonie*. Le relâchement des muscles a une influence remarquable sur l'attitude du malade. Ainsi l'hypotonie des muscles péroniers augmente la difficulté de la station verticale, puisque, chaque fois que le malade lève une jambe, l'autre membre reposant à terre n'est plus porté en dehors comme dans l'état de santé pour amener le centre de de gravité au-dessus du pied fixé sur le sol. Lorsque les muscles du jarret et du mollet deviennent hypotoniques (voy. fig. 120), l'articulation se met en hyperextension dans la position verticale — *genu recurvatum* — ce qui ne se voit pas chez un

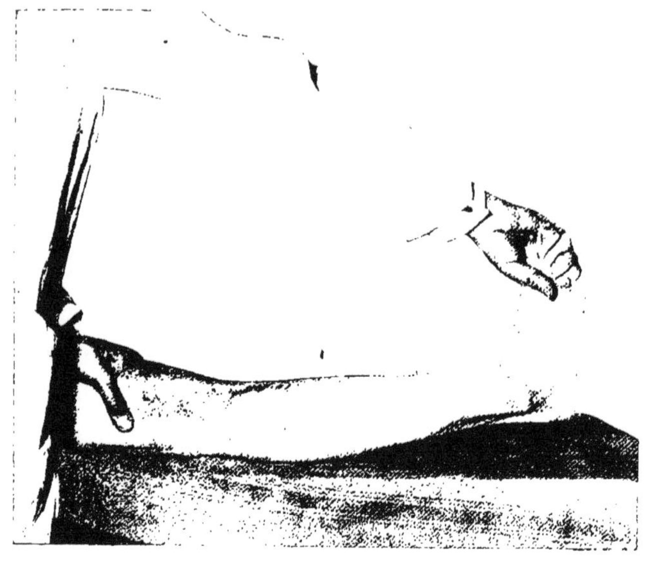

Fig. 121. — Hypotonie tabétique des muscles poplités.

individu sain qui, quelque forte que soit l'extension du genou, présente toujours une concavité postérieure au niveau du creux

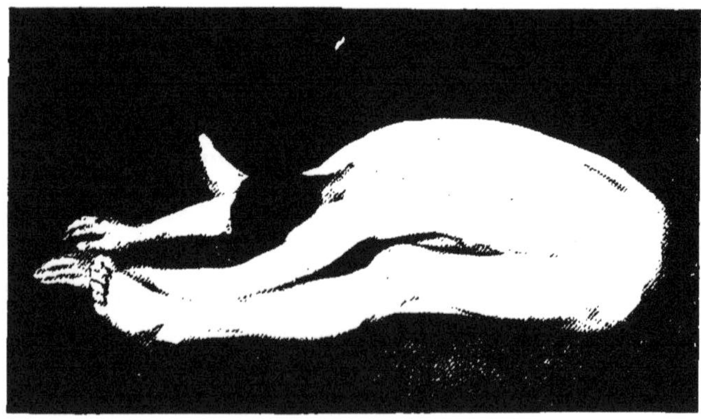

Fig. 122. — Hypotonie tabétique des muscles fessiers et des muscles du jarret.

poplité. Cette hypotonie des muscles poplités produit un autre signe très caractéristique du tabes qui consiste en ceci : quand le malade est couché, le genou en extension, il est possible de relever son talon sans que la partie postérieure de l'articulation du genou perde le contact du lit (fig. 121). L'hypotonie des muscles du tronc et des membres inférieurs dans le tabes peut permettre au malade de prendre les attitudes les plus extraordinaires sans éprouver de douleur, attitudes qu'un individu en bonne santé ne peut réaliser à moins d'être un contorsionniste (fig. 122, 123 et 124).

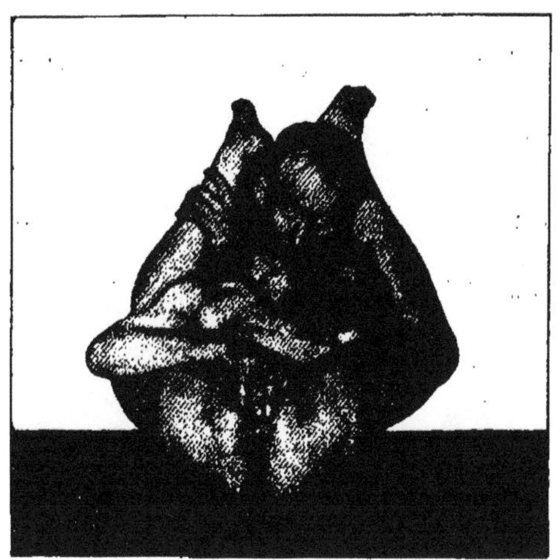

Fig. 123. — Hypotonie tabétique généralisée.

L'Amyotonie congénitale [*ou maladie d'Oppenheim*], (appelée parfois, bien que moins heureusement, *myatonie congénitale*), est un état d'extrême flaccidité des muscles, qui sont mous et relâchés à la palpation. Quand la volonté les fait entrer en contraction, ils ne se durcissent point et il peut être impossible de les distinguer des autres tissus sous-cutanés. Les articulations sont ballantes comme des fléaux et peuvent être mises dans toutes sortes de positions bizarres. Il n'y a pas de vraie paralysie motrice, encore que les mouvements volontaires soient dépourvues de vigueur. [L'amyotonie prédomine généralement aux membres inférieurs et ne s'accompagne pas de troubles sphinctériens]. L'excitabilité électrique est diminuée au faradisme comme au galvanisme, mais sans altérations polaires. Les réflexes profonds sont absents, alors que les réflexes cutanés et organiques restent normaux. Cet état est congénital, allié de près à la myopathie, avec laquelle il se combine parfois; les symptômes en sont d'habitude découverts dans la première année qui suit la naissance. [Mais s'il ne survient pas d'accidents pulmonaires dus à l'atonie des muscles respiratoires, l'état va généralement en s'améliorant.]

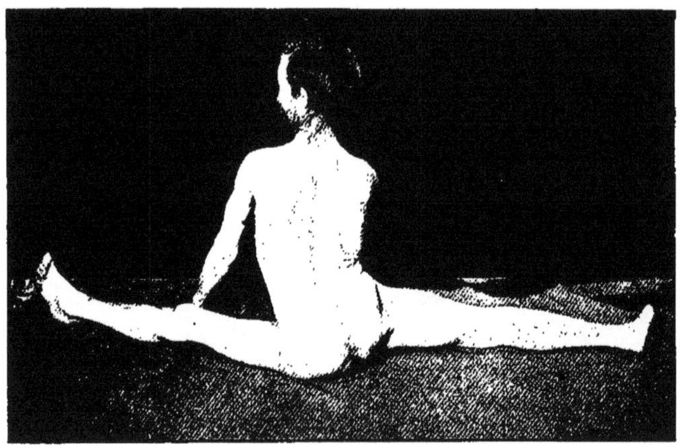

Fig. 124. — Hypotonie tabétique des adducteurs des cuisses.

Marche. — Contrairement à quelques animaux comme le poussin ou l'agneau, l'enfant ne peut dès sa naissance ni se tenir debout ni marcher. Ce n'est pas avant l'âge de dix-huit mois qu'il commence à marcher. Il apprend d'abord à se tenir sur ses jambes et, après des efforts patients, il apprend à marcher. Au cours de cette éducation motrice, il vacille et tombe de-ci, de-là, exactement comme un adulte atteint d'une maladie du cervelet.

Nous ne marchons pas tous de la même façon. Même des individus bien portants montrent de légères différences dans leur démarche. Un vieillard ne marche point comme un jeune homme, un soldat ne déambule point comme un marin et une femme en état de grossesse avancée ne marche pas comme une jeune fille. L'usage des bottines munies de talons modifie aussi la marche, et dans l'état de santé la première partie de la bottine, qui montre des signes d'usure, est d'habitude la partie postéro-externe du talon. Les bottines de dames munies de hauts talons modifient encore plus la marche, car elles portent indûment le poids du corps en avant sur la tête des métatarsiens.

Lorsque nous étudions la marche chez des malades atteints de symptômes nerveux il est bon de voir les membres inférieurs du sujet bien à découvert et sans chaussures et de lui faire porter le moins de vêtements possible. Qu'on lui fasse, si l'on ne peut obtenir mieux, porter une légère chemise et que l'on en ramène et épingle le pan en avant entre les cuisses, pour laisser les membres inférieurs exposés à la vue. Nous prions alors le malade de marcher droit vers un point donné, puis de faire demi-tour et de revenir vers nous.

Dans la *marche normale,* les membres sont aisément portés en avant, les pieds ne buttent pas contre le sol lorsqu'on les lève, ils ne frappent pas indûment celui-ci quand on les pose. Le membre qui se porte en avant, ou membre « actif », est celui qui transporte le poids du corps. Le tronc et le bassin penchent donc un peu vers le côté correspondant au cours de la période d'activité de chaque membre. Le mouvement du tronc est assuré en partie par l'action des muscles fessiers, en partie par les muscles sacro-lombaires du même côté. Un individu trapu, à la carrure épaisse, au bassin large, a tendance à balancer sa marche, parce que le poids du tronc subit un déplacement latéral considérable d'un côté à l'autre. Quand les muscles fessiers sont faibles, le sujet se balance excessivement dans les efforts qu'il fait pour porter alternativement son poids de chaque côté.

Il existe de nombreuses altérations de la marche : celle-ci peut être spastique, ataxique, titubante, steppante, etc.

La *marche spastique* est commune dans les lésions du faisceau pyramidal, par exemple dans l'hémiplégie, la diplégie ou dans la paraplégie spasmodique. Dans l'*hémiplégie organique*, la projection en avant du membre actif est particulièrement difficile du côté paralysé et le poids du corps doit être porté en avant avec l'aide du côté opposé du corps, à laquelle aide s'ajoute l'action de la pesanteur. Il n'en est pas de même dans la marche normale où le poids est entièrement supporté par le membre « actif » qui avance. Ainsi quand le membre hémiplégique doit entrer dans la phase « active », il ne se fléchit pas convenablement au genou et à la cheville, il n'est pas activement porté en avant, mais il pend simplement en avant comme un pendule, non directement en avant, puisqu'il se balance en décrivant un demi-cercle autour de la hanche opposée qui sert de pivot [démarche en fauchant]. Quand la phase active du membre non paralysé se présente, le pied hémiplégique (à raison de la faiblesse des péroniers et des fléchisseurs de la cheville, associée à l'action prépondérante des adducteurs et des muscles du mollet) repose trop longtemps sur le sol qu'il racle avec sa partie antérieure, particulièrement avec la tête du gros orteil; l'enjambée du membre paralysé est donc plus courte que celle du membre sain. En cas de *diplégie spastique* ou double hémiplégie, le malade est incapable de porter aucune jambe correctement en avant, mais il est obligé de les lancer chacune à son tour en avant avec un balancement particulier qui fait que, dans un cas très prononcé, non seulement il fait des pas anormalement courts, touchant le sol avec l'éminence thénar de chaque pied, tour à tour, mais à cause du balancement circulaire de ses jambes et aussi du spasme de leurs adducteurs, il croise ses pieds alternativement, produisant ainsi la marche en « ciseaux » ou des « jambes croisées » (voy. fig. 125) [surtout nette dans le syndrome de Little, diplégie infantile]. En même temps le tronc et les membres supérieurs exécutent des mouvements brusques qui balancent le corps d'un côté à l'autre. Dans la *paraplégie spastique commune* d'origine médullaire, on ne trouve pas la marche

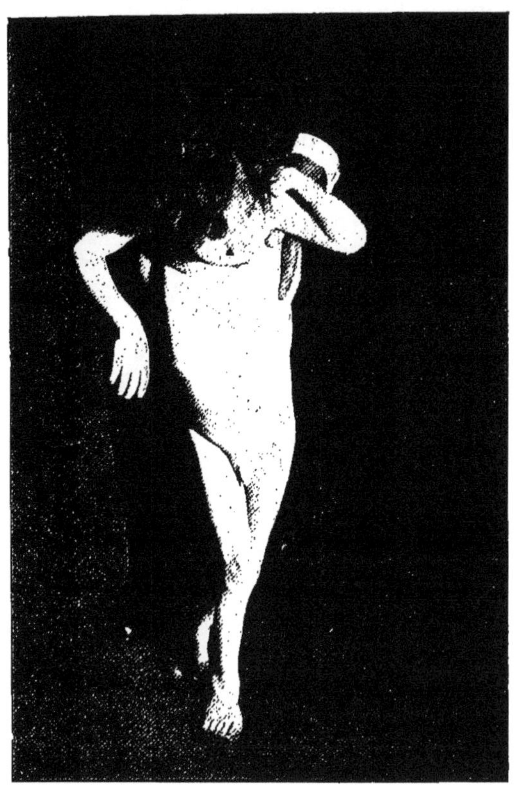

Fig. 125. — Diplégie spastique montrant la « marche en ciseaux ».

en ciseaux de la diplégie, mais ici le malade meut avec raideur ses jambes, faisant des pas très courts, la partie antérieure du pied s'accrochant au sol, usant ainsi la partie antéro-interne de la semelle. En même temps, la tendance au clonus du pied cause une trépidation de tout le corps dans les cas très prononcés. De tels malades buttent sur les obstacles les plus légers.

Les *troubles de la marche dans l'hystérie* sont excessivement variés. Par exemple, dans l'hémiplégie hystérique, le malade pousse souvent le pied paralysé sur le sol, comme s'il s'agissait d'un patin, ou le traîne désespérément, le dos du pied reposant sur le sol, comme dans la figure 126. [Il marche souvent en dragant, comme l'a bien montré Todd.] Si ces troubles sont bilatéraux, la malade est totalement incapable de marcher ou de se tenir debout. Ou bien encore le pied peut être maintenu dans l'attitude du talus; la malade peut aussi marcher sur le bord externe du pied (fig. 127), alors même qu'une pareille attitude n'est pas réalisée au repos; on peut aussi observer la jambe en flexion extrême à la hanche et au genou, si bien que la malade est obligée de se servir de béquilles.

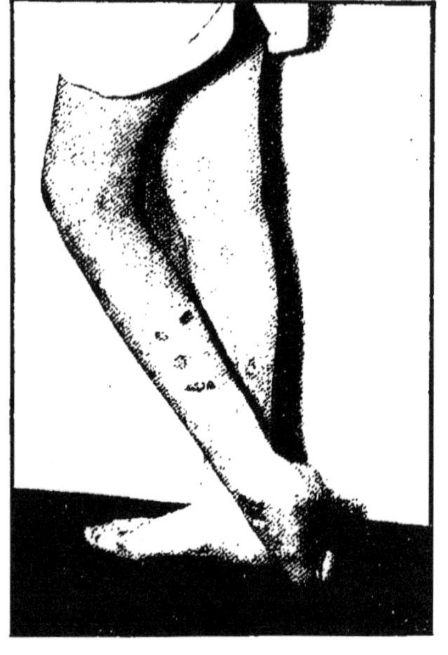
Fig. 126. — Marche dans un cas d'hémiplégie hystérique gauche.
Les marques sur la jambe gauche sont les cicatrices de brûlures que la malade s'était elle-même infligées.

La malade peut aussi avoir une marche en zigzag, ou jeter son pied dans un moulinet capricieux avant de le poser sur le sol, ou s'agenouiller subitement après quelques pas: ce sont là des tics de la marche. Les variétés de troubles de la marche chez l'hystérique sont en pratique illimitées.

La *marche de côté* (Schüller's « Flankengang »), est un procédé très utile pour différencier une hémiplégie hystérique d'avec une organique. Pour l'expérimenter, on place le sujet sur une ligne et on le prie de se déplacer de côté en suivant cette ligne, dans une direction donnée; supposons vers sa droite. Un individu normal pour exécuter cette marche de flanc, penchera d'abord le tronc vers la gauche, il balancera alors le poids de son corps sur sa jambe gauche, soulèvera le pied droit au-dessus du sol, le portera en abduction par un effort musculaire, mettra à nouveau le tronc dans la verticale, posera son pied droit et enfin soulèvera le pied gauche pour le placer à côté du droit par un mouvement d'adduction. Que se passe-t-il dans l'hémiplégie organique? Le malade se meut bien de côté,

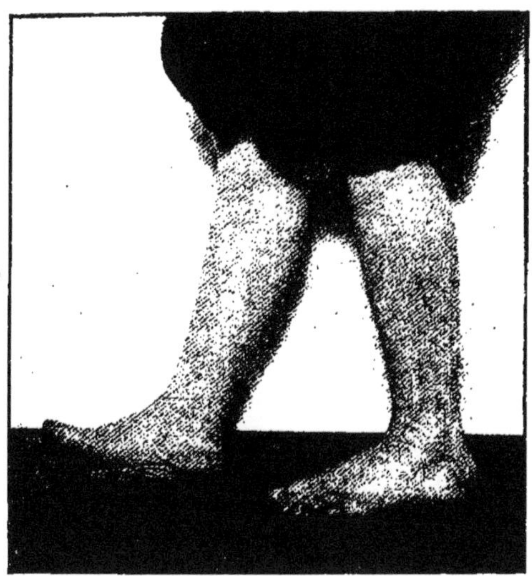

Fig. 127. — Marche dans un cas de monoplégie hystérique de la jambe droite.

vers le côté paralysé, mais très mal vers le côté sain, il traîne son pied dans ce dernier cas dans le mouvement d'adduction. Cette différence dans la marche latérale entre les deux côtés est souvent très manifeste quand la marche en avant n'est que peu troublée. Pour bien mettre ce phénomène en relief, le malade ne doit pas être trop paralysé; il ne faut pas non plus qu'il y ait raccourcissement du membre, comme dans les anciennes hémiplégies datant de l'enfance. Dans ces deux cas cependant l'hémiplégie sera reconnue à d'autres signes. Il faut savoir que dans l'hémiplégie hystérique, la marche de côté est troublée des deux côtés et non pas seulement du côté sain.

C'est dans le tabes que l'on rencontre la *démarche ataxique* la plus typique; on peut cependant la relever aussi, mais à un moindre degré dans d'autres lésions qui s'étendent aux colonnes postérieures de la moelle, par exemple dans l'ataxie de Friedreich, dans la méningo-myélite chronique ou dans les tumeurs des cordons postérieurs; on la relève aussi dans la paraplégie ataxique ou sclérose postéro-latérale, due à la sclérose en plaques ou à d'autres causes. De toutes ces lésions, c'est le tabes qui donne la démarche ataxique la plus caractéristique. Ici, pas d'affaiblissement moteur dans les jambes; elles sont simplement particulièrement incoordonnées. Le malade prend dans sa marche une base de sustentation trop large, jetant indûment ses jambes de côté. Il les lève subitement et avec vivacité, trop haut aussi, puis porte ses pieds sur le sol avec bruit et violence comme retombe un fléau, en frappant le sol de ses talons. Il s'efforce de guider sa marche chancelante en surveillant le sol. Si donc ses yeux se ferment, ou s'il est plongé subitement dans l'obscurité, ou s'il prend une base de sustentation plus étroite en joignant ses pieds, il a tendance à tomber. Dans les cas légers d'ataxie tabétique, si l'on met le malade dans cette dernière position, il peut ne pas s'effondrer, mais nous voyons les tendons dorsaux de ses pieds en mouvement, à raison des efforts constants que l'individu réalise pour conserver son équilibre. Associés à cette démarche spéciale nous relèverons l'absence des réflexes rotuliens et achilléens, les pupilles d'Argyll-Robertson et d'autres signes tels que les douleurs fulgurantes, des anesthésies variées, des ictus et la lymphocytose du liquide céphalo-rachidien. Dans l'*ataxie de Friedreich*, le malade est d'habitude un adolescent et bien que les réflexes rotuliens et achilléens aient disparu comme dans le tabes, les réactions pupillaires restent normales, il n'y a ni douleurs fulgurantes ni ictus, et nous trouvons communément du nystagmus, de la scoliose, le pied creux et des troubles particuliers de l'élocution.

Dans la *paraplégie ataxique* ou *sclérose postéro-latérale* [*scléroses combinées*], dans laquelle les colonnes latérales sont intéressées aussi bien que les cordons postérieurs, le malade a de l'ataxie, mais les réflexes profonds sont augmentés, il y a parfois de la trépidation épileptoïde du pied, et d'habitude le signe de Babinski.

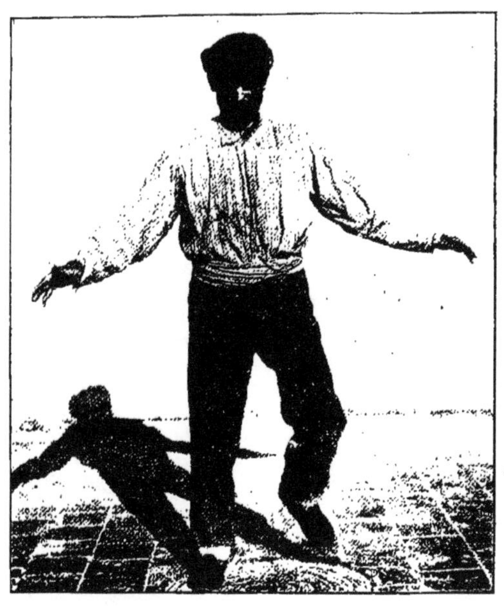

[Fig. 128. — Marche en titubant, avec tendance à tomber en avant, vertige, parole scandée et explosive, chez un cérébelleux qui présentait des signes nombreux d'asynergie. Remarquer les bras en balancier.

(Extrait de la *Nouvelle Iconographie* de la Salpêtrière, janv.-fév. 1905). G. SCHERB.]

La *démarche vacillante ou titubante* est l'un des signes les plus communs des *lésions cérébelleuses* (fig. 128), bien qu'on puisse aussi la rencontrer dans toutes les variétés de vertige intense, soit d'origine alcoolique, soit lié à une maladie de l'oreille, à la diplopie, etc. Dans les maladies du cervelet, le malade chancelle en marchant, avec de temps à autre une embardée latérale, mais il ne lève pas ses jambes trop haut et il ne frappe pas le sol de son talon comme dans le tabes. Fréquemment, le cérébelleux a tendance à vaciller avec persistance dans une direction particulière, selon le siège de la lésion dans le cervelet. Il peut ainsi avoir tendance à tomber en avant, en arrière ou latéralement. Généralement, il arrive à se remettre d'aplomb après avoir dévié de deux ou trois pas de la ligne droite. Dans certains cas de tumeur unila-

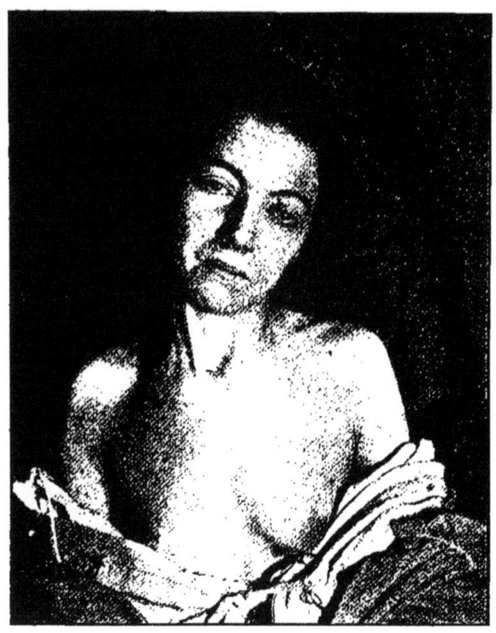

Fig. 129. — Tumeur cérébelleuse du côté droit développée dans la gaine méningée du nerf acoustique.

térale du cervelet, l'attitude de la tête est particulière; elle est inclinée vers l'épaule du côté opposé à celui de la lésion et la face est légèrement tournée dans le sens inverse, c'est-à-dire vers la lésion. C'est ce que l'on voit bien dans la figure 129, qui représente une femme atteinte d'une tumeur émanant des méninges qui recouvrent l'os pétreux droit et qui avait envahi le lobe latéral droit du cervelet. Cette tumeur fut correctement localisée et enlevée avec succès; malheureusement la malade mourut quelque temps après. Cette « attitude cérébelleuse », cependant, encore que commune dans les tumeurs du lobe latéral, n'est pas constante dans sa direction. Par exemple, on a rapporté des cas où l'inclinaison latérale de la tête se faisait du côté de la lésion et la rotation de la face vers le côté opposé. Il est possible que ces différences soient en rapport avec l'origine intra- ou extra-cérébelleuse de la tumeur.

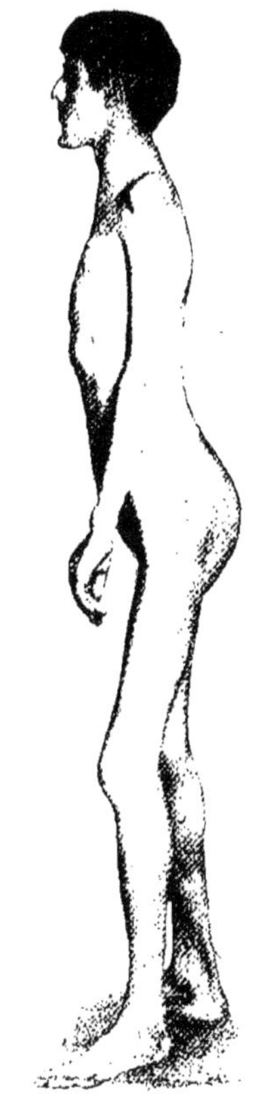

Fig. 130. — Dystrophie musculaire chez un garçon de dix-sept ans (Lordose).

Le *steppage* apparaît chez les malades qui ont le pied ballant. Ceux-ci, pour libérer leur pied du contact du sol, lèvent leur jambe trop haut, au lieu d'exécuter la flexion dorsale du pied. Cette marche est caractéristique de la *névrite périphérique,* mais aussi de certaines *myopathies primitives* et parfois se montre dans les lésions de la *queue de cheval* ou de la portion inférieure de la *région lombo-sacrée de la moelle*. On la rencontre aussi, unilatérale, dans la *paralysie du sciatique poplité externe*. Mais la démarche et l'attitude de la myopathie possèdent encore d'autres traits particuliers. Ainsi, à raison de l'affaiblissement des muscles fessiers dans la station debout, le malade accuse une forte ensellure lombaire, afin de maintenir ses hanches dans l'extension (voy. fig. 130) ; il en résulte de la lordose et le ventre « en outre ». De plus, la faiblesse des fessiers, comme je l'ai déjà expliqué, cause un dandinement de la marche, les pieds se posant sur le sol très écartés ; nous rappelons en passant la façon pathognomonique dont le myopathique se relève. [Le myopathique enfin peut réaliser très jeune des déformations vertébrales monstrueuses[1].]

L'attitude et la marche dans la *paralysie agitante* sont d'autant plus typiques que les parkinsoniens ont un air de famille très particulier (fig. 131). Dans les cas démonstratifs le malade se tient le tronc penché en avant, la face comme « empesée », l'air étonné — le masque parkinsonien — avec peu ou pas d'expression émotionnelle. Les membres supérieurs sont légèrement en abduction aux épaules, demi-fléchis aux coudes, légèrement étendus aux poignets, fléchis aux articulations métacarpo-phalangiennes et étendus aux articulations des phalanges comme si le malade tenait une plume — « attitude interosseuse » — de plus, très souvent, le sujet présente l'attitude rythmique bien connue du « rouleur de pilules ». Ce tremblement régulier peut affecter aussi bien les articulations proximales, et même les membres inférieurs, la face, la mâchoire, le voile du palais et la langue. Tous les mouvements volontaires du tronc et des membres sont lents et raides, les membres supérieurs ne se balancent plus au cours de la marche (dans les cas unilatéraux, cette perte du balancement des bras se confine au bras du côté affecté) et la marche devient hâtive (festinante). Le sujet s'avance à pas courts, traînants, se meut lentement, *en masse*, comme s'il était en verre, tandis que ses pas lorsqu'il marche, deviennent de plus en plus rapides, comme « s'il poursuivait son propre centre de gravité ». Cette « propulsion », ainsi qu'on l'appelle, peut souvent devenir de la « rétropulsion », quand le

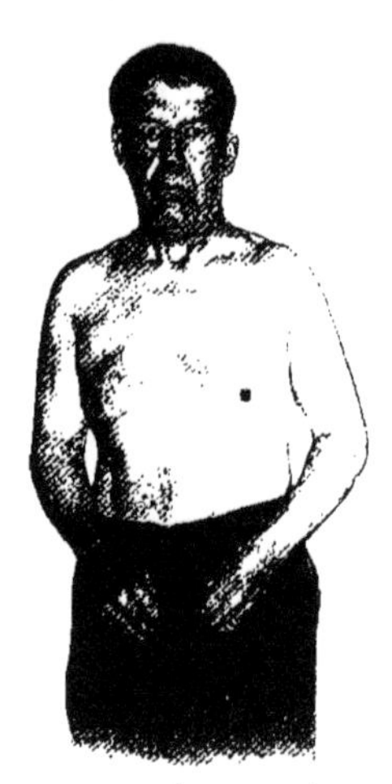

Fig. 131. — Paralysie agitante bilatérale.

[1. Scherb. (*Traité Méd.* Bouchard et Charcot. T. X. P. 461)].

malade, sous l'effet d'une légère poussée en arrière, a tendance à courir à reculons à pas courts et hâtifs. Cette rétropulsion peut parfois être provoquée par le simple acte de porter le regard en l'air. Un degré plus atténué de cette attitude et de cette démarche n'est pas rare chez les vieillards, sans parkinsonisme concomitant. [Le ramolli cérébral à foyers multiples, le lacunaire de P. Marie et Ferrand, et le pseudo-bulbaire marchent le plus souvent à petits pas traînants et ne sont pas loin d'avoir l'attitude soudée du parkinsonien.]

La marche dans la *chorée* est souvent particulière, soit à cause d'un certain degré d'ataxie, soit aussi à raison des mouvements involontaires surajoutés. Parfois un pied paraît comme temporairement embarrassé dans quelque obstacle invisible, qui retient l'enfant pour un moment; puis celui-ci reprend en hâte sa marche en avant; ses jambes peuvent aussi se dérober subitement sous les genoux, provoquant ainsi sa chute.

Beaucoup d'*épileptiques chroniques* présentent une attitude et une marche particulièrement lourde et gauche; la position des mains, comme Spratling[1] l'a fait observer, est tout à fait caractéristique. Les doigts sont habituellement fléchis, les poignets fléchis à angle droit, et le malade a les épaules voûtées.

Des *difformités variées* produisent enfin des anomalies dans la marche et dans les attitudes; ainsi agissent par exemple, le raccourcissement du membre inférieur du fait de lésions osseuses ou articulaires, du fait de malformations comme la coxa vara ou la luxation congénitale de la hanche, du fait enfin de la paralysie infantile.

1. *New-York medical journal*, 1905, p. 849.

CHAPITRE XVIII

TROUBLES TROPHIQUES D'ORIGINE NERVEUSE

Le système nerveux central exerce une influence profonde sur la nutrition de tous les tissus. Cependant, l'existence de nerfs dont la fonction serait purement trophique n'est pas prouvée. Le contrôle que possède le système nerveux sur la nutrition est probablement exercé d'une façon complexe; il y entre plusieurs facteurs. Les muscles striés, par exemple, subissent l'atrophie lorsque les cellules du noyau moteur correspondant dans la moelle épinière ou le bulbe sont détruites, ou bien lorsque la fibre motrice nerveuse conduisant de la cellule nerveuse à la fibre musculaire est interrompue. Il en résulte de l'atrophie musculaire, dont nous avons déjà étudié les différentes variétés (voy. p. 271). Les fibres nerveuses afférentes qui transmettent les impressions sensitives conscientes ou subconscientes ont également une influence profonde sur la nutrition des tissus, principalement sur la peau et ses dépendances.

C'est pourquoi des lésions infimes dans les zones anesthésiées sont capables d'occasionner des altérations tissulaires destructives. Et enfin le système nerveux central « influence » indirectement les tissus quant à l'apport nutritif sanguin, à cause de ses relations avec le système vasomoteur sympathique. Le système sympathique peut également être troublé primitivement, séparément du système nerveux central, non seulement du fait de graves lésions de la chaîne sympathique, mais aussi dans ce qu'on appelle les angio-névroses.

Excluons les atrophies musculaires et les angio-névroses, étudiées ailleurs, et portons notre attention sur certains désordres trophiques qui sont en rapport plus ou moins direct avec les affections du système nerveux cérébro-spinal. Les troubles trophiques peuvent être largement disséminés sur tout le corps ou bien se limiter à certaines régions définies qui correspondent à un nerf périphérique, à une racine postérieure ou à un segment de la moelle épinière ou à une zone du cerveau.

Troubles trophiques généralisés. — Un des meilleurs exemples est présentée par l'*anorexie nerveuse* bien connue. Dans cette affection, sans qu'aucun organe soit atteint de lésion anatomique, le malade (généralement une jeune femme) perd l'appétit et subit une émaciation progressive, qui peut parfois atteindre un extrême degré. Cet état est dû souvent à quelque ébranlement moral ou physique, peut-être à une *peine de cœur*, bien que dans nombre de cas nous ne puissions trouver aucune cause première certaine. Nous devons, pour diagnostiquer cet état, tout d'abord exclure d'autres conditions, telles que : diabète, tuberculose et néoplasies malignes qui produisent généralement l'amaigrissement. Le malade présente presque toujours certains « stigmates » de maladie fonctionnelle, dont le plus fréquent est une hémi-anesthésie, d'habitude légère, recouvrant généralement le côté gauche (voy. plus loin, p. 444).

Un contraste frappant est offert par l'affection peu fréquente connue sous le nom d'*adipose douloureuse* ou maladie de Dercum. Elle se présente principalement chez des femmes d'âge mûr [aux environs de la ménopause] ; beaucoup d'entre elles sont alcooliques ou syphilitiques. La malade présente une obésité diffuse et, en outre, des boules graisseuses isolées dans le tissu sous-cutané forment de grosses masses pendantes, principalement sur les membres et le tronc. Celles-ci sont disposées symétriquement ou non. Une fois apparues, elles vont constamment en grossissant et sont constituées par de la graisse et du tissu conjonctif.

La plupart de ces masses siègent sur les bras; elles sont généralement sensibles à la pression et peuvent être spontanément douloureuses. D'autres régions cependant, telles que les mains, les pieds et le visage sont toujours épargnées. Les troncs nerveux sont sensibles, mais il peut y avoir des territoires où la sensibilité cutanée est émoussée ou perdue. Parfois les glandes thyroïde et pituitaire sont indurées, mais le malade ne présente aucun des caractères physiques ou mentaux du myxœdème.

Un état curieux des os, l'*acromégalie*, est lié à l'hypertrophie ou à l'activité fonctionnelle exagérée du lobe antérieur de la glande pituitaire[1].

L'hypersécrétion de cette glande semble mettre en liberté dans l'organisme certaines substances anormales qui causent une croissance anormale du tissu osseux. Si l'affection se déclare avant la soudure des épiphyses, les os prennent un développement énorme dans toutes leurs dimensions et il en résulte le *gigantisme* [Brissaud]. Mais si au contraire l'affection commence après la soudure des épiphyses, la croissance exagérée des os se limite aux extrémités et produit l'acromégalie.

Les symptômes en sont très caractéristiques (voy. les fig. 132 et 133). Il y a une hypertrophie progressive des os et des parties molles, plus particulièrement aux mains et aux pieds, mais qui affecte également d'autres parties, surtout le crâne et la face. Le crâne s'élargit et s'épaissit, toutes les crêtes osseuses prennent un relief exagéré, le pourtour des orbites,

1. L'acromégalie ne peut pas être attribuée, ainsi qu'on le pensait autrefois, à une sécrétion pituitaire insuffisante, car, comme Tamburini et Modena l'ont démontré dans la *Rivista sperimentale di freniatria* (1903, fasc. 3 et 4), la destruction expérimentale de la glande n'occasionne pas d'acromégalie. Ni les tumeurs malignes, ni les lésions tuberculeuses de la glande ne la produisent, mais seulement des conditions telles que l'hypertrophie ou l'adénome.

les apophyses malaires et, d'une façon très frappante, la mâchoire inférieure augmentent de dimension.

Cette dernière devient prognathe : les dents de la mâchoire inférieure avancent sur les dents de la mâchoire supérieure et

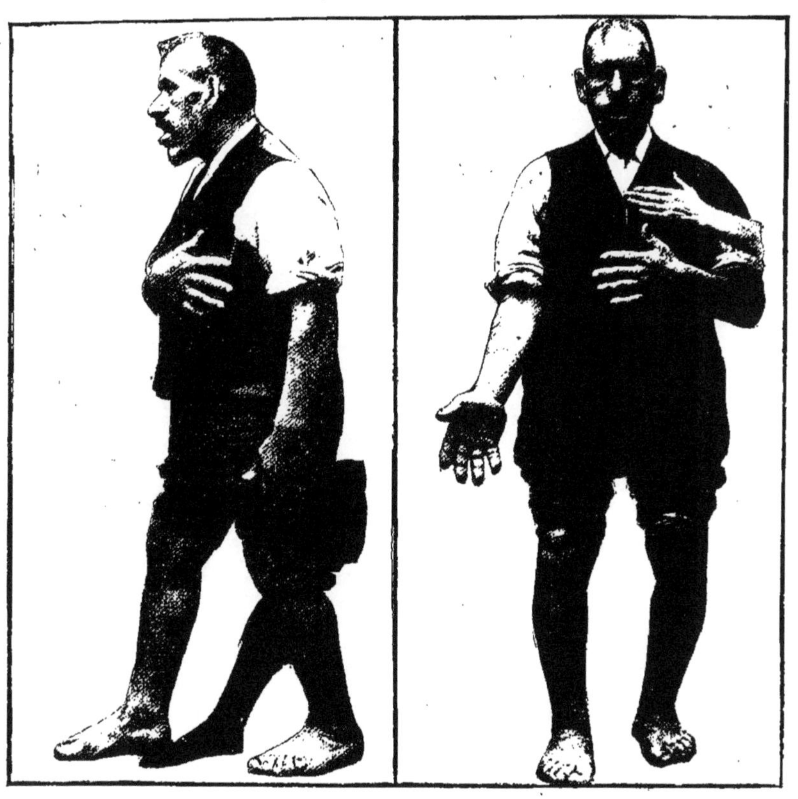

Fig. 132. Fig. 133.
Acromégalie datant de huit années, chez un homme de quarante-deux ans, qui présentait de l'hémianopsie bitemporale.

elles montrent de plus de larges interstices. Les parties molles ont leur part d'hypertrophie. La lèvre inférieure, la langue, la luette, les amygdales, les cartilages des oreilles, tout augmente de volume, la peau du visage devient épaisse et rugueuse. Les mains et les pieds s'agrandissent (les ongles non), de sorte que le malade est obligé de porter des chaussures et des gants d'une pointure plus forte qu'auparavant. L'on constate également une courbure de l'épine dorsale, d'habitude une cyphose cervicale ; le thorax, le bassin et même les organes génitaux externes s'hypertrophient. La glycosurie est une complication assez commune. Chez les femmes, il se produit par-

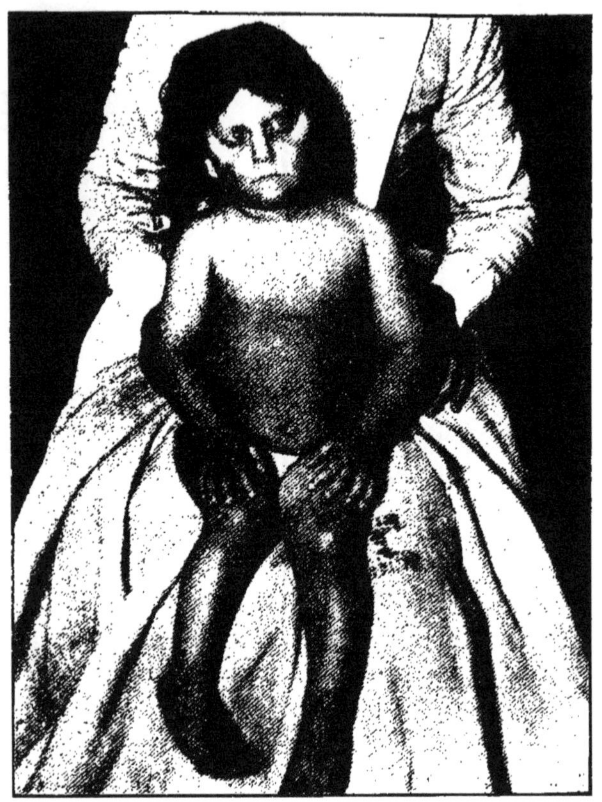

Fig. 134. — Hémi-hypertrophie du côté gauche.

fois de l'aménorrhée. A tous ces phénomènes viennent s'ajouter de violents maux de tête, dus à la tumeur pituitaire intra-cranienne. A cause de sa position dans la *selle turcique*, cette tumeur empiète souvent sur le chiasma optique et il s'ensuit un scotome correspondant des champs visuels (v. p. 147), qui commence d'habitude sous forme d'hémianopsie bi-temporale;

celle-ci, au fur et à mesure que l'affection s'aggrave, évolue vers la cécité complète.

En dehors de toute lésion pituitaire — et celle-ci, bien qu'intracranienne[1], ne constitue pas à proprement parler une altération nerveuse — nous voyons parfois une hypertrophie généralisée des tissus limitée à une moitié du corps et probablement d'origine cérébrale. La figure 134 représente un malade de ce genre, souffrant d'hémi-hypertrophie du côté gauche; tous les os du côté gauche (observation vérifiée par des skiagrammes), y compris ceux de la face, des membres, du bassin et du thorax, ainsi que les tissus mous de la face, l'amygdale, la langue et et le testicule, étaient plus volumineux que du côté droit. En revanche, la partie droite du crâne et probablement aussi l'hémisphère cérébral droit étaient plus volumineux qu'à gauche.

Si nous passons à des troubles trophiques plus limités, il convient de les discuter en les groupant.

La thrombose bilatérale des artères des corps striés et plus spécialement des noyaux lenticulaires — chose point rare dans les cas mortels d'intoxication due aux gaz délétères des égouts — produit ce que Dana[2] a appelé *le syndrome du corps strié*, en pareil cas, l'on observe en outre du coma qui s'accompagne d'hémiplégie ou de diplégie sous la dépendance de lésions des voies pyramidales adjacentes, un état gangéneux de la peau et quelquefois des poumons.

Altérations trophiques de la peau et de ses dépendances. — L'on observe surtout le phénomène de la *peau luisante* (glossy-skin) sur les mains, lorsqu'il y a paralysie nerveuse périphérique de longue durée, qu'elle soit d'origine traumatique ou

1. [Ettore-Levi. (*Revue neurologique*, 15 mai 1909), signale la persistance du canal crâno-pharyngien dans deux crânes acromégaliques et remarque l'importance de ce nouveau fait au point de vue pathogénique, en tant que montrant une disposition congénitale anormale de l'appareil hypophysaire].

2. *Journal of nervous and mental diseases*, 1908, p. 65.

névritique. Le glossy-skin accompagne souvent l'ostéo-arthrite, non seulement dans la variété ordinaire « rhumatoïde », mais encore dans les arthrites qui ankylosent les membres hémiplégiés. La peau des doigts s'amincit et s'atrophie et prend un aspect particulièrement lisse et luisant. Très souvent les ongles s'altèrent, se strient longitudinalement et prennent la forme « en verre de montre ». Les doigts s'amincissent et leurs extrémités

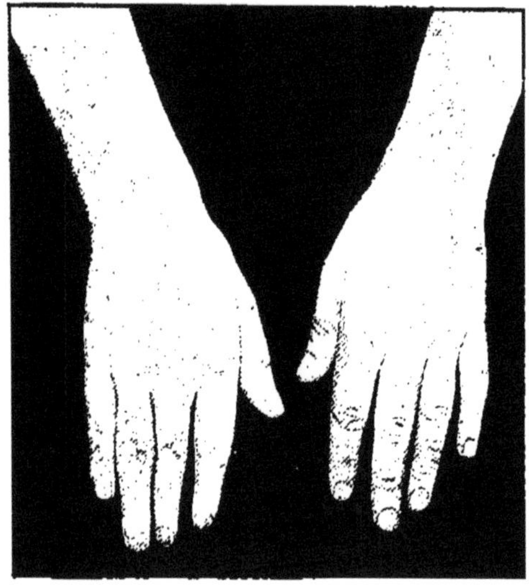

Fig. 135. — Névrite brachiale droite avec « glossy-skin » et doigts effilés vers les dernières phalanges.

s'effilent ainsi qu'on peut le voir sur la figure 135, reproduisant un cas de névrite brachiale droite.

Les maux perforants surviennent de la façon la plus typique dans le tabes dorsal. Ils sont généralement situés à la plante du pied, spécialement au niveau de l'articulation métatarso-phalangienne du grand et du petit orteil. Ils se produisent également sous le talon ou sous la phalange terminale du gros orteil. Chaque ulcération débute par un épaississement de l'épiderme, à la façon d'un cor. Il se forme du pus au-dessous et celui-ci finit par se faire jour par un petit trou central (fig. 136). C'est ainsi qu'il se forme un étroit cratère qui augmente en profondeur jusqu'à s'étendre à l'articulation sous-jacente. Souvent celle-ci se désorganise et l'on peut sentir l'os carié dans le fond. Quelquefois l'ulcération cède au traitement. Le mal perforant tabétique est indolore. L'on rencontre des ulcères trophiques quelque peu semblables dans certains cas de *spina*

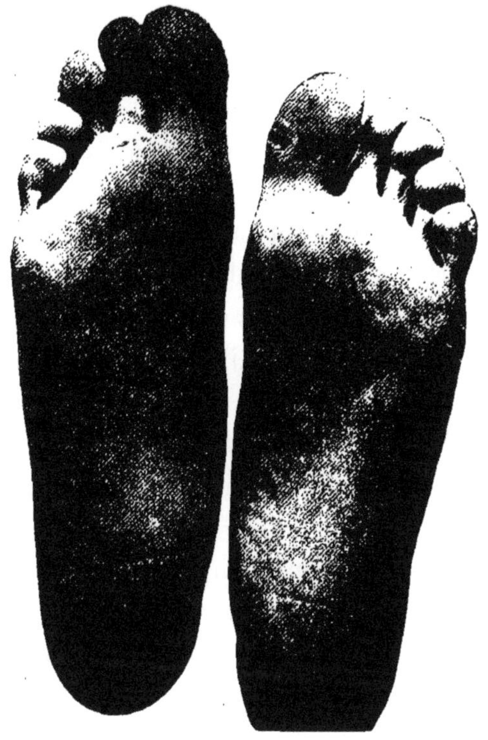

Fig. 136. — Maux perforants plantaires dans le tabes.

bifida occulte ainsi que dans la *syringomyélie*, mais en ces derniers cas ils apparaissent plus souvent aux mains. A l'occasion, la *polynévrite diabétique* s'accompagne d'ulcères perforants des pieds, variété la moins grave de la gangrène diabétique, [mais il faudra parfois songer alors à la possibilité du tabes associé et rechercher la lymphocytose rachidienne (Sicard, *Soc. Méd. Hôp.*, Paris, 17 juin 1904)]. Dans la *névrite lépreuse,* les ulcères perforants ne sont pas rares, bien qu'il soit plus commun de voir des destructions plus considérables, pouvant aller jusqu'à la perte de phalanges entières qui se détachent des doigts et des orteils. Les *panaris analgésiques* dans ce qu'on appelle la « maladie de Morvan », — sous-variété de la syringomyélie [ou de la lèpre] — portent sur l'extrémité des doigts. Parfois ces panaris sont dus à un traumatisme infime qui ne provoquerait pas de troubles sérieux chez un individu normal. Dans d'autres cas, ils s'expliquent par l'abolition de la sensibilité à la température et à la douleur qui caractérise cette maladie : le malade se brûle les doigts sans éprouver de douleur et il se produit ainsi des phlyctènes et des escarres.

On peut voir certains cas de tabes présenter le mal perforant *buccal.* Tout d'abord, les dents se déchaussent et tombent ; ensuite l'ourlet alvéolaire du maxillaire se résorbe, et, si la mâchoire supérieure est intéressée, il peut se former une perforation qui mène dans la cavité nasale. [Le mal perforant tabétique peut aussi frapper le sacrum (Crouzon, Clinique Méd. Hôtel-Dieu, 1906)].

L'*herpès zoster ou zona* est un exemple fort typique d'un trouble trophique cutané ayant une origine directement nerveuse, inflammation ou thrombose du ganglion radiculaire postérieur correspondant. Dans cette affection, il apparaît une poussée de vésicules qui sont réparties sur une bande métamérique définie, correspondant à la racine postérieure dont le ganglion est affecté. En cas d'herpès facial, c'est le ganglion de Gasser qui est enflammé, entièrement ou partiellement, tandis que l'herpès du canal auditif externe est témoin de l'inflammation du ganglion géniculé. Les vésicules herpétiques deviennent des pustules, et par la suite laissent des cicatrices permanentes. Parfois l'herpès est précédé pendant un ou deux jours de douleurs pré-éruptives à l'endroit où l'éclosion zostérienne va se produire ; il n'est pas rare, d'autre part, de voir l'éruption suivie de névralgie post-herpétique et tenace. Les figures 137 et 138 représentent un cas typique de zona dans le territoire cutané de la cinquième racine thoracique. Parfois l'herpès zoster se développe au cours d'une affection des vertèbres ou des méninges spinales. C'est qu'alors le processus morbide a attaqué le ou les ganglions postérieurs correspondants. Dans des

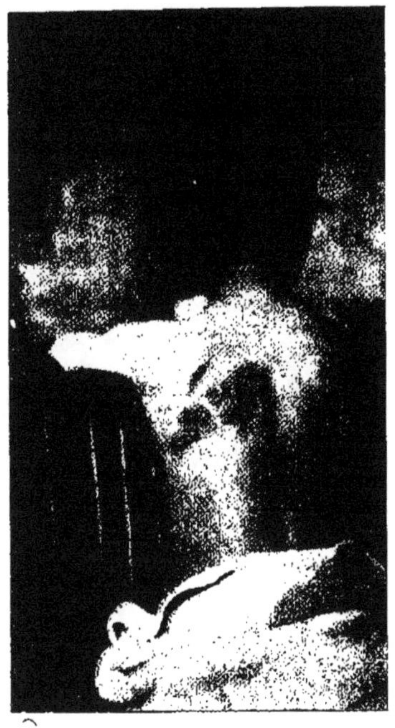

Fig. 137. — Zona dans la cinquième racine dorsale, au deuxième jour de l'éruption.

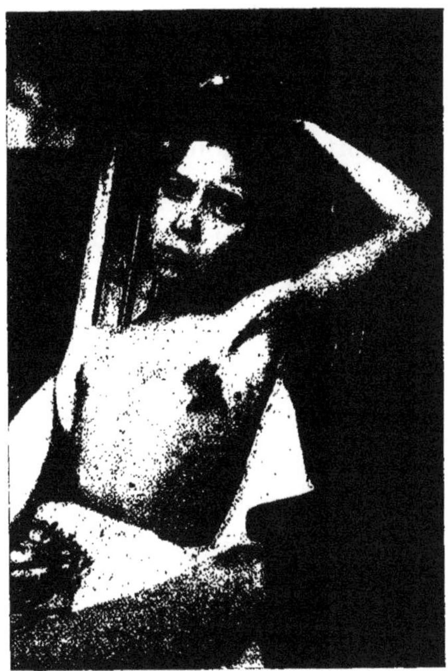

Fig. 138. — Zona chez la même malade. L'éruption entoure le sein et de là gagne le milieu du sternum.

cas de simple herpès zoster, nous pouvons même trouver parfois le signe de Kernig [1] (voy. p. 56).

Les *escarres de décubitus* sont le résultat d'altérations inflam-

1. Ce fait, joint à la fréquence de la lymphocytose dans le liquide céphalo-rachidien, démontre que, dans l'herpès zoster, le processus pathologique ne se borne pas nécessairement au ganglion radiculaire postérieur, mais participe à une irritation méningée plus étendue. (Bilbeza. *Archives générales de méd.*, 27 février 1906.)

matoires et destructives de la peau et des tissus sous-cutanés chez les malades alités, que ce soit dans des cas d'émaciation et d'épuisement dus à une maladie prolongée (surtout la fièvre typhoïde), ou bien, plus communément, dans des cas de grave paralysie organique, telle que l'hémiplégie ou la paraplégie. La plupart de ces escarres, puisqu'elles se produisent à l'endroit de la plus forte pression, peuvent être évitées par des soins méticuleux. Il faut que la peau du malade soit scrupuleusement propre et sèche; on peut le coucher sur un matelas d'eau et durcir l'épiderme en faisant des applications d'alcool méthylique. Mais parfois, en dépit des soins les plus assidus, ces escarres peuvent se développer quelques jours ou même quelques heures après le début d'une paraplégie ou d'une hémiplégie. C'est ce que l'on nomme le *decubitus acutus*, qui constitue le plus grave présage.

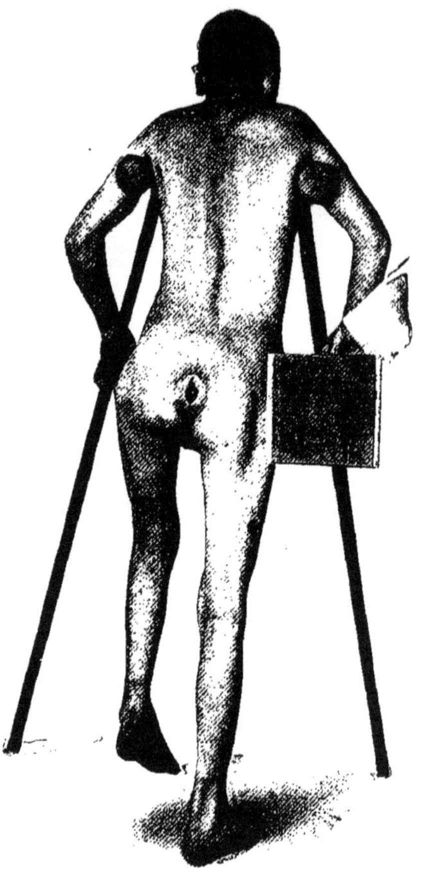

Fig. 139. — Myélite lombo-sacrée avec escarre sacrée de decubitus. Paralysie et atrophie des muscles au-dessous du genou gauche.

Le petit dessin à droite indique le territoire d'anesthésie coexistant.

L'endroit où se produisent le plus fréquemment les escarres chez un hémiplégique est la partie supérieure du grand trochanter du côté paralysé. Dans la paraplégie due à une lésion de la moelle épinière, par exemple dans la myélite aiguë, l'escarre se forme généralement à la partie moyenne du sacrum (fig. 139).

L'escarre commence par une rougeur de la peau ; puis il se forme des bulles qui crèvent, laissant une surface ulcérée et sanieuse. Ce processus de mortification peut s'étendre jusqu'au périoste et à l'os, et dans le decubitus sacré l'infection peut gagner le canal vertébral. Elle cause alors une méningite cérébro-spinale mortelle, car les micro-organismes septiques proviennent, non seulement de la peau, mais surtout des déjections. L'on trouve encore des escarres dans des cas avancés de démence, arrivés à la période de confinement au lit, en dehors de toute paralysie. Chez ces malades, ainsi que dans les cas de fièvre prolongée, les escarres se développent aux endroits où s'exerce la pression maxima aux talons, aux hanches, au niveau des omoplates et même à la face interne des genoux. Nous rencontrons aussi des excoriations cutanées, qui peuvent aboutir à des escarres de decubitus dans les cas de chorée grave, lorsque le malade heurte continuellement ses membres aux objets environnants.

Avant d'abandonner le chapitre des lésions trophiques destructives de la peau, nous devons mentionner la *gangrène symétrique*, qui est une gangrène localisée principalement aux extrémités des doigts et des orteils et qui est précédée par des douleurs ou de la paresthésie de ces parties. Mais nous reviendrons sur ces troubles qui constituent la phase ultime de la maladie de Raynaud, lorsque nous traiterons des angio-névroses.

Les points que frappent le plus communément les *ulcères rongeants*, surtout au visage, correspondent, ainsi que l'a démontré Cheatle[1], aux points d'émergence sous la peau des différentes branches du nerf trijumeau, particulièrement des nerfs sous-orbitaire, temporo-malaire et lacrymal. Ils se trouvent

1. *British med. journal*, April 29. 1905.

encore, et avec une fréquence spéciale, à l'angle interne de l'œil et dans le sillon où l'aile du nez joint la joue[1]. Cet auteur a également démontré que c'est en ces mêmes points qu'apparaissent de préférence la leucodermie et la sclérodermie. La signification exacte de ces faits est encore mal connue, mais Cheatle a rapporté ce fait curieux que des ulcères rongeants se limitent souvent aux zones normales de distribution des nerfs et que leur extension s'arrête brusquement lorsqu'elle atteint un territoire cutané que l'on a énervée par section des nerfs sensitifs.

Il existe d'autres lésions trophiques qui ne sont accompagnées ni de nécrose ni d'ulcération et consistent en des altérations locales affectant un ou plusieurs éléments de la peau ou des tissus sous-cutanés et évoluant tantôt vers l'atrophie, tantôt vers l'hypertrophie. Les exemples les plus typiques sont constitués par la sclérodermie, la leucodermie et les nævi cutanés. La *sclérodermie* est une affection qui rend la peau anormalement dure et fibreuse. Elle se présente d'une façon diffuse ou circonscrite. Dans la variété diffuse qui est plus rare, de larges aires de peau, généralement symétriques, siégeant surtout aux membres supérieurs, deviennent dures et rigides, et perdent leur élasticité de sorte qu'on ne peut plus soulever la peau en la pincant avec les doigts. Parfois existe une phase préliminaire œdémateuse. Au fur et à mesure que l'affection avance, le processus sclérosant peut s'étendre à des plans plus profonds tels que les tendons ; ajouté à la rigidité de la peau, il limite ainsi les mouvements articulaires et peut amener des déformations permanentes. Si ce sont les doigts qui sont affectés, ils s'effilent et se fléchissent d'une façon permanente ; si c'est le visage, il devient immobile et semblable à

1. [Il faut en rapprocher une ulcération unilatérale de l'aile du nez — *rhinelcose* — que P. Marie et G. Guillain ont pu dans leurs cas rattacher au tabes et à la syphilis (*Soc. méd. Hôp.*, 21 fév. 1902).]

un masque. La sclérodermie circonscrite ou *morphée* est une variété plus commune : de petites plaques se dessinent sur la peau, elles deviennent dures, blanches, ivoirines et leur distri-

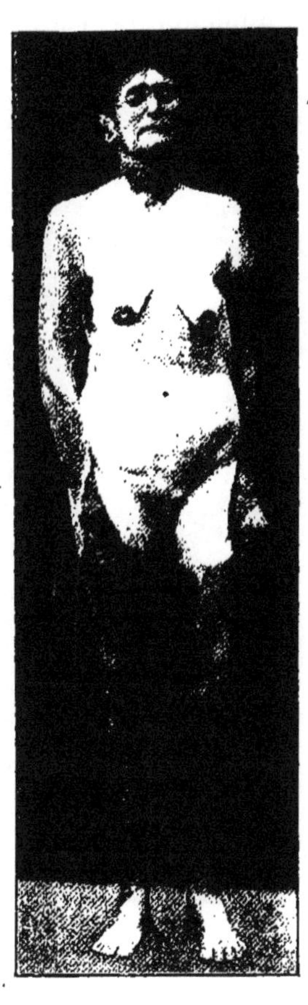

Fig. 140.

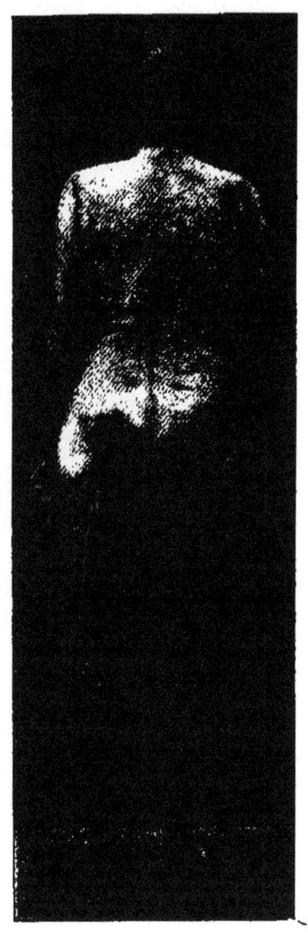

Fig. 140*a*.

[Leucomélanodermie d'origine syphilitique (pseudo-vitiligo) à disposition métamérique avec phagédénisme tertiaire récent des quatre extrémités.
(Extrait des *Arch. des laboratoires des hôpitaux d'Alger*, avril 1908). G. SCHERB.]

bution ressemble quelque peu à celle de l'herpès zoster, — c'est-à-dire qu'elles sont métamériques, apparaissant dans la zone de distribution cutanée d'une racine médullaire postérieure ou de l'une des branches du nerf trijumeau.

La *leucodermie*, ou disparition du pigment en certains points circonscrits de la peau, est généralement répartie, plus ou moins, selon des zones dépendant des nerfs. La plaque, d'une pâleur absolue, est entourée d'une collerette pigmentée et envahit lentement un territoire cutané quelconque. Cette affec-

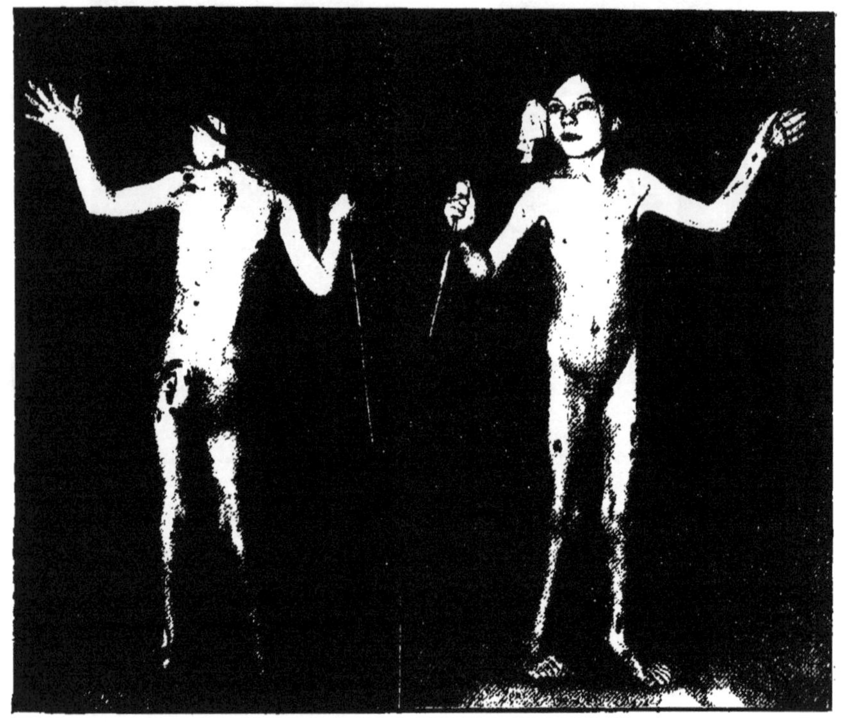

Fig. 141. Fig. 141*a*.
Verrucosis congénital à distribution métamérique.

tion a naturellement un caractère plus frappant sur des malades à teint bistré ou sur des individus de race noire. [Les deux figures 140 et 140 A représentent une Mauresque d'Alger qui, depuis l'âge de quinze ans, a vu se développer une leuco-mélanodermie (pseudo-vitiligo [1]) généralisée et disposée en maillot de bain.

1. [Le vitiligo a été signalé dans le tabes ainsi que l'état ichthyosique.]

affectant une disposition métamérique manifeste. Cette femme présentait aussi du phagédénisme tertiaire des pieds, des mains et de l'aile du nez. Les réflexes étaient très diminués et il y avait de la lymphocytose arachnoïdienne. (Scherb, *Soc. Méd. Hôpitaux*, Paris, 1901, 15 nov.)] La leucodermie se présente encore dans le type maculo-anesthésique de la *lèpre* : les taches leucodermiques sont souvent rouges et hyperesthésiques sur leurs bords et blanches et anesthésiques au centre.

Les figures 141 et 141 A représentent une petite fille de huit ans qui avait des plaques recouvertes d'excroissances verruqueuses, distribuées métamériquement sur le tronc et les membres. Les *nævi cutanés* congénitaux — « taches de vin » — sont en général disséminés dans des aires radiculaires sur le tronc ou bien sur le territoire du trijumeau, à la face. La zone trigéminale est trop souvent affectée ; l'on remarque que l'une, ou deux ou même les trois zones faciales du trijumeau sont dessinées plus ou moins exactement. Il est intéressant de noter que le nævus cutané du visage peut être accompagné d'hypertrophie des tissus profonds sous-jacents, d'augmentation de volume du globe oculaire, et même d'une altération « nævoïde » de la muqueuse nasale et de la dure-mère du côté correspondant : toutes structures qui sont innervées par le nerf trijumeau. Mieux encore, des cas de nævus facial peuvent être accompagnés d'épistaxis récidivantes ayant leur origine dans la muqueuse nasale nævoïde, et parfois s'installe une hémiplégie infantile soudaine avec convulsions épileptiformes, liée à une hémorrhagie méningée provenant d'un nævus dural[1].

Les grands neuro-fibromes — nommés aussi *névromes plexiformes* ou *éléphanthiasis des nerfs* — sont plus communs sur le nerf trijumeau et spécialement dans ses ramifications supérieures que sur aucun autre nerf de l'organisme. Les tumeurs

1. Cushing. *Journal of American med. Association*, 1906, p. 178.

de ce genre font généralement partie d'une affection plus étendue, connue sous le nom de « Maladie de von Recklinghausen » (voy. figures 142 et 143). Dans cette affection, nous observons, dans les cas complets, des neuro-fibromes souvent d'un volume considérable, formant des masses indolores sur le visage ou

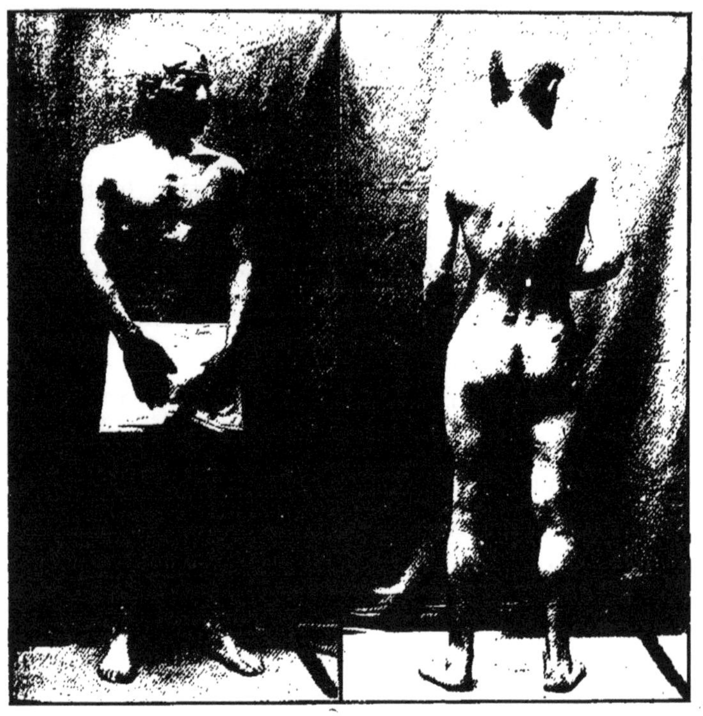

Fig. 142. Fig. 143.
Maladie de Recklinghausen chez un homme de trente-huit ans.

ailleurs. L'on remarque encore de multiples fibromes mous qui forment des croissances sessiles ou pédiculées (molluscum fibreux), et enfin des taches de pigmentation cutanée disséminées selon des aires nerveuses plus ou moins définies. Les neuro-fibromes de la Maladie de von Recklinghausen ne causent pas de symptômes, sauf en cas de compression mécanique accidentelle des structures adjacentes, [et à moins de se développer dans les centres nerveux mêmes]. Cette affection fait souvent son apparition pendant l'enfance et demeure à l'état stationnaire pendant de longues années pour reprendre tout à coup par une éclosion de nouvelles tumeurs sur tout l'organisme. [Chez l'adulte la neuro-fibromatose se signale aussi par du déficit intellectuel et de la frigidité.]

Beaucoup de cas de *névrite arsenicale* présentent des lésions cutanées variées. Dans les cas chroniques d'intoxication arsenicale sans névrite, il est commun d'observer une pigmentation maculaire brunâtre de la peau; dans les cas de névrite arsenicale, nous voyons souvent des lésions spéciales de la peau, telles que glossy skin, herpès zoster, chute des poils, et, ce qui est plus caractéristique encore, l'hyperkératose palmaire et plantaire [ou pilaire]. L'épiderme de ses régions s'épaissit et tend à desquamer. A ces lésions épidermiques viennent s'ajouter les symptômes ordinaires de la névrite périphérique, tels que la main et le pied tombants [paralysie cheiro-podale], etc.

Il existe une très rare affection trophique de la peau, que Gowers appelle la *panatrophie locale*. Certaines zones circonscrites du visage, du tronc ou des membres, dont la dimension varie du diamètre d'une cerise à celui d'une orange, subissent une atrophie locale des tissus sous-cutanés s'étendant jusqu'à l'os; la peau elle-même s'amincit légèrement. Il semble qu'il se soit produit des pertes de substance sous-cutanées, et, bien que d'origine trophique, la distribution de ces plaques atrophiques ne correspond à aucun territoire nerveux cutané et se fait d'une façon tout à fait irrégulière.

L'on trouve parfois des altérations trophiques du système pileux. L'*hypertrichose*, ou croissance excessive des poils, se rencontre le plus fréquemment sur les môles poilues (taches de naissance); elles sont en outre très richement pigmentées quant à leur épiderme. Il est à retenir qu'une môle poilue dans la région lombo-sacrée est souvent une indication de spina bifida occulta.

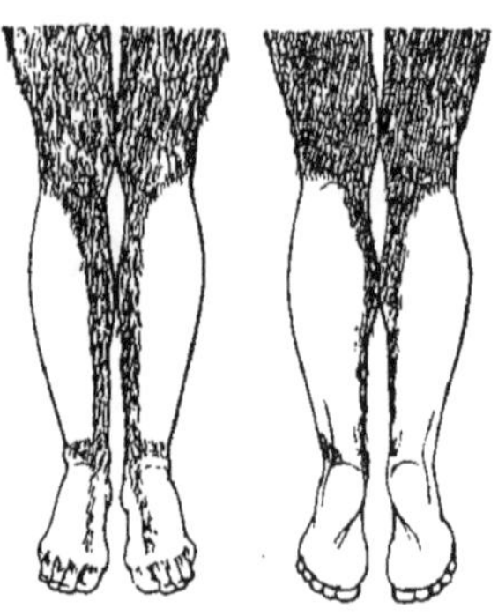

Fig. 144. — Tabes avec chute des poils dans le territoire des racines L^5 et S^1.

L'hypertrichose locale se présente quelquefois dans d'autres territoires nerveux. Mais le système pileux peut être affecté de différentes façons dans d'autres neuropathies. Il y a des cas bien prouvés où *les cheveux ont blanchi* en quelques heures à la suite d'une émotion profonde. Il n'est pas rare de rencontrer des touffes de cheveux blancs dans des territoires nerveux qui ont été le siège de

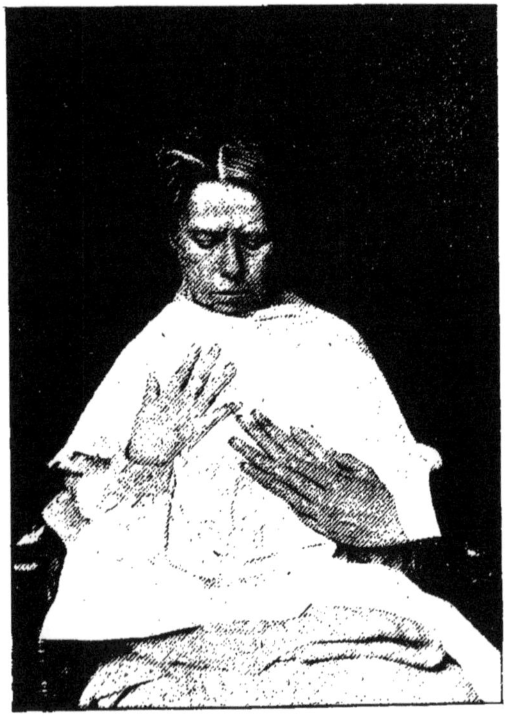

Fig. 145. — Hémiplégie gauche avec hémorragies sous-unguéales du côté gauche et sous l'ongle de l'auriculaire droit.

névralgies sévères. Même dans la *canitie* de la vieillesse et dans la *canitie précoce idiopathique des jeunes gens,* le blanchiment des cheveux atteint son maximum, ainsi que Cheatle[1] l'a démontré, dans certaines zones nerveuses limitées du cuir chevelu et de la barbe. Il y a une variété d'*alopécie localisée* où les poils tombent subitement dans certains territoires nerveux. La figure 144 représente un tabétique chez qui

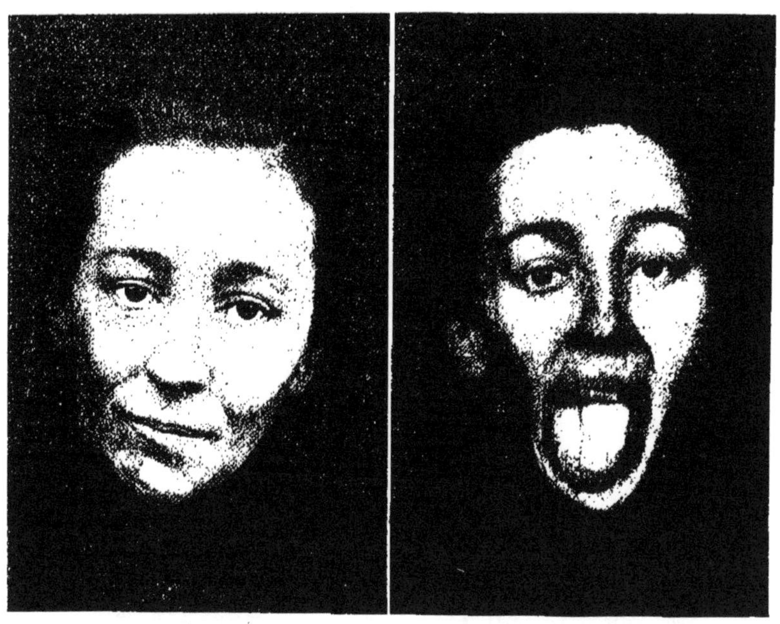

Fig. 146. Fig. 147.
Hémiatrophie du côté droit de la face attaquant le côté correspondant de la langue.

les poils avaient disparu sur certaines aires radiculaires des jambes. Dans beaucoup de cas de goitre exopthalmique, ainsi que l'a démontré Walsh[2], il y a une bande d'alopécie du cuir chevelu au-dessus du front. Nous rencontrons parfois des cas d'*alopécie totale ;* le système pileux entier disparaît de la surface du corps et le malade peut rester glabre d'une façon per-

1. *British med. journal*, july 22, 1905.
2. *Lancet*, 1907, p. 1080.

manente dans le temps que son épiderme s'amincit considérablement. [Enfin, il ne faut pas oublier que Jacquet a démontré que la pelade n'était qu'une tricho-tropho-névrose, d'origine dentaire, liée à la carie et curable par le seul traitement des altérarations dentaires (Nat. et Trait. de la pelade. *Annales dermat. et syph.*, 1900).]

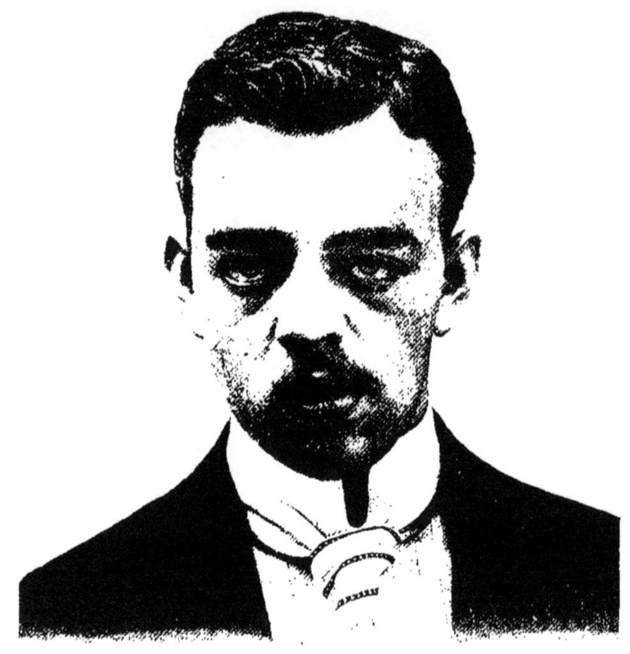

Fig. 148. — Hémi-hypertrophie du côté droit de la face.

Les *altérations trophiques des ongles* surviennent dans bon nombre de maladies nerveuses. Parfois ceux-ci s'hypertrophient, par exemple chez les malades atteints de *paraplégie chronique*, quelle qu'en soit la cause. Dans la *névrite périphérique*, surtout dans la variété arsenicale, nous voyons des ongles très bombés, friables, atrophiés, qui parfois même peuvent tomber. Dans le *tabes*, les ongles des orteils, surtout ceux des gros orteils, tombent, et dans certains cas d'*hémorragie cérébrale* nous remarquons des hémorragies sous les ongles de la main hémiplégique (fig. 145). Au fur et à mesure que l'ongle croît, l'aire hémorragique se résorbe.

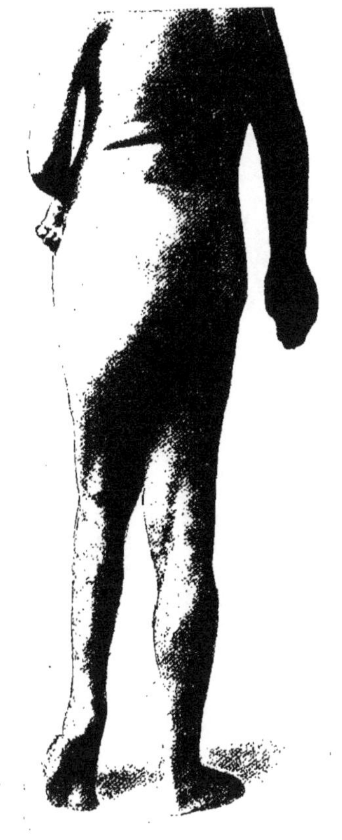

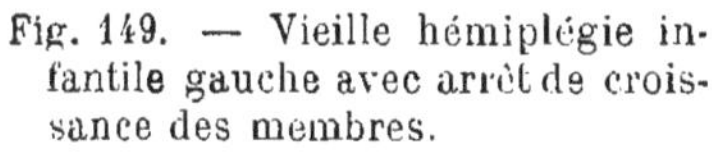

Fig. 149. — Vieille hémiplégie infantile gauche avec arrêt de croissance des membres.

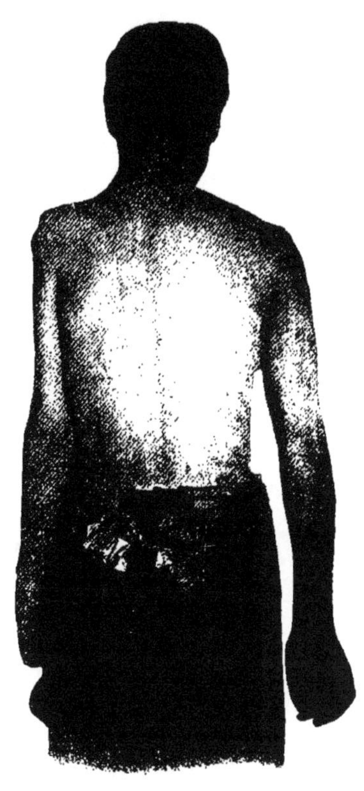

Fig. 150. — Vieille poliomyélite antérieure aiguë. Paralysie et atrophie du biceps, du triceps et du deltoïde gauches, avec arrêt de croissance de l'humérus.

Altérations trophiques dans les os et les jointures. — L'*hémiatrophie faciale progressive* possède des caractères communs à ce groupe et au groupe des lésions trophiques cutanées. Il faut probablement la rapporter, ainsi que nous l'avons vu, à une lésion du nerf trijumeau ou de son noyau. Non seulement l'épiderme du côté du visage affecté est atrophié et ridé, mais les os et surtout le maxillaire inférieur se réduisent (fig. 146 et 147). Il est plus rare de rencontrer des cas d'*hémi-hypertrophie faciale*, dans lesquels les os et les parties molles d'un côté du visage augmentent progressivement de volume. La figure 148

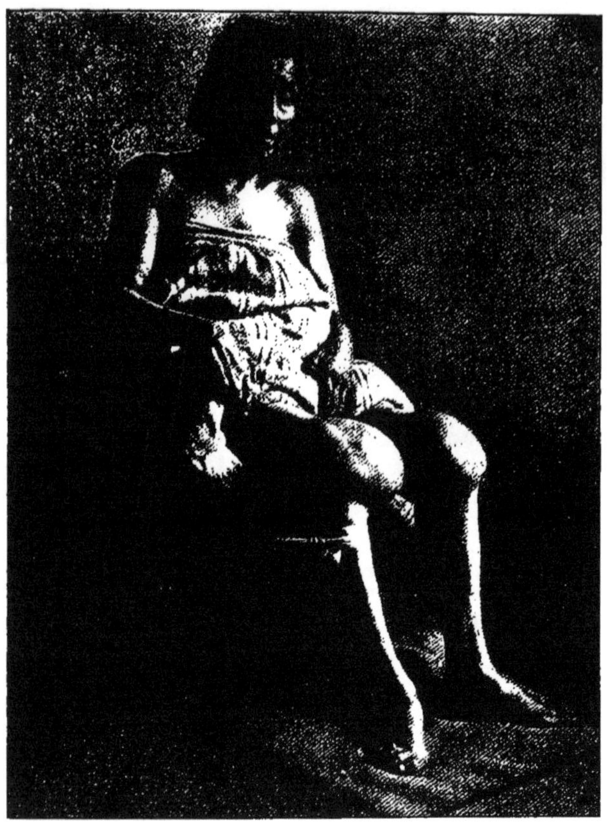

Fig. 151. — Arthropathie tabétique des deux genoux et du pied droit.
La jambe droite est attachée à la chaise pour empêcher des mouvements involontaires liés au tabes.

présente un cas d'hypertrophie de la face consécutive à un traumatisme du front, subi dans l'enfance et porté du côté même qui s'hypertrophia par la suite.

Il n'est pas rare de rencontrer des altérations atrophiques dans les os des membres paralysés. Dans les affections paralytiques infantiles, qu'elles appartiennent au type neurone supérieur comme dans l'*hémiplégie infantile* (fig. 149), ou au type neurone inférieur comme dans la *poliomyélite antérieure aiguë* (fig. 150), les os du membre paralysé subissent un arrêt de croissance et sont plus petits dans toutes leurs dimensions que ceux du membre sain. Même dans certains cas d'*hémiplégie de l'adulte*, les os du membre paralysé deviennent excessivement friables. J'ai connu un cas d'hémiplégie chez une femme d'âge mûr, où, au cours d'une anesthésie, des mouvements passifs modérés destinés à rompre des adhérences dans la jointure de la hanche du côté hémiplégique, suffirent pour occasionner une fracture du col du fémur. La fragilité des os chez les aliénés et leur tendance aux fractures à la suite des lésions les plus infimes sont chose bien connue.

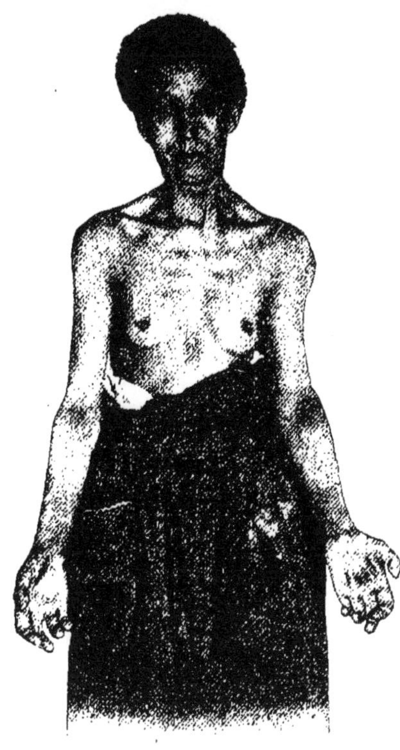

Fig. 152. — Syringomyélie avec arthropathie de l'épaule gauche. Atrophie des muscles intrinsèques de la main.

Il existe une affection assez rare, connue sous le nom de *fragilité osseuse idiopathique*, dans laquelle le malade, sain à tous autres égards, peut se fracturer les os à la suite d'accidents minimes. Un jeune garçon, par exemple, se fracture l'humérus en lançant une balle de cricket. De semblables fractures spontanées surgissent aussi dans certains cas de *tabes* et de *syringomyélie*; mais dans ces deux affections les fractures sont indolores, de telle sorte que le malade peut continuer à se servir de ses membres frac-

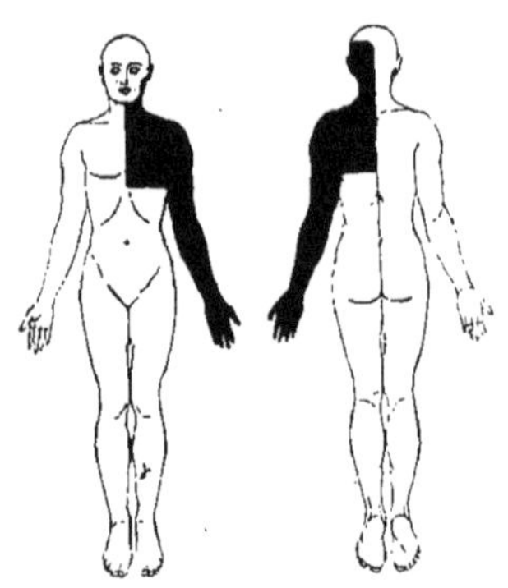

Fig. 153. — Le même cas de syringomyélie.

Territoire de la thermo-anesthésie et de l'analgésie.

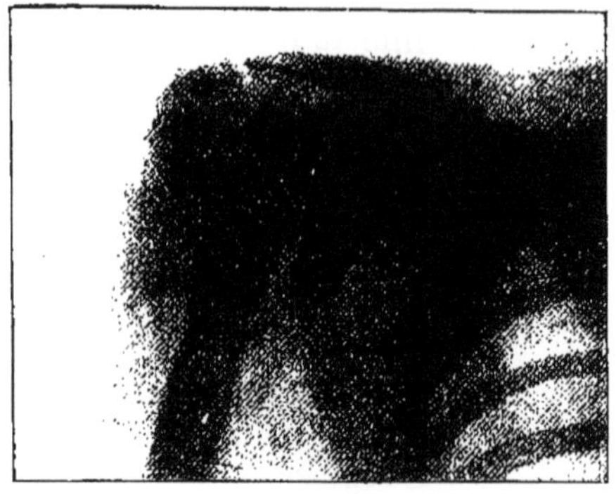

Fig. 154. — Le même cas encore.

Radiographie de l'articulation scapulo-humérale gauche. Fracture de l'extrémité supérieure de l'humérus et ostéophyte de croissance du bord axillaire de l'omoplate

turés d'une façon que ne pourrait pas se permettre un individu normal.

Les altérations trophiques dans les articulations — *arthropathies* — se présentent sous leur aspect le plus typique dans le tabes (fig. 151), (Charcot), dans la syringomyélie et dans certains cas de lèpre. Ce sont généralement les grosses articulations qui sont affectées : le genou et l'article tarso-métatarsien dans le tabes (fig. 151) et l'épaule dans la syringomyélie (fig. 152 à 155).

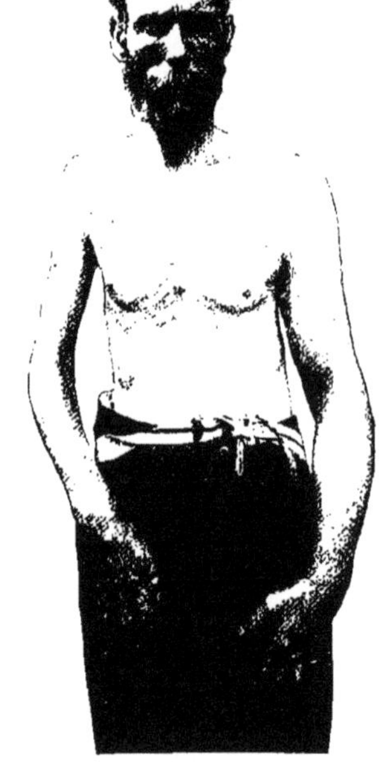

Fig. 155. — Syringomyélie avec arthropathie de l'articulation scapulo-humérale gauche.

Mais il arrive dans le tabes que même des articulations plus petites sont intéressées, par exemple chez le malade représenté dans la figure 156, dont l'articulation terminale du pouce était atteinte de l'arthropathie de Charcot. Les femmes tabétiques semblent avoir une plus grande tendance que les hommes aux ostéopathies et aux arthropathies. C'est souvent un léger traumatisme, tel que foulure ou entorse dans une jointure à sensibilité amoindrie ou perdue, qui cause l'arthropathie tabétique. C'est pourquoi les membres inférieurs présentent plus fréquemment l'arthropathie tabétique. La jointure enfle sans douleur ; des altérations destructives rapides surviennent sur les surfaces articulaires ; celles-ci s'érodent et peuvent disparaître en même

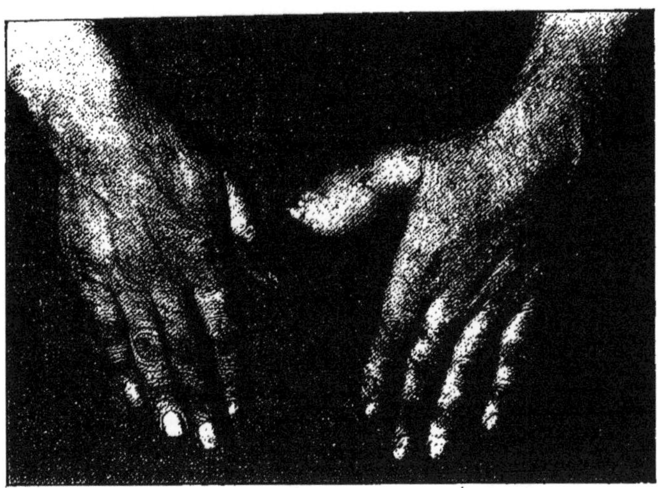

Fig. 156. — Arthropathie tabétique du pouce.

temps qu'une partie considérable de l'os adjacent. Les fractures des extrémités articulaires sont communes, tant dans les articulations tabétiques que dans les syringomyéliques. Les ligaments se relâchent et la jointure devient anormalement mobile, de sorte que nous pouvons produire des mouvements latéraux passifs dans le genou, et même lui faire prendre les positions les plus bizarres (fig. 157). Parfois l'articulation est distendue par un liquide glaireux, ou même sanguinolent. Plus tard ce liquide peut se résorber, ce qui fait ressortir les déformations des os (fig. 158). Cependant, les altérations dans ces arthropathies ne sont pas entièrement destructives. Souvent des excroissances ostéophytiques se forment dans les tissus péri-articulaires, causant un épaississement irrégulier des os et produisant de petits îlots d'os nouveau. On peut les découvrir aisément au toucher et les vérifier sur des skiagrammes (fig. 159 et 160).

Dans certains cas d'hémiplégie chronique, on rencontre des lésions articulaires d'une espèce différente. Deux ou trois semaines après l'atta-

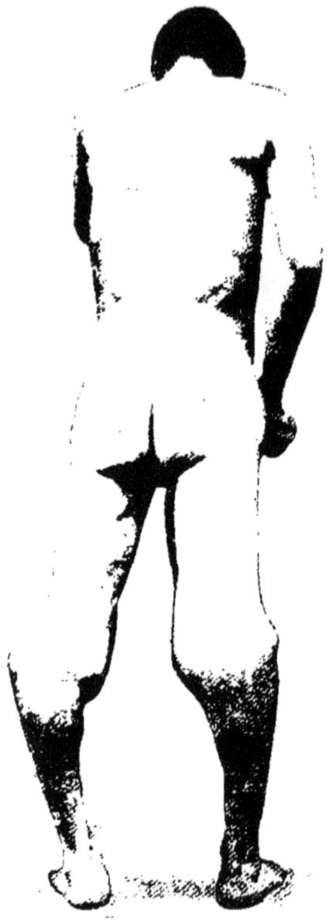

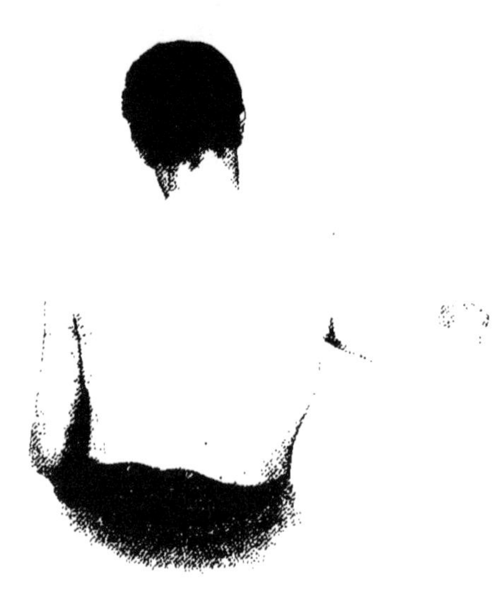

Fig. 157. — Arthropathies tabétiques des deux genoux.

Fig. 158. — Syringomyélie avec arthropathie de l'épaule droite et destruction de la tête de l'humérus. Scoliose très prononcée.

que hémiplégique, les articulations des membres paralysés enflent et se déforment. Mais, à l'encontre des arthropathies tabétiques et syringomyéliques, les lésions articulaires hémiplégiques sont extrêmement douloureuses. En outre, les altérations dans les articulations hémiplégiques ne sont pas destructives. Elles relèvent plutôt d'une ostéo-arthrite subaiguë, accompagnée de douleur et de raideur dans les mouvements passifs, avec tendance à la formation d'adhérences fibreuses à l'intérieur de l'articulation et à l'épaississement de la capsule articulaire. Lorsque les doigts sont affectés, ils perdent leur contour normal, s'épaississent et prennent l'apparence de « saucisses ». Il n'est pas rare de constater aussi un certain degré d'atrophie musculaire, mais il n'y a pas de réaction électrique de dégénérescence.

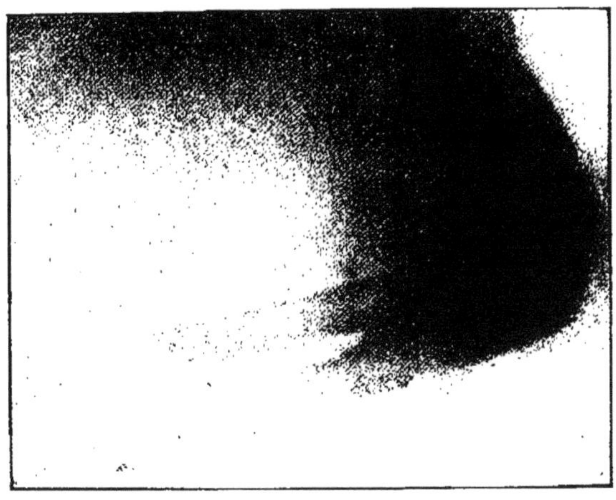

Fig. 159. — Arthropathie tabétique du coude.
Radiographie montrant des ostéophytes dans les tissus environnant l'articulation.

Enfin, il faut tenir compte de ce que certains malades hystériques accusent des douleurs, d'habitude mono-articulaires, qui peuvent simuler plus ou moins exactement une arthropathie organique. En général, le sujet est une jeune femme, qui, après avoir subi un traumatisme local ou après une émotion, ou encore parce qu'elle connaît quelqu'un souffrant d'une jointure, se plaint soudainement d'une douleur articulaire intense, ainsi que d'hyperesthésie cutanée dans cette région. L'articulation est raide et résiste aux mouvements passifs, et si cet état de chose, comme il arrive trop souvent, persiste pendant des semaines et des mois, des adhérences fibreuses peuvent s'établir. Mais il n'y a pas d'enflure véritable de l'articulation quand on la compare avec celle du membre correspondant du côté opposé. Il peut y avoir une fausse apparence d'enflure, qui est due à une atrophie par défaut d'exercice des muscles adjacents. La présence d'autres « stigmates » de l'hystérie facilite souvent le diagnostic, mais il est parfois fort

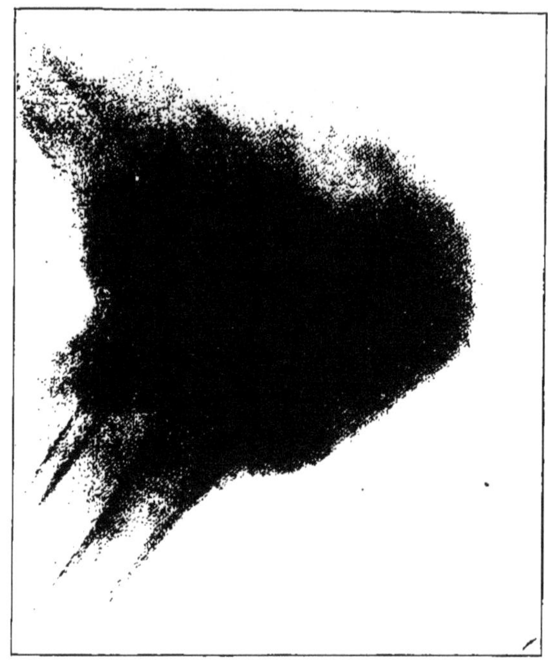

Fig. 160. — Radiographie d'une arthropathie tabétique du genou de la malade de la figure 151.

Disparition des surfaces articulaires et présence de productions osseuses dans les tissus périarticulaires.

malaisé de se former une opinion exacte ; il faut procéder par exclusion.

Il est arrivé que des chirurgiens accomplis ont opéré de pareilles malades, et ce n'est qu'en ouvrant l'articulation qu'ils se sont aperçus de l'absence de toute affection organique. Heureusement, ces opérations [aseptiques] ont pour résultat constant de guérir la malade.

CHAPITRE XIX

LES RÉFLEXES

Si nous nous plaçons au point de vue clinique, nous avons à considérer trois variétés de réflexes :

1° Les réflexes superficiels ou cutanés, par exemple : le réflexe plantaire ;

2° Les réflexes profonds ou tendineux, par exemple : le réflexe rotulien ;

3° Les réflexes organiques ou viscéraux : vomissement, micturition, parturition.

Les deux premiers groupes intéressent les muscles striés volontaires. Leur centre réflexe se trouve dans l'axe cérébro-spinal et beaucoup d'entre eux peuvent être inhibés par un effort volontaire. Le troisième groupe, celui des réflexes viscéraux, concerne non seulement les muscles volontaires mais encore les muscles non striés involontaires qui dépendent du système nerveux sympathique et qui ne peuvent être dominés par la volonté — par exemple les parois musculaires de l'estomac, de la vessie, du rectum et de l'utérus. Ces réflexes viscéraux peuvent être déterminés d'une façon plus ou moins parfaite, indépendamment du système nerveux central. A l'état normal, la plupart des fonctions viscérales se continuent inconsciemment. Mais elles peuvent à l'occasion gagner le champ de la conscience, lorsque par exemple des douleurs viscérales surviennent, ou lorsque les muscles striés volontaires sont obligés de parfaire un acte commencé par des muscles non striés, ou encore lorsque l'acte réflexe excite un nerf sensitif cérébro-spinal. Ainsi l'acte de la défécation est pour ainsi dire inconscient et indépendant de notre volonté en ce qui concerne les mouvements du gros intestin. Mais lorsque la muqueuse de la partie inférieure du canal est excitée, les muscles périnéaux entrent en action ; l'acte devient conscient et plus ou moins volontaire.

Les réflexes cutanés. — Ce sont des mouvements obtenus en stimulant légèrement certaines régions de la peau ou des muqueuses. Il en résulte un mouvement, rapide ou lent, de la peau près du point stimulé, mais pas exactement au-dessous de ce point. Chez certains animaux, tels que le cheval, les réflexes cutanés s'obtiennent en touchant presque toutes les parties du tronc. Mais, chez l'homme, la peau est moins mobile, et ce n'est en général que certaines régions qui se prêtent à la recherche des réflexes cutanés. Si l'excitation est trop forte, elle peut occasionner un réflexe assez violent pour intéresser presque tous les muscles volontaires de l'organisme. Ou bien si l'excitation quoique légère est douloureuse, comme par exemple une piqûre d'épingle, il en résulte un mouvement défensif rapide — la flexion soudaine d'un membre ou l'occlusion brusque de l'œil.

La table suivante donne la nomenclature des principaux réflexes cutanés qui ont une importance clinique et la façon de les rechercher. Ils sont, sans exception, plus faciles à provoquer chez des individus jeunes ; en effet, lorsque nous voulons faire une démonstration des réflexes cutanés avec certitude, nous choisissons un enfant comme sujet d'expérience.

	MOYEN DE LES RECHERCHER	RÉSULTAT	SEGMENT MÉDULLAIRE
Conjonctival .	Attouchement de la cornée.	Contraction de l'orbiculaire.	
Pharyngien. .	Attouchement de la paroi postérieure du pharynx.	Contraction du pharynx.	
Voile du palais	Attouchement du voile.	Élévation du voile.	
Scapulaire . .	Frottement de la peau de la région interscapulaire.	Contraction des muscles de l'épaule.	C. V à D. I
Épigastrique .	Frottement de la peau au-dessous des mamelons.	L'épigastre se creuse du côté de la stimulation.	D. VII à D. IX
Abdominal . .	Frottement de la peau sous les fausses côtes.	Contraction des muscles abdominaux du côté excité.	D. XI à L. I
Crémastérien.	Frottement dans la partie supéro-interne de la cuisse ou bien pression sur le canal de Hunter ou sur le tubercule de l'adducteur.	Le testicule est attiré en haut.	L. I et L. II
Fessier. . . .	Frottement de la peau de la fesse.	Contraction des fessiers.	L. IV et L. V
Plantaire. . .	Frottement de la plante du pied.	Contraction du tenseur du fascia lata ; flexion des orteils et surtout du gros orteil ; flexion dorsale du cou-de pied.	L. V à S. II
Bulbo - caverneux	Pincement de la face dorsale du pénis.	Contraction des bulbo-caverneux.	S. III et S. IV
Anal.	Piqûre du périnée.	Contraction du sphincter anal externe.	S. V et nerf coccygien.

L'absence du *réflexe abdominal* n'est pas rare dans les états abdominaux aigus, notamment pendant l'appendicite et la fièvre typhoïde [1]. Chez les adultes jeunes dont les parois abdominales sont normales en apparence et qui ne présentent ni œdème ni obésité excessive, l'absence de ce réflexe indiquerait d'une

1. Rolleston. *Brain*, 1906, p. 99.

façon presque certaine la sclérose en plaques, comme l'ont indiqué Strümpell, E. Müller [1], et d'autres. Enfin, l'exagération des réflexes abdominaux est très commune dans les crises gastriques ou intestinales du tabes; elle est associée à l'hyperesthésie cutanée de la paroi abdominale.

De tous les réflexes superficiels, c'est le *réflexe plantaire* qui a la plus grande importance pratique. Pour le provoquer, il faut que le malade soit couché et que les pieds soient au chaud. La jambe sera légèrement fléchie à la hanche et au genou et en

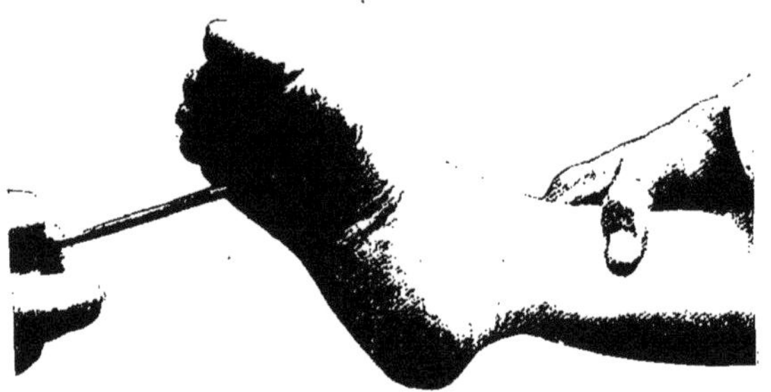

Fig. 161. — Réflexe plantaire normal.

rotation en dehors, de façon à ce qu'elle repose sur sa face externe. Alors, avec un objet dur, par exemple l'extrémité d'un porte-plume, nous effleurons la plante du pied, du talon aux orteils, de préférence sur le bord interne, en faisant bien attention au premier mouvement qui apparaîtra dans le gros orteil. Normalement, il se produit un mouvement de flexion plantaire (voy. fig. 161). Le mouvement des autres orteils a une importance secondaire. Il est intéressant de noter que, simultanément au mouvement des orteils (*qui est un réflexe « cortical »*), il se produit une contraction rapide du tenseur du fascia lata (signe de Brissaud) d'origine médullaire, qui peut se manifester même lorsque les orteils ne font aucun mouvement. Ceci prouve que le réflexe plantaire n'est pas un phénomène limité au pied mais

1. *Neurologisches Centralblatt*, 1905, p. 593.

qu'il intéresse tout le membre inférieur. Si nous provoquons une excitation trop violente, nous observons une dorsiflexion de la cheville, ce qui peut laisser dans l'ombre le mouvement des orteils. Il faut donc veiller à ce que l'excitation soit graduée de façon à provoquer la réaction des orteils et rien de plus.

Pour que ce réflexe plantaire normal, en flexion, se produise, il faut que l'arc réflexe soit intact et qu'en outre l'arc réflexe inférieur soit en connexion avec le cortex moteur cérébral au moyen d'un faisceau pyramidal normal. C'est en ce sens-là qu'on

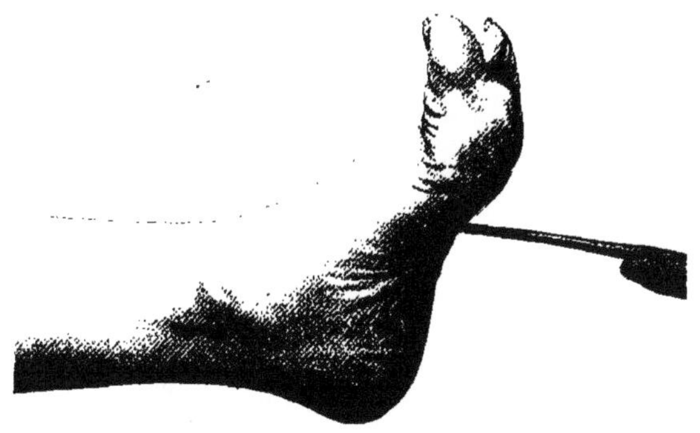

Fig. 162. — Réflexe plantaire en extension, de Babinski.

peut l'appeler un réflexe cortical. Si le faisceau moteur pyramidal qui transmet les impulsions motrices venant du centre cortical de la jambe droite est interrompu sur une partie de son parcours, par une lésion traumatique ou autre, ou bien s'il n'est pas encore développé comme chez les enfants qui ne savent pas encore marcher, le type du réflexe plantaire est différent. Il se fait *en extension* et il est connu sous le nom de *signe de Babinski*; son trajet spinal, traversant la région lombo-sacrée, échappe maintenant au contrôle des incitations pyramidales. En ce dernier cas, il devient purement un réflexe « médullaire » et l'excitation de la plante, au lieu de produire la flexion du gros orteil, provoque son extension (voy. fig. 161 et 162). En outre, ce mouvement extenseur du gros orteil est plus lent que le mouvement rapide de la flexion normale. Parfois à l'extension du gros orteil vient s'ajouter un mouvement des orteils semblable à celui d'un éventail qu'on ouvre — « phénomène de l'éventail ». Un réflexe plantaire extenseur est pour ainsi dire toujours pathologique, excepté chez des enfants trop jeunes pour marcher [en général il disparaît après le sixième mois], et, s'il se présente d'une façon constante, il indique une lésion orga-

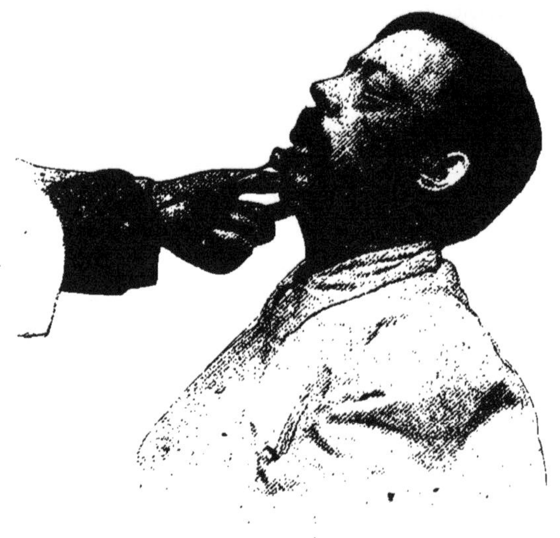

Fig. 163. — Manière de rechercher le réflexe massétérin.

nique qui intéresse la voie pyramidale[1]. [Il a donc la plus grande valeur dans le diagnostic différentiel des syndromes paralytiques organiques du type neurone supérieur d'avec les hystériques.]

Le *réflexe fléchisseur paradoxal* de Gordon[1] ressemble quelque peu au réflexe de Babinski. Il n'en diffère qu'en apparence.

1. Cette règle présente une exception, lorsqu'il existe une lésion du neurone moteur inférieur affectant les muscles fléchisseurs des orteils et épargnant les extenseurs. Dans ce cas, le seul mouvement possible sera l'extension. Mais les autres signes d'une lésion du neurone inférieur, principalement les réactions électriques, empêchent l'erreur.

2. *American medicine*, 1904, p. 971.

Il consiste en un mouvement d'extension du gros orteil ou de tous les orteils si nous comprimons fortement à travers les muscles du mollet les muscles fléchisseurs profonds situés au-dessous. Pour le provoquer, le médecin se placera du côté externe de la jambe du malade ; tous les muscles devront être entièrement relâchés. Cette condition s'obtient en faisant coucher le sujet sur le dos ou en plaçant ses pieds sur un tabouret. Le réflexe fléchisseur paradoxal ne se rencontre jamais chez un sujet normal : il ne se présente que dans des lésions organiques, surtout irritatives, du faisceau pyramidal. Il accompagne parfois le signe de Babinski, mais peut se présenter dans des cas où ce dernier est absent.

Le *réflexe d'Oppenheim* est un mouvement d'extension du gros orteil que l'on met en évidence d'une façon un peu différente, en frottant de haut en bas et fermement à l'aide d'un objet dur, par exemple le manche d'un marteau à percussion, la peau en arrière du bord postéro-interne du tibia. Il a la même signification que le réflexe fléchisseur paradoxal.

Il est fort aisé de provoquer le *réflexe crémastérien* chez de jeunes enfants, en frottant la face interne de la cuisse. Mais chez les vieillards il est lent à se produire ou bien il semble avoir disparu. Cependant, on peut le provoquer même chez eux en exerçant une soudaine et forte pression en arrière contre le long couturier, dans la région du canal de Hunter, ou encore contre le tubercule adducteur du fémur. Cette manœuvre réussit souvent, alors que le simple frottement de la peau est resté sans réponse. Dans les cas de névralgie sciatique, le réflexe crémastérien est souvent exagéré du côté atteint.

Le réflexe *bulbo-caverneux* a une grande valeur diagnostique quand il s'agit de déterminer si les derniers segments de la moelle épinière sont intacts en cas de lésion correspondant au niveau du troisième segment sacré, cas dans lequel les réflexes ordinaires des membres inférieurs ne peuvent plus nous servir.

Pour l'obtenir, nous plaçons un doigt derrière le scrotum du malade, en pressant vers le haut contre la partie bulbeuse de l'urèthre. De l'autre main, nous pinçons ou piquons avec une épingle le dos du gland; immédiatement, l'on sent le bulbe de l'urèthre tressaillir brusquement. La perte de ce réflexe indique qu'il y a lésion de l'arc réflexe, soit dans la corne antérieure des troisième et quatrième segments sacrés, soit dans les racines motrices ou sensitives correspondantes dans la queue de cheval. La perte du réflexe bulbo-caverneux est un signe assez commun du tabes; en ce cas, il est dû à une lésion des fibres centripètes de l'arc réflexe.

Le *réflexe anal superficiel* s'obtient facilement en piquant la peau du périnée à l'aide d'une épingle et en observant si le sphincter anal externe se contracte. Ce réflexe se perd parfois dans l'anesthésie du périnée, ou dans les lésions du cinquième segment sacré ou du segment coccygien, ou bien encore dans les altérations des racines motrices correspondantes.

Généralement l'hémiplégie organique produit, tout au moins au début, la perte des réflexes superficiels sur tout le côté paralysé, à l'exception d'un seul — le réflexe plantaire qui persiste mais qui de suite a pris le type de l'extension. D'autre part, dans l'hémiplégie hystérique, malgré l'hémi-anesthésie cutanée, les réflexes épidermiques du côté paralysé sont généralement conservés alors que le réflexe plantaire ne se manifeste souvent pas. Dans l'hystérie pure, le réflexe plantaire en extension ne se rencontre jamais. Dans l'hystérie, il peut y avoir absence non seulement de mouvements des orteils après l'excitation de la plante du pied, mais il peut y avoir perte de la contraction réflexe du tenseur du fascia lata. Cette absence « combinée » des mouvements des orteils et des tenseurs du fascia lata indiquent presque sûrement l'hystérie. [Ce caractère négatif et paradoxal du réflexe plantaire dans l'hystérie est probablement dû au spasme musculaire sous-jacent.]

Réflexes profonds ou réflexes tendineux. — La table suivante en donne la nomenclature :

RÉFLEXE	MANIÈRE DE LE METTRE EN ÉVIDENCE	RÉSULTAT	SEGMENT MÉDULLAIRE
Mâchoire. . .	Percussion de la mâchoire inférieure maintenue en demi-relâchement.	La mâchoire se contracte.	Protubérance.
Biceps	Percussion du tendon du biceps.	Contraction du biceps.	C. V et C. VI
Long supinateur	Percussion de l'apophyse styloïde du radius.	Contraction du long supinateur.	C. V et C. VI
Scapulo-huméral.	Percussion du bord spinal de l'omoplate près de la base de l'épine.	Contraction du petit rond et du sous-épineux.	id. id.
Poignet . . .	Percussion de la partie supérieure du radius.	Extension du poignet et des doigts.	C. VI à C. VIII
Triceps . . .	Percussion du tendon du triceps	Contraction du triceps.	C. VII à D. I
Carpo-métacarpien. . .	Percussion du dos du poignet.	Flexion des doigts.	C. VIII et D. I
Genou	Percussion du tendon rotulien.	Contraction du vaste interne, etc.	L. III et L. IV
Cheville . . .	Percussion du tendon d'Achille.	Contraction des muscles du mollet.	S. I et S. II

On peut prendre le *réflexe tendineux rotulien* comme type. Sa nature a été matière à controverse; est-il, oui ou non, un vrai réflexe? A parler proprement, la secousse se produit trop rapidement après la percussion pour qu'une incitation nerveuse ait le temps d'aller au centre réflexe de la moelle et de redescendre au muscle. Mais tant que l'arc réflexe est intact il y a un « tonus réflexe » ininterrompu dans le muscle vaste interne qui permet à la secousse de se produire lorsque l'on frappe le tendon. Si ce tonus réflexe est perdu par l'interruption de l'axe réflexe sur un point quelconque, la réponse musculaire ne se produit plus. C'est pourquoi le réflexe tendineux rotulien, bien que n'impliquant [probablement] point une action réflexe véritable, est cependant l'indice de l'intégrité de l'arc réflexe.

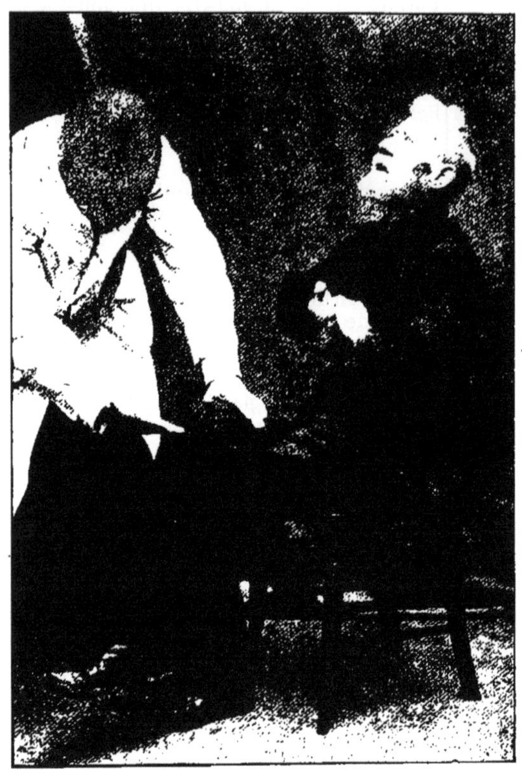

Fig. 164. — Réflexe rotulien.
Méthode de Jendrassik pour le renforcer.

Pour le provoquer, nous cherchons le tendon rotulien (patellaire) et nous le frappons avec le rebord de la main ou avec quelque objet assez lourd, par exemple un marteau à percuteur en caoutchouc ou un coupe-papier. Il en résulte une brusque contraction du quadriceps. Si nous tenons le muscle vaste interne de l'autre main, nous pouvons percevoir un tressaillement dans des cas où la réponse est trop faible pour mouvoir l'articulation du genou. Il faut que le genou soit un peu fléchi afin de tendre légèrement le quadriceps ; les muscles seront entièrement relâchés. Ce dernier point est important, car il

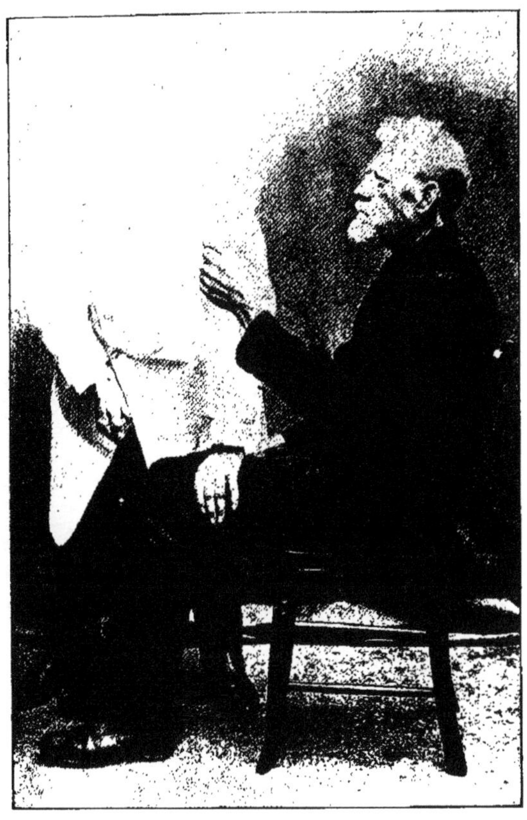

Fig. 165. — Réflexe rotulien.
Méthode de Laufenauer pour le renforcer.

arrive que les muscles du malade sont dans un état de spasme excessif, de sorte qu'il est impossible d'obtenir le réflexe. Mais lorsque nous réussissons à détendre les muscles par des mouvements passifs, non seulement nous obtiendrons le réflexe, mais même nous verrons qu'il est augmenté. En pareil cas le réflexe rotulien n'est pas aboli ; il n'est que « caché » par la spasticité des muscles. En recherchant le réflexe rotulien, le malade peut se tenir assis sur une table, les jambes pendantes, ou mieux encore sur une chaise, les plantes à plat sur le sol, et les genoux à demi-fléchis ; il peut aussi croiser les genoux l'un sur l'autre. Un réflexe faible peut être « renforcé » par la *méthode de Jendrassik* (fig. 164). Le malade accroche les uns aux autres les doigts de ses deux mains, exerce une traction des deux côtés en sens inverse et lève les yeux vers le plafond, ce qui provoque à la fois la distraction de son attention et la détente des muscles de la jambe.

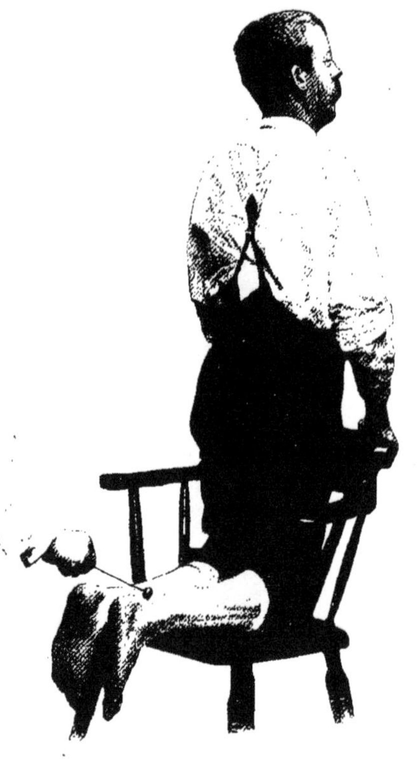

Fig. 166. — Manière de rechercher le réflexe achilléen.

La *méthode de renforcement de Laufenauer* est encore meilleure : nous saisissons le quadriceps du malade tandis que celui-ci pose les pieds à plat. Ensuite, il prend à pleines mains le haut de notre bras et le serre fortement au moment où nous le lui commandons, dans le temps même que nous frappons avec le marteau à percussion (fig. 165). Cette méthode a l'avantage de nous permettre de nous rendre compte si le malade porte réellement son attention sur l'action de renforcement commandée. En outre, cette méthode peut être employée pour renforcer les réflexes faibles des membres supérieurs, tandis que celle de Jendrassik n'a de valeur que pour les membres inférieurs.

D'autres méthodes encore ont été préconisées, par exemple celle de Krönig[1] qui consiste à obliger le malade à fixer du regard le plafond, en respirant profondément, ou bien celle de Rosenbach[2] qui oblige le malade à lire aussi vite que possible et à haute voix dans un livre ou un journal.

Le renforcement rendra plus perceptible un réflexe faible, mais il ne donnera rien si le réflexe est réellement aboli.

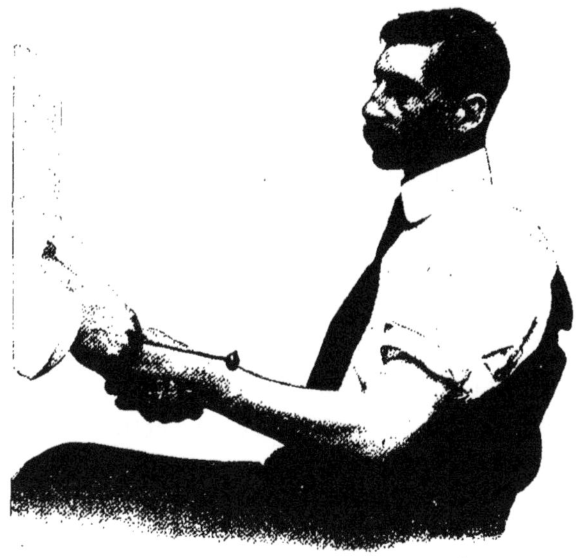

Fig. 167. — Réflexe supinateur.

Le *réflexe achilléen* a une importance égale à celui du genou. Pour l'obtenir, le malade s'agenouillera sur une chaise en laissant dépasser les pieds ; nous frappons alors le tendon d'Achille (fig. 166), et un rapide mouvement extenseur de la cheville se produit. Le réflexe achilléen, dans le tabes, disparaît souvent avant le réflexe rotulien ; [sa disparition dans la sciatique implique d'autre part une névrite et non une simple névralgie].

1. *Berlin. klin. Wochenschrift*, Berlin, 1906, n° 44.
2. *Münchener med. Wochenschrift*, 1907, n° 2.

En ce qui concerne les extrémités supérieures, nous avons à notre disposition plusieurs réflexes profonds. Parmi ceux-ci le réflexe supinateur est d'ordinaire le plus accessible. Pour le provoquer, nous soutenons la main du malade dans une position de semi-supination tandis que le coude est fléchi sans effort, de façon à former un angle droit. Notre marteau frappe au-dessus de l'apophyse styloïde du radius (fig. 167). Le long supinateur se contracte immédiatement et produit un mouvement de flexion du coude. Pour obtenir le réflexe du triceps, la meilleure façon n'est pas, ainsi qu'il est dit dans certains livres, de laisser pendre le coude sur le dossier d'une chaise. Il vaut mieux soutenir le bras dans une position horizontale en laissant le coude fléchi à angle droit.

Perte des réflexes profonds. — Parfois ces réflexes ne peuvent pas être provoqués, même par des méthodes de renforcement. C'est toujours là un signe pathologique et qui dénote d'habitude une lésion de l'arc réflexe. Si cette lésion se trouve sur la voie afférente de l'arc, il peut y avoir également une anesthésie dans l'aire de distribution nerveuse périphérique ou radiculaire correspondante. Si elle siège dans la corne antérieure ou sur les voies motrices ou efférentes, il y aura paralysie musculaire accompagnée d'atrophie.

Voici un tableau des états pathologiques principaux qui s'accompagnent de la porte des réflexes profonds :

Névrite (alcool, diabète, diphtérie, plomb, arsenic, tuberculose, cachexie, etc.). Paralysies nerveuses périphériques.	Nerfs périphériques sensitifs ou moteurs.
Tabes dorsal. Paralysie générale des déments (type tabétique). Ataxie de Friedreich. Dégénération combinée subaiguë, dans sa dernière période, des colonnes postérieures et latérales.	Colonnes postérieures de la moelle.

Lésion en foyer de la substance grise médullaire.	Centre réflexe médullaire.
Paralysie infantile (poliomyélite antérieure aiguë). Atrophie musculaire progressive (poliomyélite antérieure chronique). Sclérose latérale amyotrophique. Syringomyélie. Thrombose de l'artère spinale antérieure.	Colonne grise antérieure de la moelle.
Syndrome de Landry.	Corne antérieure et nerfs périphériques.
Myopathies progressives (types pseudo-hypertrophique et atrophique). Amyotonie congénitale.	Muscles eux-mêmes.
Hypertension intra-crânienne (hydrocéphalie et tumeurs de la fosse postérieure). Pneumonie. Paralysie périodique familiale (au cours des paroxysmes paralytiques). Période post-critique de l'attaque d'épilepsie (grand mal). Au cours de l'anesthésie rachidienne. Lésion transverse complète de la moelle.	»

Cette liste nous montre qu'en outre des lésions organiques permanentes dont l'arc lui-même peut être le siège, il existe d'autres conditions dans lesquelles les réflexes profonds sont abolis. C'est ainsi que ces réflexes disparaissent dans les phases terminales d'hypertension intra-crânienne, surtout dans l'hydrocéphalie et dans les cas de tumeurs de la fosse postérieure.

Raymond et d'autres attribuent cette abolition à une curieuse dégénération des racines postérieures, qui se présente parfois dans ces états pathologiques, tandis que van Gehuchten [1] l'impute à l'inhibition des fonctions des faisceaux rubro-spinaux provoquée par la compression du mésencéphale.

Au cours de la pneumonie, les réflexes tendineux rotuliens

1. *Le Névraxe*, 1907, vol. IX, p. 39.

sont souvent absents. Dans les paroxysmes de cette affection rare, connue sous le nom de *paralysie périodique familiale* (voy. p. 306), les réflexes profonds sont momentanément abolis. Les réflexes profonds, immédiatement après l'attaque d'épilepsie, sont suspendus pendant quelques minutes pendant la période de coma et de flaccidité. L'anesthésie spinale abolit temporairement tous les réflexes profonds et superficiels dans les membres inférieurs (voy. p. 503). Nous devons nous rappeler également que, lorsqu'il y a *section transversale complète* de la moelle épinière, tous les réflexes profonds au-dessous du niveau de la lésion disparaissent. Si, cependant, la lésion n'est pas complète et s'il subsiste un peu de tissu nerveux qui relie les parties inférieures aux parties supérieures, les réflexes profonds sont exagérés [surtout quand il persiste de la substance grise et quand l'interruption s'est établie lentement.] Dans les deux cas, si le réflexe plantaire existe, il appartient au type extenseur.

Exagération des réflexes profonds. — Les réflexes profonds sont parfois exagérés au point que la plus légère percussion du tendon produit une contraction extraordinairement rapide. Ceci peut être causé par des intoxications diverses, par exemple le tétanos, le strychnisme, la simple neurasthénie; les centres nerveux sont anormalement « explosifs ». Mais les lésions organiques du faisceau pyramidal constituent de beaucoup les causes les plus communes de l'exagération permanente des réflexes profonds. En cas d'affection organique, il faut s'attendre aussi à la présence du *clonus du pied.* Le clonus est formé d'une série de contractions musculaires rythmiques, produites par une extension soudaine et passive du tendon achilléen; la trépidation s'installe et continue tant que l'extension tendineuse est maintenue.

Ce clonus du pied ou [trépidation épileptoïde] est la variété clinique la plus commune de clonus. Pour le rechercher il faut fléchir le genou passivement (l'angle de flexion varie selon les cas), et l'on provoque une dorsiflexion soudaine du pied par une pression de bas en haut sur sa face plantaire (fig. 168).

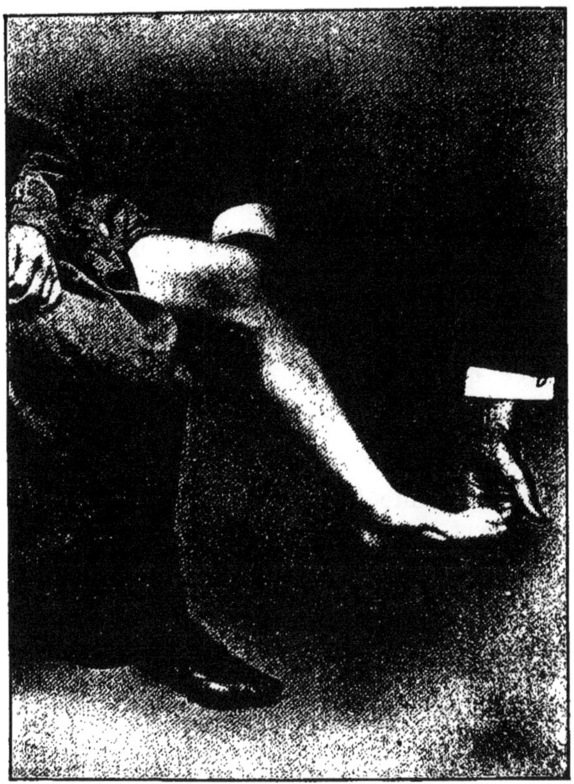

Fig. 168. — Manière de rechercher le clonus du pied.

Ainsi que Weir-Mitchell l'a montré, ce clonus du pied est dû à la contraction du muscle soléaire et non pas à celle des gastrocnémiens [jumeaux], étant donné que la meilleure position du genou qui permette de l'obtenir est celle où ces derniers muscles sont relâchés. On obtient parfois un *faux clonus du pied* dans certains cas d'hystérie. On le distingue généralement du vrai par une sensation caractéristique de contraction musculaire volontaire, surtout au début, difficile à décrire. Ce faux réflexe est en général mal soutenu et d'un rythme irrégulier. Il n'est jamais accompagné du réflexe plantaire extenseur.

Le *clonus du genou* ou clonus du droit antérieur s'obtient le plus facilement par un abaissement subit de la rotule, le genou étant étendu passivement.

Dans les affections organiques chroniques du faisceau pyramidal, presque tous les réflexes profonds peuvent devenir exagérés et se transformer en clonus. C'est ainsi que, dans la sclérose disséminée avancée, le même malade peut présenter du clonus au maxillaire, au poignet, aux doigts, au genou, à la cheville, aux orteils, etc.

La présence du vrai clonus indique que l'arc réflexe est hyperexcitable parce que l'influence régulatrice ou frénatrice exercée [ou transmise] par le faisceau pyramidal a cessé de se faire sentir. L'exagération des réflexes profonds est donc un des principaux signes d'une lésion chronique du neurone moteur supérieur ou neurone cortico-spinal.

Il est inutile de donner une liste des différentes lésions organiques dans lesquelles les réflexes profonds sont exagérés. Il suffit de dire que toute lésion chronique du cordon pyramidal produit l'exagération des réflexes profonds au-dessous du niveau de la lésion. C'est ainsi que dans la paraplégie due à la myélite, à la sclérose latérale ou à quelque lésion que ce soit de la colonne latérale, ou encore dans l'hémiplégie causée par une affection organique du cerveau, il y a exagération des réflexes profonds, que la lésion des fibres pyramidales soit traumatique ou inflammatoire, ou purement dégénérative.

Cette règle comporte cependant une exception importante, à laquelle nous avons déjà fait allusion, lorsqu'il y a *section transverse totale* de la moelle épinière, comme dans certains cas de fracture de la colonne vertébrale. Une lésion totale produit la paralysie flaccide des membres inférieurs ainsi que la perte des réflexes profonds. Mais si la lésion est incomplète nous avons le type commun de paraplégie spastique, avec les réflexes profonds augmentés. Dans les deux cas, que la lésion soit totale ou partielle, nous avons un type extenseur du réflexe plantaire.

Nous ajouterons encore que dans les phases initiales de la *névrite périphérique*, les réflexes profonds peuvent être exagérés. Mais ceci ne dure pas ; cette première période est suivie de leur diminution et de leur disparition. Dans la *dégénération* [ou sclérose] *combinée subaiguë* des colonnes latérales et postérieures il y a une phase initiale de spasticité avec des réflexes profonds augmentés, et une phase terminale de paralysie flaccide avec disparition des réflexes.

Parfois dans la paraplégie spastique, la rigidité musculaire des membres paralysés est telle, qu'il devient presque impossible de provoquer le réflexe tendineux rotulien et d'autres réflexes profonds, réflexes que nous nous attendons d'ordinaire à voir exagérés. Les muscles, dans ce cas, sont déjà arrivés à un état de spasme tonique. Mais si nous réussissons à les détendre momentanément par des changements de position passifs, nous pouvons quelquefois mettre en évidence l'augmentation des réflexes et même le clonus.

Dans la plupart des cas la spasticité et la présence d'un réflexe plantaire extenseur éviteront l'erreur de diagnostic.

Réflexes pupillaires à la lumière. — Ces réflexes forment une catégorie à part. On les obtient en exposant subitement la pupille à la lumière après l'avoir au préalable laissée dans l'ombre. Dans des conditions normales la pupille examinée se contracte brusquement tant à l'excitation lumineuse directe qu'en exposant l'autre œil à la lumière (réflexe consensuel). A certains points de vue, le réflexe pupillaire, bien que se présentant dans un muscle non strié, est analogue à un réflexe profond, et il est utile de se rappeler que dans le tabes ce réflexe disparaît de même que les réflexes tendineux ordinaires. Mais nous avons exposé ailleurs les différents réflexes pupillaires, ainsi que leurs rapports avec le IIIe nerf, le ganglion ciliaire et le sympathique cervical (voy. les nerfs crâniens. p. 153, et le sympathique cervical, p. 406).

Réflexes moteurs organiques. — Ils concernent le système nerveux sympathique ainsi que la contraction des muscles non striés involontaires. La contraction des muscles non striés ou muscles lisses est lente et ne ressemble pas au vif tressaillement d'un réflexe dans un muscle strié. Voici la liste des réflexes organiques qui sont de quelque intérêt diagnostique. Dans certains, tels le réflexe cilio-spinal ou le scrotal, le mouvement réflexe ést entièrement exécuté par le muscle non strié. Dans d'autres, tels le réflexe vésical, utérin ou rectal, le muscle non strié est renforcé par les muscles striés volontaires.

RÉFLEXE	MÉTHODE DE RECHERCHE	RÉSULTAT
Cilio-spinal .	Pincer ou irriter la peau du cou.	Dilatation pupillaire.
Scrotal . . .	Application froide ou attouchements répétés sur le périnée.	Contraction du dartos.
Vésical . . .	Distension ou irritation de la vessie ou de l'urètre postérieur.	Contraction de la paroi vésicale.
Rectal . . .	Distension ou irritation de la portion supérieure du rectum.	Contraction du rectum.
Génital . . .	Par idéation génésique ou attouchements périphériques.	Érection des corps caverneux.
Utérin . . .	Distension ou irritation de l'utérus.	Contraction utérine.
Anal interne.	Distension de l'anus par le doigt.	Contraction du sphincter anal interne.

Dans tous, à l'exception du cilio-spinal, le mouvementréflexe peut être accompli, plus ou moins bien, indépendamment du système nerveux central.

Dans certainstraités, l'on avance que les centres réflexes pour la vessie, l'utérus et le rectum, sont situés à l'intérieur de la moelle épinière. Mais au cours des dernières années des preuves cliniques et pathologiques ont été apportées, notamment par L.-R. Müller[1], démontrant que les centres réflexes inférieurs pour la contraction de la vessie et des viscères creux environnants à parois musculaires non striées, sont situés hors de l'épine dorsale, dans les plexus hypogastrique et hémorrhoïdal du sympathique.

Le centre vésical sympathique peut être stimulé par le centre cérébro-spinal. La miction chez un adulte est un acte volontaire, mais seulement volontaire en tant qu'il peut être mis en train par la volonté. Il s'accomplit en contractant le diaphragme et les parois abdominales; il se produit ainsi une élévation de la tension intra-vésicale, ce qui met le réflexe en branle. Pendant ce temps, le constricteur strié de l'urètre se relâche volontairement. Mais la paroi musculaire non striée de la vessie, le muscle que l'on appelle *destrusor urinæ* (*expulseur*) n'est pas soumis à la volonté. Une fois en action, la vessie se vide spontanément et nous ne pouvons l'arrêter qu'en recourant de force au constricteur de l'urètre, ce qui exige d'habitude un effort considérable. Mais la miction est souvent occasionnée par l'irritation de l'urètre, surtout de son extrémité vésicale. Ainsi, si quelques gouttes d'urine s'infiltrent dans sa portion prostatique, il en résulte un réflexe impérieux de miction, difficile à vaincre. Des phénomènes semblables se produisent sous l'influence de l'irritation dépendant d'une urétrite postérieure.

Les fibres qui vont du cerveau et de la moelle épinière au centre vésical sympathique l'atteignent à travers les racines spinales inférieures de la IIIe à la Ve racine sacrée, de sorte que des lésions de la moelle épinière ou de la queue de cheval occasionnent constamment des troubles vésicaux. Ces troubles

1. *Deutsche Zeitschrift für Nervenheilkunde*, 1901. Band 21, S. 86.

commencent généralement par une rétention d'urine, suivie au bout de plusieurs jours d'*incontinence réflexe intermittente* (incontinenza a getto des auteurs italiens)[1] ; la vessie se contracte par intermittences et expulse l'urine par intervalles. En général cette incontinence réflexe est accompagnée d'expulsion incomplète, de sorte qu'il demeure une certaine quantité « d'urine résiduelle » dans la vessie.

Dans les cas de coma ou de profonde insensibilité au cours des pyrexies, dans la fièvre typhoïde, nous observons une rétention d'urine au début, suivie de distension, de paralysie de la paroi vésicale et d'incontinence par régurgitation.

Les nerfs sensitifs de la vessie gagnent la moelle épinière à travers le sympathique, les rami communicantes, et le long des racines postérieures. Ils servent à nous annoncer la distension de la vessie. Il y a aussi des centres de miction supérieurs, quelques-uns dans la moelle épinière, dans les segments sacrés inférieurs, d'autres plus haut encore dans le cerveau, dans le corps strié et dans le thalamus optique. D'autres, plus haut que tous, se trouvent dans le cortex moteur, entre les centres moteurs des bras et des jambes; ils contrôlent les centres sous-corticaux et médullaires. Lorsque ces centres supérieurs cérébraux ou spinaux sont rendus hyperexcitables par une lésion ou par une émotion, il peut se produire une *miction précipitée*, et même de *l'énurésie*, état dans lequel le cerveau et la moelle épinière envoient à la moindre provocation des impulsions qui détendent le constricteur de l'urètre. Quelque chose de semblable se produit chez les enfants qui n'ont pas encore appris à contrôler leurs centres subcorticaux de la miction.

La *vraie miction goutte à goutte*, « incontinenza vera », qui est différente de la contraction intermittente de la vessie, se pro-

1. Rebizzi. *Rivista di patologia nervosa e mentale*. 1905, p. 80.

duit de la façon la plus typique dans le tabes et est principalement due à l'anesthésie de la vessie. Celle-ci, étant désormais insensible à la distension, ne se contracte plus sous l'effet de l'accumulation normale de l'urine. Le tabétique qui a une vessie anesthésiée et distendue expulse l'urine non par la contraction de la vessie mais par la pression exercée par les parois abdominales, ce qu'il est aisé de vérifier en sondant le malade. La vraie miction goutte à goutte se produit aussi dans une vessie trop distendue qui est devenue flasque, paralysée et atone à la suite d'une obstruction dans la prostate ou l'urètre.

Le *réflexe anal interne* se recherche par l'introduction d'un doigt dans l'anus. A l'état normal le sphincter interne non strié étreint fortement le doigt. Ce réflexe est indépendant du réflexe anal superficiel d'origine spinale auquel nous avons déjà fait allusion. Lorsque le réflexe anal interne est aboli, l'anus ne saisit plus le doigt mais demeure ouvert pendant plusieurs secondes, « bâillant » après que le doigt a été retiré. L'abolition de ce réflexe est en général conditionné par l'anesthésie de l'anus, par exemple dans les lésions tabétiques ou autres de la queue de cheval. Il en résulte une incontinence des matières fécales. S'il y a lésion dans la moelle épinière, au-dessus du centre anal dans le cône médullaire, il se produit de l'incontinence rectale intermittente. Mais si la lésion siège dans les nerfs centripètes venant du rectum, le sphincter interne reste relâché, et les fœces, si elles sont liquides, s'écoulent sans cesse au dehors, à l'insu du malade, dès qu'elles descendent dans le rectum.

Pour obtenir le *réflexe scrotal*, qui est un exemple excellent d'un phénomène moteur purement sympathique, le malade se penche en avant, en écartant les jambes, le scrotum pendant librement. Ensuite, on passe sur le périnée cinq ou six fois de suite un objet dur. Après quelques secondes une contraction très lente, vermiforme, apparaît dans le muscle dartos, muscle non strié. Elle commence près de la partie périnéale du scrotum et s'étend en avant. On peut l'obtenir aussi en appliquant un objet froid sur le périnée ou le scrotum.

CHAPITRE XX

LES AFFECTIONS DU NERF SYMPATHIQUE
LES ANGIO-NÉVROSES

Pour la plupart d'entre nous, lorsque l'on parle du nerf sympathique cervical, c'est comme une évocation de nos débuts d'étudiants en physiologie. Cela nous rappelle surtout l'expérience classique de Claude Bernard sur le lapin. Mais on ne se doute peut-être pas suffisamment que le nerf sympathique cervical a une importance considérable pour le clinicien.

Rappelons tout d'abord quelques points anatomiques. Le système nerveux sympathique forme deux cordons ganglionnaires qui descendent comme deux rangs de perles, un de chaque côté, devant la colonne vertébrale et qui vont de la base du crâne jusqu'à la partie antérieure du coccyx. En haut ces chaînes sont reliées à des plexus qui entrent dans la cavité cranienne; en bas elles convergent et se terminent en boucle sur le coccyx. Chaque chaîne consiste en cellules et fibres nerveuses multipolaires ; toutes sont des fibres involontaires destinées pour la plupart aux organes à fibres musculaires lisses et aux vaisseaux sanguins. A ses fibres propres longitudinales viennent s'ajouter des fibres de connexion qui viennent du système nerveux central. Celles-ci s'appellent les *rami communicantes*, les unes sont blanches, les autres grises. Elles unissent le nerf sympathique aux radicules antérieurs des nerfs spinaux. Les *rami blancs* constitués de fibres médullaires passent de la moelle épinière dans les ganglions sympathiques; ils ont tous une fonction efférente, centrifuge, et quittent la moelle épinière par l'intermédiaire des racines antérieures. Un certain nombre de rameaux blancs, ceux qui émergent en même temps que les VIIe, IXe et X^{e} nerfs craniens, et ceux qui émergent avec les IIe et IIIe nerfs sacrés, passent directement dans les viscères et vaisseaux sanguins. Ils se terminent dans de petits ganglions périphériques sans rejoindre la chaîne sympathique elle-même. On a donné à ces deux appareils de fibres nerveuses splanchniques, craniens et sacrés, le nom de *fibres para-sympathiques*, afin de les distinguer des ganglions et nerfs sympathiques ordinaires. Les *rami gris* qui sont constitués de fibres non médullaires prennent leur origine dans les ganglions sympathiques, et, comme les autres, rejoignent les nerfs spinaux. Quelques-uns sont afférents, pénètrent dans la moelle épinière qu'ils gagnent par les racines nerveuses postérieures: d'autres en émanent avec les nerfs périphériques et fournissent à la peau des fibres efférentes involontaires qui assurent des fonctions vaso-motrices, vaso-inhibitrices, pilo-motrices, sécrétoires, etc. En outre, les cordons sympathiques se ramifient, ou bien directement, ou bien à travers les gros ganglions prévertébraux (les plexus cardiaque, solaire et hypogastrique) pour se rendre aux différentes glandes et viscères de l'organisme, le cœur, les vaisseaux sanguins, les organes génitaux, [les glandes vasculaires sanguines], aux muscles non striés en général.

En outre des ganglions ordinaires de la chaîne sympathique, il existe de menus *ganglions micro-sympathiques* ou *ganglions hypo-spinaux* de Marinesco et Minea [1], qui sont si petits qu'on ne peut les découvrir qu'à l'examen microscopique des nerfs spinaux immédiatement au-dessous de la jonction des racines

1. *Neurologisches Centralblatt*, 1908, p. 146.

nerveuses antérieure et postérieures. Ces ganglions microscopiques sont en rapports étroits avec les *rami communicantes*. Leur fonction précise est encore obscure.

Enfin, la partie cervicale de la chaîne sympathique a des fibres « oculo-pupillaires » qui ont une importance considé-

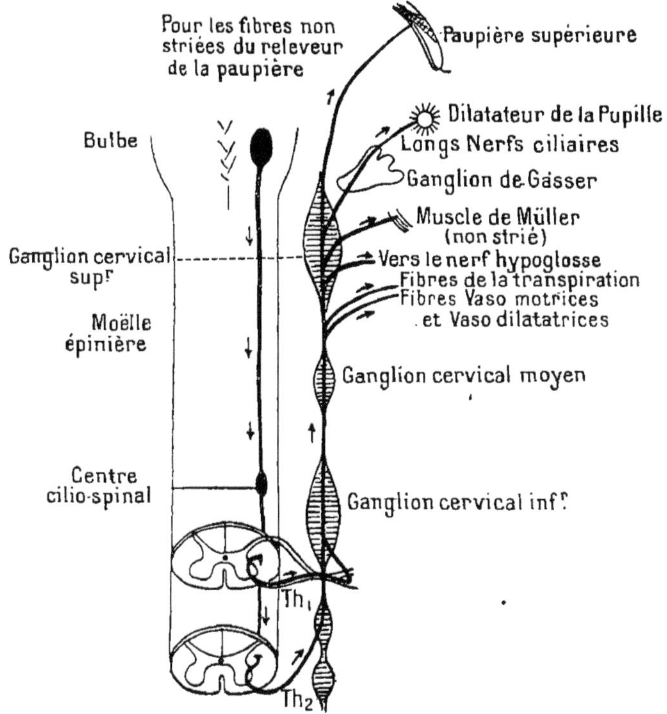

Fig. 169. — Diagramme pour le parcours des fibres oculo-pupillaires du sympathique cervical.

rable au point de vue clinique. Elles pourvoient le muscle dilatateur de la pupille, la partie non striée du muscle releveur de la paupière supérieure et le muscle orbitaire de Müller, petit faisceau musculaire non strié, situé derrière le globe de l'œil et qui relie les deux bords de la fente sphéno-maxillaire au fond de l'orbite. Le nerf sympathique cervical fournit également à la glande sous-maxillaire des fibres sécrétoires, et ainsi que le fait le sympathique partout ailleurs, il fournit des fibres aux vaisseaux sanguins cutanés, aux vaisseaux de la langue (par l'intermédiaire du nerf hypoglosse) et en dernier lieu aux glandes *sudoripares* du cou et de la tête.

Il est important de se rappeler que les fibres dilatatrices de la pupille ont un parcours spécial (voy. fig. 169). Émanant du centre dilatateur de la pupille dans le bulbe, elles descendent dans la colonne latérale de la moelle épinière jusqu'au centre cilio-spinal dans la région cervicale inférieure. Elles sortent de la moelle épinière à travers les racines antérieures des premiers et second segments thoraciques et entrent dans le ganglion cervical inférieur du sympathique cervical par les *rami communicantes blancs*. De là elles montent dans le nerf cervical sympathique jusqu'au ganglion de Gasser, se rendent alors à l'orbite le long de la branche ophtalmique du Ve nerf cranien et aboutissent à la pupille en suivant les longs nerfs ciliaires. Elle ne traversent pas le ganglion ciliaire (voy. fig. 46, p. 151).

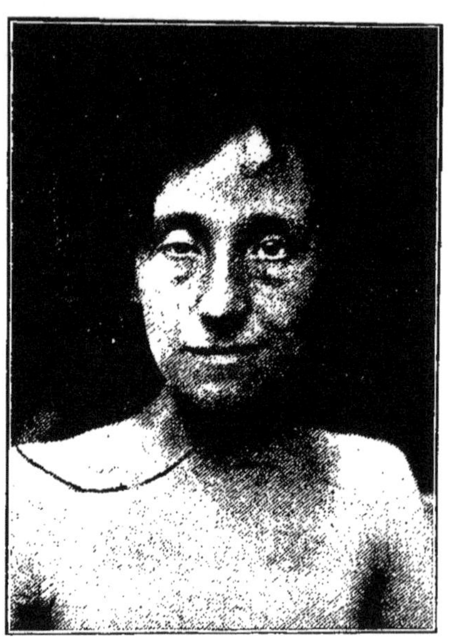

Fig. 170. — Paralysie du sympathique cervical du côté droit.

Le trait noir délimite le territoire de l'anesthésie, due à la section de nerfs cutanés.

Il est évident que des symptômes oculaires et autres peuvent dépendre non seulement de lésions des fibres ascendantes du nerf sympathique cervical, mais également de lésions dans l'intimité de la moelle épinière affectant les fibres dans leur parcours descendant bulbo-médullaire comme dans la *syringobulbie* et les lésions unilatérales du bulbe, de lésions encore des deux premiers nerfs thoraciques ou de leurs racines antérieures, ou même de lésions de la branche ophtalmique du Ve nerf cranien, mais ce dernier cas est rare.

Les signes de la *paralysie du sympathique cervical* sont très caractéristiques. La figure 170 représente une femme qui fut hospitalisée et qui, six ans auparavant, avait subi l'ablation de quelques ganglions tuberculeux du côté droit du cou. Lorsqu'elle se réveilla de l'anesthésie, elle apprit que la veine jugulaire avait été blessée pendant l'opération. Mais d'autres organes avaient été également atteints, entre autres le nerf sympathique cervical (situé derrière la gaine de la carotide), puisqu'elle s'aperçut plus tard que la paupière droite tombait un peu, que le côté droit du visage rougissait moins que le côté gauche, et que, lorsqu'elle mastiquait, une petite plaque cutanée où sourdait une sudation excessive apparaissait au-dessous de l'œil droit. Nous remarquons sur la photographie que la pupille droite est plus petite que la gauche, parce qu'il y a paralysie du muscle dilatateur de la pupille. En outre, la pupille affectée ne se dilate pas dans l'obscurité ; cependant elle se contracte rapidement à la lumière ainsi qu'à la convergence, parce que le IIIe nerf cranien, qui innerve le sphincter de la pupille à travers le ganglion ciliaire, est indemne. Nous remarquons ensuite que la paupière droite tombe, ce qui rend l'ouverture palpébrale plus étroite que du côté sain. Ceci est dû à la paralysie de la partie non striée (tarsien supérieur) du muscle releveur qui s'insère sur le bord supérieur du cartilage tarse. Les fibres volontaires striées du muscle releveur, qui s'insèrent dans le derme de la paupière supérieure et qui sont animées par le nerf oculomoteur, sont indemnes, et le sujet est capable de relever entièrement la paupière ; aussi bien ne s'agit-il pas d'un ptosis véritable mais bien d'un « pseudo-ptosis ».

Nous remarquons encore que l'œil droit s'est rétracté dans l'orbite, à cause de la paralysie du muscle orbitaire non strié de Müller qui à l'état normal porte le globe en avant. Cette rétraction contribue à diminuer encore plus l'ouverture palpébrale. On note encore mieux cette différence dans la projection antérieure des deux yeux en faisant coucher la malade ; nous tenant debout derrière elle nous pouvons ainsi examiner de haut le front et les globes oculaires.

Si nous palpons les deux globes, nous nous apercevons que la tension intra-oculaire est diminuée du côté affecté. Tels sont les symptômes oculo-pupillaires de paralysie du sympathique cervical. Mais il existe encore un ou deux points à retenir. Lorsque le sympathique cervical est paralysé, il ne répond plus à l'excitation. Il y a deux procédés cliniques pour le provoquer. L'un consiste à pincer ou piquer le côté du cou, ce qui produit une dilatation de la pupille du même côté ; *ce réflexe « cilio-spinal »* est aboli dans la paralysie du sympathique cervical. L'autre consiste à instiller sur la conjonctive quelques gouttes de solution de cocaïne, qui provoquent la dilatation de la pupille, la rétraction de la paupière supérieure et une légère projection du globe oculaire. Tous ces phénomènes étaient absents chez notre malade. Elle nous raconte encore que lorsque son visage rougit, la rougeur n'apparaît que sur le côté sain. En outre, son visage ne transpire plus du côté lésé, excepté sur une petite plaque au-dessous de l'orbite qui transpire parfois spontanément lorsqu'elle mastique ; afin de vérifier ce point nous la fîmes transpirer copieusement au moyen de pilocarpine. Nous vîmes que le côté droit du visage restait sec à l'exception d'une petite zone au-dessous de l'angle interne de l'œil. Cette persistance d'une petite zone de sudation du côté lésé pourrait indiquer que quelques fibres sympathiques ont peut-être échappé à la lésion opératoire ; mais il est plus probable que les fibres sudoripares de cette partie du visage sont fournies par une branche du nerf trijumeau.

Voici pour les lésions de la chaîne sympathique elle-même. Mais les fibres oculo-pupillaires et d'autres peuvent être également endommagées sur un point quelconque de la moelle épinière et du ganglion cervical inférieur. La figure 171 représente un jeune garçon, âgé de dix-sept ans, qui avait éprouvé pendant plusieurs mois une sensation de fourmillement le long du bras gauche. Quelque semaines avant d'être observé par nous il s'aperçut d'une enflure à la base du cou, également du côté gauche. A première vue il est clair que le sympathique cervical est affecté. Il y a pseudo-ptosis, myosis et enophtalmie (rétraction du globe de l'œil dans l'orbite). La joue gauche est un peu plus forte que la joue droite. Le réflexe cilio-spinal est absent du côté gauche. En examinant la base du cou nous voyons que la clavicule gauche est portée en avant à son extrémité interne, tandis que le creux sus-claviculaire est comblé. En outre, il y a matité à la percussion du sommet du poumon gauche, diminution du murmure vésiculaire et du retentissement de la voix.

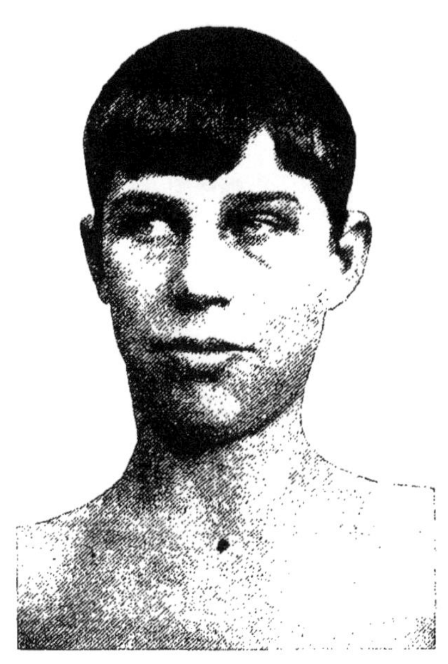

Fig. 171. — Paralysie du sympathique cervical gauche causée par une tumeur de la base du cou.

Il existait aussi une bande descendant le long de la face interne du membre supérieur gauche jusqu'au poignet, et qui correspondait aux territoires cutanés des première et seconde racines thoraciques. Cette bande présentait une sensibilité amoindrie à la douleur et au toucher. De plus, il y avait une légère atrophie des muscles hypothénars de la main gauche; ces muscles sont innervés par la première racine thoracique.

La peau de la main gauche était sèche, tandis que celle de la main droite était moite, et le malade lui-même avait observé que, par les temps chauds, le côté droit de son visage seul transpirait. En comparant les artères correspondantes des deux côtés, nous avons constaté que le pouls du membre supérieur gauche était plus petit que l'autre. De tous ces symptômes nous avons conclu qu'il y avait une masse solide derrière la clavicule gauche qui comprimait l'artère

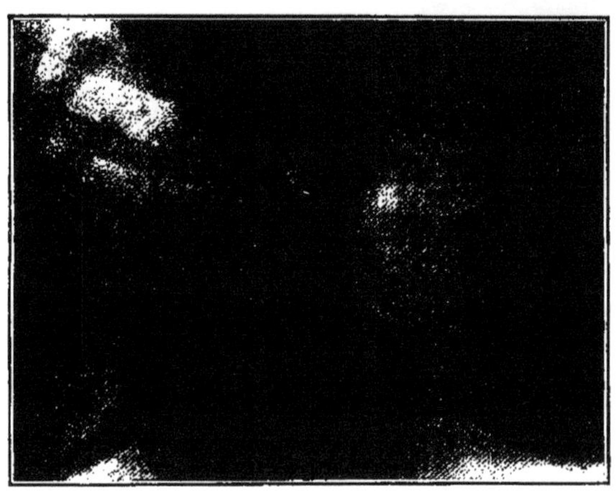

Fig. 172. — Radiogramme montrant la tumeur au sommet du poumon gauche chez le malade de la fig. 171.

sous-clavière, affectait les Ier et IIe nerfs thoraciques et intéressait non seulement leurs fibres sensitives et motrices mais aussi les fibres sympathiques cervicales. Ce diagnostic fut confirmé par la radiographie qui montrait nettement (fig. 172) une tumeur au sommet du poumon gauche. Cette tumeur s'accrut rapidement, comprima la veine sous-clavière, en produisant de l'œdème du membre supérieur gauche et au bout de six mois le malade mourut.

La figure 173 représente un marin qui fut projeté contre une barre de fer au cours d'une tempête et subit une rupture complète du plexus brachial droit. Il demeura sans connaissance pendant plusieurs jours et on le trépana au niveau du sillon de Rolando, supposant que la paralysie du bras gauche était d'origine cérébrale! En outre de la paralysie complète motrice et sensitive du membre supérieur, évidemment du type neurone moteur inférieur et résultant de la paralysie du plexus brachial, il présentait admirablement les signes oculo-pupillaires de la paralysie du sympathique cervical du côté droit : rétraction du globe de l'œil, myosis et pseudo-ptosis (voy. fig. 174). Cependant la pupille de ce malade se dilatait encore à la cocaïne, probablement parce que quelques fibres dilatatrices, qui pénètrent dans le sympathique cervical par la seconde racine thoracique, avaient échappé au traumatisme.

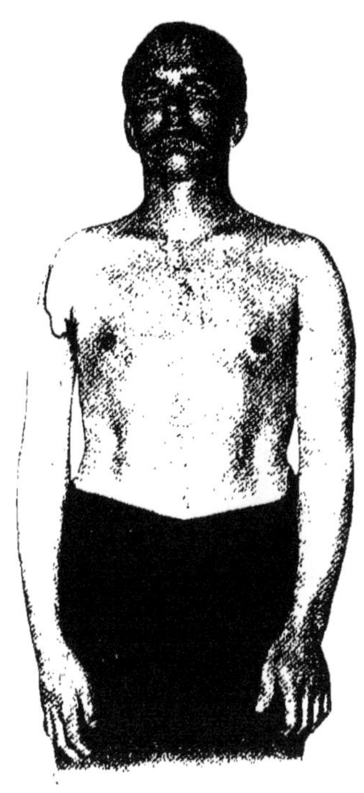

Fig. 173. — Rupture du plexus brachial droit.

Anesthésie totale du membre supérieur droit au-dessous de la ligne noire.

Les figures 178 et 176 représentent un soldat que je pus observer pendant la guerre du Transvaal en 1901. Il avait été blessé au cou par une balle Mauser, alors qu'il était couché à plat-ventre tirant sur l'ennemi. La balle pénétra dans le cou à trois centimètres au-dessous de l'apophyse mastoïde gauche, traversa la ligne médiane au devant de la colonne vertébrale et ressortit par le septième espace intercostal dans la ligne axillaire postérieure pour se loger enfin dans la bandoulière. Il éprouva immédiatement une sensation de « choc électrique » dans tout le corps, mais surtout dans l'extrémité droite supérieure qui se paralysa aussitôt. Il eut une hémoptysie à cause de la perforation du poumon et quelque difficulté de la déglutition pendant quelques jours parce que l'œsophage était probablement blessé. Au bout de trois semaines environ, l'hémoptysie cessa graduellement et le membre supérieur droit recouvra ses forces, de sorte que lorsque je le vis pour la première fois, deux mois et demi après sa blessure, il était à même de mouvoir librement son bras dans tous ses segments articulaires. Il constata après cet

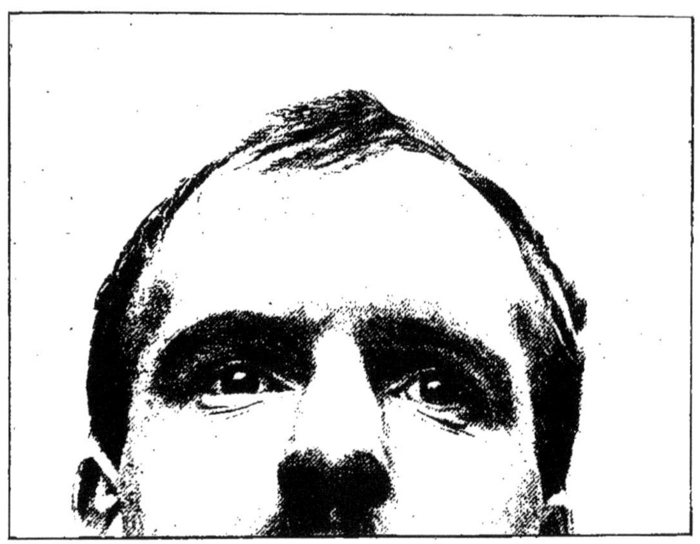

Fig. 174. — Paralysie du sympathique cervical droit. Malade de la fig. 173. Enophthalmie, myosis et pseudo-ptosis de l'œil droit.

accident qu'il ne transpirait jamais plus du côté droit du visage et du cou, ni du bras droit.

Les photographies montrent que le malade présente une bande d'analgésie légère (limitée par la ligne noire), le long de la face interne du membre supérieur droit, correspondant aux aires cutanées innervées par la huitième racine cervicale et les Ire et IIe racines thoraciques. On relève une légère faiblesse des petits muscles du pouce qui sont innervés par la Ire racine thoracique. Nous observons en outre que le nerf sympathique cervical droit est paralysé, de sorte qu'il y a contraction pupillaire, rétraction du globe de l'œil et pseudo-ptosis de ce côté.

Mais les photographies de ce sujet présentent un intérêt spécial. Elles démontrent un point qui n'a jusqu'ici jamais été — à ma connaissance — fixé chez l'homme, c'est le territoire cutané que le sympathique cervical pourvoit de fibres sudoripares. Alors qu'il supportait une chaleur tropicale, ce sujet transpirait copieu-

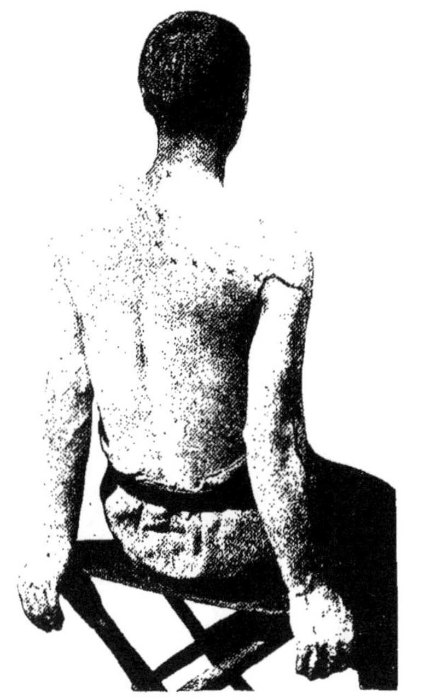

Fig. 175.

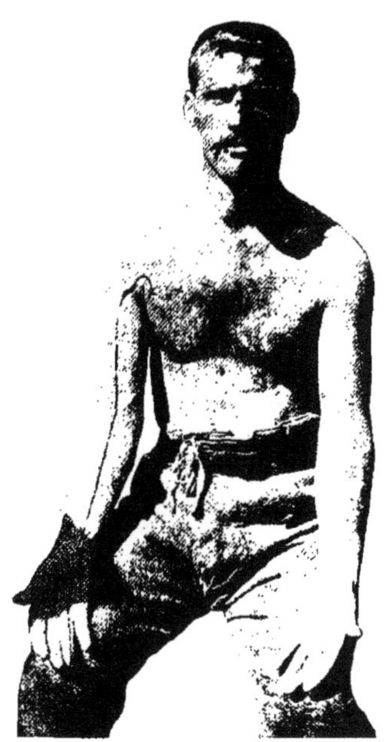

Fig. 176.

Paralysie du sympathique cervical droit causée par un coup de feu.

La balle a porté sur les racines inférieures du plexus brachial. La zone du membre supérieur droit délimitée en noir est anesthésiée. La ligne de croix sur le tronc indique les limites de la zone atteinte d'anidrose.

sement excepté sur une région limitée du côté droit de la tête, du cou, du membre supérieur droit et de la partie supérieure droite du tronc. Cette zone demeurait sèche et la ligne de démarcation entre la peau humide de sueur et celle qui restait sèche, était nette et distincte. J'eus, pour la photographier l'idée heureuse de souffler sur le visage du charbon de bois pulvérisé; cette poudre adhéra seulement au côté humide.

Nous avons pu ainsi photographier la zone non-transpirante au niveau de laquelle le sympathique cervical n'exerçait plus son action. Ainsi qu'on peut le voir sur les photographies (fig. 175 à 177), la limite de cette zone, marquée par de petites croix, prend la moitié du visage, devient horizontale sur la poitrine au niveau de la IIIe côte en avant et de l'épine de l'omoplate en arrière et intéresse tout le membre supérieur.

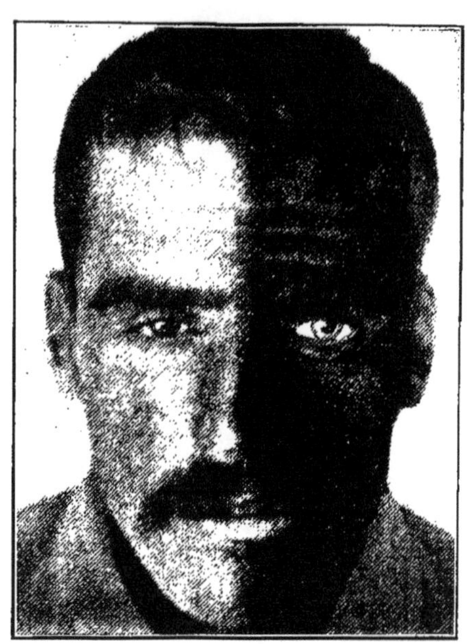

Fig. 177. — Paralysie du sympathique cervical droit, montrant les phénomènes oculo-pupillaires et la zone d'anidrose.

Avant d'abandonner la question de la paralysie du sympathique cervical, il faut ajouter que la résection du sympathique cervical a été pratiquée dans certaines affections dans un but thérapeutique. C'est ainsi que des chirurgiens-oculistes ont préconisé cette opération dans des cas de glaucome, afin de diminuer la tension intra-oculaire, et il faut reconnaître que le résultat a été assez bon. L'on a essayé aussi la résection bilatérale du sympathique cervical pour guérir l'épilepsie, parce que l'on espérait ainsi paralyser les nerfs vaso-moteurs cérébraux et provoquer de l'hyperémie du cerveau, surtout dans les cas où les crises s'annonçaient par la pâleur du visage. Mais les résultats rapportés n'ont pas été assez favorables pour nous permettre de recommander ce procédé.

Nous allons maintenant considérer succinctement la condition inverse, c'est-à-dire l'*irritation ou l'excitation du nerf sympathique cervical*. Les signes sont exactement l'opposé de ceux qui accompagnent la paralysie. Nous avons donc : dilatation de la pupille, exophtalmie ou projection du globe de l'œil, élargissement de l'ouverture palpébrale (signe de Stellwag) et une limitation dans l'abaissement de la paupière supérieure lorsque le sujet baisse les yeux (signe de von Graefe). Tous ces phénomènes peuvent être produits jusqu'à un certain point, en instillant sur un œil sain quelques gouttes d'une solution de cocaïne; cet alcaloïde stimule le sympathique cervical.

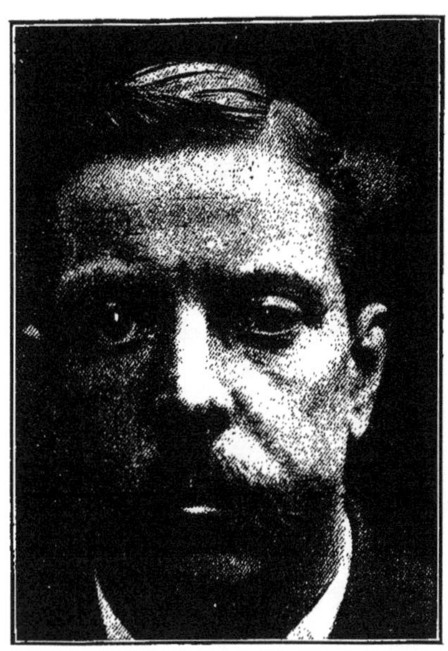

Fig. 178. — Excitation du sympathique cervical droit.

La figure 178 représente un homme qui souffrait d'une hypertrophie lymphadénomateuse des ganglions du cou. Pendant son séjour à l'hôpital, nous vîmes qu'il présenta très rapidement, au bout de deux jours, de l'exophtalmie, l'élargissement de l'ouverture palpébrale et une légère dilatation de la pupille. A l'hôpital, se trouvait, à la même époque, un soldat dont un œil présentait les mêmes signes, mais provoqués par un anévrisme de la base du cou comprimant et irritant le sympathique cervical. Si pareille compression continuait, les signes d'excitation disparaissant seraient remplacés par ceux de la paralysie. Notre malade lymphadénomateux mourut pourtant neuf semaines après l'apparition des phénomènes d'excitation sans que les phénomènes opposés de paralysie se fussent manifestés. Certains cas de phtisie et de pneumonie du sommet s'accompagnent d'inégalité des pupilles, ce qui est dû probablement à ce que le sympathique cervical est irrité par des altérations pleurales. Il y aurait beaucoup à dire en faveur de l'opinion que nombre de signes du goitre exophtalmique dépendent de l'excitation du nerf sympathique par une sécrétion thyroïdienne excessive ou pervertie. Les figures 179 et 180 représentent un cas de goitre exophtalmique où les symptômes étaient prépondérants

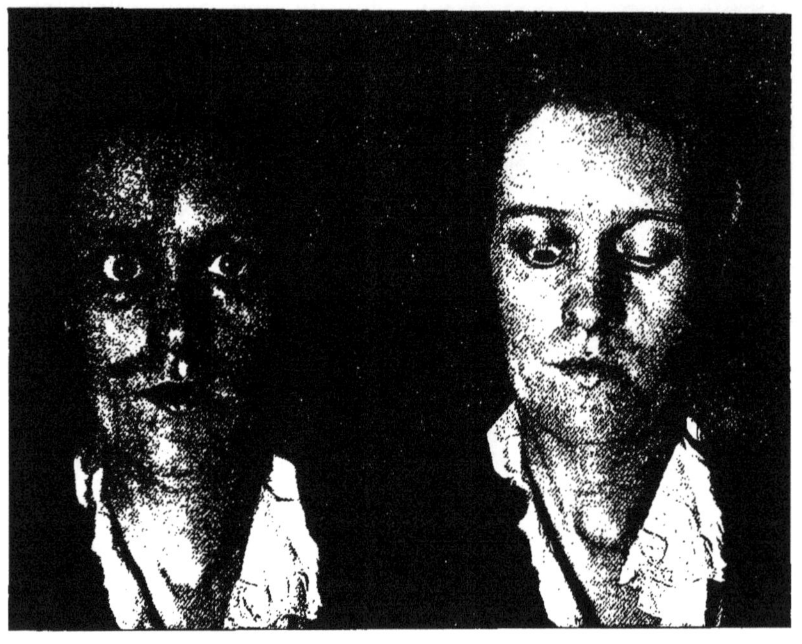

Fig. 179. Fig. 180.

Goitre exophtalmique, avec signes oculaires plus marqués à droite.

La fig. 180 montre le signe de Von Graefe à l'œil droit, quand la malade abaisse le regard.

à droite. La tachycardie, dans ce syndrome, est probablement due à l'excitation des fibres cardio-accélératrices, qui émanent du sympathique. L'hypertrophie thyroïdienne pourrait s'expliquer comme étant le résultat de la paralysie vaso-motrice des vaisseaux cervicaux, y compris ceux de la glande thyroïde elle-même.

[Mais les rapports de plus en plus précis, bien que parfois

lointains, entre les infections comme la tuberculose, le rhumatisme et la syphilis et le goitre exophtalmique tendent de plus en plus, d'autre part, à faire considérer ce syndrome comme fonction d'une thyroïdite parenchymateuse, la question de terrain névropathique n'en restant pas moins entière.]

Bien que les affections du sympathique cervical soient les plus aisées à reconnaître, nous ne devons pas perdre de vue que *les portions thoracique et abdominale de ce nerf* peuvent être également affectées; mais les symptômes étant principalement viscéraux sont moins faciles à diagnostiquer. C'est ainsi que certains cas d'angine de poitrine peuvent être le résultat d'une irritation du plexus cardiaque, tandis que la vaso-constriction réflexe particulière des vaisseaux pulmonaires, accompagnée de dilatation transitoire et d'irrégularité du cœur droit que nous rencontrons dans certains troubles gastriques et hépatiques, a été considérée comme une affection de la partie thoracique du sympathique. Les affections du sympathique abdominal ou de ses gros ganglions prévertébraux produisent des phénomènes cliniques encore plus frappants. C'est ainsi que l'affection rare connue sous le nom de dilatation aiguë de l'estomac et nombre de symptômes de la péritonite aiguë, tels que la paralysie intestinale, le météorisme, le pouls fuyant, le collapsus peuvent être le résultat d'une paralysie aiguë du plexus solaire, ce « cerveau abdominal ». D'un autre côté, l'irritation du plexus solaire est très bien démontrée dans la colique saturnine avec ses douleurs, sa constipation et son hypertension artérielle. Les différentes crises viscérales du tabes, — gastrique, intestinale, rénale, etc., — peuvent être dues aussi à des altérations irritatives des différentes portions du sympathique abdominal. On peut attribuer à la même cause les symptômes intestinaux du goitre exophtalmique, qui ne consistent pas en diarrhée ordinaire avec selles molles, mais plutôt en une défécation anormalement fréquente. Mathieu et d'autres ont attribué la colite muco-membraneuse, avec ses paroxysmes caractéristiques, à quelque trouble du plexus solaire, mais sans trop de documents pathologiques sur ce point. Peut-être que l'on pourrait rapporter des affections comme les albuminuries cyclique et orthostatique, le diabète insipide et certaines formes de glycosurie à des affections des plexus solaire ou splanchnique.

En outre de ces troubles viscéraux, les altérations du sympathique abdominal s'accompagnent de certaines altérations pigmentaires de l'épiderme. Les exemples les plus frappants en sont fournis par la pigmentation cutanée qui se présente d'habitude dans le goitre exophtalmique et encore plus dans la maladie d'Addison avec sa coloration bronzée de la peau, son asthénie et sa diarrhée paroxystique. La maladie d'Addison est probablement le résultat de deux facteurs, — l'irritation du sympathique abdominal et l'insuffisance de la fonction surrénale, — dont il est malaisé d'établir l'action proportionnelle exacte dans chaque cas considéré.

Les angio-névroses. — Elles comprennent un groupe d'affections qui paraissent dépendre d'altérations des fibres sympathiques qui innervent les vaisseaux sanguins.

Il est presque établi que la perte de connaissance qui caractérise l'attaque d'épilepsie est liée à une anémie cérébrale subite et que la période tonique de l'attaque d'épilepsie majeure s'accompagne d'anémie corticale tandis que la période clonique est associée à un retour de la circulation artérielle. On ne saurait affirmer jusqu'à quel point ces phénomènes initiaux sont dus à un arrêt subit du cœur, bien qu'il soit parfois aisé de percevoir un arrêt du pouls au début de l'attaque, ou à un spasme vaso-moteur des vaisseaux corticaux[1].

1. A.-E. Russel. *Lancet*, 1909, april.

La dyspnée paroxystique de l'asthme, avec sa respiration lente et difficile, doit sans doute être attribuée à une névrose du sympathique thoracique. D'aucuns prétendent que les phénomènes seraient le résultat immédiat d'une congestion vasculaire subite de la musqueuse bronchique; d'autres qu'ils seraient produits par le spasme des muscles bronchiques non striés. De toute façon, la nature paroxystique de l'affection, son origine toxique apparente en certains cas, son rapport dans d'autres avec des causes d'irritation réflexe nasales ou autres, ses relations fréquentes avec la diathèse goutteuse, — tous ces faits indiquent une lésion fonctionnelle et non organique du nerf sympathique.

La plupart des angio-névroses cependant affectent les vaisseaux sanguins des parties superficielles de l'organisme tels que ceux de la peau ou des muscles. Parmi les angio-névroses cutanées, la plus commune est probablement le syndrome appelé *maladie de Raynaud*. A son degré le plus bénin, il s'appelle *pâleur locale* (« syncope locale » ou « doigt mort »); la partie affectée, généralement les doigts, moins souvent les orteils, l'ourlet des oreilles, l'extrémité du nez, deviennent soudainement froids au toucher et prennent une teinte de cire. Le sujet éprouve en même temps une sensation de fourmillement ou une autre sensation spéciale (acro-paresthésie) [1]. Il se peut que la sensibilité tactile soit émoussée. Une main ou l'autre, ou toutes deux, peuvent être affectées, parfois les mêmes doigts des deux mains, mais le pouce l'est moins souvent que les autres doigts. Les attaques peuvent durer quelques minutes

1. [En France, depuis la leçon classique aujourd'hui de Gilbert Ballet (1897), qui adoptait le terme acroparesthésie créé par Fr. Schultze en 1893, on envisage l'acroparesthésie comme un syndrome dont le signe dominant est un engourdissement paroxystique avec sensation pénible de tuméfaction des extrémités, apparaissant surtout le matin, au réveil (Waking-numbness d'Andrew Smith, 1887), et surtout commun chez les ouvriers, chez les lessiveuses surtout qui travaillent dans les eaux froides ou caustiques. Cet engourdissement ne s'accompagne d'aucune parésie, ni d'altération objective de la sensibilité, ni de blancheur, ni de cyanose de la peau, ni de douleur à la pression, par quoi il se distingue de suite du syndrome de Raynaud et de l'érythromélagie.]

ou plusieurs heures et sont plus fréquentes en hiver. Elles sont souvent occasionnées par le lavage des mains à l'eau froide ou par des mouvements menus des doigts, tels que ceux qu'imposent la couture ou le piano. Tandis que l'attaque diminue, le sujet éprouve une sensation de fourmillement, voire même de douleur. Le syndrome, en s'aggravant, évolue vers la *cyanose* ou *asphyxie locale;* les doigts, précédemment pâles en état de syncope locale, se colorent subitement, variant en teinte entre un bleu foncé ou gris ardoise et un pourpre noirâtre intense. La pression exercée sur la zone décolorée cause une tache blanche qui persiste pendant plusieurs secondes, après quoi la lividité réapparaît. La douleur est généralement plus intense que dans la syncope locale. Tandis que l'attaque diminue, les parties primitivement asphyxiées peuvent transpirer abondamment. Mais la variété la plus grave de la maladie de Raynaud est la *gangrène symétrique*, qui est généralement précédée par la cyanose et parfois par la syncope locale. D'habitude, le processus gangréneux se confine dans une petite partie de l'aire cyanosée. Dans sa forme la plus bénigne, la nécrose se limite à l'épiderme, de telle sorte qu'il n'y a que desquamation ; le plus souvent, il se forme une petite ampoule contenant une sérosité sanguinolente. Elle crève, formant un ulcère qui se cicatrise par la suite. Les ongles tombent et repoussent. Ou bien la nécrose s'étend en profondeur dans les tissus et forme une escarre noirâtre. Des phalanges entières subissent une momification sèche et tombent, laissant ainsi un moignon conique. Les os en général échappent à la nécrose. C'est pendant la cyanose initiale que la douleur est aiguë. Les symptômes de la maladie de Raynaud sont dus à un spasme local des vaisseaux; l'attaque soudaine et la disparition des symptômes ne permettent pas d'autre hypothèse[1]. Les symp-

1. [Expérimentalement l'excitation des vaso-constricteurs n'a jamais pu reproduire cependant les phénomènes de la maladie de Raynaud. D'autre part la

tômes sensitifs concomitants sont probablement dus à une irrigation sanguine insuffisante. Cushing a démontré que l'on peut généralement soulager un paroxysme de syncope locale ou de cyanose, en appliquant un tourniquet de caoutchouc plat, serré autour de la partie supérieure du membre, afin de provoquer une occlusion de tous les vaisseaux, artères et veines, pendant plusieurs minutes. Lorsque le tourniquet est levé, il se produit une paralysie vaso-motrice temporaire, le membre entier rougit jusqu'au bout des doigts, et une montée de rouge efface la pâleur locale ou la cyanose. La maladie de Raynaud est quelquefois accompagnée d'hémoglobinurie paroxystique, due probablement à quelque spasme vaso-moteur des vaisseaux rénaux. On a observé des cas rares de troubles oculaires paroxystiques, au cours desquels l'*examen ophtalmoscopique* démontrait que les artères rétiniennes étaient contractées spasmodiquement.

L'*érythromélalgie*, qui attaque l'un ou l'autre pied, forme un contraste frappant avec la maladie de Raynaud. Ici, la douleur est cuisante ou lancinante, souvent d'une intensité extrême, et se manifeste par des paroxysmes de quelques minutes à plusieurs heures. Cette douleur est toujours aggravée par la position pendante du membre, par les mouvements volontaires ou par la chaleur, tandis qu'elle diminue dans une position horizontale ou élevée, par le repos, par des applications froides. Les attaques initiales sont simplement douloureuses. Cependant, au fur et à mesure que l'affection fait des progrès, viennent s'ajouter de la douleur et de l'enflure du pied; il est plus rare de voir la rougeur précéder la douleur. La rougeur est d'une teinte vive et se limite souvent à la pulpe du gros orteil ou à de petites parties de la plante ou des bords. Parfois, elle

limite est très imprécise entre les mortifications massives et le syndrome. Il faut, comme le dit judicieusement Ehlers, toujours se méfier de l'ergotisme; enfin il faut se rappeler l'observation de Leclerc (*Sem. méd.*, sept. 1900), où la cyanose était liée à un syndrome bulbo-protubérantiel avec vertige, angoisse et glycosurie].

s'étend à tout le pied. La rougeur augmente en intensité, et, si on laisse le membre pendant, une « tempête vasculaire » s'installe, les artères sont bondissantes, la température locale monte et il se produit une hyperesthésie cutanée intense. L'attaque disparaissant, la rougeur est remplacée par de la cya-

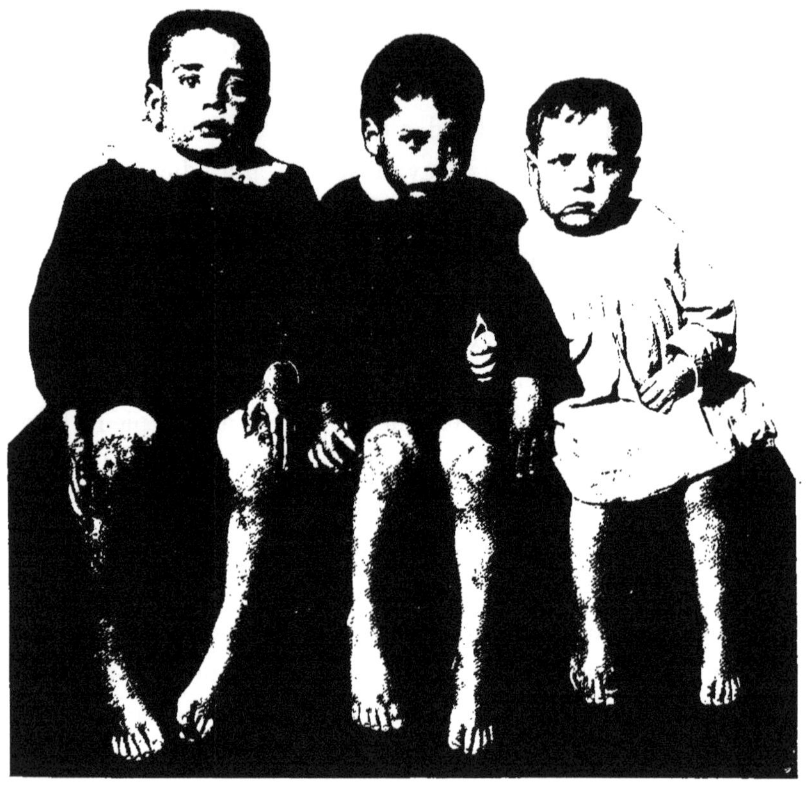

Fig. 181. — Gangrène familiale des pieds chez trois frères.

nose. J'ai observé un cas où, après chaque paroxysme, il se produisait une desquamation de la zone cutanée affectée.

Mais il y a d'autres cas dans lesquels les symptômes vaso-moteurs présentent un type intermédiaire entre ces deux conditions extrêmes, la maladie de Raynaud et l'érythromélalgie. Ces deux syndromes peuvent coexister ou se succéder chez le même malade. L'érythromélalgie est parfois l'un des premiers signes d'une affection organique de la moelle épinière, par exemple de la sclérose disséminée, et ce fait indiquerait qu'elle dérive d'une affection des centres vaso-moteurs médullaires, peut-être des amas cellulaires « intermédio-latéraux » entre les cornes antérieures et postérieures sur lesquelles Bruce[1] a attiré l'attention plus spécialement dans ces derniers temps. Quelques rares cas de *gangrène familiale* ont été également observés, qui ressemblent beaucoup à la maladie de Raynaud. La figure 181 représente trois frères âgés respectivement de cinq, quatre et trois ans, qui présentèrent tous, au cours d'un hiver, des zones de nécrose localisées aux pieds. L'aîné des enfants présenta d'abord de la nécrose de la peau des deux talons, puis des zones semblables sur le dos du pied droit et sur le quatrième orteil gauche. Le deuxième accusa de la cyanose et un peu de nécrose sur les faces dorsales des deux pieds, tandis que le plus jeune avait une grave nécrose du gros orteil, des quatrième et cinquième orteils droits et une aire plus petite sur la surface plantaire du gros orteil gauche. Il n'est pas impossible que les paroxysmes de la *paralysie périodique familiale* (voy. p. 306) soient le résultat d'un spasme vaso-moteur récurrent de l'artère spinale antérieure, laquelle, ainsi que nous l'avons vu, alimente la corne antérieure de la moelle épinière.

Une autre affection paroxystique d'origine angio-névrosique est la claudication intermittente que nous avons déjà décrite (p. 303), dans laquelle les artères des tissus profonds, et non celles de la peau, sont dans un état de spasme temporaire; [le plus souvent, cependant, il s'agit d'artérite pariétale sténosante qui aboutit ou non à l'oblitération complète avec gangrène].

Sans aucun doute, l'*œdème angio-névrosique aigu* [ou maladie de Quincke, 1882] est une vaso-névrose. Elle se caractérise

1. *Trans. Roy. Soc. of. Edin.*, 1906, vol. XIV, part. I, p. 105.

par des attaques paroxystiques d'œdème nettement localisé, dur et intermittent du tissu cellulaire de diverses parties du visage, du tronc ou des membres. Après avoir duré quelques heures ou quelques jours, l'enflure, qui est remarquablement tendue et ne se déprime pas en godet sous la pression du doigt, disparaît spontanément. Elle atteint aussi les muqueuses, par exemple celles des voies respiratoires ou gastro-intestinales. Une attaque gastrique peut occasionner des vomissements violents, une attaque intestinale du météorisme, des coliques et de la diarrhée sanguinolente, et si le malade fait d'aventure une attaque au larynx, la mort par asphyxie peut s'en suivre. En ce qui concerne la peau, ce sont les lèvres, les joues et les paupières qui sont le plus souvent intéressées. Il s'agit là d'une maladie parfois familiale.

Dans l'hémiplégie chronique, il n'est pas rare d'observer de l'œdème de la main ou du pied du côté paralysé. Un refroidissement permanent et de la cyanose sont choses fort communes dans les membres paralysés des sujets souffrant d'une ancienne poliomyélite antérieure. Même par un temps chaud, le membre flaccide demeure froid et parfois bleuâtre, mais cette cyanose diffère de celle du syndrome de Raynaud en ce qu'elle est permanente et non paroxystique.

Certaines variétés d'*urticaire* peuvent être rapportées à des altérations du système nerveux, par exemple lorsque la plaque prurigineuse apparaît après une émotion soudaine. Ces malades paraissent avoir une coagulabilité du sang très faible, due à une insuffisance des sels de calcium dans le sérum sanguin. L'urticaire, il est vrai, est bien plus souvent d'origine toxique. D'autre part, le « dermographisme » (urticaire factice ou *urticaria scripta*) est un phénomène cutané réflexe. On l'obtient en passant fermement sur la peau un objet dur et mousse, tel que la tête d'une épingle ou l'ongle. Si nous faisons ainsi un dessin ou traçons quelque mot sur la peau du sujet, une zone rouge apparaît au bout de quelques secondes. Puis il se forme une raie en relief, blanche et dure, qui est à la fois palpable et visible, comme si le dessin ou l'écriture étaient quelque travail en repoussé (voy. fig. 198, p. 466). Ceci dure un certain temps et se dissipe graduellement. A l'encontre de l'urticaire vrai, le dermographisme n'est pas accompagné de démangeaison. Le phénomène se rencontre le plus souvent chez des névropathes; il est excessivement commun dans les cas de goitre exophtal-

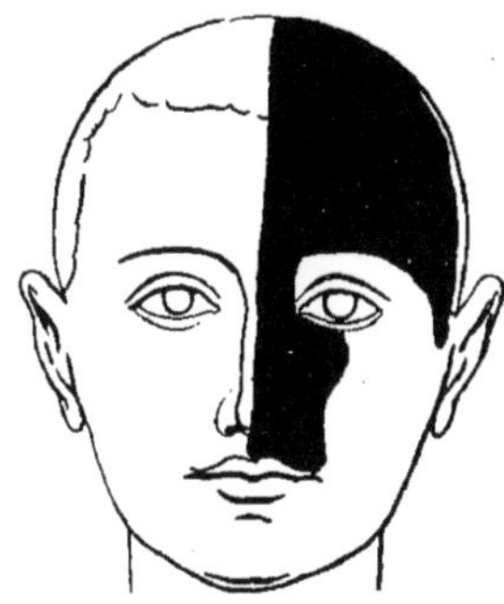

Fig. 182. — Territoire de sudation localisée au cours de la mastication de substances épicées, chez un homme de vingt-neuf ans.

Le fait remontait à la plus tendre enfance.

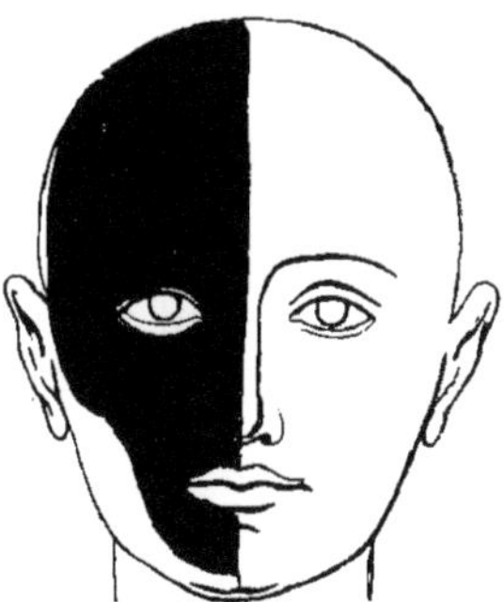

Fig. 183. — Même cas chez un homme de trente-cinq ans.

Le phénomène apparut à vingt-huit ans.

mique[1] et se trouve même chez des individus ayant toutes les apparences de la santé.

En dernier lieu, nous passerons en revue certaines anomalies de la transpiration qui dépendent de troubles nerveux. Nous avons déjà fait allusion à l'anidrose ou absence de sueur locale dans certains cas de paralysie du sympathique cervical. Nous rencontrons parfois une hyperidrose paroxystique locale. Les figures 182 et 183 montrent les zones d'hyperidrose réalisées par deux malades. Chez l'un d'eux, le cas était congénital et se manifestait par une transpiration excessive du

1. Dreschfeld. *Brit. med. journal*, nov. 18, 1905.

côté gauche du cuir chevelu et de la face, sur un territoire correspondant à toute la première et à une partie de la seconde division du trijumeau. Chez l'autre, tout le territoire de ce même nerf du côté droit était affecté depuis l'âge de vingt-huit ans. Chez les deux malades, qui étaient sains par ailleurs, les paroxysmes de transpiration ne se produisaient que lorsqu'ils mâchaient quelque aliment très relevé tel qu'oignons ou conserves au vinaigre. Cet état fait songer à quelque hyperexcitabilité du centre de transpiration réflexe du visage, qui siège peut-être à l'intérieur de la protubérance. La figure 184 représente une aire d'hyperidrose de la main et du poignet gauches chez une jeune femme de dix-neuf ans. Chez elle, les phénomènes se produisaient trois ou quatre fois par jour, spontanément, surtout vers l'époque des menstrues ou quand elle était sous l'empire de quelque émotion. Dans ce cas, la distribution faisait penser à une aire segmentaire ou radiculaire, dépendant apparemment des huitième segment cervical et premier thoracique. Une contre-stimulation de la partie inférieure du cou, devant et derrière, près de l'issue de ces racines, produisit une amélioration rapide de cet état.

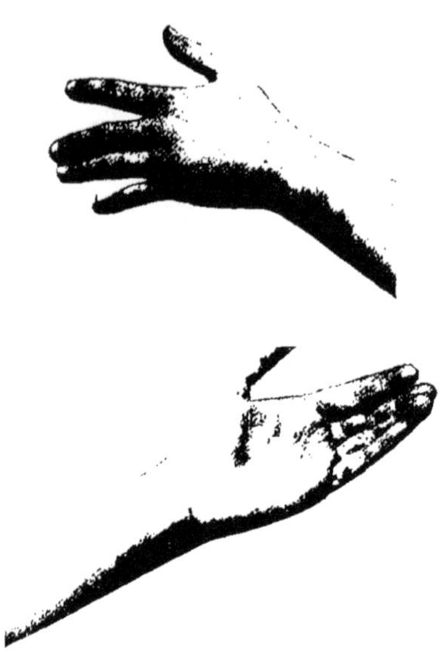

Fig. 184. — Hypéridrose localisée le long du bord cubital de l'avant-bras et de la main.

La zone représentée en noir est due à la projection de poudre de charbon qui a adhéré à la peau en sudation.

Dans certains cas anciens d'hémiplégie, il n'est pas rare de constater une transpiration excessive de la main et du pied du côté paralysé. Sans doute, tout relève d'altérations dans les centres de sudation du système nerveux central.

CHAPITRE XXI

LES NÉVROSES

La limite qui sépare les affections organiques et les soit-disant affections fonctionnelles ou névroses est entièrement factice et imaginaire. L'ancienne terminologie qui définissait la névrose une affection nerveuse dépourvue d'altérations anatomiques est insuffisante. Une maladie est inconcevable sans base physique fondamentale. La lésion n'est pas nécessairement visible au microscope; elle peut être moléculaire ou bio-chimique. Dans certaines affections, telles que l'épilepsie et la paralysie agitante, la lésion fondamentale essentielle n'est pas encore découverte, et cependant nous ne les classons plus avec les névroses au sens exact du mot. C'est pourquoi, quand nous parlons en médecins de névroses, nous pouvons avoir une idée générale assez exacte de ce que nous voulons dire, encore qu'il nous soit difficile d'exprimer notre définition en langage anatomique.

Dans les affections nerveuses « fonctionnelles », les altérations physiques fondamentales sont légères et le plus souvent susceptibles de guérison. A ce point de vue elles ne diffèrent pas seulement des affections organiques communes dues à de graves lésions anatomiques laissant presque toujours quelque dommage permanent, mais elles diffèrent aussi des affections incurables et régulièrement progressives, telles que la paralysie agitante. Néanmoins, nous devons reconnaître que les névroses sont des maladies réelles, aussi réelles que la variole ou le cancer. Mais il faut faire une distinction profonde entre un malade hystérique ou neurasthénique et un sujet qui simule de propos délibéré une maladie ou une lésion traumatique, encore que dans la pratique cela ne soit pas chose aisée. L'imitation d'autres maladies — la *neuromimésie* — qui se rencontre souvent dans l'hystérie, ne dépend pas de la volonté [N'est pas simulateur qui veut! (Lasègue)]. Le malade hystérique ou neurasthénique n'a généralement aucune connaissance de l'affection qu'il simule inconsciemment. Les douleurs et paralysie qu'accusent les hystériques et les neurasthéniques ont pour eux la même réalité que si elles étaient liées à de graves lésions organiques.

Les trois névroses principales sont à proprement parler la neurasthénie, la psychasthénie et l'hystérie. La neurasthénie est une névrose « exogène » ; la psychasthénie est essentiellement « endogène », ainsi que l'hystérie, bien que, pour cette dernière, des facteurs externes puissent agir comme cause provocatrice ou précipitante. Chacune de ces névroses a ses propres caractéristiques assez bien définies, mais, dans la pratique, elles se combinent souvent ou peuvent coexister avec des affections organiques. C'est ainsi qu'un malade hystérique peut souffrir de neurasthénie et un psychasthénique d'hystérie. Il n'y a rien qui empêche un neurasthénique d'avoir, par exemple, une attaque d'hémorrhagie cérébrale [ou d'être suspect de tuberculose]. En outre, toute grave affection organique peut déterminer des phénomènes hystériques ou neurasthéniques qui viennent s'ajouter aux symptômes dus aux lésions organiques. En effet, certaines lésions organiques graves, surtout la sclérose disséminée ainsi que certaines tumeurs cérébrales, peuvent tout d'abord produire des symptômes impossibles à distinguer de ceux des affections fonctionnelles — symptômes qui, dans le fond, sont [probablement] fonctionnels eux-mêmes. En pareil cas, le neurologiste doit être sur ses gardes afin de découvrir l'affection organique fondamentale et d'en distinguer les signes des symptômes superposés de l'hystérie ou de la neurasthénie. Donc, les symptômes fonctionnels peuvent coexister avec de graves lésions organiques formant ainsi une [association hystéro-organique].

Rappelons succinctement quelques symptômes caractéristiques des principales névroses — la neurasthénie, la psychasthénie, l'hystérie — et notons à quels points de vue ils diffèrent, si tant est qu'ils diffèrent, des symptômes analogues produits par de graves lésions organiques.

La *neurasthénie* n'est pas une affection primitive. Elle est exogène, elle est le résultat d'autre chose. La cause la plus commune en est le surmenage, mental ou physique. Elle est produite encore par l'abus de certaines substances telles que le tabac, l'alcool ou la cocaïne, et enfin par les toxines de diverses maladies infectieuses, par exemple l'influenza, la fièvre typhoïde, etc. Ou bien la neurasthénie peut être le résultat de maladies organiques, qu'elles soient du système nerveux (par exemple le tabes, la sclérose disséminée) ou d'autres tissus (comme la goutte, les rhumatismes, le cancer, etc.). Finalement, il y a une cause particulièrement fréquente, le traumatisme, surtout dans les accidents de chemin de fer qui produisent un type commun de neurasthénie, comprenant le soi-disant « railway spine ». Les malades qui n'ont qu'une faible résistance sont naturellement le plus susceptibles de devenir neurasthéniques pour une cause entièrement accidentelle, mais il ne faut pas perdre de vue que des individus parfaitement sains, sans tare névropathique, le deviennent à la suite du surmenage ou d'un traumatisme.

Les symptômes de la neurasthénie sont principalement subjectifs. Le malade se plaint d'être fatigué sans raison, de ne pouvoir fixer son attention, de sorte qu'un effort mental soutenu devient impossible ; c'est le « surmenage cérébral ». Il y a « faiblesse irritable » [faiblesse de fond et irritation de forme], avec dépression générale du système nerveux. La mémoire du malade cependant paraît excellente [en temps au moins qu'] il détaille avec abondance ses misères. Il est rempli de douleurs, mais à l'examen physique l'on ne trouve rien ou presque rien au point de vue anesthésie ou paralysie motrice. Au nombre des symptômes moteurs, le premier à relever est l'asthénie ou la tendance extrême à la fatigue. Lorsqu'elle affecte les muscles internes de l'œil, *l'asthénopie* apparaît qui se caractérise par la fatigue oculaire dans les efforts d'accommodation, dans la lecture. Le malade peut aussi sentir ses jambes trembler lorsqu'il veut se livrer à quelque exercice. Mais tout cela ne constitue jamais une réelle impotence : aucun mouvement déterminé n'est devenu impossible, quelque faible ou tremblant qu'il soit. Les symptômes sensitifs comprennent des sensations purement subjectives qui croissent à l'infini et sont toutes également pénibles. Des douleurs et paresthésies très variées sont spécialement communes dans la tête et le long de la colonne vertébrale. Les troubles vaso-moteurs sont fréquents ; à signaler surtout les pulsations violentes de l'aorte abdominale que l'on sent presque sous la peau [anévrisme des étudiants !]. Le sujet se plaint aussi de rougeurs et de chaleurs subites ou de froid qui traversent le tronc, les membres et la face, de paroxysmes sudoraux, etc. Parfois nous pouvons relever des placards transitoires de rougeur sur les côtés du cou, s'élevant vers l'angle de la mâchoire jusque sur la joue. L'atonie gastro-intestinale est fréquente, accompagnée d'anorexie, de dyspepsie et de constipation. En sorte qu'un élément d'auto-intoxication intestinale peut se surajouter, qui aggrave l'état général. Les réflexes superficiels peuvent être exagérés, spécialement les réflexes abdominaux. Les réflexes tendineux rotuliens sont parfois anormalement brusques et accompagnés d'une sensation soudaine de choc dans l'épine dorsale, qui fait tressaillir le malade. Il n'y a pas de véritable clonus du pied, et les réflexes plantaires sont du type normal, en flexion. Les sphincters réagissent normalement. Chez la plupart des neurasthéniques, la nutrition est insuffisante. Pour le traitement, les neurasthéniques peuvent être divisés en deux classes, ceux chez qui la tension artérielle est anormalement haute [neurasthénie des artério-scléreux et des diabétiques] et ceux qui présentent le phénomène contraire [chez qui il faudra toujours rechercher avec le plus grand soin la tuberculose, la syphilis, etc.]. D'après de Fleury, les cas qui ont une tension artérielle augmentée sont généralement d'origine toxique et doivent être surveillés au point de vue des organes d'excrétion. D'autre part, dans les cas de tension artérielle diminuée, il nous faut augmenter l'énergie nerveuse du malade par un traitement anabolique, sous la forme de régime, massage et électro et hydrothérapie ; [il faut enfin quelquefois avoir recours à l'isolement].

La *psychasthénie* est une affection beaucoup plus sérieuse dans laquelle les phénomènes mentaux priment les phénomènes physiques. A l'encontre de la neurasthénie, qui est d'habitude une affection des adultes résultant d'une cause externe, la psychasthénie est une affection endogène, le point culminant d'une hérédité névropathique, et ses premiers symptômes se manifestent dans l'adolescence, même parfois dès l'enfance. Bref, tel celui qui naît poète, on naît psychasthénique ; on ne le devient pas. En outre, tandis que la neurasthénie est une affection éminemment curable, le malade psychasthénique reste tel, sa vie durant, bien que l'on puisse lui apporter quelque soulagement.

Les symptômes les plus saillants de la psychasthénie sont, ainsi que Janet l'a montré avec insistance, les « stigmates » psychasthéniques, notamment les obsessions et les actes impérieux. Les « stigmates » de la psychasthénie sont d'ordre psychique ou physique. Les stigmates psychiques sont l'irrésolution et l'inertie mentale. Le psychasthénique se sent incapable de fixer son attention ; qu'il s'agisse d'un effort physique ou mental, il a un sentiment d'hésitation et de doute, il est obligé de s'étayer sur d'autres pour trouver un soutien moral. Parfois il se sent une personnalité double, comme s'il avait deux moi coexistants. La personnalité double de la psychasthénie diffère de celle de l'hystérie ; dans cette dernière la dualité est alternante et le malade [ne semble pas en avoir] conscience. Les stigmates physiques se manifestent aussi dans les actes du malade. Tout ce qu'il fait paraît maladroit et gauche ; sa démarche même est lourde, il est souvent « tiqueur » ou rempli d'affectation et de manies. Il peut en outre présenter une foule de symptômes neurasthéniques parmi lesquels la céphalalgie est le plus commun ; par exemple des sensations de vide ou de lourdeur dans la tête, des sensations de relâchement ou de constriction, de craquement ou de broiement, etc. Les excitations ou le surmenage physiques et mentaux peuvent provoquer parfois une crise épileptiforme. L'atonie gastro-intestinale est commune avec tout son cortège de symptômes, dyspepsie, constipation, etc. ; les systèmes vaso-moteur et circulatoire sont affectés notamment de paroxysmes, de palpitations, de rougeurs et de pâleurs, de transpiration abondante ou de sécheresse anormale de la peau ; les fonctions sexuelles sont d'ordinaire diminuées ; le malade est très souvent atteint de spermatorrhée et, ainsi que chez les neurasthéniques, la nutrition générale est au-dessous de la norme.

Le second caractère fondamental de la psychasthénie est la présence *d'obsessions* ou d'idées dominantes de toutes sortes. Elles sont d'habitude déprimantes et affectent les formes les plus variées. L'obsession psychasthénique vient spontanément, par paroxysmes, et ne peut être inhibée par le malade, quelque effort qu'il fasse. L'obsession s'étant emparée de lui, elle capte toute son attention au point qu'il ne peut penser à autre chose. Bien qu'elle lui soit souvent répugnante, elle est insistante et tend à revenir à chaque instant. Le malade reconnaît que l'idée est morbide et cependant il ne peut la repousser. Les différentes obsessions varient dans leur tendance à se traduire en actions. C'est ainsi que les psychasthéniques, bien que souffrant d'obsessions de suicide, se tuent rarement. Mais d'autre part, les obsessions de vol (kleptomanie) et de boire (dipsomanie), ainsi que l'accomplissement d'actes sexuels, ne souffrent guère de résistance. Une certaine proportion de « chemineaux » de profession [les juifs errants de Charcot] sont tout simplement des psychasthéniques incapables de se fixer, même lorsqu'on leur offre le travail qu'ils prétendent chercher. Notons pourtant que bien que le malade psychasthénique ait des obsessions, il n'accuse pas d'illusions ni d'hallucinations; ses facultés de raisonnement sont intactes. C'est pourquoi il faut le distinguer du véritable aliéné.

Le troisième trait caractéristique de la psychasthénie est constitué par la manifestation d'*actes impérieux* (c'est-à-dire une tendance irrésistible vers l'accomplissement d'un acte spécial) et l'apparition dans la conscience d'*idées impérieuses* paroxystiques. Les actes impérieux comprennent les variétés infinies de *tics*. Quant aux idées impérieuses, elles comprennent par exemple la manie de toujours poser des questions (folie du pourquoi), la manie de l'ordre méticuleux, la manie de compter et de recompter les choses (arithmomanie), la manie de chercher des objets, etc. Ces *manies* entravent naturellement les processus mentaux normaux, les interrompant tant et si bien que le malade finit par ne rien accomplir du tout en fait de travail mental. Les idées impérieuses prennent également un caractère *émotionnel;* elles comprennent les formes innombrables de *phobie*, telles que l'agoraphobie (peur d'être dans les espaces libres), la claustrophobie (peur de se trouver dans les maisons fermées, surtout dans les édifices publics), l'aichmophobie (crainte des objets pointus), la rupophobie (crainte de la saleté) la toxicophobie (peur d'être empoisonné), l'éreuthophobie (peur de rougir), crainte de la mort, des maladies, d'accomplir des fonctions organiques telles que [la respiration], la miction et la défécation (coprophobie), crainte déraisonnable de certains animaux ou insectes, etc., à l'infini. Dans la plupart de ces phobies psychasthéniques, il existe côte à côte, avec la répulsion pour un acte ou un objet particuliers, une forte attraction vers ce même acte ou objet [1]. Ce mélange d'appréhensions et d'attirance, ainsi que Raymond[2] le fit observer, est une des causes de l'agitation mentale qui accompagne la phobie psychasthénique.

Nous abordons maintenant et en dernier lieu l'*hystérie*. C'est là un syndrome que l'on rencontre bien plus souvent chez les femmes. Elle est plus fréquente au cours de l'adolescence ou chez les adultes que dans l'enfance et la vieillesse, encore qu'elle puisse parfois se déclarer chez de jeunes enfants de huit, six ou même de quatre ans. S'il est vrai qu'aucune race et qu'aucun peuple ne puissent prétendre en être exempts, il faut convenir que l'hystérie se manifeste surtout parmi les races latines et parmi les Juifs. Dans beaucoup de cas on peut relever l'hérédité nerveuse : hystérie ou alcoolisme [ou tuberculose] des parents. Comme causes provocatrices nous trouvons le shock physique ou émotionnel, ou mieux leur combinaison, par exemple : tremblement de terre, coup de tonnerre ou accident de chemin de fer. L'incitation d'autres hystériques peut amener une vraie épidémie d'hystérie, soit chez les enfants, comme chez les fillettes appartenant à la même école, ou chez

1. [Cette association de phobie et d'obsession a le plus généralement comme processus fondamental l'*idée du doute*.]

2. *Bulletin médical*, 1907, n° 30.

les adultes, comme cela se voit dans certaines fêtes et cérémonies religieuses. Dans certains cas, quelque excitation ou quelque lésion des organes génitaux peut en être la cause probable, mais moins fréquemment à coup sûr que Freud et ses partisans voudraient nous le faire croire.

Les états hystériques se transforment par degrés imperceptibles en états mentaux normaux, de sorte qu'il est impossible de tracer entre eux une ligne de démarcation bien définie.

Il existe, à des degrés très variés naturellement, une certaine susceptibilité à la suggestion et une certaine réaction émotionnelle chez l'individu normal. Ces phénomènes sont surtout remarquables chez les enfants. En effet, ainsi que l'a dit Schnyder [1], nous pouvons parler de « l'hystérie physiologique » de l'enfance. Mais si un adulte retombe dans la susceptibilité à la suggestion de l'enfance et dans les réactions émotionnelles infantiles, nous le considérons comme pathologique, ou, pour mieux dire, hystérique.

Pour nous faciliter la tâche, nous étudierons les symptômes en quatre groupes — psychiques, sensitifs, moteurs et en dernier lieu viscéraux et vasculaires. Dans chacun de ces groupes nous trouverons excès, diminution ou perversion des processus nerveux normaux.

Les symptômes psychiques. — Ils sont invariablement présents dans l'hystérie, mais à des degrés divers. Le trait le plus saillant est *l'insuffisance de l'inhibition pyschique*. Le malade réagit trop facilement aux excitations ou suggestions, qu'elles aient leur origine dans le monde extérieur ou dans son propre organisme. Un des exemples les plus frappants de ce fait se trouve réalisé par la *suggestion hypnotique*, état dans

1. *Journal de neurologie*, 1907, p. 281.

lequel une forme particulière et temporaire d'hystérie — la transe hypnotique — se crée artificiellement par suggestion et se laisse détruire par les mêmes moyens. On tire parti parfois de la disparition de tels symptômes, au cours de l'*hypnose* ou après, pour traiter certaines manifestations hystériques par la suggestion hypnotique. Mais on peut facilement reprocher à cette pratique que, au lieu de fortifier la faible inhibition du malade, on utilise [précisément] une de ses anomalies psychiques. Si, cependant le résultat est que le malade obtient une supression hystérique de ses symptômes hystériques, on peut en conclure, en se fondant sur le principe mathématique : (— × — = +, que c'est là jusqu'à un certain point un bénéfice. Mais les résultats obtenus par ce procédé ont moins de chance d'être durables que lorsque nous fortifions le pouvoir d'inhibition psychique ou [d'auto-contrôle] de la malade par des mesures positives.

L'inhibition insuffisante étant le trait essentiel de la « ψυχή » hystérique, nous comprenons que la malade soit excessivement émotionnelle et d'humeur changeante, souvent irritable et parfois emportée. Elle rit ou pleure à la moindre provocation, et une des formes les plus communes de la « crise » d'hystérie consiste dans l'alternance de rires bruyants et de pleurs. La volition est faible et sous l'empire de caprices passagers; cette insuffisance de confiance en soi nous mène à un autre symptôme très caractéristique, le besoin de sympathie. Si on prodigue cette sympathie, ce qui est souvent le cas de la part de parents ou d'amis peu judicieux, la guérison peut être retardée indéfiniment. Il est donc en général d'importance capitale de sortir la malade hystérique de son milieu accoutumé et de l'isoler jusqu'à ce que le cercle vicieux soit rompu.

Les figures 185 et 186 représentent une femme de trente-sept ans qui était restée étendue sur un lit, pendant plus de quatorze ans, incapable de mouvoir ses jambes; il s'agissait de paraplégie hystérique. Mais elle était entourée par la sympathie d'une mère dévouée et de plusieurs dames charitables désireuses d'adoucir ses derniers moments! Elle fut hospitalisée et au bout de six semaines d'isolement et de massage, elle recouvra l'usage de ses jambes, comme le montre la figure 187. Cet heureux résultat était dû tout autant à l'isolement qu'aux autres mesures, telles que régime spécial et massage.

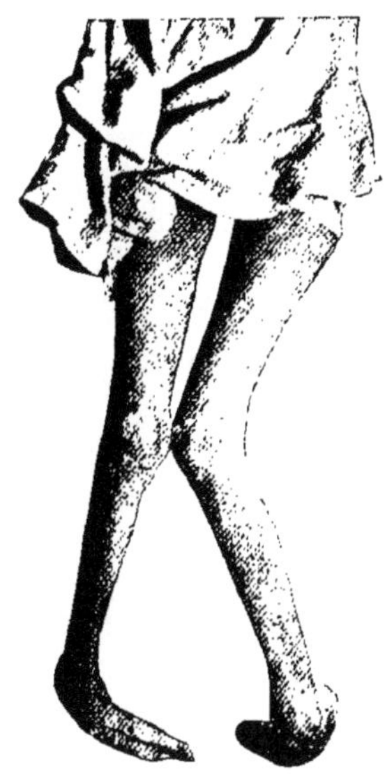

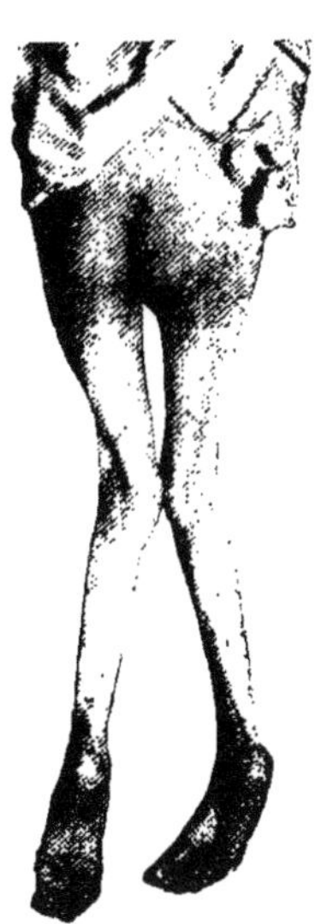

Fig. 185. Fig. 186.
Paraplégie hystérique datant de quatorze ans.
Position caractéristique des pieds quand la malade est passivement soutenue.

Il convient de mentionner ici, avec les autres symptômes psychiques, les *troubles hystériques du langage*. Parfois il y a volubilité excessive — une *diarrhœa verborum*. Dans d'autres cas nous observons l'état contraire, le mutisme hystérique ; la malade est complètement muette. Dans des cas moins graves il n'est pas rare de ne trouver que la perte de la voix — l'aphonie hystérique ; — la malade ne peut que chuchoter son histoire douloureuse à l'oreille d'un auditeur sympathique. L'aphonie hystérique présente des conditions laryngoscopiques spéciales qui revêtent la forme bien connue de la parésie adductrice des cordes vocales.

Les malades atteintes d'aphonie ou de mutisme recouvrent parfois soudainement la voix, lorsque l'obsession dominante se relâche, par exemple par l'administration de chloroforme (par le médecin) ou par un excès d'alcool (pris par la malade) ou par un ébranlement soudain physique ou mental. Beaucoup de cas d'aphonie hystérique sont guéris immédiatement par la faradisation intra-laryngée. L'*articulation* des hystériques et psychasthéniques peut être affectée de façons bien curieuses. J'ai vu plusieurs malades qui respiraient entre chaque syllabe, ils disaient par exemple : hô-pi-tal, en trois temps séparés. Certains tiqueurs psychasthéniques agrémentent leur conversation de bruits d'aboiement, grognement, ronflement. Une dame présentait ces dernières manifestations à un point tel que des locataires nouveaux d'une maison contiguë crurent que ces bruits émanaient d'un chien malade et conseillèrent charitablement de le tuer pour qu'il cessât de souffrir. Cependant cette dame pouvait réciter de longues tirades en prose et en

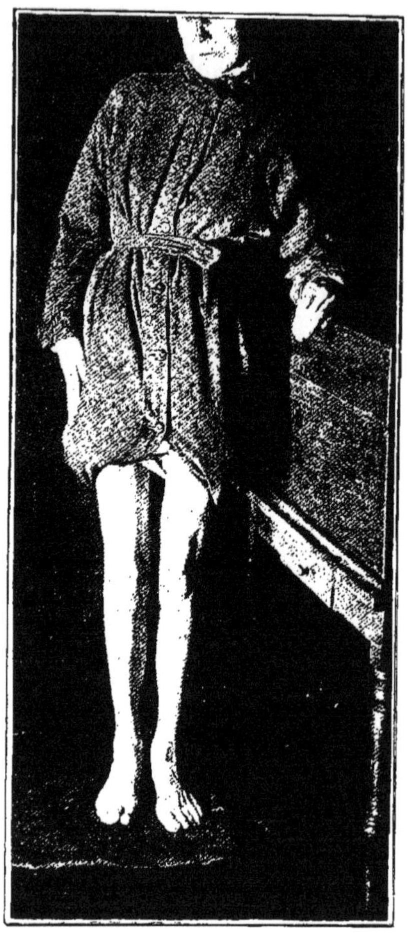

Fig. 187. — La même malade que dans les fig. 185 et 186, après six semaines de traitement.

La faculté de marcher est restaurée.

vers, mais dans la conversation ordinaire, ou même lorsqu'elle se taisait, son aboiement faisait que sa société constituait un agrément douteux.

Le *bégaiement*, dans ses formes variées, n'est pas rare chez les hystériques. A l'encontre du bégaiement ordinaire qui se déclare pendant l'enfance, le bégaiement hystérique se produit soudainement chez l'adulte. C'est ainsi qu'une nurse d'hôpital, agée de trente-trois ans, qui en se relevant brusquement heurta sa tête contre le chambranle d'une cheminée, fut prise le lendemain d'une grave hémiplégie hystérique, et réalisa six semaines après du bégaiement ; tout cela dura plusieurs mois.

Les symptômes sensitifs. — Ils ont une importance plus grande au point de vue diagnostique qu'on ne le pense communément. Presque tous les cas de neurasthénie et beaucoup de cas d'hystérie sont accompagnés de douleurs, d'une façon ou d'une autre. A l'encontre des douleurs ordinaires, qui sont généralement causées par une irritation périphérique, les douleurs hystériques et neurasthéniques sont d'origine centrale — *psychalgies* — et devraient au fond être classées parmi les hallucinations. Mais il nous faudra soigneusement examiner le point douloureux dans chaque cas et exclure toute irritation périphérique avant d'étiqueter une douleur quelconque, neurasthénique ou hystérique.

Les *douleurs hystériques* peuvent intéresser toutes les parties de l'organisme, mais elles sont communes surtout dans certaines régions. Par exemple, le mal de tête hystérique est souvent du type douleur en « clou » ; c'est une douleur térébrante, limitée en un point très précis du crâne. Communes aussi sont les douleurs de la région occipitale et l'hémicrânie. Les douleurs spinales arrivent à imiter celles des affections organiques. Les douleurs thoraciques — mastodynie — ou articulaires peuvent rendre le diagnostic épineux. Ce n'est qu'en examinant soigneusement le malade tant au point de vue local qu'au point de vue général que nous pouvons éviter les erreurs. Cet examen révélera en effet parfois la présence d'autres stigmates hystériques et l'absence de signes d'affection organique. L'on a vu des cas où l'amputation avait été pratiquée pour des douleurs articulaires d'origine hystérique. Il y a quelque temps je vis une jeune fille à laquelle le chirurgien avait déjà ôté un orteil, mais la douleur revint dans un autre orteil, et il s'agissait pourtant d'hystérie sans le moindre doute.

Il existe des rapports étroits entre ces douleurs et les zones d'*hyperesthésie hystérique* et surtout d'hyperalgésie ou sensibilité exquise. L'hyperesthésie totale est rare. L'on trouve aussi des cas d'hémi-hyperesthésie. Le plus souvent cette sensibilité exquise est limitée à de petites zones ; ce sont de petits « îlots » cutanés ou de tissus sous-jacents de la tête, du tronc ou des membres. Parfois l'hypersensibilité est cutanée et provoquée par un simple frôlement de l'épiderme ; d'autres fois elle est sous-cutanée et ne se révèle que par une pression plus forte.

Des points sensibles de ce genre se retrouvent d'ordinaire dans les régions vertébrale, sous-mammaire, épigastrique et inguinale, et, à part les cas où ils siègent sur la ligne médiane, se localisent surtout à gauche, excepté chez les « gauchers », chez qui ces points d'hyperesthésie se trouveraient à droite. Les zones d'hyperesthésie sont moins communes à la tête et très rares aux membres. Graves[1] a attiré l'attention sur la présence fréquente, chez les hystériques des deux sexes, d'hyperalgésie aux piqûres d'épingle accompagnée d'anesthésie tactile, limitée aux mamelons et à leurs aréoles.

La région inguinale gauche est peut-être le siège le plus ordinaire de ces zones hyper-sensibles. De ce que l'on supposait qu'il existait quelque rapport entre ces dernières zones et les

1. *Journal of nervous and mental diseases*, october 1905.

ovaires, on les a nommées « points ovariques », mais le symptôme est aussi fréquent chez les hystériques hommes que chez les femmes. En outre, Steinhausen [1] a examiné dans ce sens cinq cents soldats bien portants — des hommes, non des amazones — et constaté que chez 88 p. 100 d'entre eux une brusque pression dans la région inguinale des deux côtés produisait une réaction. Les phénomènes étaient d'ordre sensitif (chatouillement désagréable ou douleur), moteur (tension des muscles abdominaux, mouvements divers réflexes et protecteurs), psychique, vaso-moteur et sympathique (dilatation des pupilles). Et cependant pas un deux n'avait d'ovaire !

Le contact de ces zones sensibles n'éveille pas seulement de la douleur, mais peut mettre en branle de tels phénomènes nerveux qu'on les a dénommées *hystérogènes*. Ceci ne veut pas dire qu'elles constituent la cause provocatrice de l'hystérie, car celle-ci leur est préexistante. Cela veut dire simplement que la pression en un tel endroit détermine un paroxysme hystérique ou une crise. La zone la mieux connue à ce point de vue est la région inguinale gauche, mais on en peut trouver partout. J'ai connu un malade qui avait un point hystérogène sous une des aisselles et qui portait une espèce de bandage pour éviter les pressions accidentelles.

Parfois une pression plus profonde sur la zone hystérique ou ailleurs arrête une crise hystérique commencée. Les zones sur lesquelles l'on presse pour faire cesser le paroxysme s'appellent *hystéro-frénatrices*. Parmi ces dernières la région inguinale est aussi la mieux connue. Une forte faradisation sur la région inguinale arrêtera presque toutes les crises d'hystérie; on obtient le même effet par une injection sous-cutanée d'apomorphine..... qui ne manque pas de faire vomir la malade.

L'hyperesthésie hystérique affecte parfois les sens spéciaux.

1. Steinhausen. Ueber die physiologische Grunlage der hysterischen Ovarie. (*Deutsche Zeitsch. für Nervenheilk.*, XIX, p. 369.

de sorte qu'il peut se présenter de l'hyper-sensibilité de l'odorat, de la vue, de l'ouïe ou du goût. Ces phénomènes sont moins communs que ceux constitués par l'abolition ou la diminution de ces sens ; nous y reviendrons plus tard. J'ai soigné pendant quelque temps un malade qui ne pouvait supporter aucune lumière vive, surtout lorsque la pièce avait des tentures bleues. Il préférait se tenir dans une chambre obscure ; si on ouvrait les rideaux, il protégeait ses yeux de ses mains. Au bout de quelques semaines de traitement cette photophobie disparut complètement. Dans certains cas rares l'on a observé un agrandissement véritable du champ visuel, généralement confiné à un seul œil. Ainsi, chez un soldat atteint de torticolis hystérique et d'hémianesthésie totale, le champ visuel du côté non-anesthésié fut mesuré au campimètre : il était beaucoup plus grand que normalement.

L'*anesthésie hystérique* est excessivement commune et a une grande importance diagnostique. Je suis convaincu qu'un certain degré d'anesthésie existe dans une majorité écrasante des cas d'hystérie, excepté chez les enfants. Il y a quelque temps je relisais les notes que j'ai prises sur 63 cas consécutifs d'hystérie et je vis que l'anesthésie avait été relevée chez 50 de ces malades ; 12 seulement en étaient exempts. Le dernier cas de la série présentait de l'hyperesthésie unilatérale.

La malade n'est en général pas consciente de l'anesthésie hystérique ; l'examen seul la révèle au médecin [1]. Parfois cependant la malade accuse un véritable engourdissement, dans les cas surtout où le membre ainsi affecté présente aussi de la paralysie motrice, ce qui attire plus particulièrement son attention.

Janet a imaginé une méthode ingénieuse pour démontrer

1. Babinski estime que l'anesthésie hystérique est surtout le résultat d'une suggestion exercée par le médecin dans le temps qu'il examine le sujet. Je ne puis partager son opinion. Beaucoup de malades excessivement sensibles à la suggestion n'ont pas d'anesthésie.

que dans certains cas d'anesthésie hystérique les excitations atteignent réellement les centres cérébraux, bien que la malade ne paraisse pas les percevoir consciemment. Il prend un cas d'hémi-anesthésie, dit à la malade de fermer les yeux et l'invite à dire « oui » chaque fois qu'elle ressentira une piqûre d'épingle ou un frôlement et de dire « non » quand elle ne les ressentira point. Dans certains cas la malade ne se contentera pas de dire « oui » lorsqu'on touche le côté normal, mais elle dira aussi « non », chaque fois qu'on touche le côté anesthésié. Ceci est pathognomonique de l'hystérie.

L'anesthésie cutanée de l'hystérie peut être totale ou partielle, elle peut même être dissociée. La diminution ou la perte des sensations douloureuses sont plus communes que l'anesthésie tactile. Beaucoup de sorcières du moyen âge ne furent que des hystériques. Leur analgésie hystérique [sigillum diaboli] était d'habitude démontrée en les piquant avec des épingles, et lorsqu'on découvrait une zone analgésique, on les précipitait aussitôt dans la rivière ou l'étang le plus proche : si elles coulaient et se noyaient, leur innocence éclatait; si elles flottaient c'était une preuve additionnelle de leur culpabilité!

Quel que soit son degré d'intensité, l'anesthésie hystérique ne se limite jamais au territoire particulier d'un nerf périphérique comme celui du radial, du médian, du cubital ou du poplité externe. Sa distribution la plus commune est une *hémi-anesthésie* (27 cas sur 50) généralement du côté gauche, excepté chez les gauchers. Il est un fait remarquable qu'une malade hystérique ne souffre jamais d'impotence physique liée à cette anesthésie même, aussi profonde soit-elle. Elle ne ressemble pas en cela au sujet qui présente de l'anesthésie organique, car l'hystérique ne se brûle et ne se coupe jamais inconsciemment au niveau d'un zone d'anesthésie.

L'hémi-anesthésie hystérique comprend généralement les muqueuses accessibles de l'œil, du nez, de la bouche, du

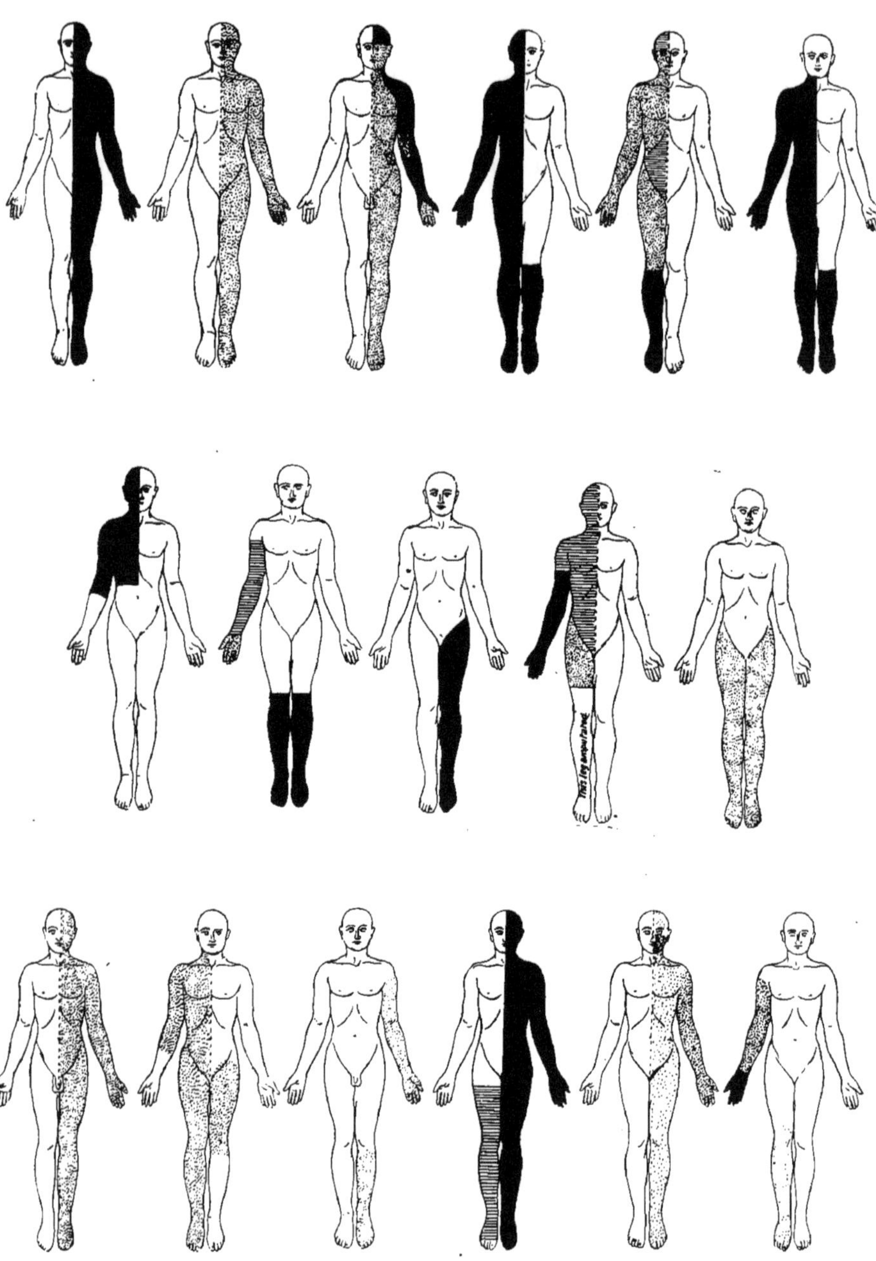

Fig. 188. — Types divers d'anesthésie hystérique.

Les zones en pointillé indiquent une diminution légère de la sensibilité. Celles ombrées indiquent une anesthésie plus considérable et celles en noir une perte totale de la sensibilité.

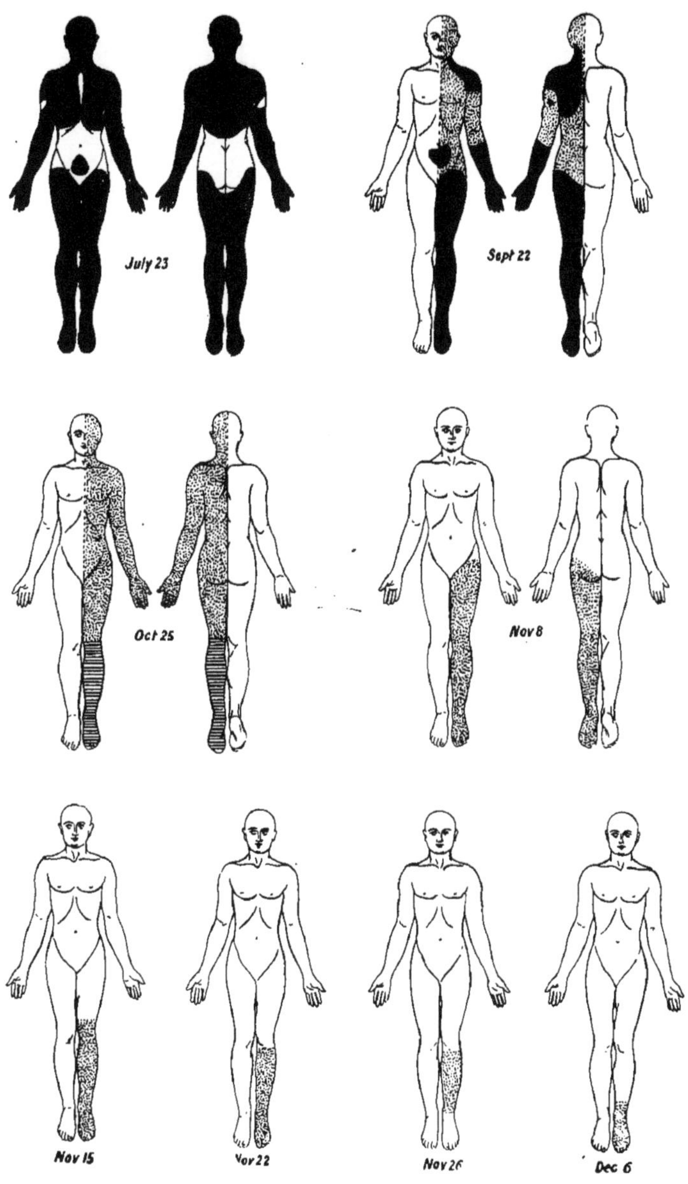

Fig. 189. — Paralysie hystérique chez une fille de dix-sept ans. Amélioration progressive de l'anesthésie.

vagin et du rectum le plus souvent et se trouve exactement limitée par la ligne médiane. Elle peut s'étendre et empiéter sur le côté non-anesthésié, ou bien elle peut laisser certaines zones de sensibilité normale du côté même où elle s'est installée, surtout à la tête, aux mamelons et aux organes génitaux (voy. les diagrammes, fig. 188 et 189).

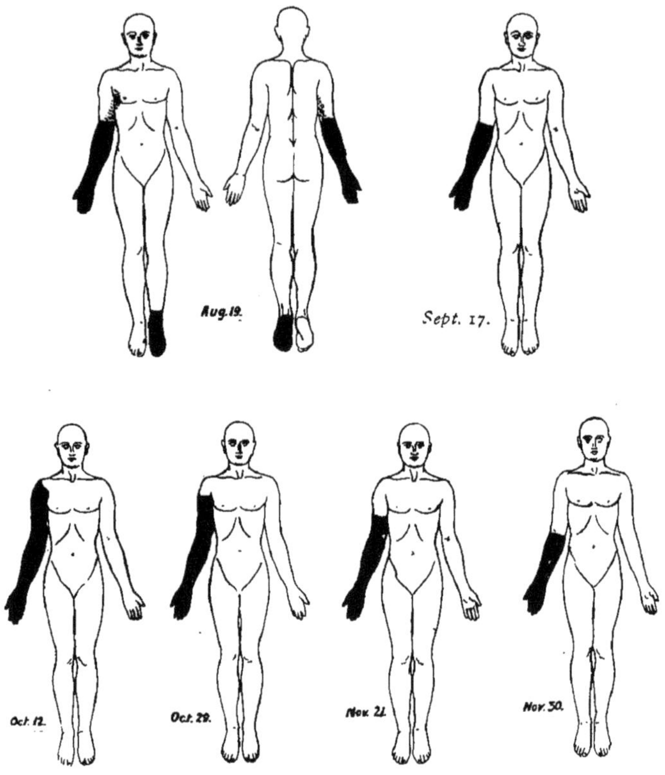

Fig. 190. — Paralysie hystérique chez une malade gauchère. Amélioration progressive de l'anesthésie.

L'anesthesie bilatérale totale est rare (voy. fig. 75, p. 241). Nous trouvons en général, en quelque endroit un ou plusieurs « îlots » de sensibilité normale, même d'hypersensibilité. L'anesthésie pharyngée est un des stigmates les plus communs de l'hystérie mais elle n'est pas nécessairement accompagnée de perte du réflexe pharyngien.

Dans beaucoup de cas l'anesthésie, bien qu'unilatérale,

est plus marquée sur le visage et sur les membres que sur le tronc. Elle peut affecter certaines parties d'un membre, telles que le genou, le coude, l'épaule, ou bien s'arrêter brusquement selon une ligne perpendiculaire à l'axe du membre, anesthésie

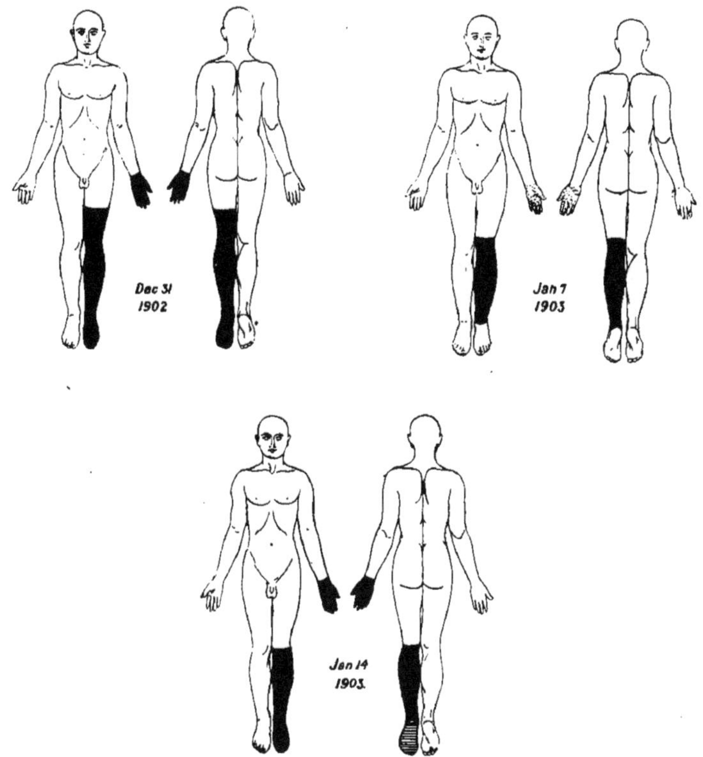

Fig. 191. — Hémiplégie hystérique. Variations de l'anesthésie.

en soulier, chaussette, bas, mitaine, gant, manche. Cette *anesthésie segmentaire* accompagne quelquefois l'hémianesthésie (10 cas sur 50), ou bien elle se présente seule (12 cas sur 50), d'un côté ou des deux (fig. 190 à 192).

Le mode d'installation et de disparition de l'anesthésie hystérique est curieux. Parfois elle survient graduellement et à l'insu de la malade. Dans d'autres cas elle se déclare soudainement, surtout après une crise, et la malade s'aperçoit de son « engourdissement ».

Nous avons rarement l'occasion d'observer le début de l'anesthésie hystérique, mais il nous arrive souvent de pouvoir suivre son mode de disparition; les figures 189 à 192 repré-

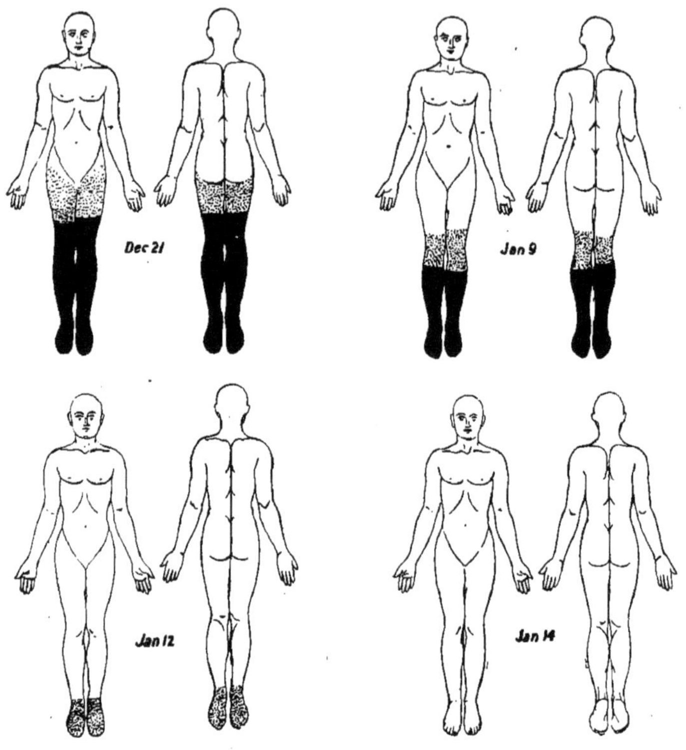

Fig. 192. — Cas de paraplégie hystérique avec anesthésie, chez une jeune fille de dix-neuf ans, montrant l'amélioration progressive.

sentent les diagrammes de plusieurs cas d'anesthésie à des degrés différents de régression. A l'encontre de l'anesthésie organique, laquelle, si elle disparaît, s'affaiblit graduellement sur tout le territoire qu'elle occupait, l'hémianesthésie hystérique peut devenir subitement segmentaire (fig. 189). Celle-ci à son tour cède par « bonds » d'un niveau supérieur à un niveau inférieur et forme comme une ligne d' « amputation » transversale. Parfois encore elle revient au niveau précédent avant de s'acheminer vers la guérison (fig. 190 et 191). Il est plus rare de voir qu'elle se dissipe en commençant par les parties distales.

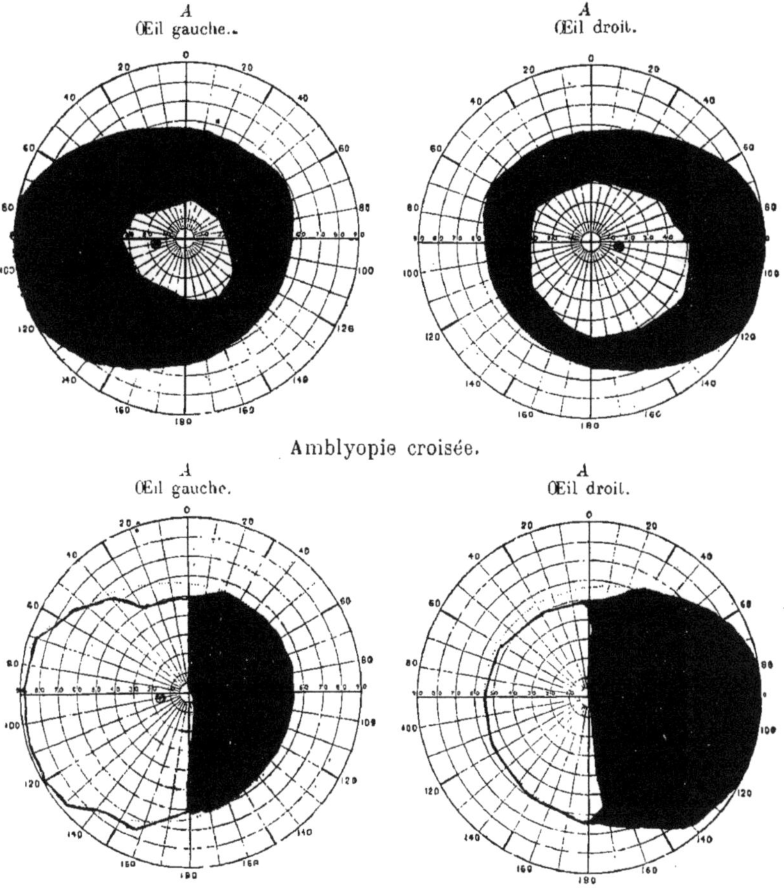

Hémianopsie homonyme droite.

Fig. 193. — Champs visuels de deux cas respectivement d'hémiplégie hystérique et organique, dans lesquels la vision était affectée.

Anesthésie des sens spéciaux. — La plupart des cas d'anesthésie hystérique s'accompagnent de diminution ou de perte dans le domaine des sens spéciaux, l'odorat, la vue, le goût et l'ouïe; ces phénomènes se présentent généralement d'un seul côté et du même côté que l'anesthésie cutanée, rarement du côté opposé. Cette combinaison de la participation unilatérale des sens spéciaux et de la sensibilité cutanée est particulière à l'hystérie et ne peut appartenir aux affections organiques.

Le trouble de la vision dans l'hystérie n'est pas une hémianopsie comme nous l'observons dans l'hémiplégie organique. C'est un rétrécissement concentrique de tout le champ visuel; les diagrammes campimétriques ci-contre le démontrent (fig. 193).

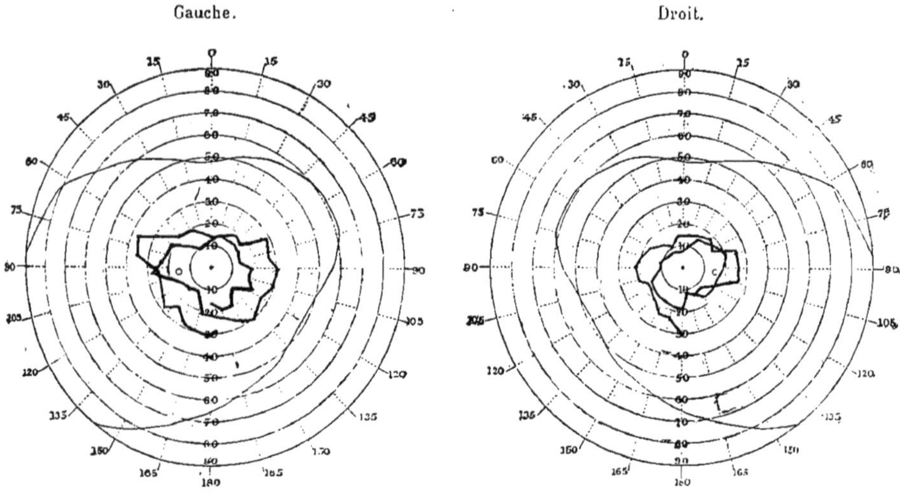

Fig. 194. — Contraction hélicoïdale des champs visuels dans un cas d'hystérie.

Il est plus accentué dans un œil que dans l'autre — amblyopie croisée — le champ réduit se trouve du côté hémi-anesthésié, généralement à gauche.

Le rétrécissement peut également porter sur les couleurs, mais dans un ordre différent de celui de l'atrophie optique organique. Dans l'hystérie le champ du bleu diminue tout d'abord et celui du rouge en dernier lieu, tandis que dans l'atrophie organique c'est le champ de la lumière rouge qui est généralement le premier intéressé.

Parfois, lorsque nous relevons le champ visuel d'un hystérique, nous remarquons qu'il diminue progressivement au cours de notre examen, de sorte que notre contour périphérique affecte une forme *hélicoïdale* ou en spirale (fig. 194). Cette forme de tracé campimétrique n'appartient pas aux lésions organiques.

La cécité hystérique ou l'amaurose apparente peut frapper un œil, encore que l'on puisse à l'aide de prismes provoquer de la diplopie ! C'est là un phénomène paradoxal qu'une lésion organique ne peut réaliser. La cécité bilatérale complète n'a été observée que dans de très rares cas d'hystérie.

L'espace restreint dont nous disposons ne nous permet pas de discuter d'autres particularités propres aux troubles oculaires de l'hystérie, non plus que la surdité, l'anosmie ni l'agueusie hystériques, mais nous remarquerons en passant que la perte bilatérale et absolue du goût, ainsi que le fait observer Hughlings Jackson, relève pratiquement toujours de l'hystérie.

Paresthésie hystérique, ou perversion de la sensibilité. Dans certains cas d'hystérie le malade rapporte les attouchements, faits sur un membre ou sur un côté du corps, à l'endroit correspondant du côté opposé — c'est l'*allochirie* (Obersteiner). Dans d'autres cas, dont j'ai vu un exemple, un attouchement, du côté radial du membre supérieur, est perçu du côté cubital, et inversement. L'on emploie le terme *haphalgésie* (Pitres), lorsqu'une douleur intense est ressentie par le malade quand on le touche avec certaines substances, des métaux par exemple, qui ne devraient normalement causer qu'une sensation tactile.

La paresthésie peut affecter les sens spéciaux. Par exemple nous pouvons observer de la *diplopie monoculaire* ou de la *polyopie* qui sont toujours hystériques. La *micropsie* qui fait paraître tous les objets menus et la *macropsie* qui les fait paraître gigantesques sont toutes deux fréquemment hystériques.

Les phénomènes moteurs. — On peut les diviser en phénomènes *irritatifs* et *paralytiques*. Parmi les premiers les plus frappants sont les crises ou paroxysmes d'hystérie. Ces crises varient énormément dans leurs manifestations comme dans leur intensité, depuis le simple éclat d'ordre émotionnel accompagné de rires et de pleurs incoercibles et quelquefois de la « boule » (sensation d'oppression remontant vers la gorge) jusqu'à des convulsions musculaires prolongées, dramatiques et violentes, apparemment inconscientes.

Cette dernière variété de crise d'hystérie est quelquefois confondue avec l'épilepsie, et il est d'autant plus aisé de tomber dans cette erreur que la crise est généralement passée avant que nous soyons en présence de la malade, en sorte que notre opinion dépendra forcément des renseignements plus ou moins exacts donnés par des ignorants. Mais si le médecin a la chance d'assister à la crise, le diagnostic offre rarement quelque difficulté : la malade ne se blesse jamais en tombant ; il n'y a pas de respiration stertoreuse ; le visage n'est pas livide, il n'y a pas de morsure de la langue comme dans l'épilepsie ; la malade se mord quelquefois les lèvres, pourtant, et essaie de mordre aussi les doigts des assistants. Il n'y a ni miction ni défécation involontaires au cours de la crise. Les yeux sont généralement fermés avec force, et si le médecin essaie de les ouvrir, la malade résiste énergiquement. Une crise d'hystérie n'est jamais suivie de coma, rarement de vomissements.

Mais il ne faut pas oublier qu'il existe des crises d'hystérie qui sont post-épileptiques, c'est-à-dire qui succèdent immédiatement à une attaque d'épilepsie véritable. L'attaque épileptique qui précède appartient alors d'habitude au type « petit-mal », et consiste en une pâleur transitoire du visage, une perte de connaissance momentanée qui se transforment rapidement en crise d'hystérie. C'est pourquoi il importe dans tous les cas de nous enquérir soigneusement du mode de début, de crainte de ne pas reconnaître un cas d'hystérie et d'épilepsie combinées.

La « grande hystérie » de Charcot avec sa période initiale simulant l'épilepsie (épileptoïde) et ses phases suivantes de contorsions, coups de pieds, mouvements de lutte (clownisme), attitudes passionnelles (opisthotonie, attitude de crucifixion) et délire souvent hallucinatoire avec zoopsie, est moins commune en Angleterre qu'en France. Mais pour celui qui l'a vue une fois, cela reste un spectacle à jamais inoubliable et ne peut prêter à confusion avec n'importe quelle crise épileptique essentielle ni organique. La crise de grande hystérie peut durer d'un quart d'heure à plusieurs heures. Cet « état de mal hystérique » est plus commun que « l'état de mal épileptique », mais la malade ne présente pas de stupeur consécutive comme celle qui fait suite à une grave attaque d'épilepsie.

Parmi les autres variétés de crises auxquelles nous ne ferons qu'une brève allusion, nous mentionnerons la *catalepsie*. La malade perd soudainement l'usage de la parole, devient immobile et entre en contracture. Parfois, elle demeure consciente pendant toute la durée de la crise; d'autres fois, elle est dans un état de rêve. Pendant ce temps, si par des mouvements passifs on imprime aux membres n'importe quelle attitude, même la plus fantastique, ceux-ci restent figés dans cette position comme les membres d'une poupée. J'ai vu une malade, une femme de vingt-huit ans, que l'on pouvait soulever pendant l'attaque de catalepsie par la tête et les pieds et placer comme une planche entre deux chaises.

La *transe hystérique* ou *léthargie* vient spontanément ou bien succède à un paroxysme hystérique. C'est un état dans lequel le sujet paraît être plongé dans un profond sommeil; mais il est rare que les muscles se détendent entièrement et nous observerons de légères trémulations des paupières. Dans les cas plus graves, le cœur et la respiration deviennent si faibles et lents que cet état simule la mort. Cette transe hystérique peut durer des heures, des jours ou des semaines. L'on cite des cas authentiques où pareille malade fut enterrée vivante, quelquefois de propos délibéré, comme chez les fakirs indiens, ou par accident dans nos pays mêmes. Les romanciers ne l'ignorent pas, et quand l'héroïne est ainsi ensevelie, elle est, au dernier chapitre, exhumée par le traître qui désire s'emparer d'une superbe bague en diamants qu'il convoitait : mais dans le temps qu'il coupe le doigt, la malade se réveille !

Nous citerons en passant d'autres variétés telles que le *somnambulisme* et la *double conscience*. Ce dernier état, lorsqu'il arrive à un degré extrême, constitue un état psychique dans lequel le caractère du sujet alterne entre le normal et l'anormal. Les deux individualités sont mutuellement inconscientes l'une de l'autre ; chacune reprend le fil de ses idées, à son tour, au point où elle l'avait laissé.

Il est souvent facile de mettre en relief chez les hystériques des degrés moindres de double conscience par une expérience fort simple, celles surtout qui présentent de l'anesthésie du membre supérieur. Si, dans ce cas, nous dérobons le membre anesthésié à la vue de la malade, elle ne sent ni piqûres d'épingle ni attouchements ; elle ne reconnaît pas plus les objets familiers qu'on lui met dans la main. Mais si l'on place un crayon dans la main ainsi cachée à son regard, on voit que la malade le place dans la position requise pour écrire, et si nous traçons alors une lettre ou un mot sur le revers de la main anesthésiée, tandis qu'une autre personne distrait l'attention du sujet, cette lettre ou ce mot sont reproduits de sa propre main mais entièrement à son insu. Des phénomènes sub-conscients analogues peuvent être démontrés chez beaucoup de personnes en apparence normales à l'aide d'une petite planchette montée sur des roulettes et portant un crayon. [C'est le procédé familier aux médiums spirites en état de transe.]

Nous rencontrons encore une manifestation hystérique dans l'*automatisme ambulatoire*. Le malade (un homme plus souvent qu'une femme) a des attaques pendant lesquelles il accuse sans motif suffisant une impulsion soudaine et irrésistible de quitter sa maison. Il fait ainsi un long voyage et souffre souvent de grandes privations en cours de route. Enfin, après des jours, des semaines et même des mois, il se réveille tout à coup dans un pays étranger, ne sachant absolument pas comment il y est venu. J'ai vu l'exemple d'un jeune garçon qui disparut ainsi de son école, celui d'un jeune officier qui déserta son régiment, et d'un homme d'affaires qui quitta sa femme et ses enfants, tous sans cause adéquate. Ces cas sont en rapport étroit avec la phase somnambulique de la transe hystérique. Si l'on hypnotise le sujet, il peut rendre un compte exact de ses pérégrinations depuis le moment de sa disparition jusqu'au moment où se réveillant il s'est ressaisi. Il n'est pas toujours aisé de distinguer l'automatisme ambulatoire hystérique d'avec celui qui suit parfois l'attaque épileptique (p. 80). Il nous faut soigneusement rechercher s'il y a des stigmates hystériques (bien que même dans les cas d'hystérie confirmée ils puissent être absents); toutefois, si le sujet est à même de reconstituer dans la transe hypnotique la période de temps « perdu », on peut avec une haute certitude, se décider pour l'hystérie.

L'hystérie et la psychasthénie présentent des *troubles moteurs localisés* très variés. Tel est le vaste groupe constitué par les « tics » et les « spasmes d'habitude » que nous avons déjà étudiés (p. 105). Un vrai tic est essentiellement et avant tout un acte psycho-moteur, soit imposé comme une expression émotionnelle, soit réalisé en temps que mouvement consacré par l'habitude. Les plus communs sont des grimaces, des secousses de la tête, du tronc ou des membres et des tremblements rapides ou lents de parties différentes du corps. Une femme de chambre, âgée de quarante-six ans, présentait un spasme de l'orbiculaire des paupières de chaque côté (blépharospasme) et ne pouvait ouvrir les yeux qu'en ouvrant en même temps la bouche. Une autre jeune fille âgée de dix-neuf ans avait un blépharospasme paroxystique clonique associé à un mouvement de dorsi-flexion d'un de ses pieds. Une autre, de dix-neuf ans, avait des mouvements rapides de torsion du pouce et des doigts de la main gauche avec des mouvements alternatifs de pronation et de supination de l'avant bras et un pseudo-clonus du pied gauche. Une troisième de vingt ans, qui avait souffert longtemps avant d'abcès récidivants de la vulve, avait des attaques constituées par de rapides mouvements antéro-postérieurs du bassin. Une autre enfin avait de rapides mouvements alternatifs de flexion et d'extension du coude gauche, chaque fois qu'il y avait un orage; dans le même temps sa main se balançait négligemment à son poignet. On pourrait multiplier presque à l'infini ces cas de troubles moteurs localisés.

La *paralysie hystérique* est flaccide ou spastique et peut affecter n'importe quels muscles volontaires; à l'encontre de la paralysie organique, elle n'attaque jamais un seul muscle ni des muscles desservis par un même nerf; les réactions électriques de dégénérescence ne sont jamais présentes. Une paralysie hystérique peut réaliser grossièrement l'attitude d'une paralysie organique, mais cela ne va jamais jusqu'à la similitude. Nous en avons déjà discuté les raisons (p. 332).

Étudions maintenant des exemples de monoplégie, de paraplégie et d'hémiplégie hystériques.

La figure 195 représente une nurse de trente-deux ans, atteinte de monoplégie hystérique du bras droit, qui dura huit mois; elle présenta une atrophie musculaire extrême et la main affecta la forme en « griffe ». Cette paralysie s'installa à la suite d'un effort de l'épaule, en soulevant un malade très lourd; elle ressemblait quelque peu à une paralysie par lésion du plexus brachial. Mais observant que le trapèze paraissait paralysé et que l'omoplate était abaissée en masse, ce qui n'est pas le fait de la paralysie organique du plexus brachial, où le bras seul est entraîné vers le bas à partir de l'articulation de l'épaule, sachant de plus que les réactions électriques étaient normales dans les muscles atrophiés et qu'il y avait une anesthésie en gant, différente de l'anesthésie radiculaire symptomatique d'une lésion organique, nous avons pendant plusieurs semaines fait traiter cette malade par l'électricité et le massage, sans obtenir d'abord de résultat. Notre diagnostic était pourtant exact, car au cours d'une assemblée religieuse elle accusa une guérison subite.

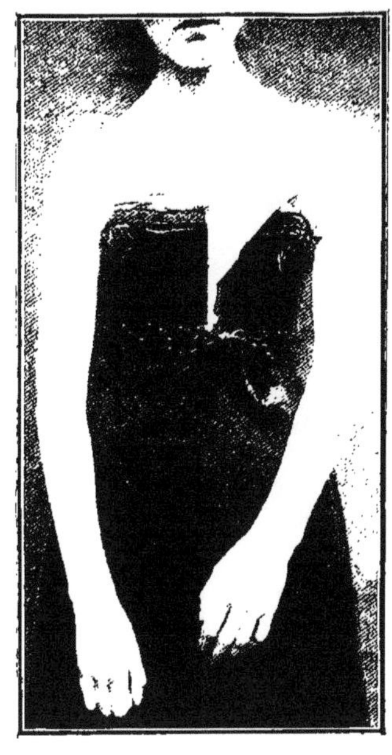

Fig. 195. — Monoplégie hystérique du membre supérieur droit, avec atrophie musculaire, mais sans altérations des réactions électriques.

Les figures 185 et 186 ont trait à un cas de paralysie hystérique flaccide, d'une durée de quatorze ans, chez une femme de trente-sept ans, accompagnée d'anesthésie et d'atrophie musculaire ; elle pouvait à première vue être confondue avec une paralysie par lésions de la moelle épinière. Mais l'anesthésie revêtait la forme de « bas », les réactions électriques et les réflexes profonds et superficiels étaient normaux, les sphincters étaient indemnes, et il n'y avait pas d'escarre de décubitus. Six semaines d'isolement et de massage lui rendirent l'usage de ses jambes (fig. 187).

Dans certains cas d'hémiplégie, l'attitude du sujet suffit pour conclure à l'hystérie. Par exemple, chez la malade des figures

116 et 117 (p. 333) au lieu de l'attitude ordinaire réalisée par l'hémiplégique organique, chez qui l'extrémité supérieure est fléchie et en pronation, l'extrémité inférieure légèrement fléchie à la hanche, étendue au genou et au cou-de-pied, avec le pied un peu en adduction, on remarquait une attitude bizarre

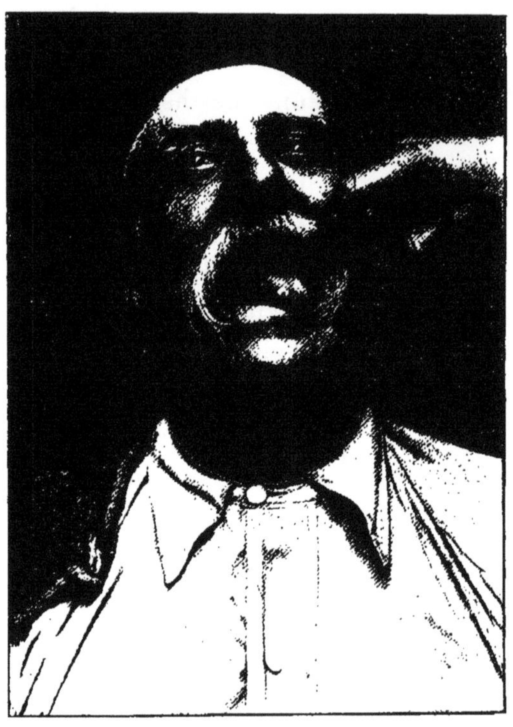

Fig. 196. — Hémi-spasme de la langue du côté gauche, dans une hémiplégie hystérique.

de la main et du pied, absolument différente. En outre, la face échappait entièrement aux phénomènes de déficit moteur, malgré l'extrême paralysie du bras et de la jambe; elle accusait aussi de l'hémi-anesthésie avec déficit des organes sensoriels d'un seul côté, combinaison qui ne se présente jamais dans l'hémiplégie organique.

La langue et le visage sont rarement atteints dans l'hémiplégie hystérique. Mais dans certains cas nous trouvons au lieu de paralysie des spasmes du visage et de la langue dans le côté affecté; le malade découvre ses dents et tire sa langue. Cet *hémi-spasme glosso-labié* est rare et les figures 196 et 119 (p. 335) en constituent de bons exemples.

Citons encore le « symptôme de Lasègue » (« psycho-paralysie » de Nothnagel) : la malade qui a un membre anesthésié, ne peut pas le mouvoir les yeux fermés. Mais aussitôt qu'elle les ouvre et regarde le membre en question, elle peut le mouvoir. Un autre trait digne de mention est le pseudo-ptosis hystérique. Dans le ptosis organique, dû à une lésion du IIIe nerf crânien, il y a toujours une suractivité compensatrice du muscle frontal. Il n'en est rien dans le pseudo-ptosis hystérique, qui est en réalité déterminé non pas par la paralysie du releveur de la paupière supérieure, mais par le spasme de l'orbiculaire. [Rappelons d'ailleurs que pour Babinski, dans toute paralysie hystérique il y aurait un état de spasme sous-jacent] (voy. fig. 52, p. 161).

Avant d'en finir avec les troubles moteurs de l'hystérie nous parlerons de troubles de la marche, chez les hystériques et chez les psychasthéniques, qui sont parfois vraiment singuliers.

L'*astasie-abasie* est un état hystérique dans lequel, bien que le sujet puisse mouvoir ses jambes normalement quand il est assis ou couché, il s'affaisse aussitôt qu'il essaie de marcher ou de se tenir debout. Les enfants en sont atteints plus souvent que les adultes. Un garçon âgé de douze ans avait présenté ce symptôme pendant longtemps, mais fut guéri par une application de la brosse faradique sur l'épine dorsale. Un médecin, âgé de cinquante-cinq ans, avait l'habitude d'agiter sa jambe en l'air et de la laisser retomber à terre comme s'il se fut agi de quelque ataxie locomotrice unilatérale. Ce trouble moteur, véritable tic ambulatoire, était si dramatique, qu'il portait une canne pour chasser la nuée de gamins qui venaient étudier sa démarche dans la rue. Une estimable femme mariée lorsqu'elle marchait, s'asseyait subitement çà et là à même le sol, se renversait et étendait ses jambes en V.

La démarche hystérique la plus commune est la démarche en « dragant »; le malade tire maladroitement la jambe derrière lui en « râclant » souvent le bord interne ou même le dos du pied (voy. fig. 126, p. 343) contre le sol; dans l'hémiplégie organique c'est au contraire le bord externe de la plante que le malade frotte contre le sol [et il marche « en fauchant »].

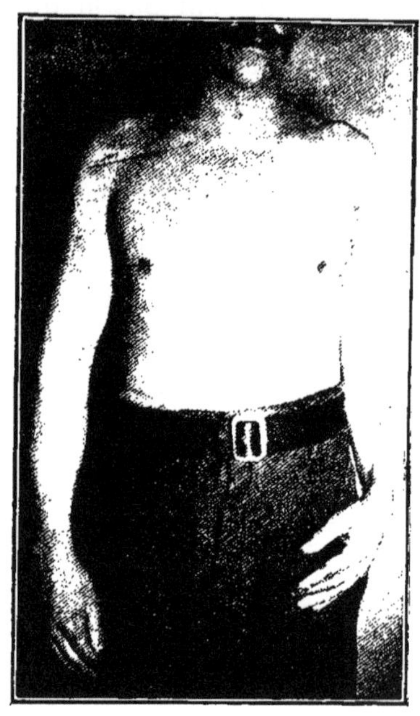

Fig. 197. — Contracture hystérique de la main et du coude gauches, consécutive à un traumatisme du coude.

Quelques auteurs prétendent que l'atrophie musculaire ne se produit pas dans la paralysie hystérique ; ceci est inexact, car dans certains cas rares, dont la figure 195 constitue un exemple, nous rencontrons une atrophie profonde. Cependant, cette atrophie est due au manque d'exercice et n'est pas accompagnée des réactions électriques de la dégénérescence.

L'on rencontre des contractures du type le plus prononcé dans la paralysie hystérique. Mais, ici encore, elles diffèrent toujours de celles des affections organiques. La figure 197 représente un soldat âgé de trente-deux ans, qui avait roulé sous son cheval, à la bataille de la Tugela (Transvaal); cet homme accusa par la suite de la raideur du bras gauche avec flexion du coude et du poignet, tandis que le pouce et l'index étaient étendus parallèlement en contracture.

L'étude des *réflexes* est d'une grande importance diagnostique chez tout hystérique. Les réflexes profonds peuvent être normaux ou exagérés, mais dans l'hystérie pure ils ne sont jamais abolis, bien qu'ils soient parfois dissimulés par des spasmes musculaires. Il n'y a pas de vrai clonus du pied, mais souvent un pseudo-clonus. Chez une jeune fille de dix-neuf ans atteinte d'oxyures et de prurit anal, ce faux clonus ne manquait pas de se produire lorsqu'elle était assise ou debout au repos. Il est souvent aisé de le distinguer du vrai clonus organique par un mouvement particulier d'élévation du pied qui se produit avant que la trépidation ne s'installe par un premier mouvement de flexion du pied vers le bas. En outre, le faux clonus est généralement mal soutenu.

Les réflexes superficiels sont souvent diminués, surtout du côté anesthésié. Le réflexe plantaire, s'il est présent, appartient toujours au type normal en flexion, jamais au type en extension de Babinski. Le réflexe plantaire en extension persistant ne se manifeste que dans les lésions des faisceaux pyramidaux et chez les enfants qui n'ont pas encore appris à marcher et dont les voies pyramidales ne sont pas encore myélinisées, [soit avant le sixième mois].

Le réflexe pupillaire à la lumière n'est jamais perdu dans l'hystérie pure, bien que dans certains cas rares il soit dissimulé par la présence d'un spasme pupillaire. Je me souviens d'un cas de pupilles dilatées et fixes chez une hystérique,... mais cela était dû à ce que la malade prenait de la belladone. Quant à la vessie et au rectum, bien qu'il y ait miction fréquente dans l'hystérie, il n'y a jamais de véritable incontinence. La rétention d'urine est au contraire un symptôme assez commun. Elle se manifesta un jour sous forme épidémique dans une école de jeunes filles; elle continua jusqu'au moment où le médecin chargea judicieusement une nurse d'âge mûr de cathétériser ces demoiselles à sa place.

Phénomènes viscéraux et vasomoteurs. — Il importe de se rappeler que l'hystérie affecte le système nerveux sympathique aussi bien que le cérébro-spinal. Citons brièvement quelques phénomènes viscéraux et vasculaires.

Nous pouvons nous trouver en présence d'une lenteur anormale du cœur, ou bien d'une rapidité anormale accompagnée de palpitations, surtout paroxystiques, constituant une variété de pseudo-angor, chez de jeunes mères, hystériques ou neurasthéniques, qui ont trop longtemps allaité. Ces cas se différencient aisément de la vraie angine de poitrine par l'absence de signes d'affection cardio-vasculaire organique.

Le système digestif est le siège de curieux phénomènes hystériques. L'aérophagie ou déglutition d'air, se fait surtout par des mouvements inconscients du pharynx. Il me souvient d'un petit écolier, qui pouvait avaler de l'air et enfler son abdomen au point qu'il lui était impossible de boutonner son gilet. Nous connaissons tous la dysphagie hystérique ou spasme de l'œsophage, avec ses soudaines intermittences, la difficulté d'avaler matières liquides et solides, état dans lequel il est néanmoins possible de passer une large sonde. La « boule hystérique », que la malade essaie d'avaler, est un phénomène émotionnel que l'on rencontre souvent au début d'un paroxysme hystérique. Il faut toujours exclure le vomissement hystérique des troubles gastriques des jeunes femmes. Il est souvent accompagné d'*anorexie nerveuse*. Les « jeûneuses » citées parfois par les journaux sont généralement des exemples d'anorexie hystérique. Elles arrivent à un état d'émaciation extraordinaire, bien qu'elles prennent sûrement quelque nourriture de temps à autre.

L'on rencontre parfois des mouvements rythmiques de l'estomac et de l'intestin accompagnés de bruits de borborygme curieux. Leur variété la plus commune a pour siège l'intestin, et dans des dîners on entend quelquefois ces bruits chez de jeunes domestiques nerveuses servant à table. Les borborygmes gastriques violents sont beaucoup moins fréquents. J'ai vu une jeune fille qui avait un bruit de glou-glou continuel dans la partie supérieure de l'abdomen, semblable à celui d'une pompe à vapeur et, en palpant l'abdomen, on sentait l'estomac qui se contractait et se détendait rythmiquement, aspirant l'air et le rejetant à travers le pylore. Ce phénomène étonnait tellement les étrangers que cette pauvre jeune fille était obligée de s'enfermer chez elle quand il venait des visiteurs.

Un autre malade hystérique, un jeune homme de dix-neuf ans, avait des bruits abdominaux semblables et qui étaient apparemment produits par des contractions spasmodiques du diaphragme, car ils cessaient quand il prenait une inspiration profonde et retenait ainsi quelque temps sa respiration.

Ce Français qui gagnait honnêtement sa vie dans un concert parisien en émettant des bruits musicaux par son anus était probablement un autre exemple d'hystérie viscérale.

Il ne faut pas oublier non plus les fausses grossesses qui arrivent parfois et qui se manifestent par un simulacre de développement de l'abdomen qui peut aller jusqu'à une ébauche de travail. Puis, *mons parturiens, nascitur ridiculus mus*, — tout ce qui vient est tout au plus un petit moule fibrineux utérin.

Les tumeurs fantômes de l'abdomen se différencient le mieux des véritables tumeurs ovariques ou utérines en donnant un anesthésique : l'abdomen s'affaisse aussitôt.

Il est parfois difficile de diagnostiquer la pseudo-appendicite. Une malade que je connus, âgée de trente-trois ans, fut opérée deux fois dans deux hôpitaux différents; les symptômes étaient constitués par des douleurs récidivantes et de la sensibilité de la fosse iliaque droite, de la constipation et des vomissements. Mais elle était également atteinte d'hémianesthésie et de troubles des sens spéciaux du côté droit, de sorte que nous eûmes l'idée que ces symptômes abdominaux pouvaient bien être d'origine hystérique. En conséquence l'attaque suivante fut guérie par le flacon de sel volatil, sans laparotomie, et... ce fut la dernière.

Les hémorrhagies spontanées sont très rares dans l'hystérie et il ne faut jamais qualifier une hémorragie d'hystérique avant d'avoir exclu toutes les autres causes. Mais la pseudo-hémoptysie et la pseudo-hématémèse ne sont pas chose rares. J'ai observé une jeune fille chez laquelle le phénomène paraissait être provoqué par la succion des gencives; chez une autre, c'était apparemment le résultat de la succion du pharynx. Dans les deux cas, des médecins de grande expérience appelés en consultation ne purent découvrir aucune cause organique ni dans la poitrine ni dans l'abdomen.

Parfois un membre affecté de paralysie et d'anesthésie hystériques présente un spasme vasomoteur anormal, si bien que piqué ou légèrement coupé, il saigne moins abondamment qu'un membre normal.

Il y a encore des phénomènes sécrétoires, mais ils sont rares, tels les larmes ou les sueurs de sang. Après une crise d'hystérie, il y a souvent polyurie, tandis que l'anurie hystérique par suppression de l'excrétion urinaire est extrêmement rare[1].

Il existe aussi des affections de la peau de nature hystérique; les hémorragies cutanées sont rares si nous excluons les cas de traumatisme volontaire. Les plaques gangréneuses décrites comme gangrène hystérique sont toujours occasionnées par les malades eux-mêmes, au moyen de caustiques ou d'autres façons[2] (voy. fig. 126, p. 343). L'œdème bleu hystérique se produit quelquefois, surtout dans les membres contracturés; il

[1. Toutes ces manifestations doivent, selon Babinski, être étudiées avec la plus grande circonspection, à cause des trop fréquentes supercheries.]

[2. Lire la remarquable étude de Dieulafoy sur la *pathomimie*. (*Presse médicale*, 1908.)]

affecte la peau au-dessus d'un pli articulaire et s'accompagne d'un certain degré de cyanose et d'enflure, mais celle-ci ne laisse pas de godet sous la pression du doigt. L'œdème bleu peut durer des semaines et des mois et disparaître tout à coup. Dans un cas rapporté par Raymond, il se dissipa soudainement lorsque le sujet eut la joyeuse surprise d'un héritage inattendu.

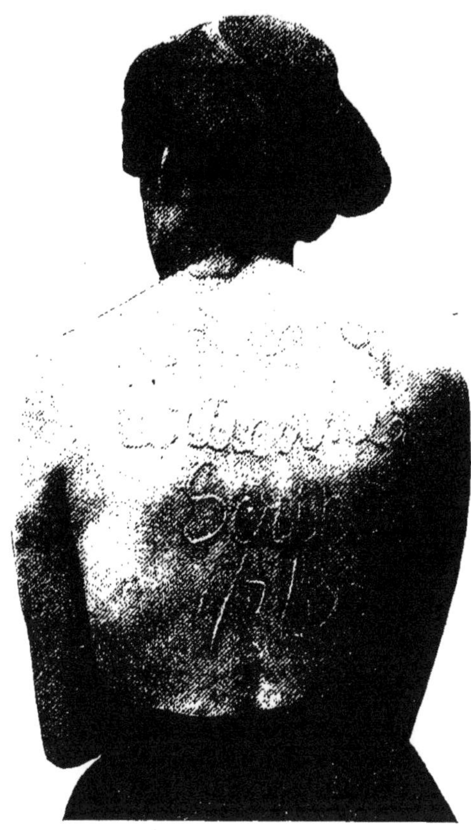

Fig. 198. — Dermographisme chez une hystérique.

Le dermographisme est plus commun chez les hystériques que chez les sujets normaux. La figure 198 en est un exemple excellent; cette jeune fille avait un tremblement hystérique des jambes, et sa peau, sous l'effet du frottement de l'ongle, montrait une plaque en saillie qui demeurait une heure ou plus. Cet « urticaire factice » ou « urticaria scripta » ne provoque pas de démangeaisons.

La *toux hystérique* est très commune; elle est en général sèche et dure, continue tout le jour et cesse pendant le sommeil. Elle n'est pas accompagnée d'expectoration et s'observe surtout chez les hystériques jeunes. Il existe encore d'autres troubles de la respiration. Chez une jeune fille de vingt-quatre ans, qui avait des crises d'hystérie, l'expiration était remplacée par un curieux grognement de type bigéminé — deux grognements entre chaque inspiration. Nous rencontrons encore des cas de polypnée, d'éternuement, de hoquet et de bâillements paroxystiques. Une fillette de dix ans atteinte d'hémi-anesthésie hystérique, bâilla continuellement pendant trois semaines. Ensuite elle s'arrêta et eut une attaque de mutisme hystérique qui dura deux mois.

Lorsque l'hystérie se déclare pendant l'enfance, elle est souvent mono-symptomatique, les stigmates hystériques ordinaires sont également absents. Les filles sont beaucoup plus souvent atteintes que les garçons, même avant la puberté. Les symptômes les plus communs de l'hystérie chez les enfants sont l'astasie-abasie et l'aphonie. Les formes variées des spasmes d'habitude et des tics sont communes chez les psychasthéniques jeunes.

Parfois la distinction entre l'hystérie et une affection organique est aisée à faire; dans d'autres cas, elle est extrêmement difficile. Dans les cas douteux, il faut prêter une attention spéciale non seulement aux symptômes psychiques, mais à l'examen des sens spéciaux, à l'état des disques optiques, au type de l'anesthésie qui se présente, à la position des membres dans les cas de paralysie motrice, à l'état des réflexes, surtout plantaires, et enfin aux fonctions vésicales. En outre, il ne faut jamais perdre de vue que l'hystérie et une affection organique peuvent coexister chez le même sujet[1].

[1. Il s'est produit en France, sous l'influence de Babinski, une modification profonde dans la conception classique de l'hystérie, telle que Charcot l'avait créée. Il l'avait dénommée « la grande simulatrice », voulant par là non pas affirmer que les malades n'étaient au fond que des simulateurs mais que l'hystérie pouvait simuler n'importe quelle affection organique, et l'on trouve encore un peu partout, dans les publications antérieures à ces dix dernières années, des observations d'œdème, de cyanose, d'hémorragies cutanées, de gangrènes, de fièvre, d'escarres, de méningisme, d'anurie ou d'albuminurie hystériques, avec des troubles de la sensibilité aussi variés que paradoxaux. Il ne saurait être contesté que toutes ces manifestations deviennent de jour en jour plus rares. Le médecin est-il devenu plus sceptique ou plus difficile, retrouve-t-il plus aisément de vraies lésions organiques, encore que minimes? Peu importe l'explication; un fait existe, la rareté de l'hystérie, sa quasi-disparition, telle que la concevait Charcot

Babinski a défini l'hystérie : « Un état psychique rendant le sujet qui s'y trouve capable de s'auto-suggestionner. Elle se manifeste principalement par des troubles primitifs et accessoirement par des troubles secondaires, Ce qui caractérise les troubles primitifs, c'est qu'il est possible de les reproduire par suggestion avec une exactitude rigoureuse chez certains sujets et de les faire disparaître sous l'influence exclusive de la persuasion. Ce qui caractérise les troubles secondaires, c'est qu'ils sont étroitement subordonnés à des troubles primitifs. » Telle est l'atrophie musculaire.

Et Babinski a défini l'hystérie = une affection guérissable par persuasion. Il a créé le mot *pithiatisme*, hellénisme qui traduit succinctement cette proposition.

Il a restreint, par ce critérium — et la persuasion comprend évidemment toutes les formes de la suggestion, sans donner de sens péjoratif à ce dernier terme — le cadre sans cesse grandissant de l'hystérie. Tout ce qui ne peut pas être reproduit par la suggestion à l'état de veille ou dans l'hypnose n'est pas de l'hystérie, et par là Babinski nous a rendu un grand service; il nous a faits d'abord moins crédules, il nous a empêchés ensuite de cultiver l'hystérie.

Il n'en reste pas moins que, consciente ou non, la simulation dans ses fantaisies les plus bizarres et les plus déconcertantes, aboutissant parfois aux mutilations (pathomimie de Dieulafoy), reste un phénomène morbide. N'est pas simulateur qui veut, on l'a dit souvent. Nous ne savons d'ailleurs pas bien définir ce qui différencie la simulation de l'auto-suggestion, le pithiatisme de l'hétéro-suggestion à l'état de veille ou dans l'hypnose. Savons-nous même ce qu'est l'hypnose? C'est que l'hystérie, quelque vocable nouveau qu'on lui donne, plus compréhensif ou restrictif, n'a pas encore de substratum anatomique connu. L'hypnotisme, enfin, conséquence ou manifestation de la suggestibilité est, pour Babinski, « fait de la même pâte » que l'hystérie. Il se confond avec elle, leurs manifestations sont identiques. (Babinski. *Soc. internat hôp. Paris*, 28 juin 1906.)]

CHAPITRE XXII

ÉLECTRO-DIAGNOSTIC ET ÉLECTRO-PRONOSTIC

[Les investigations cliniques sont utilement complétées en neuropathologie par la recherche des réactions électriques des muscles et des nerfs.

Il faut entendre par réactions électriques des muscles et des nerfs, les modifications d'ordre physiologique dont ces tissus sont le siège lorsqu'on les soumet à l'action de l'énergie électrique. Les phénomènes ainsi observés constituent les éléments de l'électro-diagnostic et de l'électro-pronostic.

Il ne nous paraît pas utile d'étudier ici complètement l'action physiologique de l'énergie électrique sur les divers tissus de l'organisme. Nous ne retiendrons que ceux de ces phénomènes qui, facilement et immédiatement observables, peuvent ainsi devenir pour le clinicien d'utiles renseignements.

En ce qui concerne les muscles et les nerfs moteurs, l'excitation électrique a pour résultat principal une contraction musculaire soit du muscle excité directement, soit du muscle auquel se rend le nerf soumis à l'excitation. C'est donc surtout ce phénomène de la contraction musculaire et de ses modalités que nous devrons étudier aux fins d'électro-diagnostic.

En ce qui concerne les nerfs sensitifs, les phénomènes observés ont peu de valeur pratique et nous n'avons pas à nous en occuper ici. Un autre phénomène, la résistance des tissus au passage du courant électrique est enfin également utilisé en électrologie médicale.

Dans le but de provoquer les phénomènes indiqués ci-dessus l'énergie électrique est employée sous deux formes :

1° Le courant galvanique ou voltaïque;

2° Le courant faradique ou induit.

Nous devons donner ici, sans entrer dans des détails qui ne concernent que le technicien, quelques indications élémentaires sur la façon de produire ces deux modalités de l'énergie électrique et sur la façon de les appliquer au but poursuivi.

Courant galvanique. — Il a pour type le courant qui parcourt un conducteur reliant les deux pôles d'une pile. Aussi est-ce habituellement à une batterie de piles qu'on a recours pour le produire. Celle-ci peut être remplacée par une batterie d'accumulateurs ou par le courant continu d'une dynamo ou d'un secteur de ville.

Le courant ainsi obtenu est constant tant que la différence de potentiel aux deux extrémités du conducteur reste constante.

Le courant parcourt le conducteur en allant du pôle + au pôle —. On dit que le courant est fermé lorsque le conducteur qui relie les deux pôles du générateur ne présente pas d'interruption, une portion de ce conducteur pouvant d'ailleurs être constituée par un corps étranger ne s'opposant pas au passage du courant. On dit qu'il est ouvert dans le cas contraire. Le courant qui parcourt un conducteur présente à considérer au point de vue qui nous occupe :

1° Le sens suivant lequel il parcourt le conducteur :

2° Son intensité, c'est-à-dire la grandeur du débit électrique à travers le conducteur. L'unité pratique d'intensité électrique est l'ampère.

En électro-biologie, cette unité trop grande est remplacée par le milliampère ou millième d'ampère;

3° Sa force électro-motrice ou tension de courant, c'est-à-dire la force capable de maintenir une différence de potentiel aux deux extrémités du conducteur. L'unité de force électro-motrice est le volt.

4° Sa constance.

Il importe pour l'observation des phénomènes à étudier :

1° De mesurer l'intensité et la force électromotrice;

2° De provoquer des variations de ces grandeurs;

3° D'interrompre enfin ou de renverser le courant, c'est-à-dire de changer le sens suivant lequel il parcourt le conducteur.

Pour répondre à ces nécessités on intercale dans le circuit des instruments de mesure (ampéromètres divisés en millièmes d'ampère, voltmètres), des réostats et des réducteurs de potentiel, enfin des interrupteurs et des renverseurs.

Dans le cas où la source d'énergie électrique est représentée par une batterie de piles, l'emploi d'un collecteur permet de graduer à volonté l'intensité en mettant en circuit un, deux, trois ou quatre éléments de la batterie. Il est parfois utile d'interrompre ou de renverser le courant suivant un rythme et une fréquence déterminés, c'est dans ce but qu'un métronome interrupteur ou renverseur peut être intercalé dans le circuit.

On donne le nom d'électrodes aux appareils qui servent à l'application du courant sur le corps. L'une de ces électrodes, plus large, placée loin de la région à étudier est dite *indifférente;* l'autre de surface plus petite, dite *active*, explore directement la région à étudier.

Courant faradique. — Le type du courant faradique est fourni par le courant recueilli aux bornes d'une bobine d'induction ou bobine de Rhumkorff. C'est analytiquement un courant développé par induction dans un circuit soumis à l'action d'un champ électro-magnétique dont l'intensité passe brusquement de zéro à un maximum et inversement. Le courant faradique est donc interrompu et alternatif.

Dans les appareils électro-médicaux destinés aux applications du courant faradique, plusieurs dispositifs permettent d'augmenter ou de diminuer le courant induit utilisé aux bornes de la bobine. Le dispositif à chariot, dit de Dubois-Raymond, est un des plus usités. Un autre dispositif qui permet d'interposer un cylindre écran entre le circuit primaire et le circuit secondaire de la bobine est également employé. Une échelle graduée fixée sur le chariot ou sur le cylindre — suivant le dispositif adopté — permet de repérer leurs différentes positions et par conséquent de mesurer indirectement les effets obtenus.

Les électrodes employées pour les applications du courant faradique sont les mêmes que pour le courant galvanique.

Voyons maintenant quelles sont les réactions provoquées par le courant faradique et par le courant galvanique sur les muscles et sur les nerfs dans l'état de santé et dans l'état de maladie de ces organes.]

Réactions du courant faradique. — Le courant faradique excite le plus utilement un muscle, non pas par action directe sur les fibres musculaires mais par l'intermédiaire de son nerf moteur. Pour exciter un muscle individuellement par le courant faradique, il nous faut rechercher le point de pénétration du nerf dans le muscle. C'est ce point bien défini d'habitude que l'on connaît sous le nom de « point moteur » de ce muscle en particulier. Le *faradique* appliqué sur un point de ce genre provoque une contraction maximum de ce muscle même. Le siège des principaux points moteurs est indiqué sur les tableaux bien connus d'Erb (fig. 199 à 205). Une *excitation* faradique d'une intensité donnée produit un effet bien plus considérable quand on l'applique sur ce point moteur, que lorsqu'elle porte directement sur un faisceau quelconque de fibres musculaires.

A côté de l'excitation des muscles, nous pouvons stimuler des groupes musculaires entiers en appliquant notre électrode sur un tronc nerveux, tel que le cubital et le radial.

Pour rechercher les réactions faradiques, il nous faut commencer par de faibles excitations dont nous augmentons progressivement l'intensité jusqu'à ce que nous apercevions une contraction musculaire. Nous comparons alors cette contraction avec celle que produisent des excitations de même intensité portées sur un muscle sain, de préférence sur le même muscle du membre opposé, si possible.

Réactions du courant galvanique. — Le galvanique excite la fibre nerveuse motrice au moment de la fermeture du courant ou encore au moment de l'ouverture, mais pas au cours de la période de passage, aussi longtemps au moins que le courant reste constant. S'il s'agit de fibres musculaires, le galvanique les excite à la fermeture et de nouveau à l'ouverture, et même pendant toute la période de passage, pourvu que le courant soit d'une suffisante intensité. Même quand un nerf est dégénéré, le galvanique directement appliqué est encore à même de produire des contractions dans les fibres musculaires.

Les *réactions polaires* d'un muscle au galvanique sont d'une grande importance en clinique. Normalement, quand nous excitons un muscle sain avec un courant galvanique pas trop intense, nous obtenons une brusque contraction à la fermeture, puis pendant la période de passage, le muscle reste relâché jusqu'au moment où le courant est subitement ouvert, moment auquel nous pouvons observer une autre secousse. La contraction de fermeture est plus forte quand nous appliquons la cathode (pôle négatif) que lorsque nous appliquons l'anode (pôle positif). C'est ce qu'on exprime par la formule K F S > A F S (cathode-fermeture-secousse plus grande que anode-fermeture-secousse). Pour vérifier ce phénomène en clinique sur un muscle sain, nous augmentons peu à peu l'intensité du courant au moyen du collecteur ou [du réducteur de potentiel.] En même temps, nous provoquons à l'occasion un double mouvement du commutateur, de façon que le pôle indica-

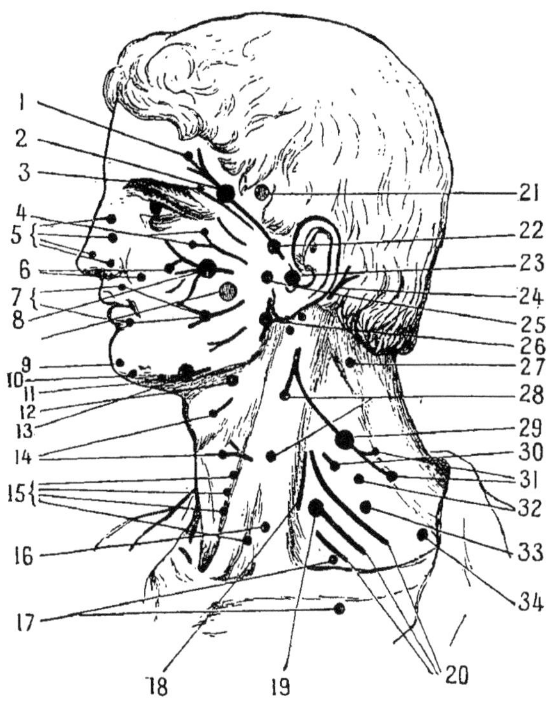

Fig. 199. — Points moteurs de la face et du cou (Erb).

1. Muscle frontal. — 2. *Nerf temporo-facial.* — 3. M. sourcilier. — 4. M. orbiculaire palpébral. — 5. Muscles du nez. — 6. M. zygomatique. — 7. M. orbiculaire des lèvres. — 8. *N. facial* (branche moyenne). — 9. M. houppe du menton. — 19. M. triangulaire du menton. — 11. M. carré du menton. — 12. *N. hypoglosse.* — 13. *N. cervico-facial.* — 14. M. peaucier. — 15. M. hyoïdiens. — 16. M. omo-hyoïdien. — 17. N. et M. grand pectoral. — 18. *N. phrénique.* — 19. Points sus-claviculaires d'Erb. (M. Deltoïde, biceps, brachial antérieur et long supinateur). — 20. *Plexus brachial.* — 21. M. temporal. — 22. *N. temporo-facial.* — 23. *Tronc N. facial.* — 24. *N. auriculaire postér.* — 25. *N. facial* (branche moyenne). — 26. *N. cervico-facial.* — 27. M. splenius. — 28. M. sterno-cleïdo-mastoïdien. — 29. *N. spinal accessoire.* — 30. M. angulaire de l'omoplate. — 31. M. trapèze. — 32. *N. du rhomboïde.* — 33. *N. circonflexe.* — 34. N. et M. grand dentelé.

teur est subitement changé de cathode en anode et réciproquement. Cependant, dans le temps que l'intensité du courant augmente, nous observons que dans une position de ce double mouvement nous obtenons une secousse brusque dans le muscle, tandis que dans la position contraire nous n'en obtenons aucune. La secousse brusque dans un muscle sain apparaît toujours d'abord à la cathode. Puis si le courant est encore accru, une secousse apparaît à chaque phase du commutateur, mais la secousse cathodique reste la plus forte. Dans un but pratique, il est préférable d'employer un courant juste assez fort pour donner K F S, tandis qu'il ne se produit pas encore de

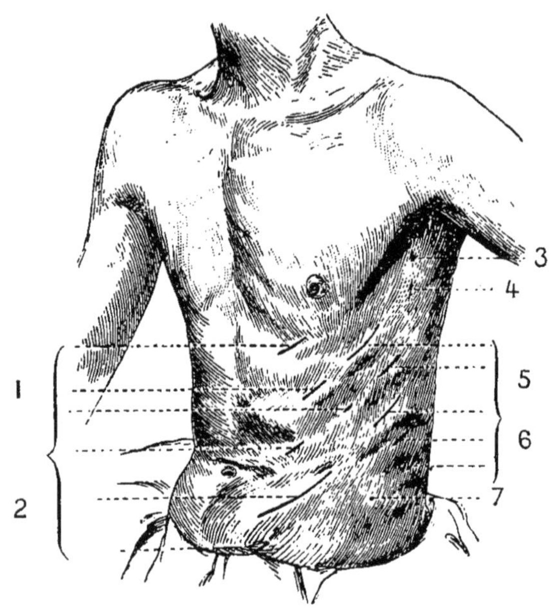

Fig. 200. — Points moteurs de la paroi abdominale (Erb).

1. M. droit abdominal. — 2. *Nerfs intercostaux pour l'abdomen.* — 3. M. grand dentelé. — 4. M. grand dorsal. — 5. M. oblique. — 6. *Nerfs intercostaux abdominaux.* — 7. M. transverse.

A F S. En résumé, nous notons sur le galvanomètre le nombre de milliampères que le courant a requis pour provoquer la contraction la plus précoce à la fermeture.

Si l'intensité du courant galvanique est encore accrue davantage nous obtenons une secousse à l'ouverture, la contraction anodique se produisant la première et la contraction cathodique d'ouverture survenant en dernier lieu. L'ordre d'apparition de ces diverses secousses dans un muscle sain, au fur et à mesure que le courant augmente progressivement d'intensité, est donc le suivant :

K F S > A F S > A O S > K O S, et est indiqué dans les lignes suivantes qui expliquent en les amplifiant les mêmes faits :

1° Courant faible	KFS	...	...	...
2° Courant moyen	KFS	AFS	...	...
3° Courant modérément fort. . . .	KFS	AFS	AOS	...
4° Courant très fort.	KFS	AFS	AOS	KOS

Parmi tous ces phénomènes, nous nous contentons d'habitude, dans un but pratique, des deux premiers, c'est-à-dire des secousses de fermeture, observant si la contraction cathodique de fermeture est plus forte que la contraction anodique de fermeture, comme cela doit se passer dans l'état de santé.

Pour récapituler, dans un organe neuro-musculaire normal, nous observons une bonne contraction sous l'excitation faradique et, sous l'excitation galvanique, une brusque secousse à la fermeture, K F S étant plus grand que A F S.

Anomalies dans les réactions électriques. — Quelquefois l'excitabilité de l'organe neuro-musculaire est accrue à la fois au faradique et au galvanique. Cet état d'hyperexcitabilité se rencontre de la façon la plus typique dans la *tétanie*, où nerf et muscle sont trop aisément mis en contracture. Quelque peu semblable est ce qu'on appelle la *réaction neurotonique* décrite par Marina dans certains cas d'hystérie et par Remak chez les malades atteints d'atrophie musculaire progressive. Cette réaction consiste non pas seulement dans une excitabilité excessive au faradique comme au galvanique, mais aussi dans la tendance qu'accuse le muscle à rester dans un état de tétanos un certain temps après que l'excitation a pris fin. Ce phénomène n'est pas produit par l'excitation du muscle même, mais par celle du nerf.

Nous nous trouvons d'autres fois en présence d'une simple diminution de l'excitabilité à la fois au faradique et au galvanique, mais sans altération des réactions polaires, c'est-à-dire que K F S reste plus grand que A F S. Nous rencontrons cette *diminution de l'excitabilité électrique* dans la simple atrophie musculaire par arthrite, dans l'atrophie par inactivité prolongée des muscles et aussi dans les diverses formes de myopathie, soit pseudo-hypertrophique, soit atrophique.

Une perte temporaire de l'excitabilité faradique se présente parfois dans la myasthénie grave. Cette *réaction myasthénique* consiste en ce fait qu'après un certain nombre de secousses faradiques, le muscle réagit graduellement de moins en moins, jusqu'à ce qu'à la fin il n'accuse plus de contraction aux courants faradiques les plus intenses. [Ce n'est d'ailleurs là que l'exagération pathologique d'un phénomène physiologique normal, due à la fatigue précoce du muscle, à l'épuisement rapide de son énergie contractile]. En attendant quelques minutes et en reprenant les recherches, nous nous apercevons que l'excitabilité faradique a reparu mais qu'elle peut encore être [rapidement] épuisée de semblable façon. Les réactions galva-

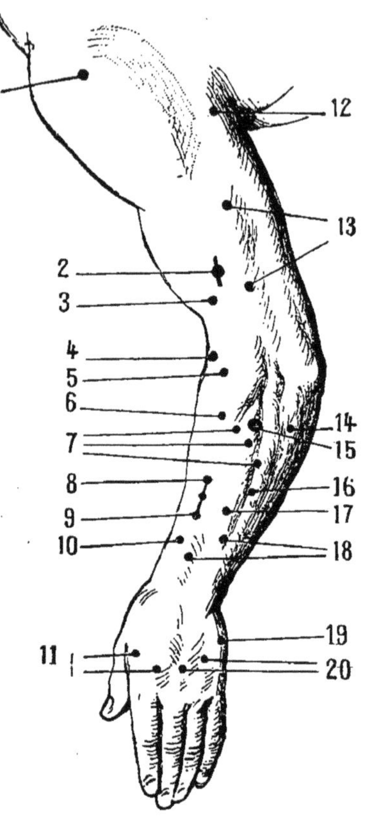

Fig. 201. — Points moteurs du membre supérieur (Erb). Face postérieure.

1. M. deltoïde (port. postér.). — 2. *N. radial.* — 3. M. brachial antérieur. — 4. M. long supinateur. — 5. M. 1er radial externe (long). — 6. M. 2e radial externe (court). — 7. M. extenseur commun. Les doigts. — 8. M. extenseur de l'index. — 9. M. long abducteur du pouce. — 10. M. court extenseur du pouce. — 11. M. 1er et 2e interosseux dorsaux. — 12. M. triceps (longue portion). — 13. M. triceps (port. externe). — 14. M. cubital postérieur. — 15. M. court supinateur. — 16. M. extenseur de l'auriculaire. — 17. M. extenseur de l'annulaire. — 18. M. long extenseur du pouce. — 19. M. abducteur de l'auriculaire. — 20. M. 3e et 4e interosseux dorsaux.

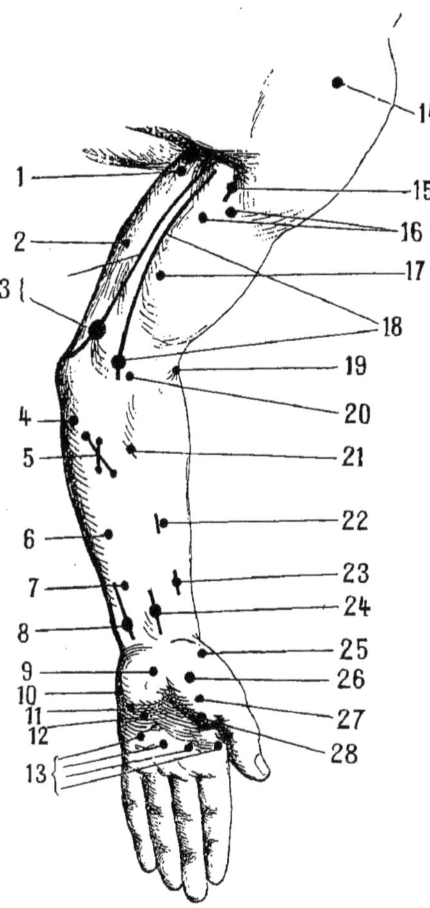

Fig. 202. — Points moteurs du membre supérieur (Erb). Face antérieure.

1. M. triceps (long chef). — 2. M. triceps (portion interne). — 3. *N. cubital*. — 4. M. petit palmaire. — 4. M. fléchisseur profond du doigt (2° et 3°). — 6. M. fléchisseur superficiel des doigts. — 7. M. fléchis. superf. index et auriculaire. — 8. *N. cubital*. — 9. M. petit palmaire. — 10. M. abducteur de l'auriculaire. — 11. M. fléchisseur de l'auriculaire. — 12. M. opposant de l'auriculaire. — 13. M. lombricaux. — 14. portion antérieure du deltoïde. — 15. *N. musculo-cutané*. — 16. M. biceps. — 17. M. brachial. — 18. *N. médian*. — 19. M. long supinateur. — 20. M. rond pronateur. — 21. — M. grand palmaire. — 22. M. fléchisseur sup. des doigts. — 23. M. long fléch. du pouce. — 24. *N. médian*. — 25. M. court abducteur du pouce. — 26. M. opposant du pouce. — 27. M. court fléch. du pouce. — M. abducteur du pouce.

niques des muscles affectés restent sans altération au cours de la maladie. La réaction myasthénique peut être aussi provoquée expérimentalement dans les muscles de la grenouille, après intoxication par l'yohimbine [1]. Ceci suggère l'idée que le phénomène a une cause toxique.

Au cours des paroxysmes de cette affection très rare connue sous le nom de *paralysie périodique familiale*, les muscles paralysés sont pour un certain temps totalement inexcitables tant au *faradique* qu'au *galvanique*. Dans les périodes intercalaires, les muscles réagissent normalement.

La *réaction myotonique* se rencontre dans la maladie de Thomsen (myotonia congenita). Elle consiste en ce fait que par l'excitation faradique, la contraction musculaire persiste pendant un certain temps après que l'excitation a cessé,

1. Gunn. *Rev. of neurol. and psychiat.*, 1908, p. 150.

comme si le muscle, une fois contracté, ne pouvait se relâcher. De plus, dans cette maladie, l'excitation galvanique du muscle produit de curieuses secousses ondulatoires, et KFS est égal à AFS au lieu de lui être supérieur.

Réactions de dégénérescence. — Les modifications des réactions électriques, de beaucoup les plus importantes, sont réalisées par l'état connu sous le nom de « réactions de dégénérescence », ou noté par abréviation par le signe RD. Cet état se manifeste quand l'organe neuro-musculaire a subi la dégénérescence, du fait de la maladie ou de la destruction du neurone moteur inférieur [deutoneurone]. De pareilles lésions consistent en une désintégration de la fibre nerveuse motrice qui se fait en peu de jours en même temps que la fibre perd ses propriétés de conductibilité. La fibre musculaire correspondante subit des altérations importantes ; elle perd son élément fibrillaire ou anisotropique, cet élément qui se contracte avec une vivacité particulière et qui peut être spécialement excité par le courant faradique ; la fibre musculaire, pendant ce temps, ne retient plus que son sarcoplasme, élément moins excitable, qui se contracte lentement et peut encore être excité par le galvanisme.

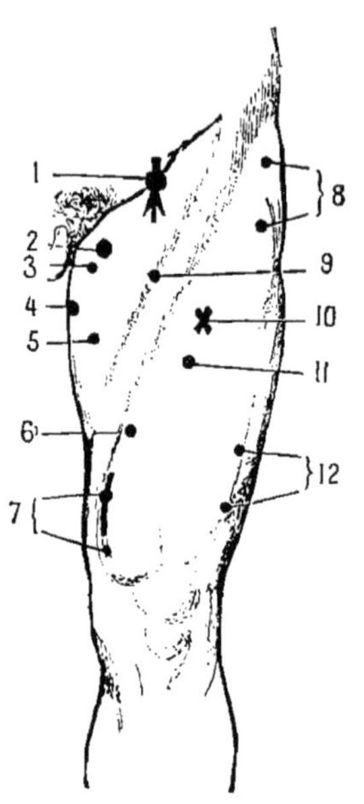

Fig. 203. — Points moteurs des muscles antérieurs de la cuisse (Erb).

1. *Nerf crural.* — 2. *N. obturateur.* — 3. M. pectiné. — 4. M. petit adducteur. — 5. M. long adducteur. — 6. M. crural. — 7. M. vaste interne. — 8. M. tenseur du fascia lata. — 9. M. long couturier. — 10. Point commun du quadriceps fémoral. — 11. M. droit antérieur. — 12. M. vaste externe.

Dans un cas typique, les phénomènes sont les suivants : au *faradique*, pas de réponse puisque le nerf est dégénéré ; au *galvanique*, la fibre musculaire répond encore, en fait après un certain temps elle devient hyperexcitable, se contractant sous un courant plus faible qu'à l'état d'intégrité anatomique. Les réactions polaires sont altérées. La contraction anodique à la fermeture est maintenant égale à la contraction cathodique ou même plus grande (AFS > KFS). De plus, ce qui est également caractéristique, la réponse musculaire n'est plus une brusque secousse; elle est lente, paresseuse, réalisant presque un mouvement vermiforme. Quand un nerf est sectionné, les réactions de dégénérescence ne se manifestent pas immédiatement. C'est seulement après une dizaine de jours ou plus qu'elles se développent. Une fois installées, ces réactions persistent, à moins que le nerf ne se régénère et ne rétablisse les connexions entre le muscle et le noyau moteur médullaire. Dans l'évolution vers la réparation, la force motrice volontaire reparaît avant l'excitabilité faradique. Dans nombre de cas, la guérison ne se fait pas et l'organe neuro-musculaire reste dégénéré d'une façon permanente, comme c'est le cas, par exemple, quand le noyau moteur dans la moelle ou dans le bulbe est détruit, ou lorsqu'un tronc nerveux est complètement sectionné et que l'on n'a point pratiqué la suture des deux bouts.

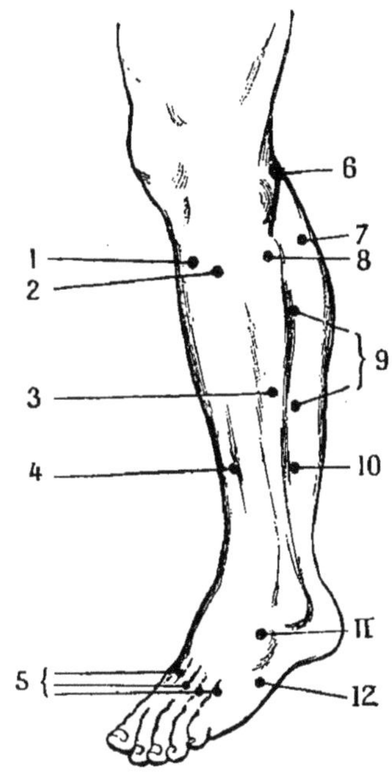

Fig. 204. — Points moteurs de la face externe de la jambe (Erb).

1. M. tibial antérieur. — 2. M. extenseur commun des orteils. — 3. M. court péronier. — 4. M. long extenseur du gros orteil. — 5. M. m. interosseux dorsaux. — 6. *Nerf sciatique poplité externe*. — 7. M. jumeaux. — 8. M. long péronier. — 9. M. soléaire. — 10. M. fléchisseur du gros orteil. — 11. M. extenseur commun des orteils. — 12. M. abducteur du petit orteil.

Dans certains cas nous relevons *des réactions partielles ou incomplètes de dégénérescence*, qui consistent en une contraction traînante au galvanique, AFS étant plus grand que KFS, la réaction au faradique n'est pas abolie, mais simplement diminuée. Cet état indique une lésion moins sévère des fibres nerveuses que lorsqu'on trouve la typique RD.

Il peut arriver que l'on rencontre des *réactions mixtes*; c'est quand quelques fibres musculaires ont conservé leurs réactions normales, alors que des fibres voisines présentent la RD. Le meilleur exemple en est réalisé dans l'atrophie musculaire progressive où les fibres musculaires dégénérées sont intimement mêlées à des fibres saines.

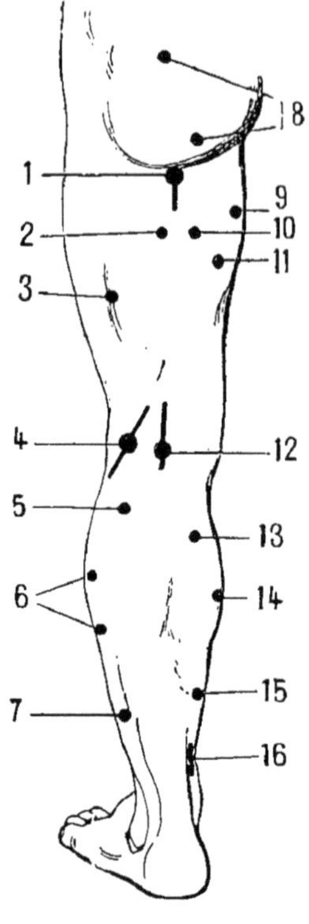

Fig. 205. — Points moteurs de la région postérieure du membre inférieur.

1. *Nerf sciatique.* — 2. M. biceps (longue portion). — 3. M. biceps (courte portion). — 4. *N. sciatique poplité externe.* — 5. M. jumeaux (portion externe). — 6. M. soléaire. — 7. M. long fléchisseur du gros orteil. — 8. M. grand fessier. — 9. M. petit adducteur. — 10. M. semi-tendineux. — 11. M. semi-membraneux. — 12. *N. sciatique plopité interne.* — 13. M. jumeaux (portion interne). — 14. M. soléaire. — 15. M. fléchisseur commun des orteils. — 16. *Nerf tibial postérieur.*

Pour nous résumer, la présence de RD indique toujours une lésion en quelque point du neurone moteur inférieur, de la corne antérieure à la fibre musculaire. Nous aurons soin d'attendre dix jours ou une quinzaine à partir du début de la paralysie avant de prononcer notre verdict, d'autant plus qu'il faut, ainsi que nous l'avons montré, quelque temps avant que la dégénérescence s'établisse nettement. RD se présente dans les lésions des nerfs périphériques et dans les grosses lésions nucléaires telles que la poliomyélite antérieure aiguë, l'hémorragie ou la thombrose de la corne antérieure et des noyaux moteurs. Les réactions mixtes, d'autre part, se trouvent dans l'atrophie musculaire progressive et dans la paralysie bulbaire, syndromes dans lesquels les cellules motrices des noyaux moteurs sont prises l'une après l'autre, laissant souvent intactes des cellules nerveuses voisines.

Électro-pronostic. — Dans beaucoup de paralysies dépendant de lésions organiques des nerfs moteurs périphériques (dont l'exemple le plus commun est la névrite du nerf facial), il est important d'être à même d'estimer non seulement le degré de la dégénérescence qui est survenue, mais aussi les chances de réparation. Pour faire un pronostic exact, il nous faut pour le moins attendre dix jours, et plutôt une quinzaine, avant de nous livrer à nos recherches, afin de permettre à la dégénérescence de s'établir. L'examen électrique à une date plus rapprochée est sans valeur pour le pronostic. Si après une quinzaine de jours de paralysie motrice, par exemple dans la paralysie de Bell (paralysie faciale), nous relevons une typique RD, c'est qu'il s'agit d'une dégénérescence sévère et que la guérison ne pourra commencer avant trois mois au moins, parfois même avant un an ; le malade peut même rester à jamais paralysé. Et, pour le mieux, si la guérison se fait, c'est qu'elle sera imparfaite et s'accompagnera d'un léger état de spasme. Si la RD partielle se présente, le pronostic est moins grave et on peut compter sur la guérison dans six ou huit semaines. Si les réactions restent normales, ou s'il n'existe qu'une diminution au faradique et au galvanique, mais sans altérations polaires, nous pouvons prévoir la guérison dans un laps de trois à six semaines, et parfois même plus tôt.

CHAPITRE XXIII

LE LIQUIDE CÉPHALO-RACHIDIEN

Le liquide céphalo-rachidien est sécrété par l'épendyme qui couvre les plexus choroïdes [et la rapidité de cette sécrétion peut dans certains cas être considérable. Certains observateurs ont vu, dans des cas de traumatisme cérébral ou spinal, un écoulement abondant se faire jour par la plaie, que l'on a pu évaluer jusqu'à deux et quatre litres. Certains individus en peuvent perdre spontanément par le nez[1] ; d'autres fois, cet écoulement est lié à des altérations des plexus choroïdes du IVe ventricule. Un malade de A. Vigouroux[2] en perdait en moyenne 800 grammes par jour. On trouva à l'autopsie un papillome de ces plexus.]

Ce liquide reçoit plusieurs produits de métabolisme des centres nerveux et, comme l'a montré Cathelin (*Presse Méd.*, 14 novembre 1903), est soumis à une circulation propre; il s'écoule vers la lymphe par les gaines péri-vasculaires. Il peut être le témoin des lésions des centres ou des méninges [raptus hémorragiques du cortex, infections méningées]; son examen a donc de l'importance au point de vue clinique [et la ponction lombaire a la valeur d'une biopsie].

Chez l'adulte, la moelle épinière se termine à la hauteur de la partie inférieure de la première vertèbre lombaire. Au-dessous de ce niveau l'enveloppe arachnoïdienne s'étend à la manière

[1. Bregman. *Institut neurologique*, Vienne, 1907.]

[2. *Soc. neurologique*, 5 mars 1908.]

d'un cul-de-sac jusqu'à la seconde vertèbre sacrée (voy. fig. 206). Une partie considérable de cette cavité arachnoïdienne est donc dépourvue de moelle épinière et n'est occupée que par les racines de la queue de cheval baignant dans le liquide céphalo-rachidien. C'est de cette région que nous pouvons extraire du liquide sans risquer de blesser la moelle épinière. Pour ce faire, nous pénétrons dans le cul-de-sac par un espace intervertébral quelconque, depuis la IIe vertèbre lombaire jusqu'à la IIe vertèbre sacrée[1].

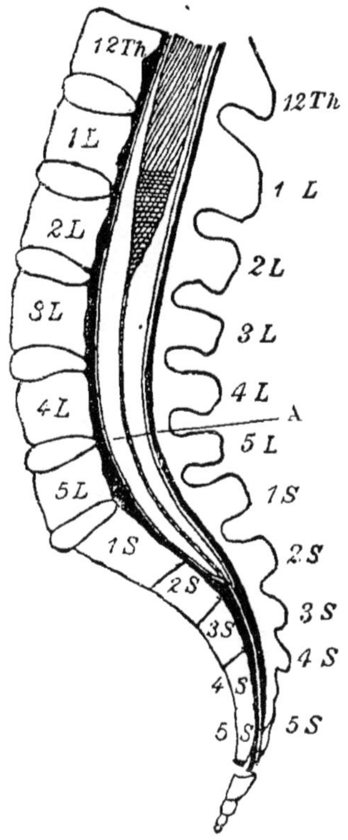

Fig. 206. — Diagramme de l'extrémité inférieure de la colonne vertébrale et ses relations avec la moelle et la queue de cheval.

La partie quadrillée de la moelle est le cône terminal, que continue le filum terminale. — A. direction de l'aiguille.

Les deux espaces inter-lamineux les plus larges se trouvent respectivement entre les IIIe et IVe et les IVe et V[e] lames lombaires. Nous choisissons de préférence l'espace entre les IVe et V[e] lames, parce qu'il est en général un peu plus large. Ces deux espaces inter-lamineux se trouvent aisément de la façon suivante : nous traçons une ligne horizontale sur le dos du malade, partant de la partie supérieure de la crête iliaque. Cette ligne coupe la colonne vertébrale au sommet de la IVe apophyse épineuse lombaire. Nous faisons notre ponction immédiatement au-dessous de cette épine (fig. 207).

Il convient d'employer une seringue toute en verre, qui a l'avantage d'être facile à stériliser ; l'aiguille sera d'assez fort

[1. Chipault préfère l'espace entre la Ve lombaire et la Ire sacrée. C'est pour lui le plus large et le plus accessible.]

calibre et en platine iridié pour éviter qu'elle se casse ou se rouille. Il faut qu'elle soit assez longue pour pénétrer dans le sac arachnoïdien, et cependant assez courte pour s'y arrêter sans entamer la dure-mère de l'autre côté.

La longueur la plus convenable sera donc d'environ 8 centimètres.

Quant à la position du malade pendant *l'opération de la ponction lombaire* [ou rachicentèse], il peut être étendu sur un lit, dans la position latérale gauche, en chien de fusil [comme le recommande surtout Sicard]. Mais si cela est possible, il vaut mieux qu'il soit assis sur un siège bas, le corps plié en deux, les genoux écartés, les bras pendants et les mains touchant le sol. De cette façon, les lames sont écartées au maximum (voy. fig. 207).

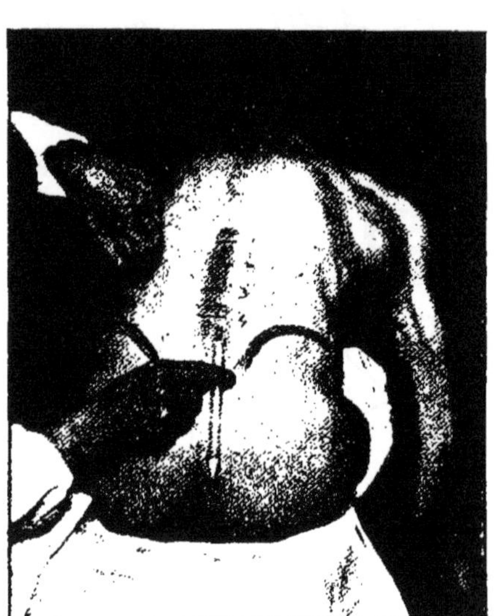

Fig. 207. — Ponction lombaire.
Le liquide s'écoule de l'aiguille dans le tube.

Nous stérilisons soigneusement la peau à la hauteur de la ponction [avec un tampon imbibé d'alcool, puis avec un badigeonnage de teinture d'iode] et l'anesthésions, au moyen d'une pulvérisation de chlorure d'éthyle. Pour se guider, l'opérateur place son index gauche sur la IVe apophyse épineuse lombaire et, de la main droite, enfonce l'aiguille à peu près à un centimètre au-dessous et un centimètre à droite de ce repère, tout en dirigeant la pointe de l'aiguille horizontalement et en obliquant un peu, de façon à éviter le ligament inter-épineux qui est très épais. Le ligament jaune siège dans la profondeur, entre les lames, et est assez résistant pour arrêter un instant l'aiguille. Une poussée ferme et, si l'aiguille n'a buté sur aucun os, elle traverse le ligament jaune et l'arachnoïde durale pour pénétrer tout à coup dans le cul-de-sac arachnoïdien (voy. fig. 208). Si nous donnons sur une lame au lieu de traverser le ligament jaune, nous retirons l'aiguille et essayons un peu au-dessus ou au-dessous.

Il arrive qu'au cours de l'opération le malade éprouve une douleur subite et aiguë le long de la cuisse et de la jambe

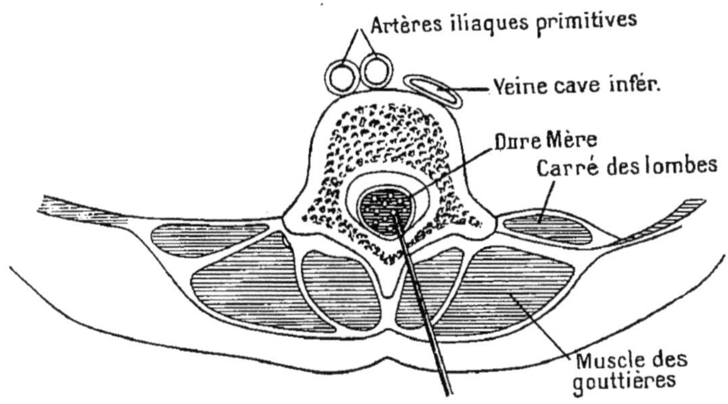

Fig. 208. — Coupe horizontale au niveau de la IVe lombaire.

droites. C'est que notre aiguille a touché en route une des racines de la queue de cheval et cela n'a pas grande importance.

Nous détachons alors la seringue[1] et laissons le liquide cérébro-spinal s'échapper par l'aiguille ; nous en recueillons de 3 à 5 centimètres cubes dans un tube à essai stérilisé. Il vaut mieux ne pas aspirer le liquide au moyen de la seringue, à moins que le liquide n'ait quelque difficulté à s'écouler. En cas de besoin, on peut mesurer la pression du liquide au fur et à mesure qu'il

[1. Beaucoup préfèrent ne pas armer l'aiguille de la seringue et avoir une aiguille munie d'un mandrin ou d'un gros fil de platine pour refouler les particules de tissu qui, par le mécanisme de l'emporte-pièce, pourrait l'obstruer à son extrémité antérieure. Autant que possible, il faut avoir une aiguille à biseau très obtus.]

s'échappe, au moyen d'un tube en caoutchouc muni d'un manomètre. Normalement, le liquide coule lentement, goutte à goutte. Il faut rejeter les premières gouttes, étant donné qu'elles peuvent être mélangées d'un peu de sang provenant de l'acte opératoire.

Il arrive parfois, même lorsque nous avons franchi le ligament jaune, que le liquide ne coule pas [ponction blanche]. C'est que l'aiguille s'est bouchée par un petit caillot de sang, par une bribe de tissu musculaire ou de tissu connectif, au cours de la ponction. Ou encore, c'est parce qu'une des racines de la queue du cheval flotte contre la pointe de l'aiguille. Il est aisé d'y remédier en passant dans l'aiguille un mandrin stérilisé. Il arrive encore que l'aiguille perce le ligament jaune mais repousse devant elle les enveloppes méningées, de sorte que le liquide ne coule pas, même si le passage du mandrin prouve que l'aiguille n'est pas obstruée. Dans ce cas, il vaut mieux retirer l'aiguille et ponctionner l'espace supérieur[1].

Quelquefois la pression sous-arachnoïdienne est augmentée, de sorte que le liquide s'échappe en jet au lieu de s'écouler goutte à goutte. Ceci arrive surtout dans les tumeurs intra-crâniennes et dans les différentes formes de méningites. Cependant, même dans ces états pathologiques, on peut ne pas trouver de pression augmentée dans la région lombaire ; c'est que dans la méningite il y a quelquefois occlusion du trou de Magendie ou des trous de Key et Retzius, arrêtant ainsi toute communication entre le liquide intra-ventriculaire et le liquide rachidien, [ou peut-être engagement des amygdales cérébelleuses dans le trou occipital, selon le mécanisme souvent relevé par P. Marie].

Le liquide peut être additionné de sang provenant de la bles-

[1. La ponction peut encore rester blanche par suite de la présence d'une tumeur dans le cul-de-sac, témoin le fait curieux d'Ardin-Delteil et Dumolard (*Soc. neurologie*, 7 nov. 1909), où un myxo-sarcome s'était développé aux dépens de la queue de cheval.]

sure d'une veine arachnoïdienne survenue au cours de la ponction ; c'est là un accident qu'on ne peut pas prévoir. La plupart du temps cette hémorragie cesse après quelques secondes et le liquide s'éclaircit progressivement. Mais cet écoulement de sang se présente aussi dans les cas d'hémorragie arachnoïdienne préexistante[1], cérébrale ou spinale, lorsqu'il y a fracture du crâne, hémorragie intra-ventriculaire ou méningée, lésion de la moelle épinière. Nous sommes à même de faire alors la distinction entre l'hémorragie provenant de la ponction locale et l'hémorragie due à une lésion sous-arachnoïdienne, en centrifugeant le liquide. Dans l'hémorragie due à la ponction, les globules rouges tombent au fond du tube centrifugé, le liquide devenant clair et limpide au-dessus, tandis que dans l'hémorragie méningée, cérébrale ou spinale, préexistante, le liquide qui, depuis le commencement jusqu'à la fin de son écoulement, était teinté et en général moins rouge que dans l'hémorragie locale, conserve une teinte jaunâtre [xanthochromie], même après centrifugation. [Si la teinte du liquide surnageant après centrifugation est rouge, colorée par l'hémoglobine venant de l'éclatement des globules rouges, c'est qu'il s'agit le plus souvent d'une hémorragie méningée au cours d'une infection, dans des méningites diverses : c'est là l'érythrémolyse. Si le liquide surnageant est jaune, c'est qu'il y a eu déjà une hémolyse lente qui a donné naissance à la lutéine dérivée de l'hémoglobine. Enfin, il peut ne plus exister de culot visible à l'œil nu, et le liquide reste jaune, c'est la xanthochromie[2], dernier témoin d'hémorragies anciennes du névraxe. (Milian, 1904).]

[1. Il ne faut pas ignorer qu'au cours de l'hémorragie méningée on peut observer des albuminuries très abondantes de 2, 4, 6, 15, 20 grammes par litre, que ces albuminuries massives en présence d'un état morbide très fruste doivent même faire admettre l'existence d'une hémorragie méningée. (G. Guillain et Cl. Vincent, *Sem. méd.*, 27 oct. 1909.)]

[2. Sous le nom de syndrome de Froin on réunit des faits anatomo-cliniques assez disparates mais réalisant quant aux caractères du liquide céphalo-rachidien la triade suivante : xantochromie, coagulation rapide, hémo-lymphocytose.]

Dans la plupart des cas, la soustraction d'une petite quantité de liquide cérébro-spinal n'incommode pas le malade. Mais il arrive qu'il se plaigne d'un violent mal de tête, au bout d'une heure ou deux ; ce mal dure quelquefois plusieurs jours. Cela arrive généralement chez les sujets qui ont continué à se tenir debout après la ponction et on peut d'habitude l'éviter en leur recommandant de se reposer ou d'éviter tout effort physique pendant un ou deux jours.

Le liquide cérébro-spinal normal est comme l'eau, absolument incolore. Il a une densité de 1006 à 1008. Il est alcalin, contient des traces de globuline et d'albumose, ainsi qu'une subtance qui réduit la solution de Fehling et forme des cristaux de glucosazones. A l'examen microscopique il contient quelques larges placards endothéliaux, et parfois de temps à autre quelque lymphocyte. Il ne contient pas de microorganismes.

[Il est de plus normalement imperméable, ou plutôt les plexus choroïdes sont normalement imperméables aux substances chimiques ou colorantes, en dehors de certaines méningites.]

Importance diagnostique du liquide cérébro-spinal. — I. Caractères physiques. — Au lieu d'être clair et limpide comme l'eau, il peut être opalescent, trouble, floconneux ou même purulent, comme dans certains cas de méningite. Dans la jaunisse grave, on l'a vu jaune et transparent, tandis que dans des cas récents d'hémorragie cérébrale ou spinale, il peut être teinté de sang. Dans des hémorragies plus anciennes, d'une semaine ou plus, le liquide peut avoir une teinte jaune clair.

Dans des cas d'hémiplégie soudaine, nous sommes parfois indécis entre l'hémorragie ou la thrombose. Il arrive que le diagnostic soit fort difficile, et le traitement de ces deux affections est parfois diamétralement opposé. En cas de thrombose, nous nous contentons de soutenir le cœur [et de faire le traitement spécifique s'il est étiologiquement indiqué], tandis que dans l'hémorragie cérébrale nous nous appliquons, au contraire, à diminuer la pression sanguine intra-crânienne, ainsi que l'énergie du cœur. Si dans un cas douteux nous faisons une ponction lombaire et obtenons un liquide sanglant ou un liquide teinté en jaune, après la centrifugation, le diagnostic en sera simplifié [c'est qu'il y a hémorragie méningée ou cérébro-méningée]. En cas de traumatisme, il est important de pouvoir indiquer la présence d'une hémorragie intra-crânienne.

Cathcart d'Édimbourg[1] rapporte un cas de blessure de la tête, où l'examen du liquide cérébro-spinal contribua à fixer le diagnostic d'hémorragie intra-crânienne. Il pratiqua la trépanation, lia l'artère rompue et sauva la vie de son malade.

Le point de congélation du liquide cérébro-spinal a été étudié par plusieurs observateurs ; c'est ce qui constitue l'*examen cryoscopique*. Widal, Sicard et Ravaut[2] et d'autres ont noté un abaissement de ce point dans certaines affections, telles que la méningite tuberculeuse. Mais, somme toute, la cryoscopie n'a pas de grande importance pratique.

II. Caractères chimiques. — Ils ont une certaine valeur; ainsi on trouvera un excès d'albumine dans les processus méningés aigus, ainsi que dans la paralysie générale des aliénés [et le tabes. Pour R. Monod (*Thèse* Paris, 1902), la sérine absente du liquide céphalo-rachidien normal apparaîtrait dès que la membrane arachnoïdo-pie-mérienne est touchée.] Il est également pathologique de trouver de la fibrine. G. Guillain et V. Parant[3] ont rapporté quelques observations intéressantes sur le liquide cérébro-spinal prélevé chez des paralytiques généraux. A l'ébullition d'un échantillon normal, la globuline se coagule et le liquide devient légèrement opalescent. Si l'on précipite la globuline en ajoutant une quantité égale d'une solution

1. *Scot. med. and surg. journ.*, Edinburgh, 1902, p. 145.
2. *Compt. rend. Soc. de biol.*, Paris, 20 août 1900.
3. *Rev. neurol.*, Paris, 30 avril 1903.

saturée de sulfate de magnésie et si, après avoir filtré, on fait rebouillir le liquide filtré, celui-ci reste clair. Dans la paralysie générale cependant, la deuxième ébullition donna à ces auteurs un précipité albumineux, dans une série de seize cas de paralysie générale.

Pour d'autres, le protéide que l'on trouverait dans la paralysie générale et le tabes serait une endo-globuline que l'épreuve de Noguchi[1] fait apparaître de la façon suivante : à deux parties de liquide cérébro-spinal on ajoute cinq parties d'une solution à 10 p. 100 d'acide butyrique dans une solution saline normale. Le tout est chauffé jusqu'à l'ébullition. On ajoute alors une partie d'une solution normale de soude (4 p. 100) et l'on reporte à l'ébullition. Après deux à trente minutes, s'il y a quelque globuline, il se produit un dépôt floconneux ou granuleux. On peut mettre en évidence la globuline par une méthode encore plus simple, en ayant recours au sulfate d'ammoniaque[2]. Un échantillon du liquide cérébro-spinal est déposé avec une pipette à la surface d'une solution saturée de sulfate d'ammoniaque dans un tube à essai. S'il y a de la globuline, un fin anneau blanc apparaît à la ligne de séparation des deux liquides.

Dans la méningite aiguë, qu'elle soit tuberculeuse ou septique, le sucre est presque toujours absent. Dans la méningite chronique, dans le tabes et dans la paralysie générale des aliénés il est souvent diminué.

Mon collègue, le Dr Hebb, a étudié à un autre point de vue le chimisme du liquide céphalo-rachidien chez un certain nombre de mes malades de l'hôpital de Westminster. Il y a recherché le *choline*. Normalement on ne trouve pas de choline en quantité appréciable. Mais dans les affections dégénératives organiques du système nerveux on peut démontrer la présence de choline dans le sang et dans le liquide cérébro-spinal, et on

1. *Journal of experiment. medicin.*, 1909, vol. XI, p. 84.
2. Jones. *Review of neurol and psych.*, 1905, p. 379.

peut la cristalliser à l'état de sel de platine combiné par le procédé de Halliburton et Rosenheim [1]. C'est ainsi que Hebb obtint des cristaux de platino-choline du liquide cérébro-spinal dans des cas d'hémorragie cérébrale, de syringomyélie, de sclérose disséminée, etc. Cette épreuve peut avoir une valeur diagnostique lorsqu'il s'agit de distinguer entre l'hystérie et une grave affection chronique. Mais elle a le désavantage d'être trop compliquée comme recherche de laboratoire.

III. Caractères bactériologiques. — Ils sont surtout importants dans les cas de méningite lorsqu'on veut déterminer l'organisme particulier qui cause l'affection. C'est ainsi que dans la méningite cérébro-spinale épidémique on trouve le méningocoque [diplocoque intra-cellulaire de Weichselbaum]; dans la méningite tuberculeuse, le bacille de Koch; et dans d'autres variétés de méningite nous trouvons des staphylocoques, des streptocoques, des pneumocoques, [des tétragènes], etc. Il ne faut pas oublier que si nous ne trouvons pas de bacilles de la tuberculose cela n'exclue pas nécessairement la méningite tuberculeuse.

Pour démontrer la présence des bacilles dans la méningite tuberculeuse il convient de laisser le liquide se reposer douze à vingt-quatre heures ; si à ce moment il s'est formé une légère coagulation fibrineuse, on s'en empare à l'aide d'une aiguille, on l'étend sur une lamelle pour la fixer et la colorer par les procédés connus.

Dans les cas douteux, l'inoculation aux cobayes a une grande valeur. Parfois on a isolé des organismes variés (tétragènes et autres) du sang et du liquide cérébro-spinal de certains malades atteints de la paralysie [ascendante] de Landry.

IV. Caractères microscopiques. — Au point de vue clinique, c'est l'examen microscopique qui donne de beaucoup les renseigne-

1. *Brit. med. journ.*, 1907, p. 1013.

ments les plus précieux. Il est bon de centrifuger une certaine quantité de liquide, par exemple 5 centimètres cubes, pendant cinq minutes. Nous décantons soigneusement, ne conservant que le dépôt formé par les éléments cellulaires, nous renversons le tube et récoltons le culot avec une pipette capillaire. De cette façon, nous réunissons tout le sédiment que nous étendons sur une lamelle ; nous le fixons par la chaleur, le colorons au bleu de méthylène ou au Jenner, et nous montons au baume de Canada.

Les spécimens ainsi préparés nous permettent de juger de la variété et de la richesse des éléments cellulaires présents dans le liquide céphalo-rachidien. Pour obtenir une certitude absolue quant au nombre nous employons la cellule à compter de Fuchs et Rosenthal[1], qui est une modification de la chambre de Zeiss. On l'utilise en mélangeant avec une pipette spéciale une petite quantité (10 millimètres cubes) de liquide cérébro-spinal avec 1 millimètre cube de liquide colorant contenant du violet de méthyle et de l'acide acétique. On place une goutte de ce mélange sur la lame quadrillée et on compte les cellules. Les résultats obtenus ainsi correspondent à ceux qu'on trouve dans les dépôts centrifugés, mais ils sont plus précis. Cependant cette préparation ne peut être conservée et j'emploie actuellement et la centrifugation et la cellule à compter ; l'une me donne une préparation permanente et l'autre un compte exact des éléments cellulaires du liquide.

Dans des cas très rares nous trouvons des parasites. C'est ainsi que Castellani et Bruce[2] ont trouvé le trypanosome de la maladie du sommeil non seulement dans le sang de leurs malades, mais même dans leur liquide cérébro-spinal. En effet, il est plus facile de découvrir le trypanosome de la maladie du sommeil dans le liquide cérébro-spinal que dans le sang, où il est

1. *Wiener medizinische Presse*, 1904, S. 2084.
2. *Brit. med. journ.*, nov. 21, 1903.

trop facilement dissimulé parmi les globules. Dans certains cas de tumeurs malignes de la moelle épinière ou des méninges, des cellules néoplasiques ont été trouvées dans le liquide[1]. Il ne faut pas compter toujours sur leur présence, quelque grande valeur diagnostique que cela constitue.

Le point de beaucoup le plus important à déterminer microscopiquement est la présence ou l'absence de leucocytes; il faut observer non seulement leur nombre, mais encore leur type. C'est ce qu'on appelle le *cyto-diagnostic*.

Le liquide cérébro-spinal normal ne contient pas de polynucléaires, ne contient que de rares petits lymphocytes et de temps à autre quelques placards endothéliaux. Si l'on examine le sédiment centrifugé avec un grossissement de 400 diamètres, on doit trouver une moyenne de deux à trois lymphocytes par champ, ce qui fait 1 à 2 par millimètre cube. Quelquefois nous ne trouvons aucune cellule. Mais dans certaines affections organiques du système nerveux central ou de ses enveloppes méningées il peut y avoir un fort excès de leucocytes polynucléaires ou mononucléaires.

En résumé, dans les cas d'infection microbique aiguë du cerveau et des méninges, surtout dans les variétés suppuratives[2], nous relevons de la polynucléose avec quelques grands mononucléaires. Au début de la convalescence dans la méningite aiguë infectieuse, les polynucléaires du liquide cérébro-spinal diminuent en nombre et sont remplacés par des lymphocytes. Ceux-ci disparaissent à leur tour au fur et à mesure que la convalescence s'établit.

[1. Widal et Abrami. Cytodiagnostic du cancer des centres nerveux. Présence de cellules néoplasiques. Endocardite végétante cancéreuse. Cancer gastrique latent. (*Soc. méd. hôp. Paris*, 28 fév. 1908.)]

2. Cependant, c'est l'acuité du processus inflammatoire et non son origine microbienne qui paraît être le principal facteur produisant la polynucléose. C'est ainsi que j'ai produit une polynucléose abondante chez des singes en leur injectant une solution stérilisée de sel ou une émulsion stérilisée de particules colorées sous les enveloppes méningées spinales.

S'il y a abcès du cerveau sans que les méninges sus-jacentes soient affectées (ce qui peut se présenter [quand l'abcès est d'origine pyohémique]), le liquide cérébro-spinal n'offre pas d'excès de leucocytes. C'est là un moyen précieux de distinguer entre la méningite et l'abcès cérébral. Dans les deux cas un pourcentage cellulaire du sang démontre un grand excès de polynucléaires, ils peuvent être de 10.000 à 25.000 ou plus (au lieu de 8.000 à 10.000 par millimètre cube à l'état normal), la leucocytose du sang étant en général plus accentuée dans la méningite que dans l'abcès cérébral.

Mais dans les affections subaiguës et chroniques des méninges, qu'elles soient tuberculeuses, syphilitiques ou autres, ainsi que dans certaines affections dégénératives chroniques du système nerveux central, nous observons généralement de la lymphocytose, c'est-à-dire un excès de petits mononucléaires parfois accompagné d'une petite proportion de grands mononucléaires. Dans la méningite tuberculeuse à évolution rapide j'ai trouvé une proportion considérable de polynucléaires (30 p. 100 et plus) parmi les mononucléaires. On relève souvent une lymphocytose marquée qui peut persister un certain nombre de jours au cours de l'herpès zoster. Dans les affections nerveuses fonctionnelles, le liquide est normal.

Dans plusieurs cas de leucémie lymphoïde et dans un cas de chlorome, à l'hôpital de Westminster, Hebb a observé aussi une lymphocytose marquée du liquide cérébro-spinal.

Étudions maintenant quelques cas à l'appui : dans un cas de méningite cérébro-spinale épidémique chez un malade qui semblait comateux et moribond, le liquide cérébro-spinal était en hypertension excessive, d'apparence trouble, et le dépôt centrifugé donnait au microscope une moyenne de 87,3 polynucléaires par champ. Il était aisé de distinguer à l'intérieur des leucocytes le méningocoque. Le prélèvement d'à peu près 30 centimètres cubes causa une amélioration sensible dans les symptômes et le malade guérit. Chez un officier qui était atteint d'otite moyenne chronique du côté gauche, présentant bientôt de la stupeur, quelques légers symptômes d'aphasie et un peu de fièvre, le liquide était trouble et ne donnait pas moins de 371 polynucléaires par champ. L'on opéra aussitôt et l'on découvrit une zone de tissu cérébral enflammée dans le lobe temporal. Il n'y avait pas d'abcès. Les symptômes disparurent rapidement et le malade guérit complètement.

Nous citerons, comme exemple de liquide cérébro-spinal normal, le cas d'un enfant qui présentait des symptômes encéphaliques simulant la méningite — le « méningisme ». Ils étaient, ainsi qu'ils le sont souvent, les précurseurs d'une pneumonie centrale. Il y avait céphalalgie violente, rétraction de la tête et strabisme. Comme d'autre part un enfant appartenant à la même famille avait récemment succombé à la méningite, les parents étaient fort anxieux quant à la possibilité d'un second cas de méningite. Cependant le liquide cérébro-spinal n'offrait pas d'excès de cellules et le signe de Kernig était absent. Il s'agissait donc avec plus de probabilité de méningisme fonctionnel que de méningite ; nous donnâmes un pronostic encourageant, qui ne fut pas démenti par la suite.

En ce qui concerne la lymphocytose, les résultats les plus frappants s'observent dans la paralysie générale et dans le tabes dorsal. La lymphocytose dans ces deux affections (qui sont essentiellement et étiologiquement les mêmes et se rencontrent souvent chez le même malade) est plus marquée que dans aucune autre affection nerveuse organique. C'est ainsi que dans une série récente de douze cas de paralysie générale observés par moi, la moyenne des lymphocytes était de 131 par millimètre cube, le nombre le plus petit de 40.5 et le plus élevé de 295. Dans une série de tabétiques, le nombre le plus petit était de 14, le plus élevé de 477, et la moyenne pour toute la série de 125 par millimètre cube. Ceci se rapproche beaucoup de la moyenne donnée par la paralysie générale.

Un point important observé dans le tabes et la paralysie générale est que la lymphocytose est non seulement présente dans presque tous les cas, mais elle est encore extrêmement marquée alors même que les autres symptômes de l'affection sont très peu accentués. C'est ainsi qu'un malade avait des douleurs lancinantes, de l'analgésie du tendon d'Achille, mais pas d'ataxie, ni de troubles pupillaires ; ses réflexes rotuliens et achilléens étaient brusques. Cependant son liquide cérébro-spinal donnait 150 lymphocytes par millimètre cube ; il réalisait sans aucun doute un cas de tabes incipiens. On peut en dire autant de la paralysie générale : un autre malade qui avait 239 lymphocytes par millimètre cube constituait une démence progressive à son premier début. Il n'avait pour ainsi dire pas de symptômes mentaux, rien qu'une diminution de mémoire ; il avait présenté deux pertes de connaissance suivies d'aphasie transitoire et de faiblesse de la main droite, constituant ce qu'on appelle des « attaques congestives ».

Nous possédons donc dans l'examen cytologique du liquide cérébro-spinal un moyen précieux pour reconnaître le tabes et la paralysie générale dans leurs premières phases. En général, s'il n'y a pas d'excès de lymphocytes, on peut exclure ces deux affections [1]. Un autre point intéressant est que, pendant les crises hyperthermiques de la paralysie générale, on trouve de la polynucléose non seulement dans le sang mais encore dans le liquide cérébro-spinal. Chez un de mes malades, il y avait 118 polynucléaires et 25 mononucléaires par millimètre cube. Pappenheim [2] rapporte des cas semblables.

1. Cette règle n'est cependant pas sans exceptions. J'ai vu un cas de tabes, avec ataxie, pupilles d'Argyll-Robertson, absence des réflexes rotuliens et de ceux du tendon d'Achille, où le liquide cérébro-spinal ne donnait que 3,3 lymphocytes par millimètre cube. Erb (*Deutsche Zeitsch. f. Nervenheilkunde*, 1907, p. 438), rapporte des cas semblables.

2. *Monatschrift f. Psychiatrie und Neurologie*, 1907, S. 536.

Il est encore à noter que la lymphocytose dans le tabes et la paralysie générale ne subit aucune influence des traitements spécifiques les plus énergiques. Chez plusieurs de mes malades, on examinait le liquide à des intervalles d'un mois ; pendant ce temps on pratiquait chaque jour une injection mercurielle sous-cutanée, sans que l'intensité de la lymphocytose diminuât. Et c'est là un contraste marqué avec ce qui se passe dans les lésions syphilitiques actives. Par exemple, dans un cas de gomme de la moelle épinière, les lymphocytes qui étaient au nombre de 52 lorsque le malade entra à l'hôpital avaient diminué jusqu'à 16 après trois semaines de traitement. Ce malade quitta l'hôpital après deux mois de traitement, capable de marcher, sans anesthésie, et ayant repris le contrôle de ses sphincters, alors qu'il était entré entièrement paraplégié et anesthésié des membres inférieurs.

Il faut noter encore que la syphilis par elle-même, à moins qu'il y ait lésion syphilitique active du système nerveux central, ne produit pas ou très peu d'excès de lymphocytes dans le liquide cérébro-spinal. Dans ma série de douze cas, les cinq cas secondaires donnaient une moyenne de 2,7 lymphocytes, les six cas tertiaires 0,9 ; le douzième concernait un homme qui avait eu un chancre syphilitique vingt-six ans auparavant. Les cas de tertiarisme actif, tels que ulcères gommeux, rupia, etc., donnent plus d'éléments cellulaires que les autres, mais même alors le nombre en est inférieur à la moyenne des cas de syphilis secondaire.

Nous voyons donc par là que la présence d'une forte lymphocytose chez un malade en puissance de syphilis a une grande importance et indique une affection organique sérieuse, soit une lésion syphilitique du système nerveux central, ou si elle est très marquée, le tabes ou la paralysie générale. Dans ces cas il faut rechercher soigneusement les autres signes de l'affection organique, surtout le signe d'Argyll-Robertson, l'atrophie optique, l'altération des réflexes et les troubles sensitifs ; même s'il n'y a aucun autre signe d'affection organique, la présence de lymphocytose dans le liquide cérébro-spinal démontre l'urgence d'un traitement spécifique énergique, ne fût-ce que dans l'espoir d'éviter des accidents ultérieurs.

La présence de lymphocytose dans la méningite tuberculeuse se comprend aisément, ainsi que celle qui survient dans les tumeurs tuberculeuses de la surface du cerveau. Il est plus difficile d'expliquer l'excès des lymphocytes que l'on voit parfois dans les néoplasmes cérébraux. C'est ainsi qu'un cas de gliome du centre oval ne révélait pas moins de 75 lymphocytes par champ : ce chiffre donnait à penser qu'il y avait un tuberculome, puisque la syphilis avait pu être exclue. Cependant, à l'autopsie, on trouva un gliome qui n'avait en aucune façon approché les méninges ; ce fut une hémorragie dans l'intimité de la tumeur qui entraîna la mort en faisant irruption dans le ventricule latéral.

Les applications thérapeutiques de la ponction lombaire ou ponction méningée. — C'est Quincke qui, le premier, pratiqua la ponction lombaire, afin de diminuer la pression intra-crânienne dans la méningite tuberculeuse. Mais on ne peut obtenir ainsi d'effet durable et l'opération est plutôt palliative que curative. Un de mes malades, un jeune homme, en plein coma et en apparence moribond, reprit connaissance pour un jour, après la soustraction de 22 centimètres cubes de liquide cérébro-spinal. On en recueillit jusqu'à ce que la pression intra-rachidienne fût redevenue normale. L'importance de ce procédé, non seulement au point de vue sentimental, mais pour des raisons médico-légales, est évident. Mais quelquefois la ponction lombaire a un effet curatif indubitable, même dans la méningite tuberculeuse. Dans des cas décrits par Freyhan[1],

1. *Deutsche medizinische Wochenschrift*, 1904, n° 36.

Henkel[1], Barth[2] et d'autres, on trouva des bacilles de la tuberculose dans le liquide cérébro-spinal ; cependant les malades finirent par guérir après plusieurs ponctions lombaires. [L'effet le plus certain est pour le moins de faire cesser ou d'amender les convulsions si pénibles pour l'entourage.]

Dans d'autres formes de méningite accompagnée de polynucléose (à part les lésions infectieuses consécutives à une affection osseuse de voisinage), surtout dans la méningite cérébro-spinale épidémique, on a obtenu de bons résultats en injectant des substances antiseptiques après avoir prélevé une quantité égale de liquide cérébro-spinal. On a ainsi employé une solution de lysol à 1 p. 100, à raison de 10 centimètres cubes, [du collargol, et du sérum antiméningococcique.]

Quand l'hypertension intra-crânienne est due à d'autres causes, telles que tumeurs cérébrales, inaccessibles ou impossibles à opérer, la ponction donne parfois un très bon résultat palliatif, parce qu'elle diminue la pression intra-crânienne et soulage ainsi le mal de tête, le vertige et d'autres symptômes. Jusqu'ici, pour diminuer cet excès de pression et pour amender la névrite optique, on avait accoutumé de trépaner le crâne, comme méthode palliative. Mais la ponction lombaire est plus expéditive, plus simple et moins dangereuse qu'une grande opération crânienne. Je l'ai employée dans trois cas de tumeur intra-crânienne où les symptômes indiquaient une affection cérébelleuse profonde. Chez tous, le mal de tête et les vertiges diminuèrent énormément pendant plusieurs semaines après la ponction ; celle-ci facilita une étude des symptômes de localisation en vue d'une intervention ultérieure dirigée contre la tumeur. En cas de tumeur intra-crânienne, il faut avoir soin de ne pas prélever une trop grande quantité de liquide cérébro-spinal, de crainte qu'une soudaine diminution de pression ne

1. *Münchener medizinische Wochenschrift*, 1900, S. 133.
2. *Ibid.*, 1902, n° 21.

cause une hémorragie dans la tumeur (fait qui naturellement se présente parfois aussi après la trépanation palliative). Dans un cas rapporté par Masing [1], il en fut effectivement ainsi, mais dans ce cas on maintint l'écoulement du liquide pendant un quart d'heure, et on ne préleva pas moins de 100 centimètres cubes. J'ai observé moi-même plusieurs cas de tintement d'oreille et de vertiges ayant duré de longs mois et qu'un prélèvement de moins de 10 centimètres cubes de liquide soulagea d'une façon permanente. Il va de soi qu'il faut avoir soin d'éliminer toutes les causes ordinaires de tintement et de vertige avant d'en arriver à ce traitement. Dans les fractures de la base du crâne, l'état comateux peut être atténué dans un délai très court par la soustraction de liquide cérébro-spinal. J'ai vu un malade à la suite d'un accident de voiture être guéri rapidement après une ponction lombaire. Le procédé, s'il est nécessaire, peut être répété à plusieurs reprises pendant plusieurs jours de suite.

On soulage souvent, et d'une façon frappante, le coma et les convulsions urémiques, ainsi que les cas d'éclampsie puerpérale et les hémorragies méningées ; il est indubitable que dans nombre de cas ce procédé a sauvé la vie aux malades. Mc Vail [2], par exemple, rapporte deux cas de néphrite aiguë dans lesquels, malgré un traitement énergique, purgatifs, bains d'air chaud et pilocarpine, le coma et les convulsions survinrent. On pratiqua la ponction lombaire, on préleva de 20 à 28 centimètres cubes de liquide cérébro-spinal, et, au bout de trois ou quatre heures, le coma disparut, les convulsions cessèrent et les deux malades guérirent complètement. Dans des cas semblables, on se demande si réellement le mal de tête, le coma et les convulsions de la néphrite sont occasionnés par l' « intoxication urémique » des centres cérébraux, ou bien s'ils ne sont pas en majeure partie dus à une augmentation

1. *Neurol. Centralblatt*, 1904. S. 1116.
2. *Brit. med. journ.*, 1903, vol. II.

subite de la pression intra-crânienne, apparaissant au même titre que l'œdème en général.

Nous savons que la toxine tétanique a une action élective sur les cellules motrices de la moelle épinière et du bulbe en cas de tétanos. C'est pourquoi, après avoir désinfecté et excisé la plaie d'inoculation, nous nous efforçons de neutraliser la toxine au moyen d'antitoxine, que l'on administre généralement en injections sous-cutanées [ou par voie rachidienne] ; mais elle est plus efficace, ainsi que Borrel et d'autres l'ont démontré, quand on l'injecte dans l'encéphale après trépanation ; des guérisons remarquables ont été le résultat de cette méthode de traitement. Cependant, ce procédé n'est pas exempt de danger. Dans un cas[1] tout au moins, un malade mourut à la suite d'un abcès cérébral, qui se produisit au niveau de la trépanation au bout de huit semaines, longtemps après que tous les symptômes tétaniques eurent disparu. Il est donc plus simple et préférable d'administrer l'antitoxine (additionnée peut-être de stovaïne et de morphine) au moyen de l'aiguille à ponction lombaire. L'on traite aussi l'empoisonnement dû à la strychnine par injection sous-arachnoïdenne d'eucaïne, et il peut être nécessaire de faire une anesthésie générale afin de détendre l'opisthotonos, avant de pratiquer la ponction lombaire.

L'injection d'anesthésiques au moyen de la ponction lombaire — *l'anesthésie spinale* — est utile lorsque nous voulons faire une opération sur les membres inférieurs ou sur le tronc, en évitant l'anesthésie générale. On a employé avec succès diverses substances, parmi lesquelles nous citerons la cocaïne, la stovaïne et la novocaïne[2]. Il est préférable d'user d'une solu-

1. Gibbs. *Brit. med. journal*, july 1er 1899.

2. Voici quelques formules de solutions anesthésiantes :

a) Stovaïne : 5 p. 100; glucose : 5 p. 100 dans eau distillée. Densité = 1023. Dose = 1 centimètre cube. (Barker. *Brit. med. journ.*, 1908, p. 248.)

b) Stovaïne : 4 p. 100; chlorure de sod. : 0,11 p. 100; borate d'adrénaline :

tion ayant une tension osmotique égale à celle du sang, [d'une solution en un mot isotonique].

Pour l'anesthésie spinale, nous choisissons en général le IIe espace lombaire, et nous pratiquons la ponction sur la ligne médiane, afin que les racines des deux côtés soient également influencées. Avant d'injecter la solution anesthésiante, nous prélevons une quantité de liquide cérébro-spinal, de 10 à 15 centimètres cubes, qui dépasse de beaucoup la quantité de liquide à injecter.

L'anesthésie spinale est essentiellement une anesthésie radiculaire, due à la paralysie des racines postérieures. Aussitôt après l'injection d'une solution de stovaïne et d'adrénaline, les premiers signes objectifs sont la disparition des réflexes rotuliens (d'habitude au bout d'une minute), ensuite des réflexes du tendon d'Achille (après deux ou trois minutes), tandis que les réflexes superficiels restent encore intacts. En même temps que l'abolition des réflexes profonds, on observe une légère analgésie du périnée et des organes génitaux sans perte de la sensibilité tactile. L'analgésie devient plus profonde et s'étend aux membres inférieurs; au bout de quatre ou cinq minutes, les réflexes plantaires et crémastériens disparaissent. La sensibilité thermique se perd aussi. Le sens tactile et la sensibilité à la pression disparaissent beaucoup plus tard et même persistent quelquefois. Le sens de la position est le dernier à disparaître et le moins souvent affecté. Le réflexe scrotal ou du dartos reste intact. La paralysie motrice, due à l'affection des racines antérieures, survient en dernier lieu, au bout de cinq ou six minutes ; elle commence par les pieds et affecte bientôt

0,01 p. 100 dans eau distillée. Densité = 1005. Dose = 1 centimètre cube. (Bier, cité par Barker, *Brit. med. journ.*, 1907, p. 665.)

c) Stovaïne : 1,5 p. 100; cocaïne : 0,5 p. 100 dans eau distillée. Dose = 4 centimètres cubes. (Chaput. *Presse méd.*, 1907, p. 753.)

d) Novocaïne : 2 p. 100; borate d'adrénaline : 0,009 p. 100; NaCl : 0,9 p. 100. Densité = 1014. Dose = 5 centimètres cubes. (Braun. *Deutsche med. Wochenschrift*, 1905, S. 1667.)

la musculature des membres inférieurs. Les tissus profonds sont aussi gagnés par l'analgésie, excepté le testicule et le cordon spermatique dont il est difficile d'obtenir l'anesthésie, étant donné que leur innervation est assurée par les premières racines lombaires, qui sont rarement atteintes par la solution si le sujet reste couché horizontalement après l'injection. S'il est à désirer que ces racines supérieures soient atteintes par un liquide très anesthésiant, il faut que le bassin soit plus élevé que le thorax, afin de permettre au liquide de gagner la région dorsale. De cette façon, l'anesthésie peut arriver jusqu'aux mamelons, même jusqu'aux membres supérieurs. Si le malade est couché sur le côté, le liquide fortement anesthésiant gagne le côté sur lequel il repose, et, par conséquent, exerce son influence principalement, parfois même exclusivement, sur les racines de ce côté. C'est ainsi que Barker[1] put, en couchant un malade sur le côté gauche et en l'injectant dans cette position, lui amputer la jambe gauche sans douleur et sans affecter la sensibilité ni la motilité du membre inférieur droit.

Après une durée de quarante-cinq à quatre-vingt-dix minutes, les phénomènes paralytiques commencent à se dissiper. D'abord, la force motrice revient, ensuite l'analgésie disparaît; en dernier lieu, les réflexes superficiels et profonds sont récupérés. Dans l'anesthésie spinale par injection de cocaïne, les phénomènes sont un peu différents. L'analgésie survient sans que les réflexes ni la force musculaire soient intéressés; les sensibilités thermique et tactile ne sont que très peu affectées.

Il ne faut pas pratiquer l'anesthésie rachidienne dans les cas de scoliose accentuée, à cause de la difficulté qu'on éprouve à pénétrer exactement dans les membranes méningées. Il vaut

1. *Brit. med. journal*, 1908, p. 246.

mieux l'éviter chez les jeunes enfants et dans la plupart des cas d'hystérie. En dehors de ces cas, à mon avis, il vaut mieux même ne s'en servir que dans des conditions très spéciales, cas abdominaux aigus, états de shock, affections graves du cœur ou du poumon, lorsqu'une anesthésie générale est particulièrement dangereuse. Au point de vue du malade, une anesthésie complète est en général préférable ; elle évite la tension d'esprit à laquelle est soumis le patient, qui assiste conscient à une opération sur ses membres ou sur son tronc, bien qu'analgésiés.

La céphalalgie est le plus fréquent des phénomènes morbides qui suivent parfois l'anesthésie spinale ; elle est souvent très violente et peut durer plusieurs jours. Elle est due probablement à ce que la pression intra-crânienne est modifiée par la substance anesthésiante ; on peut la soulager par une simple ponction lombaire, en prélevant de 10 à 20 centimètres cubes de liquide. Dans les trois quarts des cas d'anesthésie lombaire, d'après Schwartz[1], il y a une légère albuminurie transitoire qui dure une semaine environ. Il existe encore une autre séquelle heureusement rare : c'est l'ophtalmoplégie externe, surtout de l'un des muscles droits externes. Elle dure des jours et même des semaines, mais finit toujours par disparaître.

[Les travaux parus en France dans ces dernières années ont apporté des faits nouveaux et intéressants. Déjà il était acquis depuis les recherches de René Monod (*Thèse* Paris, 1902) et celles de Roger Voisin (*Thèse* Paris, 1905), combien fréquemment au cours des infections spécifiques ou banales de l'appareil respiratoire ou du tube digestif, chez les enfants plus fréquemment que chez l'adulte, les méninges peuvent entrer en réaction et donner un liquide céphalo-rachidien plus ou moins riche en leucocytes, témoins de méningites atténuées ou latentes, le plus souvent curables. Les travaux plus récents ont montré la possibilité de l'apparition du syndrome méningé

1. *Zeitschrift für Chirurgie*, 1907, S. 651.

avec leucocytose au cours d'infections et d'intoxications aiguës ou chroniques qui, bien que pouvant se manifester par des signes du côté du système nerveux, ne semblaient pas intéresser électivement les méninges. Ainsi Chauffard (*Sem. méd.*, 13 nov. 1907) a signalé de la polynucléose rachidienne au cours de l'urémie nerveuse ; Mosny et Harvier (*Société méd. Hôp. Paris*, 29 nov. 1907) ont relevé un cas de méningo-encéphalite aiguë saturnine, suivie d'amaurose hystérique, avec polynucléose et ayant évolué vers la guérison ; Mosny et Pinard (*Société méd. Hôp. Paris*, 27 mars 1908) ont relevé deux nouveaux cas de méningite aiguë saturnine avec réaction lymphocytaire et guérison ; Legry et Duvoir (*Société méd. Hôp. Paris*, 18 déc. 1908) ont rapporté deux cas d'intoxication par l'oxyde de carbone avec réaction méningée constituée par une polynucléose notable ; Chauffard et Boidin (*Société méd. Hôp. Paris*, 25 mars et 6 mai 1904) ont décrit trois cas de méningite ourlienne fugace, avec lymphocytose, faits confirmés par Dopter dans la même séance ; Gouget et Bénard (*Société méd. Hôp. Paris*, 18 déc. 1908) ont étudié la méningite scarlatineuse, généralement otogène, à streptocoques et mortelle, caractérisée par une forte polynucléose évoluant vers la mononucléose ; Josué et Salomon (*Société méd. Hôp. Paris*, 16 oct. 1903) avaient nettement signalé des lésions méningées avec exsudats périvasculaires lymphocytiques et réactions histolytiques des cellules corticales dans un cas de rhumatisme cérébral ; G. Rosenthal et Mlle Joffé (*Société méd. Hôp. Paris*, 20 mars 1908) rapportent deux nouveaux cas de rhumatisme cérébral : l'un mortel a donné en culture anaérobie le bacille d'Achalme, variété rhumatismale, dans le sang et le liquide céphalo-rachidien, avec congestion intense des méninges ; l'autre a évolué vers la guérison et ne présentait aucun élément cellulaire ni microbien dans le liquide céphalo-rachidien soustrait par rachicentèse.

D'autre part, la question de la cytologie et de la bactériologie du liquide céphalo-rachidien au cours des méningites s'est enrichie de deux ordres de faits nouveaux : *a*. Les liquides puriformes aseptiques ; *b*. Les liquides septiques sans éléments cellulaires.

Dans le premier groupe : Widal, Lemierre et Boidin (*Société méd. Hôp. Paris*, 22 juin 1906) ont rapporté un cas où, au cours d'une syphilis des centres nerveux, le liquide céphalo-rachidien, puriforme, était aseptique, mais contenait de très nombreux polynucléaires histologiquement intacts ; De Massary et P. Weil (*Société méd. Hôp. Paris*, 11 oct. 1907), dans un cas d'otite moyenne suppurée, terminée par guérison, ont relevé une réaction méningée aseptique avec intégrité des polynucléaires; Pautrier et Clément Simon (*Soc. méd. Hôp. Paris*, 22 nov. 1907) communiquent un fait de réaction méningée puriforme aseptique, avec intégrité des polynucléáires et zona secondaire, le tout consécutif à une rachistovaïnisation ; Caussade et Willette (*Soc. méd. Hôp. Paris*, 24 juillet 1908) rapportent un cas d'urémie convulsive et comateuse avec liquide céphalo-rachidien puriforme; Widal et Et. Brissaud (*Société méd. Hôp. Paris*, 16 février 1909) signalent également un cas d'épanchement puriforme aseptique des méninges avec polynucléaires histologiquement intacts. La guérison se fit en dépit de l'intensité et de la longue durée des troubles méningés.

Dans le second groupe, Ménétrier et Mallet (*Société méd. Hôp. Paris*, 15 janvier 1909) relèvent au cours d'une broncho-pneumonie un syndrome de méningite, avec un liquide céphalo-rachidien riche en entérocoques, sans réactions leucocytaires et sans lésions méningées; Pissavy et Guggenheim (*Société méd. Hôp. Paris*, 11 juin 1909) signalent enfin un cas de méningite avec infection microbienne abondante par des cocco-bacilles qui prenaient le Gram, et sans réaction leucocytaire du liquide céphalo-rachidien. L'autopsie montrait cependant une congestion des méninges molles mais sans traces de suppuration ni de tubercules.

D'ailleurs, comme l'a fait remarquer Delaunay (*Thèse* Bordeaux, 1907), la polynucléose ne signifie pas forcément méningite, mais migration d'un processus infectieux, abcès encéphalique ou thrombophlébite suppurée, et l'on peut rencontrer des méningites à polynucléaires intacts, des polynucléaires très altérés sans méningite, cliniquement au cours d'un abcès central du cerveau ou du cervelet. Ce dernier fait est amplement démontré par l'observation de Caussade et Cotoni (*Société méd. Hôp. Paris*, 23 juillet 1909). Ce qui nous a paru devoir surtout être retenu de toutes ses recherches, c'est la fréquence insoupçonnée avec ou sans signes de méningite des réactions méningées au cours des infections, et cela doit être certainement compté dans l'étiologie et dans la pathologie d'un syndrome fréquent d'origine encore indéterminée, comme la sclérose en plaques, par exemple.]

CHAPITRE XXIV

LES TROUBLES DU SOMMEIL

« Sommeil innocent,
Sommeil qui démêle l'écheveau embrouillé du souci,
Mort quotidienne de la vie, bain qui soulage le dur labeur,
Baume des âmes blessées, second cours de la grande Nature,
Mets suprême du banquet de la vie. »

SHAKESPEARE. — *Macbeth.*

La plupart d'entre nous passent environ un tiers de leur vie en dormant et, cependant, la physiologie du sommeil n'est pas encore bien connue. Rappelons les phénomènes principaux du sommeil normal. Il y a d'abord diminution, ensuite perte de la reconnaissance consciente des stimulations qui, d'ordinaire, attirent notre attention, qu'elles proviennent du monde extérieur ou de l'organisme même du dormeur. Tandis que la conscience s'émousse, un sentiment caractéristique et indescriptible de bien-être s'empare du dormeur. Les mouvements volontaires deviennent languissants et cessent ensuite; les muscles des membres se détendent. Dans le même temps, se développe un ptosis double, les mouvements respiratoires deviennent plus lents et plus profonds le pouls se ralentit, les vaisseaux cutanés se dilatent légèrement et la température générale du corps s'abaisse, tandis que les processus généraux de métabolisme, tels que ceux de la digestion, de certaines sécrétions, se ralentissent.

On a proposé nombre d'explications pour rendre compte de tous ces phénomènes. Il nous faut cependant reconnaître de suite que le processus du sommeil est complexe et qu'il intéresse beaucoup d'autres organes. Un animal auquel on a ôté les hémisphères cérébraux continue à présenter des alternances régulières de sommeil et d'état de veille.

L'on admet en général que, pendant le sommeil normal, le cerveau est en état d'anémie. Si nous observons un malade ou un animal que l'on a trépanés, nous voyons que pendant le sommeil le volume du cerveau diminue ; il s'affaisse et devient pâle, ce qui veut dire que les vaisseaux corticaux sont contractés. Cette vaso-constriction ne se borne pas aux seuls vaisseaux superficiels ; elle implique toute la circulation cérébrale. Si au moyen de l'ophtalmoscope et sans le réveiller nous réussissons à examiner les vaisseaux de la rétine chez un sujet endormi, nous voyons qu'ils présentent un phénomène semblable. L'anémie cérébrale est donc un facteur important du sommeil normal. Nous avons tous éprouvé de la difficulté à faire un travail de tête ainsi que de la tendance au sommeil après un repas copieux : jusqu'à un certain point, ceci s'explique par le fait qu'il y a hyperémie abdominale temporaire en même temps qu'une anémie cérébrale compensatrice.

[Il nous faut signaler les vues très originales développées par Albert Salmon (chez Vigot, édit. 1909), pour qui le sommeil est une sorte de fonction de sécrétion, ayant beaucoup d'analogie avec la digestion. On a l'appétit du sommeil et les courbes de sécrétion gastrique de Pawlow peuvent être superposées à celles du sommeil de Michelson. Le stimulus psychique constituerait donc pour ces deux formes de l'activité réflexe de la vie végétative le primum movens.]

Considérons maintenant l'état des cellules nerveuses pendant le sommeil. Leur activité, surtout dans les cellules corticales, est diminuée temporairement. Certains auteurs [Lépine, Mathias Duval, 1895] ont prétendu que cela était dû à une rétraction des dendrites qui seraient animés de mouvements amiboïdes particuliers ; les cellules nerveuses, après avoir été en contact, seraient ainsi, en quelque sorte, isolées. Mais les preuves qui devraient appuyer cette théorie sont loin d'être convaincantes. En fait, l'observation histologique moderne démontre que les cellules nerveuses n'entrent pas seulement en contact mais que les neuro-fibrilles sont continues de cellule en cellule dans tout le système nerveux.

D'autres auteurs attribuent les phénomènes du sommeil à l'intoxication des cellules nerveuses par une accumulation de CO_2 ou par d'autres déchets de métabolisme qui agiraient comme narcotiques. Quoi qu'il en soit, rappelons-nous que Claparède[1] a bien démontré que ni l'intoxication par CO_2, ni une autre, ne constituent les phénomènes antécédents nécessaires du sommeil. Au contraire, nous dormons, en général, afin d'éviter l'auto-intoxication et de prévenir l'épuisement, et non parce que l'intoxication ou l'épuisement sont déjà constitués. Le sommeil normal n'est pas nécessairement dû à une intoxication de certains centres nerveux par des dérivés toxiques. De plus, une personne bien portante, fatiguée ou non, éprouve également le besoin de dormir d'une façon régulièrement périodique et récurrente. Le sommeil a une influence nutritive, anabolique et fortifiante sur l'organisme entier. Cet effet est sans doute dû en partie au repos physique, en partie à l'interruption dans la production de toxines dues à la contraction musculaire, et enfin à l'absence des excitations qui, pendant l'état de veille, causent le katabolisme nerveux.

Certains auteurs ont accordé une importance spéciale à une région particulière du cerveau relativement aux fonctions du sommeil, régions qui occuperaient surtout le plancher du IIIe ventricule et l'aqueduc de Sylvius. Pour étayer leur théorie, ils insistent sur le ptosis des paupières et sur la tendance au strabisme divergent qui, tous deux, pourraient être attribués à la parésie des noyaux oculo-moteurs. Ils rappellent égale-

1. *Archives de biologie*, 1905.

ment le fait bien prouvé que les tumeurs siégeant dans cette région du cerveau ont le plus souvent pour premier symptôme une somnolence persistante. Mais l'explication de certains de ces phénomènes peut être aussi donnée par l'anémie cérébrale; car de telles tumeurs de la base compriment mécaniquement et rétrécissent les artères qui forment l'hexagone de Willis. Ceci a été démontré dans plusieurs cas, notamment dans un cas de tumeur de l'infondibule et du plancher du IIIe ventricule rapporté par Franceschi[1]. J'ai moi-même soigné une jeune femme de vingt-six ans, qui avait une grosse tumeur kystique du corps pituitaire et du plancher du IIIe ventricule. Les symptômes principaux consistaient en attaques de somnolence irrésistible. Elle finit par verser dans un état de stupeur et mourut. Elle n'avait présenté aucun phénomène paralytique, pas plus qu'il n'y eut chez elle de névrite optique. Dans le cas suivant, les phénomènes furent peu différents : un jeune homme de trente-quatre ans souffrait de somnolence intense, de céphalée paroxystique et d'impuissance absolue. L'œil droit était frappé de cécité avec une légère pâleur de la papille, l'œil gauche était hémiopique, tous signes pathognomoniques d'une lésion du chiasma optique. Ces phénomènes étaient fonction d'une tumeur du corps pituitaire. La somnolence était si grande qu'il s'endormait aussitôt assis, et il était difficile de l'éveiller suffisamment pour l'examiner.

Un autre facteur de la production du sommeil naturel est l'absence de vives excitations extérieures, telles que les sons bruyants ou la lumière éclatante; c'est pourquoi le silence et l'obscurité portent au sommeil. La monotonie agréable de certaines excitations légères et réitérées a souvent un effet pareillement assoupissant, entièrement sui generis et ayant une grande analogie avec l'état hypnotique. On ne peut l'attribuer ni à l'anémie cérébrale, ni à l'épuisement, ni à aucune action

1. *Rivista di patologia nervosa e mentale*, 1904, p. 457.

toxique. [Enfin, Baillarger a relevé l'importance de véritables hallucinations hypnagogiques qui constitueraient sans doute le stimulus psychique invoqué par Alb. Salmon.]

Nous distinguons des degrés différents dans le sommeil naturel, selon l'intensité de l'excitation nécessaire pour que le dormeur reprenne conscience de ce qui l'environne. Le plus léger de ces degrés est la somnolence, état dans lequel le dormeur ne dirige pas son attention consciente sur les objets environnants et peut être encore maintenu aisément éveillé par des excitations modérées, telles que la conversation ordinaire, des frôlements légers, etc. Le sommeil accompagné de rêves est déjà un degré plus profond ; le dormeur n'a pas conscience de ce qui l'environne, mais ses centres psychiques, abandonnés à eux-mêmes et privés de la faculté de comparaison avec les objets et êtres qui l'entourent, créent une série d'images mentales fantastiques. Sous l'influence des rêves, le dormeur peut accomplir des actes moteurs si ses centres moteurs corticaux restent en activité dans le temps que les centres psycho-sensoriels ne sont pas inhibés. C'est la phase bien connue du sommeil accompagné de somnambulisme. C'est là un phénomène rare chez un sujet normal, parce que d'ordinaire l'excitabilité des centres moteurs corticaux s'émousse en même temps que l'activité des centres sensoriels. Encore plus profonde est la phase du sommeil qui ne s'accompagne plus de rêves. Cette variété verse, en dernier lieu, dans ce que, dans certaines conditions pathologiques, nous appelons coma. Le point de distinction capital entre le sommeil profond et le coma est qu'on peut réveiller un sujet endormi, mais pas un malade plongé dans le coma ; [d'autre part, celui-ci a perdu le tonus de ses sphincters.]

Troubles du sommeil. — Nous rencontrons parfois des faits d'*assoupissement pathologique* ; l'exemple le plus commun est peut-être celui qu'offre la jeune femme chloro-anémique. Chez elle, la somnolence peut être en partie toxique, due à l'absorption de poisons provenant d'un intestin atone ou de dents cariées, ou d'autres sources encore; mais la cause principale est probablement vasculaire. Chez un pareil sujet, le cœur est dépourvu d'énergie, les vaisseaux de tout l'organisme sont mous et en hypotonie. Dans la position verticale, donc, les vaisseaux cérébraux sont insuffisamment irrigués, et si la malade s'assoit pendant le jour, elle reste assoupie. Mais, dès qu'elle se couche, la nuit, le cerveau s'hyperémie faute de tonus vasculaire et il en résulte de l'insomnie. Cette combinaison de somnolence pendant le jour et d'insomnie pendant la nuit est très caractéristique. Dans le traitement de cet état pathologique, tout en combattant l'anémie, nous ordonnons souvent la digitale, qui est à la fois un tonique cardiaque et un vaso-constricteur bien connu. En combinant la digitale avec le fer et le bromure de potassium, on obtient généralement une amélioration rapide.

Nous pouvons encore observer la somnolence dans d'autres conditions. Les myxœdémateux sont d'ordinaire stupides et somnolents, probablement par toxémie. Beaucoup d'idiots et de crétins le sont au même titre. Après une forte crise d'épilepsie, le malade tombe souvent dans un profond sommeil (post-épileptique) en grande partie dû aux produits toxiques formés par les systèmes nerveux et musculaires au cours de l'attaque. Certaines tumeurs cérébrales, surtout dans la région du plancher du IIIe ventricule (nous l'avons déjà vu, p. 510), s'accompagnent de bonne heure de somnolence persistante; il en est de même de certains cas de plaies pénétrantes de la même région[1]. Les tumeurs situées dans d'autres parties du cerveau produisent aussi la somnolence dans les dernières phases de l'affection, à raison probablement de l'augmentation de la pression intra-crânienne; dans ces cas, la somnolence

1. Knagg. *Lancet*, 1907, p. 1477.

ressemble plutôt au coma et y aboutit finalement. L'assoupissement produit par l'action combinée de l'épuisement et du froid extrême, chez les personnes en imminence de congélation mortelle, est probablement due surtout à une circulation insuffisante. Si on ne prend pas de mesures énergiques pour stimuler le cœur et la circulation générale, le sommeil se transforme alors en coma et se termine par la mort. Le sommeil qui accompagne l'hivernation chez certains animaux est en grande partie dû au froid, car si on les tient dans un endroit chaud pendant toute la durée de cette saison, ils ne dorment pas plus qu'en été. L'agréable somnolence que l'on éprouve en regardant un feu ardent pendant un après-midi d'hiver est une chose entièrement différente. Il est probable que c'est là une variété atténuée de sommeil hypnotique, la lueur rouge continue agissant à travers les nerfs optiques par une sommation de stimulations. Ce n'est pas simplement une question de chaleur, car, si l'on ne voit pas le feu, la somnolence a moins de tendance à se manifester. Une même sommation d'excitations sensorielles explique probablement la somnolence bien connue que l'on éprouve dans les églises. La monotonie soporifique du sermon, ajoutée à la position assise de l'auditeur (qui a ainsi l'excuse d'un certain degré d'anémie cérébrale), et enfin l'habitude fréquente de fermer les yeux pour éviter les distractions visuelles, tout ceci s'additionne pour faire de la somnolence un trouble très commun chez les fidèles qui fréquentent les églises.

Il nous faut aborder encore d'autres variétés pathologiques du sommeil. Il y a la torpeur des *comas urémique* ou *diabétique*, tous deux d'origine toxique. Signalons aussi cette remarquable maladie tropicale, la *maladie du sommeil*, endémique dans certaines parties de l'Afrique, et provoquée par la présence de trypanosomes dans le sang, les ganglions et le liquide cérébro-spinal. Sans doute, l'assoupissement caractéristique de cette maladie est causé par quelque toxine sécrétée par les parasites.

A l'examen histo-pathologique, chez les individus ayant succombé dans la dernière période, on observe des manchons d'éléments diapédésés autour des vaisseaux cérébraux, constituant ainsi une variété de méningo-encéphalite chronique, [proche sous certains rapports de celle de la paralysie générale.] Dans la *narcolepsie*, le malade a de soudains paroxysmes de sommeil, quelle que soit l'occupation qui l'absorbe : il s'agit souvent là d'hystérie. Je me souviens d'un sujet qui s'endormait en touchant du piano ou en jouant aux cartes (surtout s'il perdait). Il avait nombre d'autres stigmates hystériques et le diagnostic n'était pas difficile à établir. La *transe hypnotique* est une autre condition qui offre quelque analogie avec le sommeil ordinaire. Rappelons-nous que les phénomènes de l'hypnose peuvent être provoqués par des stimulations monotones et réitérées, visuelles, auditives ou autres associées à la suggestion. Le malade tombe alors dans un état de sommeil, état qui comporte depuis la simple somnolence jusqu'à des rêves qui peuvent être soumis à la suggestion, en passant par le somnambulisme; le sujet peut même s'endormir profondément sans rêves, d'un sommeil d'une durée de plusieurs heures. Citons encore les phénomènes bien connus du *somnambulisme spontané*, lié à une sorte d'état de veille résiduel des centres moteurs corticaux, dans le temps même que les centres sensoriels et psychiques supérieurs ont perdu leur faculté d'inhibition. Un sujet plongé dans cet état se lève et traduit son rêve en actions. Les *cauchemars* sont des rêves terrifiants qui agitent parfois le malade au point de provoquer le réveil. Ils sont, en général, d'origine toxique. [Leur cause la plus fréquente est la fermentation gastro-intestinale ou certains aliments carnés qui, chez certains individus, urémiques latents, peuvent provoquer le réveil subit dans les premières heures de la nuit, parfois avec cette violente dyspnée toxi-alimentaire, bien décrite par Huchard.] Chez les enfants, les cauchemars peuvent se répéter sans cesse, avec cette particularité que les mêmes hallucinations terrifiantes reviennent chaque fois. Ici encore, les fermentations gastro-intestinales sont en cause; cependant nous trouverons encore plus souvent des végétations adénoïdes qui, par le mécanisme de la dyspnée, produisent un certain degré d'intoxication par CO_2. L'ablation de ces végétations et l'examen minutieux des fonctions intestinales amendent ou dissipent la plupart des terreurs nocturnes chez les enfants. Un fait curieux à noter est que les malades souffrant d'abcès tropical du foie ont souvent des rêves horribles. Il arrive même qu'ils ont positivement peur de s'endormir. Ici encore, il s'agit indubitablement d'un état toxémique. Les malades atteints d'insuffisance aortique ont souvent des cauchemars. Chez eux, il ne s'agit pas d'intoxication, mais de troubles vasculaires dus à l'irrégularité de l'irrigation sanguine et à l'état pulsatile des capillaires corticaux qui, conscient ou non, entretient un certain état d'anxiété.

Considérons en dernier lieu l'*insomnie*. Les cas d'insomnie peuvent se diviser en deux grandes classes : extrinsèque et intrinsèque. L'*insomnie extrinsèque* comprend les cas où l'absence de sommeil dérive d'une cause extérieure, non en relation directe avec le cerveau ou ses vaisseaux. Par exemple, une douleur physique quelconque, la toux, les vomissements, la miction fréquente, la diarrhée, le prurit, etc., peuvent empêcher un malade de dormir. Dans tous ces cas, il faut traiter le symptôme primitif; aussitôt qu'il se dissipe, le sommeil naturel revient. Ce groupe comprend également l'insomnie émotionnelle, qui est plus souvent associée à la douleur qu'à la joie, et accompagne plus souvent la crainte ou l'appréhension de l'avenir que le remords ou le chagrin concernant le passé. Lorsqu'une émotion joyeuse cause l'insomnie, c'est, en général, que l'on attend un bonheur tout proche. Un homme ne perd pas le sommeil parce qu'il songe que quelqu'un lui laissera une fortune dans vingt ans, mais il peut passer une nuit d'insomnie à la veille de son mariage. Le bromure et le chloral ont le plus aisément raison de cette insomnie émotionnelle.

On nous consulte bien plus souvent pour les cas que nous avons qualifiés *insomnie intrinsèque*. Ici, il s'agit, en général, de troubles vasculaires, ou toxiques, ou nerveux; parfois, les trois conditions s'additionnent.

Dans les troubles vasculaires, le cerveau peut être hyperémié, ce qui rend le sommeil impossible. L'insomnie hyperémique peut appartenir également au type hypertension ou hypotension. Dans l'insomnie due à la première, le malade peut accuser de l'artério-sclérose générale ou quelque affection rénale, et l'hypertension peut être facilement démontrée par le sphygmomanomètre. Dans ces cas, le sujet se plaint d'une difficulté à s'endormir. Le meilleur remède, ainsi que le préconise Broadbent[1], est de lui donner un laxatif mercuriel tel que le calomel ou une pilule bleue, deux ou trois fois par semaine. Ceci diminue souvent la tension d'une façon remarquable et facilite le sommeil. Nous donnerons naturellement en pareil cas des indications précises quant au régime. L'insomnie due à l'hypotension se présente chez les malades anémiques et neurasthéniques, ainsi que nous l'avons déjà expliqué. Elle est caractérisée par le fait que, lorsque le malade se tient assis, il s'assoupit, tandis que quand il se couche le cerveau s'hyperémie et il ne peut plus s'endormir. Le bromure de potassium et la digitale à faible dose agissent bien dans ces cas. L'insomnie hyperémique, qu'elle appartienne au type hypertensif ou à l'autre, est souvent accompagnée de froid aux pieds. Si on peut parvenir à les réchauffer, l'hyperémie cérébrale diminue. Une tasse de lait chaud ou de bouillon, en provoquant l'hyperémie abdominale, soulage souvent l'insomnie liée à l'hyperémie cérébrale, quel qu'en soit le facteur.

1. *Practitioner*. Juillet 1906.

L'insomnie est un des symptômes les plus désolants des affections cardiaques. Au moment où il va s'endormir, le malade se réveille subitement, éprouvant une sensation de suffocation, respirant avec peine. Ceci est dû probablement à une irrigation insuffisante du bulbe.

Nous recourrons dans ce cas aux toniques cardiaques, en même temps que nous administrerons un hypnotique pur, non hypotenseur. Nous nous trouverons bien de la morphine, mais donnée prudemment et associée à l'atropine.

L'*insommie toxique* est une des variétés que nous rencontrons le plus souvent. Elle accompagne souvent la fermentation gastrique ou intestinale, et surtout la dilatation de l'estomac. Les symptômes en sont caractéristiques. Le malade s'endort, mais au bout d'une heure ou deux, selon le degré de la dilatation, il se réveille, en proie à quelque rêve terrifiant. Il éprouve des palpitations, une sueur abondante ou un malaise stomacal. Il lui arrive d'accuser une sensation de vide gastrique avec besoin de s'alimenter. Il lui suffit de manger un biscuit pour se sentir soulagé pour un temps, mais cela peut le faire tomber dans l'erreur fâcheuse de penser que son insomnie est due à l'épuisement et au manque de nourriture. Pendant les heures de veille, un tel malade est souvent déprimé, hypocondriaque, presque mélancolique. Lorsqu'on nous rapporte de pareils symptômes, examinons d'abord soigneusement l'appareil digestif et agissons en conséquence. C'est une question de régime et d'antisepsie gastro-intestinale. Il faut nous rappeler qu'il est inutile et même nuisible de donner des hypnotiques, sans corriger au préalable l'état gastrique.

Parmi les formes toxiques de l'insomnie, n'oublions pas de citer l'alcoolisme chronique, qui aboutit parfois au delirium tremens, et l'insomnie des pyrexies aiguës. Dans ces deux cas, on peut souvent provoquer le sommeil par l'application du drap mouillé ou par une affusion d'eau froide. L'insomnie peut résulter encore d'un abus de tabac; celui-ci agirait sur les cellules nerveuses et sur la circulation. Les infusions de thé ou de café trop fortes peuvent aussi provoquer l'insomnie, par le même mécanisme. [N'oublions pas aussi de nous enquérir de la possibilité de la syphilis secondaire ou tertiaire comme cause de l'isomnnie, en l'absence même de toute céphalée. Comme l'a montré Milian (*Revue des Hôpitaux*, avril 1908) le mercure seul guérit cette variété d'insomnie.]

Nous devons enfin considérer l'*insomnie primitive* ou *nerveuse*, causée par une fatigue excessive ou par un surmenage mental. Nous l'observons souvent chez les intellectuels et les hommes d'affaires trop occupés. Mais dans la plupart des cas, il s'agit non seulement des toxines produites par l'épuisement mais encore de celles dues à des repas hâtifs et mal digérés, à l'accumulation de violentes excitations mentales et à l'hyperémie cérébrale persistante commune chez le travailleur de l'esprit.

Dans tous les cas d'insomnie primitive, il faut non seulement amender tous les troubles intestinaux, gastriques ou vasculaires présents, mais il faut ordonner au sujet un repos complet. Ici aussi on peut employer les hypnotiques purs qui ont une action sédative directe sur le cortex psycho-sensoriel, mais qu'il ne faut pas abandonner à la discrétion du malade.

Les hypnotiques tels que l'hyoscine et la morphine ne doivent être employés qu'en tout dernier lieu dans des cas d'insomnie invétérée. Lorsqu'il y a mélancolie ou excitation maniaque 1/10 à 1/2 milligramme d'hyoscine en injection sous-cutanée, ou 1/2 centigramme de morphine et 1/2 milligramme d'atropine apaisent le malade d'une façon remarquable. Chez les aliénés, l'insomnie persistante est de mauvaise augure. La plupart des médecins aliénistes tiennent à avoir une courbe mentionnant la durée de sommeil réalisée par chacun de leurs malades, parce que si leur insomnie persiste durant un mois, elle compromet sérieusement le pronostic quant à l'état mental.

CHAPITRE XXV

TUMEURS INTRA-CRANIENNES
TUMEURS CÉRÉBRALES

Nous réunissons sous ce titre non seulement les néoplasmes au vrai sens du mot (gliome, sarcome, endothéliome, fibrome, carcinome, etc.), mais aussi les gommes et les tubercules, les kystes parasitaires, voire même les anévrysmes et les abcès. Ils peuvent être tous considérés [relativement] comme des corps étrangers à croissance [plus ou moins] lente, qui tôt ou tard et d'après leur situation dans la cavité crânienne, produisent des phénomènes cliniques qui rendent leur diagnostic possible. La plupart des tumeurs ont pour effet de déplacer, déformer et comprimer les éléments nerveux. Ce n'est que dans quelques cas (dans le carcinome et le sarcome mélanique) que les éléments nerveux sont détruits directement par les cellules des tumeurs. Il en résulte deux catégories de signes et de symptômes: 1° les *symptômes généraux* d'hypertension intra-crânienne indépendants de la position de la tumeur; 2° les *symptômes focaux* qui varient selon le point où elle se développe. D'après les symptômes généraux, nous pouvons déclarer qu'il y a tumeur quelque part dans le cerveau; pour pouvoir en préciser le siège, il nous faut rechercher les symptômes de localisation. Ils surviennent en général à une époque plus tardive. Si les symptômes localisateurs sont absents, le diagnostic focal peut devenir impossible.

Les symptômes généraux. — Les phénomènes cardinaux des tumeurs intra-crâniennes sont au nombre de trois : *mal de tête, névrite optique et vomissements.* D'autres viennent s'y ajouter tels que : altérations mentales, convulsions généralisées [ou partielles], vertiges, ralentissement du pouls, etc. Ce trépied symptomatique indique toujours la présence possible d'une tumeur intra-crânienne. Mais avant de faire pencher notre diagnostic dans ce sens, en se fondant sur ces trois signes seulement, il faut pouvoir écarter trois autres conditions pathologiques, dont une seule suffit pour produire le syndrome. Ce sont : la néphrite, l'anémie grave et l'intoxication saturnine, toutes trois aisées à reconnaître.

Le *mal de tête* est le symptôme le plus constant de toute tumeur intra-crânienne ; il apparaît toujours, tôt ou tard ; il est parfois intense. En général, c'est une douleur sourde et continue avec des paroxysmes d'une intensité atroce. La douleur peut être diffuse ou localisée, mais si elle est localisée, elle ne correspond pas toujours au siège de la tumeur, excepté pour les tumeurs de la convexité ou voisines de la surface du cerveau, qui provoquent une douleur correspondant parfois exactement au siège de la tumeur sous-jacente et s'accompagnent de sensibilité locale à la pression et à la percussion, et même d'altération localisée de la tonalité *du son rendu par la percussion*. Mais il ne faut pas accorder trop d'importance à la douleur localisée si elle n'est pas accompagnée d'autres signes focaux. C'est ainsi que des tumeurs cérébelleuses produisent souvent des douleurs frontales : chez un de mes malades [1] une tumeur cérébelleuse droite était accompagnée de douleurs limitées à la région frontale gauche. La céphalalgie de la tumeur intra-crânienne s'aggrave par l'excitation, par les efforts ou par n'importe quelle hyperémie cérébrale temporaire.

1. *Edin. Hosp. Reports*, 1895. Un cas presque identique a été rapporté par Sachs. (*Med. Record*, 22 déc. 1906.)

La *névrite optique*, que l'on découvre à l'aide de l'ophthalmoscope, doit être recherchée dans tous les cas où l'on peut soupçonner une tumeur intra-crânienne. Mais il ne faut pas perdre de vue que, bien que la présence de la névrite optique soit une des preuves les plus évidentes d'une lésion intra-crânienne, on ne saurait conclure à l'absence de tumeur par l'absence de névrite optique, s'il y a d'autres manifestations de tumeur cérébrale. La névrite optique due à une tumeur est relativement plus fréquente chez les hypermétropes que chez les myopes[1]. Un autre point intéressant est qu'une névrite optique intense peut permettre une vision parfaite. Cependant la névrite optique évolue généralement vers l'atrophie optique et celle-ci alors s'accompagne de cécité. Beaucoup de cas de tumeur intra-crânienne présentent de bonne heure de la cécité transitoire, parfois momentanée, d'autres fois durant quelques heures ou quelques jours, dans un œil ou dans les deux. L'opération du trépan et l'ouverture de la dure-mère soulagent la névrite optique même lorsqu'on n'enlève pas la tumeur et diminue aussi beaucoup la céphalalgie. La névrite optique, bien qu'elle affecte en général les deux yeux, peut être inégalement répartie des deux côtés, elle peut même être monoculaire. D'une façon générale elle est plus intense du côté où siège la tumeur, surtout dans les tumeurs frontales et du cervelet; cette règle n'est pourtant pas invariable. Dans les tumeurs du cervelet la névrite optique se présente de très bonne heure.

Les *vomissements* constituent un phénomène moins constant que le mal de tête et la névrite, excepté dans les tumeurs de la fosse postérieure. Dans ces cas, il est rare qu'ils soient absents. Le vomissement « cérébral » diffère de celui des troubles abdominaux. Il survient en général sans rapport avec l'alimenta-

1. Gunn. *Brit. med. journ.*, 1907, p. 1126.

tion et n'est pas accompagné d'autres symptômes gastro-intestinaux. Il peut ne pas être précédé de nausée et a un caractère « projectif » curieux. Il suffit quelquefois de changer la tête de place pour provoquer une attaque de vomissement cérébral.

Parmi les autres symptômes généraux, il faut citer la *confusion mentale progressive*. En apparence elle résulte surtout de l'excès de la pression intra-crânienne et de la céphalalgie persistante. Le malade devient apathique, stupide, lent à répondre: il ne prend plus d'intérêt à ses occupations ordinaires. Quelquefois il est terrassé par la somnolence et verse finalement dans le coma. Dans les dernières phases, les sphincters n'obéissent plus à la volonté. Les altérations mentales sont particulièrement précoces dans les tumeurs de la région pré-frontale, sans qu'il y ait de relation avec la céphalalgie.

Les *convulsions épileptiformes généralisées* (différentes des crises jacksoniennes) peuvent être provoquées par des tumeurs siégeant dans n'importe quelle partie du cerveau; il n'est pas nécessaire qu'elles siègent dans le voisinage immédiat des zones motrices. Ces convulsions résultent probablement en majeure partie de l'augmentation de la pression intra-crânienne et ne se présentent en général que pendant les dernières phases. Il est moins commun de les voir survenir au début d'une tumeur cérébrale. Dans ces cas, le médecin se prononce quelquefois pour l'épilepsie et, jusqu'au moment où d'autres phénomènes tels que la névrite optique ou les signes focaux se produisent, il est impossible d'éviter l'erreur. Les convulsions générales sont le plus souvent des phénomènes tardifs, et nous aurons comme indicateurs les signes physiques antérieurs.

Les *attaques de vertige* sont également fréquentes. Parfois elles ne consistent qu'en une sensation indescriptible d'étourdissement; dans d'autres cas, il y a un vrai vertige avec trouble de l'équilibre. C'est surtout dans les tumeurs du cervelet, des pédoncules cérébelleux et des corps quadrijumeaux que le vertige se présente de bonne heure. Il est souvent alors accompagné de troubles dans la marche ; celle-ci devient titubante ou chancelante.

Le *ralentissement du pouls*, permanent ou transitoire, est un signe précieux en faveur de l'abcès intra-crânien. Il peut aussi être un des symptômes généraux d'une tumeur, surtout dans le voisinage du bulbe, Dans d'autres cas cependant, nous rencontrons de la tachycardie ; c'est pourquoi le nombre des pulsations en lui-même n'a pas de grande importance diagnostique en comparaison des autres signes déjà cités. La *lenteur de la respiration* ou la respiration de Cheyne et Stokes ne surviennent en général que pendant les dernières phases de l'affection. Les tumeurs intra-crâniennes surtout de la fosse postérieure, provoquent aussi des paroxysmes de bâillement ou de hoquet.

Les SYMPTÔMES LOCALISATEURS sont quelquefois absents et la tumeur ne révèle alors son siège qu'à l'autopsie. C'est ce qui arrive plus particulièrement avec les tumeurs temporales. La plupart du temps, cependant, il y a des symptômes en foyer qui nous permettent de déterminer avec plus ou moins de précision la position de la tumeur. Quelquefois la radiographie révèle une ombre anormale. Dans les tumeurs superficielles, la percussion locale du crâne peut donner une altération du son. Mais dans un grand nombre de cas, nous ne pouvons nous former qu'une idée approximative du siège de la tumeur. Par exemple, si un malade présentant de la céphalée, des vomissements et de la névrite optique, finit par faire une hémiplégie gauche progressive, tout ce que nous pouvons diagnostiquer avec quelque certitude, c'est qu'il y a tumeur en un point quelconque de l'hémisphère cérébral droit, probablement dans les parages de la voie motrice. A moins de signes additionnels, il peut être impossible d'en dire plus long, puisque pareille hémiplégie peut être produite non seulement par des tumeurs intéressant directement la voie pyramidale, mais encore par des tumeurs frontales, temporales ou occipitales comprimant de loin la voie motrice. D'un autre côté, la présence de paralysies des nerfs crâniens donne toujours à penser qu'il y a lésion de la base du cerveau, mais cette règle n'est pas invariable. Par exemple la paralysie oculaire isolée d'un muscle droit externe a peu ou pas de valeur comme localisation, puisque le VIe nerf peut être paralysé, par traction ou par augmentation de la pression intra-crânienne par une tumeur siégeant en n'importe quel point de la cavité du crâne. En outre, nous pouvons avoir des *signes localisateurs faux*[1], dus à la compression ou à la déformation des centres provoquées par des tumeurs siégeant dans quelque autre partie du cerveau, éloignée du centre qui paraît intéressé. C'est ainsi qu'une tumeur du lobe frontal peut à une phase ultérieure produire des signes d'affection cérébelleuse contra-latérale, ou bien une tumeur cérébelleuse peut être par la suite accompagnée de crises jacksoniennes dans un membre, qui feront penser à une lésion de la zone motrice, mais qui sont en réalité dues à la distension du ventricule latéral du côté correspondant, etc. Enfin, les symptômes localisateurs peuvent être masqués ou dissimulés. C'est le cas de certaines tumeurs occipitales, où la névrite optique évolue vers l'atrophie et la cécité ; l'hémianopsie, qui aurait pu conduire à un diagnostic exact, se perd et nous échappe. Pour être dignes de confiance, les signes localisateurs doivent se produire de bonne heure. Leur absence donnera à penser que la tumeur siège au-dessus de la tente du cervelet, puisque les tumeurs qui prennent naissance au-dessous se signalent presque toujours par des signes localisateurs précoces.

Souvenons-nous des points décrits ci-dessus et considérons maintenant les symptômes localisateurs des tumeurs selon les différentes régions du cerveau.

1. Collier. *Brain*, 1904, p. 490.

Les tumeurs du cortex moteur. — Ainsi que nous l'avons vu, la zone motrice comprend la circonvolution pré-centrale [frontale ascendante], l'extrémité adjacente de la seconde circonvolution frontale, ainsi qu'une partie du cortex de la face médiane de l'hémisphère. Les tumeurs de la région motrice sont les plus aisées à identifier au point de vue clinique. Nous leur reconnaissons, en plus des signes généraux, deux sortes de phénomènes, irritatifs et paralytiques.

Le groupe *irritatif* consiste en crises d'épilepsie jacksonienne, commençant dans la face, la langue, le bras ou la jambe du côté opposé, selon le cas et suivant la partie du cortex moteur qui est principalement affectée. Dans une crise jacksonienne les convulsions, qui sont constituées d'habitude par des spasmes toniques suivis de secousses cloniques, peuvent être strictement limitées à un petit groupe de muscles. De là elles peuvent s'étendre à d'autres groupes musculaires, mais elles procèdent toujours dans un ordre régulier (voy. fig. 3, p. 5) Il est moins commun de voir tous les muscles contralatéraux de la face, du bras et de la jambe pris simultanément de convulsions. Pendant les attaques jacksoniennes, à l'encontre des attaques épileptiques ordinaires, le malade reste en général conscient, il peut lui-même étudier son cas. Mais si la convulsion traverse la ligne médiane et gagne le côté opposé, le malade perd connaissance — quelquefois même avant.

Les *phénomènes paralytiques* symptômatiques des tumeurs de la région motrice consistent dans l'impotence des muscles convulsés pendant les périodes inter-paroxystiques (voy. fig. 25 et 26, p. 83). Cette faiblesse est surtout évidente immédiatement après la convulsion. On relève encore de l'atopognosie temporaire et de la perte du sens de la position dans le membre affecté.

Suivant que la tumeur est dès l'abord corticale ou sub-corticale les convulsions précèdent la faiblesse musculaire et inversement. Par exemple une tumeur corticale procédant des méninges commande en premier lieu des phénomènes irritatifs; une tumeur sub-corticale est en général indiquée par une monoplégie initiale suivie plus tard de convulsions jacksoniennes. En outre, le point de départ précis des convulsions dans une tumeur sub-corticale n'est pas localisé d'une façon aussi constante dans le même groupe musculaire. C'est ainsi qu'une tumeur sub-corticale immédiatement au-dessous de la zone des mouvements du bras peut produire des attaques jacksoniennes en commençant parfois par le pouce, d'autres fois par le coude. L'étendue d'une attaque jacksonienne varie avec le volume de la tumeur. Une petite tumeur superficielle produira une attaque très localisée suivie de monoplégie de la partie affectée, alors qu'une tumeur de volume égal, située plus profondément sous le cortex, produira une monoplégie initiale; les convulsions surviendront ensuite après des semaines ou des mois. Plus la tumeur est profonde, moins il y a de convulsions localisées. Les tumeurs de la zone pré-centrale ou motrice, si elles s'étendent en arrière à travers la scissure de Rolando, jusqu'à la circonvolution post-centrale [pariétale ascendante], sont en général accompagnées d'une aura sensorielle distincte frappant le membre affecté dès le commencement des convulsions motrices, ainsi que d'un certain degré d'anesthésie à distribution monoplégique ou hémiplégique. Nous avons déjà traité les caractères qui différencient le type cortical d'avec le type sub-cortical d'anesthésie (p. 241).

Les tumeurs de la région frontale. — Dans un but clinique nous pouvons subdiviser cette région du cortex cérébral, qui s'étend en avant de la zone motrice proprement dite, en deux parties : 1° une zone préfrontale ou zone psychique supérieure dépourvue de centres moteurs; quand elle est stimulée électriquement, il ne se produit pas de convulsions; 2° une zone post-frontale, qui est contiguë en arrière à la circonvolution précentrale (frontale ascendante), et qui comprend le centre cortical de la déviation conjuguée de la tête et des yeux vers le côté opposé[1]. Elle contient en outre du côté gauche les centres moteurs corticaux pour la parole.

Les *tumeurs préfrontales* ont, en plus des signes généraux appartenant à toute tumeur cérébrale, une tendance à se signaler de bonne heure par des symptômes mentaux, consistant en apathie, perte de mémoire, gaîté puérile, manque d'attention, troubles des sphincters. Ces symptômes mentaux sont les mêmes quelque soit le côté lésé[2]. Les tumeurs *post-frontales* ont, de plus, des crises jacksoniennes localisées, surtout des attaques qui débutent par de la déviation de la tête et des yeux vers le côté contra-latéral, ou qui se bornent à ce seul phénomène. Dans les tumeurs situées à gauche, on observe des attaques soudaines d'aphasie motrice; cependant l'absence d'aphasie n'écarte pas nécessairement le diagnostic de tumeur post-frontale gauche. Les convulsions épileptiformes généralisées et même les attaques de petit mal ne sont pas rares dans les tumeurs frontales, même dans les lésions de la zone préfrontale. Les tumeurs qui commencent à la surface inférieure ou orbitaire du lobe frontal peuvent être également accompagnées de bonne heure d'anosmie persistante, du côté homolatéral, à cause de la participation du bulbe olfactif et des voies olfactives. La difficulté à mouvoir la tête et les yeux vers le côté opposé indiquerait une tumeur sous-corticale de la région frontale moyenne. Les tumeurs frontales qu'elles soient pré ou post-frontales sont parfois accompagnées

[1. Confirmant les vues inductives de Grasset, G. Levinsohn (*Gräfes Arch. für Ophthalm.*, 1909, LXXXI, 1) a démontré chez le singe l'existence de trois zones de mouvements de latéralité des globes oculaires, centres oculogyres, le plus important dans la partie postérieure du lobe frontal, les deux autres dans le pli courbe et le lobe occipital. Ces mouvements de latéralité sont associés parfois à des mouvements de rotation de la tête.]

2. Beevor. *Lettsomian Lectures*, 1907.

d'une légère trémulation vibratoire du bras homolatéral, moins marquée à la jambe, dès que ces membres sont étendus[1]. Elles se signalent aussi par la perte ou l'épuisement rapide des réflexes superficiels contralatéraux, surtout des réflexes abdominaux et épigastrique. Si le néoplasme est assez étendu pour comprimer en arrière la voie pyramidale, il peut y avoir une augmentation des réflexes profonds contralatéraux, le réflexe plantaire en extension du côté opposé et même un certain degré d'hémiparésie motrice. La névrite optique, généralement tardive, tend à être plus intense du côté de la tumeur, tandis qu'une sensibilité locale et une altération du son à la percussion sont relativement communes. Certains cas de tumeur frontale sont accompagnés de démarche titubante pareille à celle que l'on rencontre dans les affections du cervelet. Il est difficile de dire si cela est lié à un refoulement du cerveau en arrière, produisant ainsi la compression du cervelet, ou bien s'il faut l'attribuer à la transmission d'excitations anormales le long de la voie fronto-cérébelleuse croisée.

Les tumeurs du lobe temporal sont les plus difficiles à localiser, surtout celles du côté droit. Cela doit être attribué à ce que leurs symptômes sont tout d'emprunt, en rapport avec la compression des parties adjacentes, plus qu'avec de véritables lésions localisées au lobe temporal. Il y a cependant deux symptômes focaux ayant une certaine valeur diagnostique. D'abord les tumeurs de l'extrémité du lobe dans la région de la circonvolution uncinée sont souvent accompagnées d'aura olfactive ou gustative; d'ordinaire l'odeur est désagréable. Cette aura est suivie d'un curieux « état de rêve », d'une durée de quelques secondes, pendant lequel il semble au malade que tout est « loin », « irréel ». Ces attaques en rapport avec le gyrus unciné sont parfois accompagnées d'un mouvement de claquement des

1. Grainger Stewart. *Lancet*, 3 nov. 1906.

lèvres. Deuxièmement, les tumeurs de la circonvolution de Heschl (surface sylvienne du lobe temporal) et de la première circonvolution temporale, si elles se trouvent à gauche, peuvent provoquer la surdité verbale. Mais beaucoup de tumeurs temporales sont totalement dépourvues de symptômes focaux et ne produisent que des symptômes de compression sur les parties avoisinantes. Ainsi la compression de la capsule interne peut causer une légère hémiplégie accompagnée de perturbation des réflexes. Ou bien les tumeurs de la face antéro-interne du lobe peuvent intéresser la voie optique, ou s'étendre au pédoncule cérébral ou aux corps quadrijumeaux, produisant ainsi des symptômes correspondants.

Les tumeurs de la circonvolution post-centrale [pariétale ascendante]. — Les symptômes en foyer d'une tumeur pariétale corticale consistent en attaques commençant par une aura sensitive de picotement ou de douleur à la face, à la jambe ou au bras opposés, suivant le siège de la lésion irritative. Si la tumeur s'étend à travers la scissure de Rolando jusqu'à la circonvolution précentrale ou motrice, il y a en outre des spasmes moteurs dans la partie du corps correspondante. Il en est de même dans beaucoup de cas où la circonvolution précentrale n'est pas positivement attaquée, mais seulement comprimée. Dans les tumeurs corticales et subcorticales de la circonvolution post-centrale il y a généralement anesthésie monoplégique ou hémiplégique et de type cortical ou capsulaire suivant le cas (voy. p. 242). L'astéréognosie de la main contralatérale a été également observée; j'en ai relevé un cas personnellement[1].

Les tumeurs des circonvolutions supramarginale et du pli courbe. — Les symptômes généraux sont d'habitude longs

1. *Rev. of neurol. and psychiatry*, 1906, p. 879.

à se produire. Les principaux symptômes focaux dépendent de la participation des voies visuelles. Dans le cas d'une lésion du côté gauche, intéressant le pli courbe, il peut y avoir cécité verbale ; dans les lésions irritatives celle-ci est transitoire, dans les lésions destructives ou sous-corticales elle est permanente. Une tumeur superficielle limitée à la circonvolution du pli courbe pourrait produire « l'amblyopie croisée » (?) (voy. p. 41). Ainsi une lésion du pli courbe à droite provoque le rétrécissement concentrique du champ visuel de l'œil gauche (voy. fig. 43). Ces cas sont des plus rares, mais on en a observés [1]. Il est plus commun de voir la tumeur s'étendre en profondeur, de façon à intéresser les radiations optiques sous-jacentes. Dans ce cas il en résulte de l'hémianopsie dans la moitié contralatérale des deux champs visuels. En outre il peut y avoir hémi-anesthésie et hémi-analgésie quand l'extrémité postérieure de la capsule interne est affectée ; l'hémiplégie motrice est peu commune.

On prétend parfois que les *tumeurs du lobe pariétal* sont caractérisées par l'astéréognosie de la main contralatérale, auquel cas le malade ne peut reconnaître ni la forme ni les qualités des objets communs que l'on place dans sa main quand il tient ses yeux fermés, tandis qu'il les reconnaît immédiatement lorsqu'ils sont placés dans la main homolatérale saine. Mais le sens stéréognosique est une fonction intellectuelle complexe, un jugement basé sur nombre de facteurs sensitifs, et l'on a relevé l'astéréognosie dans d'autres conditions, dans des lésions de la circonvolution pariétale ascendante, de la couche optique, des racines médullaires postérieures et des nerfs sensitifs périphériques.

Les tumeurs de la région occipitale. — Cette zone du cerveau est en relation avec le centre hémioptique, qui est situé

1. Beevor. *Lancet*, 1907, p. 719.

principalement sur la face médiane du lobe occipital, de part et d'autre de la scissure calcarine. Le quadrant inférieur du demi-champ a sa représentation au-dessus de la scissure, c'est-à-dire dans le cuneus, le quadrant supérieur au-dessous, c'est-à-dire dans le lobe lingual. C'est pourquoi les tumeurs de cette région produisent comme symptôme le plus constant, l'hémianopsie, qui peut être complète ou incomplète (quadrantique), selon que le centre cortical est affecté tout entier ou seulement dans la lèvre supérieure ou dans la lèvre inférieure de la scissure calcarine. La réaction pupillaire hémiopique [signe de Wernicke] (voy. p. 154) persiste dans l'hémianopsie par lésions occipitales. Les tumeurs superficielles produisent des phénomènes irritatifs, tandis que celles qui s'étendent plus profondément, jusque dans les radiations optiques, produisent des symptômes de déficit.

Les premiers consistent en hallucinations visuelles confuses, telles qu'étincelles ou éclairs lumineux, dans les moitiés contralatérales des champs visuels de chaque œil, dans la partie du demi-champ visuel qui correspond à la zone sus ou sous-calcarine affectée. Ces sensations lumineuses sont en général suivies d'hémianopsie dans la même partie du champ visuel et celle-ci peut devenir permanente. Les tumeurs du cuneus et du lobe lingual peuvent exercer une compression de haut en bas sur le cervelet, auquel cas des phénomènes cérébelleux viennent se surajouter.

Passons maintenant à l'étude des tumeurs profondes de la substance cérébrale. Elles sont plus difficiles à localiser que celles qui affectent le cortex.

Il est souvent difficile de distinguer entre les tumeurs de la couche rayonnante et celles de la *capsule interne*, surtout si la tumeur a un certain volume. Tout ce que l'on peut dire, c'est qu'il y a une tumeur dans un des hémiphères cérébraux. Mais dans les tumeurs moins étendues produisant une hémiplégie moins complète, le degré de paralysie des différents membres a une certaine valeur diagnostique. Ainsi, plus une lésion est située près du cortex, plus la tendance à la monoplégie est grande. Si l'hémiplégie est complète au membre inférieur et incomplète au membre supérieur, et si nous voyons que la main est plus affectée que l'épaule, nous concluons plutôt à une lésion capsulaire qu'à une lésion sous-corticale, puisque dans le cortex le centre de l'épaule est celui qui est le plus rapproché du centre du membre inférieur (voy. fig. 3 et 7).

Tumeurs des ganglions centraux. — Dans cette région les tumeurs peuvent se développer sans produire assez de symptômes en foyer pour les localiser. La grande proximité du thalamus et du corps strié avec les voies motrices, sensitives et visuelles dans la capsule interne, fait qu'une hémiparésie lentement progressive ou une hémiplégie peuvent se produire, accompagnées d'hémianopsie et d'un certain degré d'hémianesthésie. Mais si ces derniers phénomènes se présentent dans le côté droit, par exemple, et s'ils se présentent seuls indépendamment des signes généraux connus de toute tumeur cérébrale, tout ce que nous pourrons dire, c'est qu'il y a tumeur dans la substance de l'hémisphère cérébral gauche, probablement dans les deux tiers postérieurs. Quelquefois cependant nous pourrons mieux préciser. Par exemple, Nothnagel a démontré depuis longtemps que le thalamus est un centre réflexe inférieur pour les mouvements du rire et du pleurer. Or, on a rapporté des cas de lésion thalamique où les mouvements volontaires du visage étaient conservés, tandis que les mouvements émotionnels étaient gênés ou perdus du côté opposé de la face. En outre, une petite lésion de la partie inférieure et postérieure du thalamus peut causer des mouvements spontanés, lents et rythmiques des membres contra latéraux, mouvements athétoïdes ou choréiformes augmentés par les efforts volontaires. Ces spasmes moteurs dépendent probablement de lésions de la voie rubro-spinale adjacente. Dans ces cas le réflexe plantaire reste en flexion, pourvu que la capsule interne ne soit pas intéressée. D'autre part, le thalamus est un relais important de la voie sensitive générale ; aussi bien les symptômes sensitifs seront-ils parfois très manifestes — surtout les sensations subjectives de douleur, de froid et de chaleur dans le côté opposé du corps, accompagnées d'un certain degré d'hémianesthésie. Beaucoup de cas de tumeurs thalamiques évoluent cependant sans affecter la sensibilité.

Les **tumeurs du corps calleux** n'ont pas de symptômes focaux que l'on puisse considérer comme pathognomoniques. Les tumeurs dans la partie antérieure de cette grande commissure produisent généralement de bonne heure des symptômes mentaux, auxquels on peut ajouter l'hémiparésie ou les convulsions unilatérales ou bilatérales (les paralysies des nerfs crâniens étant en général absentes). Mais ces symptômes peuvent aussi bien être attribués à l'extension de la tumeur dans les parties avoisinantes, de sorte que le diagnostic des néoplasmes du corps calleux est toujours hasardeux. Enfin ceux-ci sont très rarement limités au corps calleux. Mais on a dernièrement attiré l'attention sur le phénomène de l'apraxie [voir fig. 40, p. 126] (impossibilité d'exécuter certains mouvements, même lorsqu'il n'y a pas de paralysie) [1], dans les lésions du corps calleux.

Les **tumeurs des corps quadrijumeaux** (et de la **glande pinéale** qui se trouve en connexion étroite) sont comparativement aisées à localiser à cause des phénomènes oculaires

1. S.-A.-K. Wilson. *Brain*, 1908, p. 164.

caractéristiques qui les accompagnent. Ceux-ci consistent en lésion paralytique des noyaux des nerfs moteurs oculaires communs (IIIe), se manifestant d'une façon plus ou moins symétrique des deux côtés. Le signe le plus commun consiste en une combinaison de ptosis latéral et de faiblesse dans les mouvements d'élévation des yeux, avec parésie de la convergence. Le réflexe pupillaire peut être paresseux ou absent. Il est moins fréquent de constater, dans les lésions unilatérales des tubercules quadrijumeaux, un certain degré de surdité de l'oreille opposée, le centre auditif sous-cortical étant situé dans le corps quadrijumeau postérieur. Si le pédoncule cérébelleux supérieur, qui en est très proche, est également intéressé, nous avons une [asynergie] cérébelleuse correspondante et une démarche titubante. Si, par contre, le corps géniculé externe adjacent ou les radiations optiques sont touchées, on relève de l'hémianopsie. [Les tumeurs de l'épiphyse cérébrale ou glande pinéale qui prévalent généralement chez les garçons, s'accompagnent d'un développement prématuré et exagéré des organes génitaux et de l'intelligence avec adiposité générale, paralysies oculaires et stase papillaire précoce. Dans les tumeurs de l'hypophyse ou glande pituitaire, les glandes génitales sont en hypofonction et les troubles de la vue consistent, nous le verrons plus loin, en une hémianopsie bi-temporale avec stase papillaire tardive [1].]

Les **tumeurs de la région de la tente du cervelet, des pédoncules ou du pont** produisent des symptômes focaux caractéristiques, parce que la voie *rubro-spinale* (le faisceau de Monakow) est intéressée. Elle part du noyau rouge, descend dans le pont, traverse la ligne médiane et la colonne antéro-

[1. Von Frankl Hochwart, *Deutsche Zeitsch., für Nervenheilkunde*, 1909, XXXVII, p. 6.]

latérale du côté opposé de la moelle épinière. Les lésions de la partie pédonculaire ou protubérantielle du faisceau rubro-spinal produisent un tremblement lent et rythmique de la main et du pied opposés, qui ressemble quelque peu à celui de la paralysie agitante ; mais l'effort volontaire l'augmente et il cesse pendant le sommeil. Si la lésion se trouve dans le noyau rouge même, qui est traversé par les fibres du IIIe nerf crânien, nous observons en outre la paralysie de celui-ci du côté de la lésion, accompagnée de tremblement du bras et de la jambe opposés. C'est ce qui constitue le « syndrome de Benedikt ». Si la tumeur intéresse les voies sensitives du *filet* [ruban de Reil], il peut y avoir hémianesthésie du côté opposé du corps, mais c'est là un symptôme moins fréquent dans les tumeurs que dans les lésions vasculaires, telles que l'hémorragie, etc.

Une **tumeur de la région ventrale des pédoncules cérébraux** se reconnaît facilement à raison de la paralysie alterne caractéristique (paralysie du IIIe nerf), généralement incomplète, du côté de la lésion avec hémiplégie de la face, du bras et de la jambe du côté opposé. C'est là le syndrome de Weber (voy. fig. 81, p. 264). Au fur et à mesure que la tumeur grossit, elle tend à franchir la ligne médiane et à intéresser également le IIIe nerf de l'autre côté.

Les **tumeurs de la glande pituitaire (hypophyse)** produisent deux sortes de symptômes absolument différents. D'abord on peut observer des signes imputables à une activité anormale de l'hypophyse elle-même, dont la sécrétion interne, déversée en excès, influence l'ostéo-genèse générale, produisant [selon que le cartilage de conjugaison persiste ou est épuisé] le *gigantisme* ou l'*acromégalie* [ou des types de transition] (voir fig. 132). Mais ces altérations du squelette n'accompagnent guère que les tumeurs adénomateuses. Elles ne se produisent pas dans les lésions purement destructives [ou malignes, sarcomes et gliomes]. Quand l'activité glandulaire est diminuée, on peut observer, d'autre part, de la *régression génitale avec adiposité*, syndrome qui consiste en une surcharge graisseuse générale du corps avec absence de développement des organes sexuels si le processus remonte à l'enfance, ou régression des attributs de la maturité génitale si la maladie a débuté chez l'adulte. Ainsi chez la femme nous pourrons relever de l'aménorrhée et chez l'homme une tendance remarquable à revêtir les caractères du sexe féminin; les glandes mammaires se développent, les testicules s'atrophient, l'abdomen s'arrondit comme celui d'une femme et les poils du pubis tombent. Ce syndrome constitue l'eunuchisme pituitaire qui s'accompagne de la perte de la virilité [1].

Deuxièmement, et d'une façon plus constante, il y a des symptômes en foyer dépendant de la compression des parties adjacentes, notamment du chiasma optique. Il en résulte de l'hémianopsie bi-temporale, avec réaction pupillaire hémiopique (de Wernicke), qui peut par la suite évoluer vers la cécité complète d'un œil et l'hémianopsie temporale de l'autre (voy. p. 146). Il est assez curieux que dans les tumeurs pituitaires l'atrophie optique primitive soit plus commune que la névrite optique. Une tumeur de la glande pituitaire peut aussi comprimer en arrière les nerfs moteurs oculaires communs, causant ainsi des paralysies oculaires; elle peut encore s'étendre vers le haut, vers le plancher du IIIe ventricule, auquel cas nous observerons souvent une somnolence persistante.

Le diagnostic de tumeur pituitaire peut être parfois confirmé par la radiographie qui révèle un élargissement de la selle turcique. [La glycosurie enfin est un signe fréquemment relevé.]

1. Nonna. *Neurologisches Centralblatt*, 1907, p. 735.

[A. Freiferrn, V. Eiselsberg et T. Frankl-Hochwart. Angio-sarcome de l'hypophyse avec dégénération génito-adipeuse. Opération. Très grande amélioration depuis sept mois. *Wien. Klin. Wofl.*, n° 31, 1908.]

Les tumeurs du cervelet et des pédoncules cérébelleux. — Les connexions anatomiques du cervelet ont une importance capitale et doivent être toujours présentes à l'esprit (voy. p. 25). De toutes les tumeurs intra-crâniennes, celles du cervelet sont les plus fréquentes. Les tumeurs intra-cérébelleuses sont en général tuberculeuses ou gliomateuses, tandis que celles qui sont extra-cérébelleuses, se développant d'habitude dans l'angle ponto-cérébelleux de la fosse postérieure, si elles surgissent de la surface ventrale du cervelet, sont en général des gliomes, et, si elles naissent dans les gaines des nerfs crâniens, surtout du nerf auditif, sont en général des fibro-myxomes [ou des sarcomes].

Le vertige, la démarche titubante non influencée par l'occlusion des paupières, le nystagmus et la névrite optique sont les symptômes les plus marquants des tumeurs du cervelet, en général, quel que soit leur siège; cependant une étude plus approfondie nous permet d'habitude de localiser la lésion d'une façon plus exacte.

Les **tumeurs du lobe latéral du cervelet**, qu'elles soient intra ou extra-cérébelleuses, produisent des symptômes dans la jambe et le bras homolatéraux. Ils consistent en parésie et diminution du tonus musculaire; les muscles sont flasques et [meuvent les segments de membres] comme des fléaux [les mouvements volontaires paraissent décomposés par suite de l'asynergie; celle-ci est] plus nette dans le bras que dans la jambe. Dans le membre supérieur, nous observons quelquefois de la lenteur et de l'incertitude dans les mouvements rapides alternatifs de pronation et de supination de l'avant-bras. Ce symptôme a été étudié et désigné par Babinski[1] sous le nom d'*adiadococinésie*. Dans les tumeurs du lobe latéral ces mou-

1. *Revue neurologique*, 1903, p. 1013.

vements se font d'une façon lente et malhabile (*dys-diadococinésie*) du côté homolatéral. Ajoutons à cela que les membres du côté affecté sont souvent d'une fixité anormale, lorsqu'ils sont tenus en l'air [le malade étant couché sur le dos]; ce signe se voit surtout dans le membre inférieur. Si le malade, d'autre part, essaie de se tenir sur une jambe, il y réussit moins sûrement du côté affecté. Il titube et chancelle, parfois du côté de la lésion, parfois dans la direction opposée. Ce dernier phénomène paraît surtout dépendre de la faiblesse des muscles des gouttières vertébrales. [Comme l'a montré Babinski, l'équilibre statique (repos) est augmenté en proportion de l'affaiblissement de l'équilibre cinétique (mouvement), dans les attitudes et mouvements volontaires. Cette fixité dans l'équilibre volitionnel statique peut simuler même certaines formes de la catalepsie.] L'on observe souvent aussi de la parésie dans les mouvements conjugués des yeux vers le côté de la lésion, accompagnée d'un nystagmus horizontal, qui est plus manifeste si le malade porte son regard vers le côté de la lésion. Le malade ressent aussi un vertige subjectif qui fait que les objets environnants semblent entraînés vers le côté opposé à la lésion. L'état des réflexes profonds est inconstant; ils peuvent être diminués, normaux ou exagérés dans les membres homolatéraux. Dans certains cas il y a une position caractéristique de la tête (voy. fig. 128, p. 347); l'oreille semble affaissée vers l'épaule du côté opposé à la lésion et le visage légèrement tourné vers le côté homolatéral.

Suivant que la tumeur est extra ou intra-cérébelleuse, d'autres phénomènes se présentent. Les *tumeurs extra-cérébelleuses* surviennent le plus souvent à l'angle ponto-cérébelleux, débutant dans la gaine du nerf auditif. Elles sont par conséquent accompagnées de surdité nerveuse, plus ou moins complète, et de tintement d'oreille du côté affecté. La paralysie du nerf facial vient souvent s'y ajouter, et c'est là un signe très précieux. Nous voyons plus rarement d'autres nerfs crâniens englobés dans la tumeur, tels que les Ve ou VIe, du même côté. Par contre, dans les *tumeurs intra-cérébelleuses*, la surdité n'est pas un symptôme essentiel. Les réflexes plantaires, dans les tumeurs purement intra-cérébelleuses, ne sont pas altérés, tandis que dans les cas extra-cérébelleux, à cause de la compression exercée sur la voie pyramidale, il peut y avoir exagération des réflexes profonds d'un côté ou des deux, ainsi que le réflexe plantaire du type extenseur. Dans certains cas de tumeurs intra-cérébelleuses, la sensation subjective de rotation qu'éprouve le malade a la même direction que celle qu'affecte la rotation apparente des objets extérieurs, c'est-à-dire vers le côté opposé à celui de la lésion. Dans les tumeurs extra-cérébelleuses, le contraire se produit et le malade accuse une sensation subjective de rotation vers le côté homolatéral[1].

Certains cas de tumeur du lobe latéral ou du pédoncule cérébelleux moyen sont accompagnés de « mouvements rotatoires forcés », qui se produisent autour de l'axe longitudinal du corps, analogues à ceux que l'on produit par la stimulation expérimentale (voy. p. 90). Un de mes malades atteint d'un gros sarcome du lobe latéral droit tournait d'une façon persistante vers le côté droit et tombait parfois du bord droit de son lit. Malheureusement la direction rotatoire n'est pas assez constante pour déterminer d'une façon absolue le côté où siège la lésion.

Mais, quand le phénomène se présente, il faut le considérer comme un signe précieux en faveur d'une lésion d'un des pédoncules moyens.

Les **tumeurs du vermis ou lobe moyen** offrent les symptômes généraux de toute tumeur cérébelleuse : vertige, titubations,

1. Cette prétendue différence entre les tumeurs intra et extra-cérébelleuses, en ce qui concerne la sensation subjective de rotation, est mise en doute par Oppenheim et par d'autres observateurs compétents. Elle est donc trop incertaine pour être concluante par elle-même.

nystagmus, sans asynergie prépondérante d'un côté ou de l'autre, avant que le néoplasme ait gagné l'un des lobes latéraux. On observe aussi une tendance à tomber en avant ou en arrière, suivant que la tumeur est située dans la partie antérieure ou postérieure du vermis.

Dans quelques rares cas, tant de tumeurs du lobe moyen que de tumeurs des lobes latéraux, nous observons des « attaques cérébelleuses » du type tonique (voy. p. 90).

Notons que l'asynergie ne se présente pas nécessairement dans tous les cas d'affection cérébelleuse. Son absence est parfois due à une compensation exercée par d'autres parties du cerveau. Dans d'autres faits, il s'agit de lésions limitées à la substance blanche et situées à une certaine distance du manteau gris et des noyaux centraux et de leurs principales voies de connexion. L'asynergie se présenterait le plus communément dans les lésions intéressant la partie postérieure du vermis.

Tumeurs du pont. — Dans cette région, les symptômes focaux apparaissent généralement de bonne heure, alors que les symptômes généraux, la névrite optique en particulier, se déclarent plus tard. Le signe le plus caractéristique d'une lésion unilatérale de la protubérance consiste en une paralysie alterne des Ve, VIe ou VIIe nerfs crâniens ou de leurs noyaux, du côté où siège le néoplasme, associée à l'hémiplégie du bras et de la jambe du côté opposé avec réflexe plantaire en extension. Si la tumeur est située dans la région dorsale du pont, il peut y avoir hémianesthésie du côté opposé du corps. Suivant que la tumeur s'est développée primitivement dans le pont ou en dehors, la participation des nerfs crâniens affectera au début le type nucléaire ou infra-nucléaire et les symptômes se grouperont d'une façon légèrement différente. Nous avons déjà étudié les différences qui séparent les lésions nucléaires des lésions infra-nucléaires [ou funiculaires] des VIe et VIIe nerfs (voy. p. 165 et

p. 181). Les tumeurs du nerf auditif sont relativement communes et souvent bilatérales; elles finissent par revêtir la symptomatologie des tumeurs extra-cérébelleuses, comme nous l'avons déjà établi (voy. p. 539).

Le tableau clinique de la paralysie alterne est souvent masqué par le fait que les tumeurs pontiques se confinent rarement à un côté, mais tendent à gagner l'autre côté. Dans ces cas, notre diagnostic dépend de l'existence d'une paralysie nucléaire ou infra-nucléaire des Ve, VIe et VIIe nerfs, ainsi que des symptômes liés à la lésion des voies motrices ou sensitives ou des pédoncules cérébelleux.

Tumeurs du bulbe. — Dans cette région, le symptôme principal réside dans la paralysie unilatérale ou bilatérale des nerfs crâniens inférieurs, du IXe au XIIe, produisant ainsi des troubles de l'articulation des mots, de la déglutition, etc., ainsi que des signes d'interruption des faisceaux afférents ou efférents qui parcourent la moelle allongée.

Les **tumeurs du quatrième ventricule** peuvent prendre naissance dans l'épendyme ou dans le plexus choroïde. Elles peuvent être constituées aussi par des kystes parasitaires, par des cysticerques. Dans ces tumeurs ventriculaires, les symptômes focaux peuvent être absents. Si cependant la lésion s'étend jusque dans la partie dorsale du pont ou du bulbe ou dans le cervelet, des symptômes correspondants à ces centres nerveux apparaîtront. La glycosurie est relativement commune. Nous avons déjà parlé de la forme spéciale de vertige qui éclate dans les cas de cysticerque libre du IVe ventricule (p. 193).

Diagnostic étiologique des tumeurs intra-crâniennes. — Il peut être impossible de diagnostiquer avec certitude leur nature, étant donné que les symptômes ne dépendent pas de la structure, mais de la position anatomique de la tumeur. Mais s'il existe des antécédents ou des stigmates de syphilis, on peut soupçonner l'existence d'une gomme, et dans la plupart des cas il faudra faire suivre, pendant un certain temps, un traitement antisyphilitique intense. Il ne faut pas oublier, cependant, que les gommes mêmes résistent parfois au traitement médical et qu'il peut devenir nécessaire de pratiquer l'ablation d'un syphilome cérébral. Les lésions syphilitiques du système nerveux central sont [généralement] accompagnées d'un excès de lymphocytes dans le liquide cérébro-spinal ; un liquide normal par conséquent indiquerait l'absence de syphilome. Mais l'excès de lymphocytes se présente dans d'autres tumeurs, non seulement tuberculeuses, mais même dans les vrais néoplasmes. Une aggravation soudaine, apoplectiforme, des symptômes indique un gliome ou un anévrisme. Les gliomes, à cause de leur texture lâche et de leur grande vascularisation, sont particulièrement fauteurs d'hémorragies spontanées. Parfois les anévrismes, et les anévrismes artérioso-veineux plus souvent encore, peuvent être accompagnés de bruits pulsatiles qui sont non seulement perçus par le malade, mais peuvent aussi être auscultés par le médecin.

En général, les abcès cérébraux sont dus à une infection locale, surtout de l'oreille moyenne ou des autres sinus de la face (frontaux, ethmoïdaux ou sphénoïdaux). Ils peuvent aussi être consécutifs à des fractures complexes du crâne; il est plus rare de trouver des abcès métastatiques sans infection locale de la tête [comme dans la dilatation bronchique et les suppurations du foie]. Les tuberculomes sont surtout communs dans le pont de Varole et dans le cervelet, et l'existence de lésions tuberculeuses des poumons ou des viscères abdominaux ou des articulations permet parfois d'attribuer une étiologie identique aux symptômes intra-crâniens, surtout lorsqu'il s'agit d'un enfant ou d'un adulte jeune encore. L'ophthalmo-réaction de

Calmette, qui consiste à instiller sur la conjonctive une solution de tuberculine très diluée, ou la cuti-réaction de Pirket qui s'obtient en inoculant sous l'épiderme une solution identique, ou bien encore la recherche de la réaction opsonique du sang pour la tuberculose peuvent revêtir parfois quelque valeur diagnostique en pareil cas. Les symptômes de tumeur cérébrale survenant chez un malade qui a déjà présenté ailleurs quelque tumeur maligne doivent faire pencher notre diagnostic vers une métastase dans l'encéphale. Il ne saurait alors être question d'une intervention radicale, étant donnée l'existence probable d'autres tumeurs secondaires à côté de celle que nous aurons pu diagnostiquer.

[Enfin il faut toujours se souvenir que, de même qu'on a décrit des tumeurs fonctions de l'abdomen, il existe des pseudo-tumeurs cérébrales [1]. On peut les diviser en quatre groupes : *A*. Cas qui guérissent entièrement et cas qui à l'autopsie ne laissent voir aucune lésion à même d'expliquer les faits observés. A peine relève-t-on un certain degré d'hydrocéphalie qui agirait comme fait le glaucome. — *B*. Faits qui se rapprochent des hydrocéphalies aiguës, des méningites séreuses ventriculaires, des épendymites, sans étiologie nette et qu'améliore la rachicentèse. — *C*. Cas d'épendymite localisée à l'aqueduc de Sylvius, avec oblitération de cette voie de communication et énorme distension ventriculaire. — *D*. Ramollissements massifs et aigus avec céphalée, hypertension et papille de stase. En général, cependant, l'évolution des pseudo-tumeurs cérébrales est plus brutale ; leurs troubles optiques sont plus précoces et évoluent plus vite.]

[1. Raymond, H. Français et P. Marie. *Revue Neurologique*, 1909, p. 1522.]

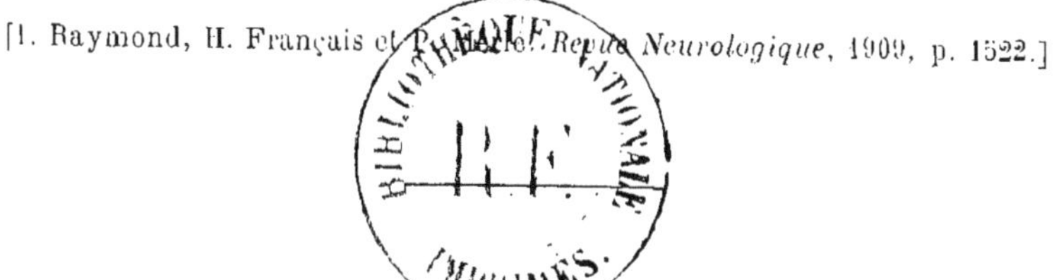

INDEX ALPHABÉTIQUE

D

Q

R

S

T

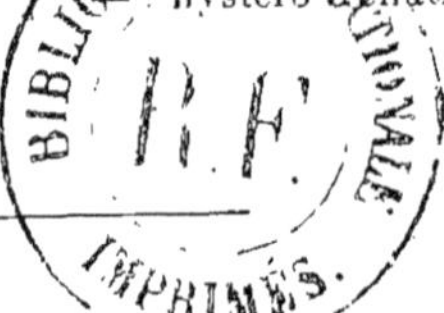

ÉVREUX, IMPRIMERIE CH. HÉRISSEY, PAUL HÉRISSEY, SUCC^r

FÉLIX ALCAN, Éditeur

ANCIENNE LIBRAIRIE GERMER BAILLIÈRE ET Cie

MÉDECINE — SCIENCES

CATALOGUE

DES

Livres de Fonds

TABLE DES MATIÈRES

On peut se procurer tous les ouvrages qui se trouvent dans ce Catalogue par l'intermédiaire des libraires de France et de l'Étranger.

On peut également les recevoir franco *par la poste, sans augmentation des prix désignés, en joignant à la demande des* TIMBRES-POSTE FRANÇAIS *ou un* MANDAT *sur Paris*

108, BOULEVARD SAINT-GERMAIN, 108

PARIS

JANVIER 1910

COLLECTION MÉDICALE

Volumes in-16, cartonnés à l'anglaise, à 4 et à 3 francs

DERNIERS VOLUMES PARUS :

Essai sur la puberté chez la femme, par Mlle le Dr Marthe FRANCILLON, ancien interne des hôpitaux de Paris ... 4 fr.
La mélancolie, par le Dr R. MASSELON, médecin adjoint de l'asile de Clermont ... 4 fr.
Les embolies bronchiques tuberculeuses, par le Dr SABOURIN, médecin du sanatorium de Durtol, avec gravures ... 4 fr.
La responsabilité. *Etude de socio-biologie et de médecine légale,* par le Dr G. MORACHE, prof. de médecine lé, ale à l'Univ. de Bordeaux, associé de l'Académie de médecine ... 4 fr.

Naissance et mort. *Etude de socio-biol. et de médecine lég.,* par *le même* ... 4 fr.
Grossesse et accouchement. *Etude de socio-biol. et de médecine lég.,* par *le même.* 4 fr.
Le mariage. *Etude de socio-biologie et de médecine légale,* par *le même* ... 4 fr.
La profession médicale. *Ses droits, ses devoirs,* par *le même* ... 4 fr.
Les nouveaux traitements, par le Dr J. LAUMONIER. 2e édit ... 4 fr.
Manuel d'électrothérapie et d'électrodiagnostic, par le Dr E. ALBERT-WEIL. avec 88 gravures. 2e édition. (*Récompensé par l'Académie de médecine.*) ... 4 fr.
L'hystérie et son traitement, par le Dr PAUL SOLLIER ... 4 fr.
Manuel de psychiatrie, par le Dr J. ROGUES DE FURSAC, médecin adjoint à l'asile de Clermont (Oise). 2e édition ... 4 fr.
L'instinct sexuel. *Évolution, dissolution,* par le D^r CH. FÉRÉ, médecin de Bicêtre, 2e éd. 4 fr.
L'intubation du larynx chez l'enfant et l'adulte, par le Dr A. BONAIN, avec 42 gr. 4 fr.
Pratique de la chirurgie courante, par le Dr M. CORNET. Préface du prof. OLLIER, avec 111 gravures ... 4 fr.
Les maladies de l'urèthre et de la vessie chez la femme, par le Dr KOLISCHER, prof. de gynécologie à Chicago Clinical School. Traduit de l'all. par le Dr *Beuttner* avec grav. 4 fr.
L'éducation rationnelle de la volonté. *Son emploi thérapeutique,* par le Dr P.-E. LÉVY, préface de M. le *Professeur Bernheim.* 5e édition ... 4 fr.
Manuel théorique et pratique d'accouchements, par le Dr A. POZZI, professeur à l'Ecole de médecine de Reims, avec 138 gravures. 4e édition ... 4 fr.
La mort réelle et la mort apparente. Nouveaux procédés de diagnostic et traitement de la mort apparente, par le Dr S. ICARD, avec gravures. (*Ouvrage récompensé par l'Institut.*) 4 fr.
La fatigue et l'entraînement physique, par le D^r PH. TISSIÉ, préface de M. le *Professeur Bouchard,* avec gravures. 2e édition ... 4 fr.
Morphinisme et morphinomanie, par le Dr P. RODET. (*Ouvrage couronné par l'Académie de médecine.*) ... 4 fr.
Hygiène de l'alimentation dans l'état de santé et de maladie, par le Dr J. LAUMONIER, avec gravures. 3e édition ... 4 fr.
L'alimentation des nouveau-nés. *Hygiène de l'allaitement artificiel,* par le Dr S. ICARD, avec 60 gravures. (*Ouvrage couronné par l'Académie de médecine.*) ... 4 fr.
L'hygiène sexuelle et ses conséquences morales, par le Dr S. RIBBING, professeur à l'Université de Lund (Suède). 3e édition ... 4 fr.
Hygiène de l'exercice chez les enfants et les jeunes gens, par le Dr F. LAGRANGE, lauréat de l'Institut, 7e édition ... 4 fr.
L'exercice chez les adultes, par *le même.* 5e édition ... 4 fr.
Hygiène des gens nerveux, par le Dr LEVILLAIN. 4e édition ... 4 fr.
L'idiotie. *Psychologie et éducation de l'idiot,* par le Dr J. VOISIN, médecin de la Salpêtrière, avec gravures ... 4 fr.
La famille névropathique. *Hérédité, prédisposition morbide, dégénérescence,* par le D^r CH. FÉRÉ, médecin de Bicêtre, avec gravures. 2e édition ... 4 fr.
L'éducation physique de la jeunesse, par A. MOSSO, professeur à l'Université de Turin ... 4 fr.
Manuel de percussion et d'auscultation, par le Dr P. SIMON, professeur à la Faculté de médecine de Nancy. avec gravures ... 4 fr.
Le traitement des aliénés dans les familles, par le D^r CH. FÉRÉ, médecin de Bicêtre. 3e édition ... 4 fr.

Dans la même Collection :

MÉDECINE OPÉRATOIRE

par M. le Professeur FÉLIX TERRIER

Membre de l'Académie de médecine,
Professeur de clinique chirurgicale à la Faculté de médecine de Paris.

Petit manuel d'anesthésie chirurgicale, par les Drs FÉLIX TERRIER et M. PÉRAIRE, avec 37 gravures ... 3 fr.
Petit manuel d'antisepsie et d'asepsie chirurgicales, par *les mêmes,* avec 70 gravures ... 3 fr.
L'opération du trépan, par *les mêmes,* avec 222 gravures ... 4 fr.
Chirurgie de la face, par les Drs FÉLIX TERRIER, GUILLEMAIN, chirurgien des hôpitaux de Paris, et MALHERBE, avec 214 gravures ... 4 fr.
Chirurgie du cou, par *les mêmes,* avec 101 gravures ... 4 fr.
Chirurgie de la plèvre et du poumon, par les Drs FÉLIX TERRIER et E. REYMOND, avec 67 gravures ... 4 fr.
Chirurgie du cœur et du péricarde, par *les mêmes,* avec 79 gravures ... 3 fr.

RÉCENTES PUBLICATIONS

MÉDICALES ET SCIENTIFIQUES

Pathologie et thérapeutique médicales.

ALBERT-WEIL (E.), chargé du service d'électrothérapie de la Clinique chirurgicale infantile de l'hôpital Tenon. **Manuel d'électrothérapie et d'électrodiagnostic.** 1906. In-16, avec 88 fig. 2e édition. Cartonné à l'anglaise. (*Récompensé par l'Académie de médecine.*) 4 fr.

BERGER (E.) et LŒWY (R.). **Les affections oculaires d'origine génitale chez la femme.** 1905. 1 vol. in-16. 3 fr.

BONAIN (A.), chirurgien de l'hôpital civil de Brest. **Traité de l'intubation du larynx chez l'enfant et chez l'adulte.** 1902. 1 vol. in-16, avec 50 fig. Cartonné à l'anglaise. 4 fr.

BOUCHUT ET DESPRÈS, professeurs agrégés à la Faculté de médecine de Paris, médecin et chirurgien des hôpitaux. **Dictionnaire de médecine et de thérapeutique médicale et chirurgicale**, comprenant le résumé de la médecine et de la chirurgie, les indications thérapeutiques de chaque maladie, la médecine opératoire, les accouchements, l'oculistique, l'odontotechnie, les maladies d'oreille, l'électrisation, la matière médicale, les eaux minérales, et un formulaire spécial pour chaque maladie. 7e édit., très augmentée, revue par MM. les Drs Fernand BOUCHUT et G. MARION, professeur agrégé à la Faculté de médecine de Paris, chirurgien des hôpitaux. 1907. 1 vol. in-4, avec 1097 figures dans le texte : broché, 25 fr. — Relié. 30 fr.

CORNIL (V.), membre de l'Académie de médecine, professeur à la Faculté de médecine de Paris, et BABES, professeur à la Faculté de médecine de Bucarest. **Les bactéries**, leur rôle dans l'histologie pathologique des maladies infectieuses. 2 vol. gr. in-8, contenant la description des méthodes de bactériologie. 3e édit., 1890, avec 385 fig. en noir et en couleurs dans le texte et 12 planches hors texte. 40 fr.

CORNIL (V.), RANVIER (L.), BRAULT et LETULLE. **Manuel d'histologie pathologique.** Tome I, 1901. 1 vol. grand in-8, avec gravures en noir et en couleurs. 3e édit., 25 fr. — Tome II, 1902. 1 vol. grand in-8, avec gravures en noir et en couleurs, 25 fr. — Tome III, 1907. 1 fort vol., grand in-8, avec gravures en noir et en couleurs, 30 fr. (Voir détails page 2.)

DAVID, chirurgien-dentiste des hôpitaux de Paris. **Les microbes de la bouche.** 1 vol. in-8, avec 113 gravures en noir et couleurs, lettre-préface de M. PASTEUR. 10 fr.

FÉRÉ (Ch.), médecin de Bicêtre. **L'instinct sexuel.** *Évolution. Dissolution.* 2e édit. 1902. 1 vol. in-12, cart. 4 fr.

FINGER (Ernest), professeur à l'Université de Vienne. **La syphilis et les maladies vénériennes**, traduit de l'allemand, avec notes, par les docteurs DOYON et SPILLMAN 2e éd., 1900. 1 v. in-8, avec 6 pl. 12 fr.

GALEZOWSKI (J.) **Le fond de l'œil dans les maladies du système nerveux** 1 vol. in-8, avec 3 pl. en couleurs. 1904. 5 fr.

GLÉNARD, correspondant de l'Académie de médecine. **Les Ptoses viscérales.** 1899. 1 fort vol. in-8. 20 fr.

GUÉPIN (A.). **Le traitement de l'hypertrophie sénile de la prostate.** 1 vol. in-12. 1904. 2 fr. 50

HÉRARD, CORNIL et HANOT. **La phtisie pulmonaire**, étude anatomo-pathologique et clinique. 2e édit. 1 vol. in-8, avec 65 fig. en noir et en couleurs et 2 planches. 20 fr.

ICARD (S.). **La femme pendant la période menstruelle**, étude de psychologie morbide et de médecine légale. 1 vol. in-8. 6 fr.

KOLISCHER, professeur de gynécologie à Chicago Clinical School. **Les maladies de l'urethre et de la vessie chez la femme**, traduit de l'allemand par le Dr Beuttner. 1900. In-12, avec grav. 4 fr.

LABADIE-LAGRAVE, médecin de la Charité, et LEGUEU, professeur agrégé à la Faculté de médecine de Paris, chirurgien des hôpitaux. **Traité médico-chirurgical de gynécologie**. 1 vol. gr. in-8, avec 378 gr. dans le texte, cart. à l'angl. 3e édit., 1904. (*Couronné par l'Académie des sciences et par l'Académie de médecine*). 25 fr.

LABORDE (J.-V.), de l'Académie de médecine. **Les tractions rythmées de la langue** (traitement physiologique de la mort). 2e éd., 1897. 1 vol. in-12, avec gravures. 5 fr.

LAGRANGE (Fernand), lauréat de l'Académie des sciences et de l'Académie de médecine. **La médication par l'exercice**. 2e éd., 1904. 1 fort vol. in-8, avec 69 gravures dans le texte et une carte coloriée hors texte. 12 fr.

— **Les Mouvements méthodiques et la « mécanothérapie »**. 1899. 1 vol. grand in-8, avec 57 gravures. 10 fr.

— **Le traitement des affections du cœur par l'exercice et le mouvement**. 1903. 1 v. in-8, avec fig et une carte coloriée. 6 fr.

LANDOUZY (L.), prof. à la Faculté de médec. de Paris, et HEITZ (Dr J.). **La balnéation carbo-gazeuse** (*Spécialisation fonctionnelle des eaux de Royat*). 1906. In-8. 2 fr.

LAUMONIER (J.). **Les nouveaux traitements**. 2e édit. 1904. 1 vol. in-16, cartonné à l'anglaise. 4 fr.

LAYET (A), professeur à la Faculté de médecine de Bordeaux **La santé des Européens entre les tropiques**. I. *Le climat. Le sol. Les agents vivants d'agression morbide*. 1906. 1 vol. in-8. 7 fr.

LE DANTEC (F.), chargé de cours à la Sorbonne. **Introduction à la pathologie générale**. 1 fort vol. gr. in-8. av. fig. 1906. 15 fr.

LEGUEU (Voir plus haut : Labadie-Lagrave).

MARVAUD (A.), médecin inspecteur de l'armée, professeur agrégé au Val-de-Grâce. **Les maladies du soldat**, étude étiologique, épidémiologique, clinique et prophylactique. 1 vol. in-8, 1894. (*Ouvrage couronné par l'Académie des sciences*). 20 fr.

MOSSÉ (A.), professeur de clinique médicale à l'Université de Toulouse. **Le diabète et l'alimentation aux pommes de terre**. 1903. 1 vol. grand in-8, avec graphiques. 5 fr.

RILLIET et BARTHEZ. **Traité clinique et pratique des maladies des enfants**. 3e édition, par Barthez et Sanné. — Tome Ier. *Maladies du système nerveux, de l'appareil respiratoire*. 1 fort vol. gr. in-8. 16 fr.

Tome II. *Maladies de l'appareil circulatoire, de l'appareil digestif et de ses annexes, de l'appareil génito-urinaire, de l'appareil de l'ouïe, maladies de la peau*. 1 fort vol. gr. in-8. 14 fr.

Tome III, terminant l'ouvrage. *Maladies spécifiques, maladies générales constitutionnelles*. 1 fort vol. gr. in-8. 25 fr.

SIMON (P.), professeur à la Faculté de médecine de Nancy. **Manuel de percussion et d'auscultation**. 1895. In-12. 4 fr.

SPRINGER. **La croissance**. Son rôle en pathologie. Essai de pathologie générale. 1 vol. in-8. 1890. 6 fr.

UNNA, professeur à l'Université de Vienne. **Thérapeutique des maladies de la peau**. Traduit de l'allemand par les Drs Doyon et Spillmann. 1 vol. grand in-8. 10 fr.

Revue de Médecine. Directeurs, MM. Bouchard, Brissaud, Chauveau, Landouzy, Lépine, Pitres, Roger et Vaillard ; Rédacteurs en chef, MM. Landouzy et Lépine ; Secrétaire de la rédaction, Dr Jean Lépine (v. p. 30).

Maladies nerveuses et mentales

BERNARD LEROY. **L'Illusion de fausse reconnaissance.** 1 vol. in-8. 1898. 4 fr.

— **Le Langage.** *Essai sur la fonction normale et pathologique de cette fonction.* 1 vol. in-8. 1906. 5 fr.

BINET. **Les altérations de la personnalité.** 2e édit. In-8, cart. 6 fr.

CAMUS (J.) et PAGNIEZ (Ph.). **Isolement et psychothérapie.** *Traitement de l'hystérie et de la neurasthénie, pratique de la rééducation morale et physique.* Préface de M. le Pr DEJERINE. 1904. Gr. in-8. 9 fr.

DAREL. **La Folie.** *Ses causes. Sa thérapeutique.* 1 v. in-8. 1901. 4 fr.

DEGA (Mlle G.). **Essai sur la cure préventive de l'hystérie féminine par l'éducation.** 1 vol. in-8. 1898. 3 fr.

DUMAS, chargé du cours de psychologie expérimentale à la Sorbonne. **La tristesse et la joie.** 1 vol. in-8. 1900. 7 fr. 50

FÉRÉ (Ch.), médecin de Bicêtre. **Le traitement des aliénés dans les familles.** 1 vol. in-18. 3e éd, cart. à l'angl. 4 fr.

— **Les épilepsies et les épileptiques.** 1 vol. gr. in-8, avec 67 gravures et 12 planches hors texte. 20 fr.

— **Pathologie des émotions,** études cliniques et physiologiques. 1 vol. grand in-8, avec fig. 12 fr.

— **La Famille névropathique.** Théorie tératologique de l'hérédité et de la prédisposition morbides et de la dégénérescence. 1 vol. in-12. 2e éd., 1898, avec 25 grav. dans le texte, cart. à l'angl. 4 fr.

— **Dégénérescence et criminalité.** 1 vol. in-12. 3e édit. 1895. 2 fr. 50

FLEURY (Maurice de). **Introduction à la médecine de l'esprit.** 1 vol. in-8, avec fig. 7e éd., 1904. (*Couronné par l'Académie française et par l'Académie des sciences*). 7 fr. 50

— **Les grands symptômes neurasthéniques.** *Pathogénie et traitement.* 2e éd., 1902. 1 vol. in-8, avec figures. 7 fr. 50

— **Manuel pour l'étude des maladies du système nerveux.** Gr. in-8, avec 138 grav. en noir et en coul., cart. à l'angl. 1904. 25 fr.
(*Ces deux ouvrages ont été couronnés par l'Académie de médecine.*)

FRENKEL. **L'Ataxie tabétique.** *Son traitement par la rééducation des mouvements.* Traduit de l'allemand par le Dr VAN BIERVLIET Préface du Prof. RAYMOND. 1 fort vol. gr in-8, av. 132 grav. 1906. 8 fr.

GRASSET, professeur de la Faculté de médecine de Montpellier. **Les maladies de l'orientation et de l'équilibre.** 1901. 1 vol. in-8, avec grav., cart. à l'angl. 6 fr.

— **Demifous et demiresponsables.** 1 vol. in-8. 1907. 5 fr.

HARTENBERG (P.). **Les timides et la timidité.** 2e éd. 1 vol. in-8. 5 fr.

ICARD (S.). **La femme pendant la période menstruelle,** étude de psychologie morbide et de médecine légale. 1 vol. in-8. 6 fr.

INGEGNIEROS (J.), professeur à l'Université de Buenos-Ayres. **Le Langage musical et ses troubles hystériques.** Gr. in-8. 6 fr.

JANET (Pierre), professeur au Collège de France, et RAYMOND (F.), professeur de la clinique des maladies nerveuses à la Salpêtrière. **Névroses et idées fixes.** — I. *Études expérimentales sur les troubles de la volonté, de l'attention, de la mémoire, sur les émotions, les idées obsédantes et leur traitement,* par P. JANET. 1 vol. gr. in-8, avec 92 fig. 2e édit. 1904. 12 fr.

II. — *Névroses, maladies produites par les émotions, les idées obsédantes et leur traitement,* par F. RAYMOND et Pierre JANET. 1899. 1 vol. gr. in-8, avec 97 grav. 14 fr.

(*Ouvrage couronné par l'Académie des sciences et par l'Académie de médecine.*)

— **Les obsessions et la psychasthénie.** I — *Études cliniques et expérimentales sur les idées obsédantes, les impulsions, les manies* *mentales, la folie du doute, les tics, les agitations, les phobies, les délires du contact, les angoisses, les sentiments d'incomplétude, la neurasthénie, les modifications des sentiments du réel, leur pathogénie et leur traitement.* 1903. 1 vol. grand in-8, avec gravures. 18 fr.

II. — *États neurasthéniques, aboulies, incomplétude, agitations et angoisses diffuses, algies, phobies, délires du contact, tics, manies mentales, folies du doute, idées obsédantes, impulsions.* 1903. 1 vol. grand in-8, avec gravures. 14 fr.

LANGE, professeur à l'Université de Copenhague **Les émotions.** Traduit de l'allem. par G. DUMAS. 2e éd t., 1902. 1 vol. in-12. 2 fr. 50

LÉVY (P.-E.). **L'Éducation rationnelle de la volonté,** *son emploi thérapeutique.* Préface de M. le Prof. BERNHEIM. 5e édit., 1905. 1 vol in-12, cart. à l'angl. 4 fr.

MAUDSLEY. **Le crime et la folie.** 1 vol. in-8. 6e édit. Cart. 6 fr.

PHILIPPSON. **L'autonomie et la centralisation des centres nerveux.** 1906. In-8. 5 fr.

RAYMOND (Pr F.). Voyez JANET (Pierre) et RAYMOND, ci-dessus.

RODET (P.) **Morphinisme et morphinomanie.** 1 vol. in-12, cart. à l'angl. (*Couronné par l'Académie de médecine.*) 4 fr.

ROGUES DE FURSAC (J.), ancien chef de clinique à la Faculté de Médecine de Paris. **Manuel de psychiatrie.** 2e édit. 1906. 1 vol. in-16, cartonné à l'anglaise. 4 fr.

SEGUIN (Ed.). **Traitement et éducation des idiots et autres enfants arriérés.** Preface du Dr BOURNEVILLE. 1906 1 v. in-8. 10 fr.

SOLLIER (P.). **Genèse et nature de l'hystérie.** 2 vol. in-8. 1897. 20 fr.

— **L'hystérie et son traitement.** 1 vol. in-12, cart. 1901. 4 fr.

TISSIÉ (Ph.). **Les rêves,** pathologie, physiologie. 1 v. in-18. 2 fr. 50

VOISIN (Jules), médecin de la Salpêtrière. **L'idiotie,** *psychologie et éducation de l'idiot.* 1893. 1 vol. in-12. 4 fr.

— **L'Epilepsie.** 1 vol. gr. in-8. 1897 (*Cour. par l'Acad. de méd.*). 6 fr.

Psychologie expérimentale.

BINET (Alfred), directeur du laboratoire de psychologie physiologique à la Sorbonne. **La psychologie du raisonnement.** *Recherches expérimentales par l'hypnotisme.* 3e édit, 1903. 1 vol. in-18. 2 fr. 50

— **Les Révélations de l'écriture.** 1 vol. in-8, avec grav. 1906. 5 fr.

CRÉPIEUX-JAMIN (J.). **L'écriture et le caractère.** 4e édit., 1896. 1 vol. in-8. 7 fr. 50

DANVILLE (Gaston). **Psychologie de l'amour.** 4e édit., 1907. 1 vol. in-18. 2 fr. 50

DUMAS (G.), chargé du cours de psychologie expérimentale à la Sorbonne. **Le Sourire** *Psychologie et physiologie,* avec figures. 1 vol. in-16. 2 fr. 50

EGGER (V.), professeur à la Sorbonne. **La parole intérieure.** 2e édit. 1904. 1 vol. in-8. 5 fr.

FOUCAULT (M.), maître de conférences à l'Université de Montpellier. **Le Rêve** (*Recherches et observations*). 1 vol. in-8. 5 fr.

GLEY (E.), membre de l'Académie de médecine, professeur agrégé de la Faculté de Médecine de Paris. **Etudes de psychologie physiologique et pathologique.** 1903. 1 vol. in-8. 5 fr.

GODFERNAUX (A.). **Le sentiment et la pensée et leurs principaux aspects physiologiques.** 2e édit. 1 vol. in-16. 1905. 2 fr. 50

GRASSET (J.), professeur à la Faculté de médecine de Montpellier. **Demifous et demiresponsables.** 1907. 1 vol. in-8. 5 fr.

HOFFDING, professeur à l'université de Copenhague. **Esquisse d'une psychologie fondée sur l'expérience,** trad. POITEVIN, préface de PIERRE JANET. 3e édit. 1905. 1 vol. in-8. 7 fr. 50

JAMES (William). **La théorie de l'émotion.** Trad. de l'anglais. Introd. par G. DUMAS, prof. à la Sorbonne. 2e édit. 1906. 1 vol. in-16. 2 fr. 50

JANET (Pierre), professeur au Collège de France. **L'automatisme psychologique.** 5e édit., 1907. 1 vol. in-8. 7 fr. 50

LAUVRIÈRE (E). **Edgar Poë**. *Sa vie et son œuvre. Étude de psychologie pathologique.* (*Couronné par l'Académie de médecine*). 1 vol. in-8. 1905. 10 fr.

MALAPERT (P.). **Les éléments du caractère et leurs lois de combinaison.** 1905. 1 vol. in-8. 2e édition 5 fr.

MASSELON (R.), médecin adjoint de l'asile de Clermont. **La Mélancolie**, étude médicale et psychologique. 1906. 1 vol. in-16, cart. 4 fr.

MOSSO, professeur à l'Université de Turin. **La peur**. *Étude psycho-physiologique.* 2e édit., 1902. 1 vol in-18, avec grav. 2 fr. 50

— **La fatigue intellectuelle et physique**, traduit de l'italien par P. Langlois. 3e édit., 1903. 1 vol. in-18, avec grav. 2 fr. 50

NAYRAC (J.-P.). **Physiologie et psychologie de l'attention** (*Ouvrage récompensé par l'Institut*). 1 vol. in-8. 1906. 3 fr. 75

PHILIPPE (J.), chef des travaux au laboratoire de psychologie physiologique à la Sorbonne. **L'image mentale**. 1903. 1 vol. in-18, avec figures. 2 fr. 50

— et BONCOUR (G.-Paul). **Les anomalies mentales chez les écoliers**. *Étude médico-pédagogique.* 2e édit. (*Couronné par l'Institut*). 1907. 1 vol. in-16 2 fr. 50

PIDERIT. **La mimique et la physiognomonie**. In-8, av. 100 gr. 5 fr.

RIBOT (Th.), de l'Institut, directeur de la *Revue philosophique*. **La psychologie de l'attention**. 7e édit., 1905. 1 vol. in-18. 2 fr. 50

— **L'hérédité psychologique**. 8e édit., 1906. 1 vol. in-8. 7 fr. 50

— **La psychologie des sentiments**. 5e édit., 1907. In-8. 7 fr. 50

— **Essai sur les passions**. 1907. 1 vol. in-8. 3 fr. 75

SAINT-PAUL (G.), médecin-major de l'armée. **Le langage intérieur et les paraphasies** (*la fonction endophasique*). 1904. 1 vol. in-8. 5 fr.

SOLLIER (P.). **Le problème de la mémoire**. *Essai de psycho-mécanique.* 1900. 1 vol. in-8. 3 fr. 75

— **Les phénomènes d'autoscopie**. 1903. 1 vol. in-18, avec gravures. 2 fr. 50

TARDIEU (Emile). **L'ennui**. *Etude psychologique.* 1903. 1 vol. in-8. 5 fr.

THOMAS (P.-F.). **La suggestion**, *son rôle dans l'éducation*. 1895. 1 vol. in-18. 2 fr. 50

WUNDT. **Hypnotisme et suggestion**, traduit de l'allemand par E. Keller. 2e édit., 1902. 1 vol. in-18. 2 fr. 50

Journal de psychologie normale et pathologique, par les professeurs Pierre Janet et G. Dumas. (Voir page 31.)

Psychologie pathologique.

DUPRAT. **L'instabilité mentale**, essai sur les données de la psycho-pathologie. 1 vol. in-8. 1899. 5 fr.

— **Les causes sociales de la folie**. 1900. 1 vol. in-12. 2 fr. 50

DURKHEIM (Em.), chargé de cours à la Sorbonne. **Le suicide**. 1 vol. in-8. 1897. 7 fr. 50

GRASSET (Pr J.). **Demifous et demiresponsables**. 1 vol. in-8. 1907. 5 fr.

GURNEY, MYERS et PODMORE. **Les hallucinations télépathiques**, adaptation de l'anglais par L. Marillier, avec préface de M Ch. Richet 4e édit., 1903. 1 vol. in-8. 7 fr. 50

MURISIER, professeur à l'Université de Neufchâtel. **Les maladies du sentiment religieux**. 1 vol. in-12, 2e édit. 1905. 2 fr. 50

MYERS. **La personnalité humaine**. *Sa survivance. Ses manifestations supernormales*, traduit par le Dr Jankelevitch. 2e édit. 1 vol. in-8. 1906. 7 fr. 50

NORDAU (Max). **Dégénérescence.** 2 vol. in-8, 6e édit., 1903. 17 fr. 50

RIBOT (Th.), de l'Institut. **Les maladies de la mémoire.** 19e édit., 1907, 1 vol. in-18 2 fr. 50

— **Les maladies de la volonté.** 22e édit., 1906. In-18. 2 fr. 50

— **Les maladies de la personnalité.** 1re édit., 1905. In-18. 2 fr. 50

SOLLIER (P.). **Psychologie de l'idiot et de l'imbécile.** 2e édit., 1901, 1 vol. in-8, avec planches. 5 fr.

Hygiène. — Thérapeutique. — Pharmacie.

BOSSU. **Petit compendium médical.** Quintessence de pathologie, thérapeutique et médecine usuelle. 6e éd., 1901. 1 vol. in-32, cart. à l'angl. 1 fr. 25

BOUCHARDAT (A.) et (G.), membres de l'Académie de médecine. **Nouveau Formulaire magistral,** 1904, 33e édition, revue et augmentée de formules nouvelles, d'une *Note sur l'alimentation dans le diabète sucré* et de la *Liste complète des mets permis aux glycosuriques.* 1 vol. in-18, cartonné à l'anglaise. 4 fr.

BOUCHARDAT (A.) et DESOUBRY. **Nouveau formulaire vétérinaire** 6e édit. conforme au nouveau Codex, revue et augmentée. 1904 1 vol. in-18, cartonné à l'anglaise. 4 fr.

DEMENŸ (G.), professeur du cours d'éducation physique de la Ville de Paris et de gymnastique appliquée à l'école de gymnastique militaire de Joinville-le-Pont. **Les bases scientifiques de l'éducation physique.** 3e édition, 1906. 1 vol. in-8, avec 198 fig. Cart. 6 fr.

— **Mécanisme et éducation des mouvements.** 2e édit., 1904. 1 vol. in-8, avec 565 figures, cartonné à l'anglaise. 9 fr.

— PHILIPPE (J.) et RACINE. **Cours supérieur d'éducation physique.** 1904. 1 vol. in-8, avec gravures. 4 fr.

DUFOUR (L.), pharmacien de 1re classe. **Manuel de pharmacie pratique.** 2e édit., 1903. 1 vol. in-18. 3 fr. 50

ICARD (S.). **L'alimentation des nouveau-nés.** Hygiène de l'allaitement artificiel. 1894. 1 vol. in-12, cart. à l'angl., avec 60 grav. 4 fr.

LAGRANGE (F.). **L'hygiène de l'exercice chez les enfants et les jeunes gens.** 7e éd., 1901. 1 vol. in-12, cartonné à l'angl. 4 fr.

— **De l'exercice chez les adultes.** 5e édit., 1904, 1 volume in-12, cart. à l'angl. 4 fr.

LAUMONIER (J.). **Hygiène de l'alimentation dans l'état de santé et de maladie.** 1 vol. in-12, 3e édit. 1904, cart. à l'angl., avec grav. 4 fr.

LEFÉBURE (Ct), directeur de l'école de gymnastique militaire belge. **Méthode de gymnastique éducative.** 1 vol. in-8, avec gravures et planches. 1906. 5 fr.

LEVILLAIN. **Hygiène des gens nerveux,** 1 vol. in-12. 4e éd., 1901, cart. à l'angl. 4 fr.

MACÉ, professeur à l'École de pharmacie de Rennes. **Traité pratique et raisonné de pharmacie galénique.** 1 vol. in-8. 6 fr.

— **Manuel d'hygiène athlétique,** à l'usage des lycéens et des jeunes gens des associations athlétiques. 1 broch. in-32. 1895. 50 c.

MOSSO, professeur à l'Université de Turin. **L'éducation physique de la jeunesse.** 1 vol. in-12, cart. à l'angl. 1895. 4 fr.

— **Les exercices physiques et le développement intellectuel.** 1904. 1 vol. in-8° Cartonné 6 fr.

POSKIN (A.), ex-médecin de la Cie des Chemins de fer du Congo. **L'Afrique équatoriale,** climatologie, nosologie, hygiène. 1 vol. in-8, avec fig. 1898. 12 fr.

RIBBING, prof. à l'Univ. de Lund (Suède). **L'hygiène sexuelle et ses conséquences morales.** 3e éd. In-12, cart. 4 fr.

TISSIÉ (Ph.). **La fatigue et l'entraînement physique.** 2e édit., 1 vol. in-12, cart. à l'angl. 1904. (*Couronné par l'Acad. de méd.*) 4 fr.

WEBER. **Climatothérapie**, traduit de l'allemand par MM. les docteurs DOYON et SPILLMANN. 1 vol. in-8. 6 fr.

YVERT (A.), médecin principal de l'armée en retraite. **Causeries sanitaires**. TOME I. *Théorie des germes*. 1903. 1 vol. in-8. 5 fr.
TOME II. *Désinfection*. 1905. 1 vol. in-8. 6 fr.

Pathologie et thérapeutique chirurgicales

BOECKEL (Jules). **De l'ablation de l'estomac**. 1903. 1 vol. in-8, avec planches. 3 fr. 50

BOURCART, privot-docent à l'Université de Genève, et CAUTRU. **Le ventre**. *Étude de la cavité abdominale au point de vue du massage*. Tome I. *Le rein*. 1 vol. gr. in-8, avec gr. et pl. 10 fr.

CHAUVEL, de l'Académie de médecine. **Études ophtalmologiques**. 1 vol in-8, 1896. 5 fr.

CORNET. **Pratique de la Chirurgie courante**. Préface du professeur OLLIER. 1 fort vol. in-12, avec 111 grav. 1900. Cart. 4 fr.

DE BOVIS, professeur à l'École de médecine de Reims. **Le cancer du gros intestin**, *rectum excepté*. 1901. 1 vol. in-8. 5 fr.

DELBET, professeur agrégé de la Fac. de méd. de Paris, chirurgien des hôpitaux. **Du traitement des anévrysmes**. 1 vol. in-8. 5 fr.

DELORME, médecin inspecteur de l'armée, directeur du Val-de-Grâce. **Traité de chirurgie de guerre**. — I. *Histoire de la chirurgie militaire française, plaies par armes à feu des parties molles*. 1 vol. gr. in-8, avec 95 fig. dans le texte et 1 planche hors texte. 16 fr.
II. *Lésions des os par les armes de guerre. — Blessures des régions. — Service de santé en campagne*. 1 fort vol. grand in-8, avec 397 gravures dans le texte. 26 fr.
(*Ouvrage couronné par l'Académie des sciences.*)

ESTOR (L.), professeur à la Faculté de médecine de Montpellier. **Guide pratique de chirurgie infantile**. 1904. 1 vol. in-8, avec 165 gravures. 8 fr.

FRAISSE. **Principes du diagnostic gynécologique**. 1901. 1 vol. in-12, avec gravures. 5 fr.

GAYME (L.). **Essai sur la maladie de Basedow**. Gr. in-8. 6 fr.

KOCHER (Th.). **Les fractures de l'humérus et du fémur**. 1 vol. gr. in-8, avec 105 figures et 56 planches. 1904. 15 fr.

LABADIE-LAGRAVE, médecin des hôpitaux de Paris, et LEGUEU, prof. agrégé à la Fac. de méd. de Paris, chirurgien des hôpitaux. **Traité médico-chirurgical de gynécologie**. 1 vol. gr. in-8, avec 387 gravures dans le texte 3e édit., 1904. Cart. à l'anglaise. (*Couronné par l'Académie des sciences et par l'Académie de médecine.*) 25 fr.

LEGUEU (Félix), professeur agrégé à la Faculté de médecine de Paris, chirurgien des hôpitaux. **Leçons de clinique chirurgicale**. 1902. 1 vol. grand in-8, avec gravures. 12 fr.

LEGUEU (voir ci-dessus : LABADIE-LAGRAVE).

MALGAIGNE et LE FORT, professeurs à la Faculté de médecine de Paris. **Manuel de médecine opératoire**. 9e édit. 2 vol. gr. in-18, avec 787 fig. dans le texte. 16 fr. Cart. à l'anglaise. 17 fr. 50

NIMIER (H.), médecin principal de l'armée, professeur au Val-de-Grâce. *Chirurgie nerveuse*. **Blessures du crâne et de l'encéphale par coup de feu**. 1904. 1 vol. gr. in-8, avec 158 grav. 15 fr.

— et DESPAGNET. **Traité élémentaire d'ophtalmologie**. 1894. 1 vol. gr. in-8, avec 432 gravures, cart. à l'angl. 20 fr.

— et LAVAL. **Les projectiles des armes de guerre**. *Leur action et leurs effets vulnérants*. 1898. 1 vol. in-12, avec gravures. 3 fr.

— **Les explosifs, les poudres, les projectiles d'exercice**, *leur action vulnérante*. 1899. 1 vol. in-12, avec gravures. 3 fr.

NIMIER (H.). **Les armes blanches.** *Leur action et leurs effets vulnérants.* 1899. 1 fort vol. in-12, avec gravures. 6 fr.

(*Ces trois volumes ont été couronnés par l'Académie des sciences.*)

— **De l'infection en chirurgie d'armée.** *Évolution des blessures de guerre.* 1900. 1 fort vol. in-12, avec gravures. 6 fr.

— **Traitement des blessures de guerre.** 1901. 1 fort vol. in-12, avec gravures. 6 fr.

(*Ces cinq volumes ont été récompensés par l'Académie de médecine. — Prix Laborie.*)

POZZI (A.), professeur à l'École de médecine de Reims. **Manuel théorique et pratique d'accouchements.** 4ᵉ édit., 1904. 1 vol. in-12, avec 136 grav., cart. à l'angl. 4 fr.

REBLAUB (Th.). **Des cystites non tuberculeuses chez la femme** (étiologie et pathogénie). 1 vol. in-8. 4 fr.

TERRIER (F.), professeur à la Faculté de médecine de Paris, membre de l'Académie de médecine, et PÉRAIRE. **Manuel de petite chirurgie de Jamain.** 8ᵉ éd., refondue. 1901. 1 vol. gr. in-18, avec 572 fig., cart. à l'angl. 8 fr.

— **Petit Manuel d'antisepsie et d'asepsie chirurgicales.** 1 vol. in-18, avec 70 grav., cart. à l'angl. 1893. 3 fr.

— **Petit manuel d'anesthésie chirurgicale.** 1 vol. in-18, avec grav., cart. à l'angl. 1893. 3 fr.

— **L'opération du trépan.** 1 vol. in-12, avec 222 grav., cart. à l'angl. 1895. 4 fr.

— et E. REYMOND. **Chirurgie de la plèvre et du poumon.** 1 vol. in-12, avec 67 gravures, cart. à l'anglaise. 1899. 4 fr.

— **Chirurgie du cœur et du péricarde.** 1 vol. in-12, avec 79 grav., cart. à l'anglaise. 1898. 3 fr.

— GUILLEMAIN, chir. des hôp., et MALHERBE. **Chirurgie du cou.** 1 vol. in-12, avec 101 grav., cart. à l'angl. 1898. 4 fr.

— **Chirurgie de la face.** 1 vol. in-12, av. 214 grav., 1896. 4 fr.

— et AUVRAY, prof. agrégé à la Faculté de médecine de Paris. **Chirurgie du foie et des voies biliaires.**

TOME I. *Traumatismes du foie et des voies biliaires. — Foie mobile. — Tumeurs du foie et des voies biliaires.* 1901. 1 vol. gr. in-8, avec 50 gravures. 10 fr.

TOME II. *Echinococcose hydatique commune. — Kystes alvéolaires. — Suppurations hépatiques. — Abcès tuberculeux intra-hépatique. — Abcès de l'actinomycose.* 1907. 1 vol. gr. in-8, avec 47 gravures. 12 fr.

VALOIS. **Blessures par grains de plomb de l'organe de la vision.** 1896. 1 vol. in-8. 3 fr.

Congrès français de Chirurgie. *Procès-verbaux, mémoires et discussions*, publiés sous la direction de MM. S. POZZI et PICQUÉ, secrétaires généraux (Chaque session forme un vol. in-8, avec figures). 1ʳᵉ session, 1885, 14 fr.; 2ᵉ session, 1886, 14 fr.; 3ᵉ à 7ᵉ sessions, 1888 à 1891, chacune, 14 fr.; 6ᵉ à 13ᵉ sessions, 1892 à 1899, chacune, 20 fr.; 14ᵉ à 18ᵉ sessions, 1901 à 1905, chacune, 20 fr.

Revue de Chirurgie. Directeurs : MM. F. TERRIER, BERGER, QUENU, PONCET; Rédacteur en chef : M. F. TERRIER. (Voir p. 30.)

Anatomie. — Physiologie.

ALEZAIS, professeur à l'École de médecine de Marseille. **Etudes anatomiques sur le cobaye.** 1903. 1 vol. gr. in-8, avec figures. 8 fr.

ARLOING, professeur à la Faculté de médecine de Lyon. **Les virus.** 1 vol. in-8, avec grav., cart. 6 fr.

BEAUNIS (H.), professeur à la Faculté de médecine de Nancy. **Les sensations internes.** 1 vol. in-8, cart. 6 fr.

BERNSTEIN. **Les sens.** 1 vol. in-8, avec 91 fig., 5ᵉ édit., cart. 6 fr.

BERT (A.) et PELLANDA. **La nomenclature anatomique et ses origines.** *Explication des termes anciens employés de nos jours.* 1904. 1 vol. in-8. 2 fr.

BONNIER (Dr P.). **Physiologie de la voix.** 1 vol. in-16, av. grav. 3 fr. 50

BOURDEAU (Louis). **Le problème de la mort.** 3e édit. In-8. 5 fr.

— **Le problème de la vie.** 1901. 1 vol. in-8. 7 fr. 50

CHARLTON BASTIAN. **Le cerveau et la pensée chez l'homme.** 2 vol. in-8, avec grav. cart. 12 fr.

CORNIL, professeur à la Faculté de médecine de Paris, membre de l'Académie de médecine, RANVIER, de l'Institut, professeur au Collège de France ; BRAULT et LETULLE. **Manuel d'histologie pathologique.** 3e édit. entièrement refondue.

TOME I. *Généralités. — Inflammations. — Tumeurs. — Bactéries. Lésions des os, des tissus, des membranes séreuses*, par MM. RANVIER, CORNIL, BRAULT, F. BEZANÇON, M. CAZIN. 1 vol. gr. in-8, avec 369 grav. en noir et en couleurs. 1900. 25 fr.

TOME II. *Muscles. — Sang et hématopoïèse. — Cerveau et moelle — Nerfs*, par MM. G. DURANTE, J JOLLY, H. DOMINICI, A. GOMBAULT, PHILIPPE. 1 vol. gr. in-8, avec grav. en noir et en couleurs. 1902. 25 fr. L'ouvrage complet formera 4 volumes.

TOME III. *Cerveau. — Centres nerveux inférieurs. — Nerfs. — Cœur, artères et veines. — Vaisseaux et ganglions lymphatiques. Rate. — Larynx.*, par MM. A. GOMBAULT, A. RICHE, J. NAGEOTTE, G. DURANTE, R. MARIE, F. BEZANÇON et Th. LEGRY. 1 fort vol. gr. in-8, avec 388 gravures en noir et en couleurs. 35 fr.

TOME IV, terminant l'ouvrage, paraîtra fin 1907.

CORNIL et BABES, professeur à la Faculté de médecine de Bucarest. **Les bactéries** et leur rôle dans l'histologie pathologique des maladies infectieuses. 2 vol. gr. in-8, contenant la description des méthodes de bactériologie. 3e édit., 1890, avec 385 figures en noir et en coul. dans le texte, et 10 pl. hors texte. 40 fr.

CYON (E. de). **Les nerfs du cœur.** *Anatomie et physiologie.* 1 vol. gr. in-8, avec 42 gravures. 1905. 6 fr.

DEBIERRE (Ch.), professeur à la Faculté de médecine de Lille. **Traité élémentaire d'anatomie de l'homme** (anatomie descriptive et dissection, avec notions d'organogénie et d'embryologie générale). 2 vol. grand in-8, avec 965 grav. en noir et en couleurs dans le texte. 1890-91. (*Couronné par l'Académie des sciences*). 40 fr.

On vend séparément :

TOME I. Manuel de l'amphithéâtre : *Système locomoteur, systeme vasculaire, nerfs périphériques.* 1 vol. in-8, avec 450 fig. 1890. 20 fr.

TOME II. *Système nerveux central, organes des sens, splanchnologie, système vasculaire, système nerveux périphérique.* 1 vol. in-8, avec 515 gravures, 1891. 20 fr.

Les mêmes, en cart. anglais, 1 fr. 50 de plus par volume.

— **Atlas d'ostéologie**, comprenant les articulations des os et les insertions musculaires. 1 vol. in-4, avec 253 grav. en noir et couleurs, cart., 1895. 12 fr.

— **Leçons sur le péritoine.** 1900. 1 vol. in-8, avec 58 figures. 4 fr.

— **L'embryologie en quelques leçons.** 1902. 1 vol. in-8, avec figures. 4 fr.

— **Le cerveau et la moelle épinière.** 1 vol. in-8, avec gravures. 1907. 15 fr.

DUVAL (Mathias), de l'Académie de médecine, prof. à la Fac. de méd. de Paris. **Le placenta des rongeurs.** 1 fort vol in-4. avec 106 fig. dans le texte et un atlas de 22 pl. en taille-douce hors texte. 1893. 40 fr.

— **Le placenta des carnassiers.** 1 fort vol. in-4, avec 46 grav. dans le texte et un atlas de 13 planches en taille-douce. 1895. 25 fr.

DUVAL (M.). **Études sur l'embryologie des cheiroptères.** *L'ovule, la gastrula, le blastoderme et l'origine des annexes chez le murin.* 1 fort vol. in-8, avec 29 fig. dans le texte et 5 pl. en taille-douce, 1899. 15 fr.

FAU. **Anatomie des formes du corps humain,** à l'usage des peintres et des sculpteurs. 1 atlas in-folio de 25 planches, avec texte explicatif. Prix : fig. noires. 15 fr. — Figures coloriées. 30 fr.

FÉRÉ (Ch.), médecin de Bicêtre. **Travail et plaisir.** *Études expérim. de psycho-mécanique.* 1904. Gr. in-8, av. 200 fig. 12 fr.

GALIPPE (V.), de l'Académie de médecine. **Étude sur l'hérédité des anomalies des maxillaires et des dents.** 1902. 1 vol. in-8. 1 fr. 50

GELLÉ (E.-M.), membre de la Société de biologie. **L'audition et ses organes.** 1 vol. in-8, avec grav., cart. à l'angl. 1899. 6 fr.

HERZEN. **Causeries physiologiques.** 1899. 1 vol. in-12. 3 fr. 50

JAVAL (E.), de l'Académie de médecine. **Physiologie de la lecture et de l'écriture.** 2e édit. 1906. 1 vol. in-8, av. 96 grav., cart. 6 fr.

KŒNIG (G.-J.). **Contribution à l'étude expérimentale des canaux semi-circulaires.** 1 vol. in-8. 1897. 3 fr. 50

LAGRANGE (F.), lauréat de l'Institut. **Physiologie des exercices du corps.** 1 vol. in-8 7e édition, cart. à l'angl. 6 fr.

LANGLOIS (P.), professeur agrégé à la Faculté de médecine de Paris. **Les capsules surrénales.** 1 vol. in-8. 1897. 4 fr.

LE DANTEC (F.), chargé du cours d'embryologie générale à la Sorbonne. **Traité de biologie.** 2e édit. 1906. Gr. in-8. 15 fr.

— **Éléments de philosophie biologique.** 1 vol. in-16. 1907. 3 fr. 50

LIEBREICH (R.). **Atlas d'ophtalmoscopie.** 1 atlas in-4, avec 12 pl. en chromolithographie et texte explicatif. 3e édition. 40 fr.

MAYER (A.). **Essai sur la soif.** 1900. 1 vol. in-8. 3 fr.

NOÉ (Joseph). **Recherches sur la vie oscillante.** *Étude de biodynamique.* 1903. 1 vol. in-8, avec figures. 7 fr.

PREYER, professeur à l'Université d'Iéna. **Éléments de physiologie générale,** traduit de l'allemand par M. Jules SOURY. 1 vol. in-8. 5 fr.

— **Physiologie spéciale de l'embryon.** In-8, avec fig. 7 fr. 50

RICHET (Ch.), professeur à la Faculté de médecine de Paris, membre de l'Académie de médecine. **La chaleur animale.** In-8. 6 fr.

— **Physiologie,** travaux du laboratoire du prof. CH. RICHET.

Tome I. *Système nerveux, Chaleur animale.* (Épuisé.)

Tome II. *Chimie physiologique, Toxicologie.* In-8, avec 129 grav. dans le texte. 1893. 12 fr.

Tome III. *Chloralose, Sérothérapie,* etc. In-8, avec grav. 1894. 12 fr.

Tome IV. *Appareils glandulaires, nerfs et muscles, sérothérapie, chloroforme.* In-8, avec gravures. 1898. 12 fr.

Tome V. *Muscles et nerfs, Épilepsie, Zomothérapie, Réflexes psychiques.* In-8, avec gravures. 1902. 12 fr.

— **Dictionnaire de physiologie,** publié avec le concours de savants français et étrangers. Formera 10 à 12 volumes gr. in-8, se composant chacun de 3 fascicules; chaque volume, 25 fr.; chaque fascicule, 8 fr. 50. 6 volumes parus.

Tome I (*A-Bac*). — Tome II (*Bac-Cer*). — Tome III (*Cer-Cob*). — Tome IV (*Coc-Dig*). — Tome V (*Dig-Fac*). — Tome VI (*Fiam-Gal*). — Tome VII (*Gal-Gou*).

SNELLEN. **Échelle typographique** pour mesurer l'acuité de la vision, 17e éd., 1904. 4 fr.

TOURNEUX (F.), prof. à la Faculté de médecine de Toulouse. **Atlas d'embryologie des organes génito-urinaires.** 1 vol. in-4. 40 fr.

Journal de l'anatomie et de la physiologie normales et pathologiques de l'homme et des animaux, dirigé par les Prof. MATHIAS DUVAL, RETTERER, TOURNEUX et le Dr G. LOISEL. (Voir p. 30.)

Physique. — Chimie.

BERTHELOT, de l'Institut. **La synthèse chimique.** In-8. 6 fr.
— **La Révolution chimique, Lavoisier** 1 vol. in-8, 2e éd., cart. 6 fr.
BLASERNA, prof. à l'Univ. de Rome, et HELMHOLTZ, prof. à l'Univ. de Berlin. **Le son et la musique.** 5e édit. In-8. 6 fr.
BOUANT (E.), docteur ès sciences, agrégé des sciences physiques. **Cours de physique.** 1 vol. in-12, avec 589 gravures et 1 planche, Cart. 10 fr.
— **Eléments de physique.** 1 vol. in-12, avec 366 fig. et 1 planche. Cart. 6 fr.
— **Cours de chimie.** 1 vol. in-12, avec fig. Cart. 7 fr.
— **Éléments de chimie.** 1 vol. in-12, avec fig. Cart. 3 fr.
FUCHS. **Les volcans et les tremblements de terre.** 1 vol. in-8, avec fig. et 1 carte en couleurs. 6e édit., cart. 6 fr.
GRIMAUX, de l'Institut. **Chimie organique élémentaire.** 8e édit., 1901. 1 vol. in-12, avec figures, cart. 5 fr. 50
— **Chimie inorganique élémentaire.** 8e édit., 1901. 1 vol. in-12, avec figures, cart. 5 fr. 50
GUILLEMIN, professeur de physique à l'Ecole de médecine d'Alger. **Génération de la voix et du timbre.** Préface de J. VIOLLE, de l'Institut, 2e édition, avec 122 gravures. 1 vol. in-8. 10 fr.
— **Les premiers éléments de l'acoustique musicale.** 1904. 1 vol. in-8, avec 53 gravures. 10 fr.
MALMEJAC (F.), pharmacien de l'armée. **L'eau dans l'alimentation.** 1902. 1 vol. in-8, avec figures, cartonné à l'anglaise. 6 fr.
NORMAN LOCKYER. **L'évolution inorganique expliquée par l'analyse spectrale.** 1 vol. in-8, avec figures. Cart. à l'anglaise. 6 fr.
PISANI. **Traité pratique d'analyse chimique qualitative et quantitative**, suivi d'un *traité d'Analyse au chalumeau.* 5e éd., 1900. 1 vol. in-12. 3 fr. 50
PISANI et DIRVELL. **La chimie du laboratoire.** 1 v. in-12, avec fig. dans le texte. 2e édit. revue. 1893. 4 fr.
ROOD, professeur à Columbian-College, de New-York. **Théorie scientifique des couleurs.** 1 vol. in-8, avec grav. 6 fr.
SCHUTZENBERGER, de l'Institut. **Les fermentations,** avec figures dans le texte 1 vol in-8. 6e édit., 1895. Cart. 6 fr.
STALLO. **La matière et la physique moderne.** Préface de Ch. FRIEDEL, de l'Institut. In-8. 3e éd Cart. 6 fr.
TYNDALL. **Les glaciers et les transformations de l'eau,** avec fig. 1 vol. in-8. 7e édit. Cart. 6 fr.
WURTZ, de l'Institut. **La théorie atomique.** In-8. 9e édit. Cart. 6 fr.

Botanique. — Géologie

BERTRAND (C.-Eg.), professeur à la Faculté des sciences de Lille. **Remarques sur le Lepidodendron Hartcourtti de Wittham.** 1 vol. in-8, avec planches. 10 fr.
CANDOLLE (de), correspondant de l'Institut. **L'origine des plantes cultivées.** 1 vol. in-8. 3e édition. Cart. 6 fr.
COOKE et BERKELEY. **Les champignons,** avec 110 figures dans le texte. 1 vol. in-8. 4e édit. Cart. 6 fr.
COSTANTIN (J.), professeur au Muséum d'histoire naturelle. **Les végétaux et les milieux cosmiques.** (Adaptation, évolution). 1 vol. in-8, avec 171 grav., cart. à l'angl. 1898. 6 fr.
— **La nature tropicale.** 1 vol. in-8, avec 166 gravures. 6 fr.
— **Le transformisme appliqué à l'agriculture.** In-8. 6 fr.
DAUBRÉE, de l'Institut. **Les régions invisibles du globe et des espaces célestes.** In-8, avec 89 fig. 2e éd. 6 fr.
HALLEZ (Paul), professeur à la Faculté de médecine de Lille. **Morphologie générale et affinités des tubellariées.** 1 vol. in-8. 2 fr.

HOUDAILLE, prof. à l'école d'agriculture de Montpellier. **Minéralogie agricole.** 1 vol. in-12, avec gravures. 3 fr. 50

DE LANESSAN, professeur agrégé à la Faculté de médecine de Paris. **Introduction à la botanique** (*le Sapin*). In-8. 6 fr.

MEUNIER (Stanislas), professeur au Muséum d'histoire naturelle. **La géologie comparée.** 1 vol. in-8, avec grav. 1895. Cart. à l'angl. 6 fr.

— **La géologie expérimentale.** 1 vol. in-8, avec grav. 2e édit. 1904. Cart. à l'angl. 6 fr.

— **La géologie générale.** In-8, avec 36 grav. Cart. à l'angl. 6 fr.

MOUILLEFERT (P.), professeur de sylviculture à l'École nationale d'agriculture de Grignon. **Traité de sylviculture.** I. *Principales essences forestières.* 1903. 1 vol. in-12, avec 630 gravures. 7 fr.

— II. *Exploitation et aménagement des forêts.* 1904. 1 vol. in-12, avec 98 gravures. 6 fr.

TROUESSART, prof. au Muséum d'histoire naturelle. **Les microbes, les ferments et les moisissures.** 1 vol. in-8, avec 107 fig. 2e édit. revue. Cart. 6 fr.

Histoire naturelle de l'homme et des animaux

BELZUNG, professeur agrégé des sciences naturelles au Lycée Charlemagne, docteur ès sciences. **Anatomie et physiologie animales.** 1 vol. in-8, avec 540 figures. 10e édit., 1904. 6 fr.

— **Anatomie et physiologie végétales.** 1900. 1 fort vol. in-8, avec 1700 gravures dans le texte. (Licence ès sciences). 20 fr.

— **Précis d'anatomie et physiologie végétales.** 1 vol. in-8, avec 730 grav. 1904. 6 fr.

GRASSET, professeur à la Faculté de médecine de Montpellier. **Les limites de la biologie.** 1 vol. in-16. Préface de Paul BOURGET, de l'Académie française. 4e édit. 1906. 2 fr. 50

HERBERT SPENCER. **Principes de biologie.** 2 vol. in-8. 20 fr.

HUXLEY (Th.), de la Société royale de Londres. **L'écrevisse, introduction à l'étude de la zoologie.** 1 vol. in-8, avec 89 fig. 2e éd. Cart. 6 fr.

LALOY (L.). **Parasitisme et mutualisme dans la nature.** Préface du prof. A. GIARD, de l'Institut. 1 vol. in-8, avec 80 gravures, cart. à l'anglaise. 1906. 6 fr.

LE DANTEC (F.), chargé du cours d'embryologie générale à la Sorbonne. **Traité de biologie.** 2e éd. 1906. 1 vol. gr. in-8, av. 101 grav. 15 fr.

LUBBOCK (Sir John). **Les sens et l'instinct chez les animaux,** principalement chez les insectes. 1 vol. in-8, avec grav. Cart. 6 fr.

PERRIER (Edm.), de l'Institut, directeur du Muséum **La philosophie zoologique avant Darwin.** 1 vol in-8. 2e édit. Cart. 6 fr.

QUATREFAGES (de), de l'Institut. **L'espèce humaine.** 1 vol. in-8. 10e édit. Cart. 6 fr.

— **Darwin et ses précurseurs français.** In-8, cart. 6 fr.

— **Les Émules de Darwin,** avec préface de MM. PERRIER et HAMY, de l'Institut. 1893. 2 vol. in-8. Cart. 12 fr.

ROCHÉ (G.), inspecteur général des Pêches maritimes. **La culture des mers en Europe.** 1898. 1 vol. in-8, avec 81 gr., cart. à l'angl. 6 fr.

ROMANES. **L'intelligence des animaux.** 2 vol. in-8. 3e édit., avec préface de M. Edm. PERRIER, de l'Institut. Cart. 12 fr.

SCHMIDT (O.), professeur à l'Université de Strasbourg. **La descendance de l'homme et le darwinisme** In-8, 5e édit. Cart. 6 fr.

— **Les mammifères dans leurs rapports avec leurs ancêtres géologiques.** 1887. 1 vol. in-8, avec 51 fig. Cart. 6 fr.

VAN BENEDEN. **Les commensaux et les parasites dans le règne animal.** 1 vol. in-8. avec figures. 4e édit. Cart. 6 fr.

Anthropologie.

BRUNACHE. **Le centre de l'Afrique.** *Autour du Tchad.* In-8. 6 fr.

CARTAILHAC. **La France préhistorique.** In-8. 2e édit. 6 fr.

COLAJANNI (N.), **Latins et Anglo-Saxons**. *Races supérieures et races inférieures*. Trad. de l'italien par J. DUBOIS. 1 vol. in-8. Cart. à l'angl. 1906. 9 fr.

GROSSE. **Les débuts de l'art**. 1901. In-8, avec gravures. 6 fr.

MODESTOV (B.) **Introduction à l'histoire romaine**. *L'ethnologie préhistorique. Les influences civilisatrices à l'époque préromaine et les commencements de Rome*. Traduit du russe par Michel DELINES. Préface de M. Salomon REINACH, de l'Institut. 1 vol. in-4°, avec 39 planches hors texte et 30 fig. 15 fr.

MORTILLET (G. de), professeur à l'École d'anthropologie. **La formation de la nation française**. 2ᵉ édit., 1900. 1 vol. in-8, avec 150 grav. et 18 cartes. Cartonné à l'angl. 6 fr.

PIÉTREMENT. **Les chevaux dans les temps historiques et préhistoriques**. 1 vol. gr. in-8. 6 fr.

TOPINARD. **L'homme dans la nature**. In-8. 6 fr.

Revue de l'École d'anthropologie. (Voir p. 31).

Anthropologie criminelle.

AUBRY (Dʳ P.). **La contagion du meurtre**. 3ᵉ édit., 1896. Préface de M. le Docteur CORRE. 1 vol. in-8. 5 fr.

FÉRÉ (Ch.), médecin de Bicêtre. **Dégénérescence et criminalité**. 3ᵉ édit., 1900. 1 vol. in-18, avec 21 graphiques. 2 fr. 50

FERRI (Enrico), professeur à l'Université de Rome. **La sociologie criminelle**. 1906. 1 vol. in-8. 10 fr.

— **Les criminels dans l'art et la littérature**. 2ᵉ édit. 1904. 1 vol. in-16. 2 fr. 50

FLEURY (Dʳ Maurice de). **L'Ame du criminel**. In-18. 1898. 2 fr. 50

FOREL (A.), ancien professeur à l'Université, et MAHAIN, professeur à l'Université de Lausanne. **Crime et anomalies mentales constitutionnelles**. 1902. 1 vol. in-8. 5 fr.

GAROFALO, président à la Cour d'appel de Naples. **La criminologie**. 1 vol. in-8, 5ᵉ édit., 1905. 7 fr. 50

LOMBROSO, professeur à l'Université de Turin. **Les applications de l'anthropologie criminelle**. 1 vol. in-18. 2 fr. 50

— **L'anthropologie criminelle et ses récents progrès**. 5ᵉ éd., 1904. 1 vol. in-18. 2 fr. 50

— **L'homme criminel** (criminel-né, fou-moral, épileptique). 2ᵉ édit., 1895. 2 vol. in-8, avec atlas. 36 fr.

— **Le crime**. *Causes et remèdes*. 2ᵉ édit. 1906. 1 vol. in-8. 10 fr.

— et FERRERO. **La femme criminelle et la prostituée**. 1 vol. in-8, avec 13 pl. hors texte. 15 fr.

— et LASCHI. **Le crime politique et les révolutions**. 2 vol. in-8, avec planches hors texte. 15 fr.

PROAL (Louis), conseiller à la Cour de Paris. **La criminalité politique**. 1895. 1 vol. in-8. 5 fr.

— **Le crime et la peine**. 3ᵉ édit., 1899. 1 vol. in-8. 10 fr.

— **Le crime et le suicide passionnels**. 1900. 1 vol. in-8. 10 fr.

SIGHELE. **La foule criminelle**. 2ᵉ édit., 1901. 1 vol. in-8. 5 fr.

TARDE (G.), de l'Institut. **La criminalité comparée**. 6ᵉ édit., 1907. 1 vol. in-18. 2 fr. 50

Hypnotisme et magnétisme. — Sciences occultes.

AZAM, professeur à la Faculté de médecine de Bordeaux. **Hypnotisme et double conscience**. 1893. 1 vol. in-8. 9 fr.

BINET. **La psychologie du raisonnement**, étude expérimentale par l'hypnotisme. 3ᵉ édit. 1903, 1 vol. in-18. 2 fr. 50

— et FÉRÉ. **Le magnétisme animal**. 4ᵉ éd. In-8. 6 fr.

DU POTET. **Traité complet de magnétisme**. 5ᵉ éd. 1 v. in-8. 8 fr.

— **Manuel de l'étudiant magnétiseur**. 4ᵉ édit. In-18. 3 fr. 50

DU POTET. **Le magnétisme opposé à la médecine.** In-8. 6 fr.
DURAND DE GROS. **Le Merveilleux scientifique.** Mesmérisme, Braidisme, Fario-Grimisme. 1894. 1 vol. grand in-8. 6 fr.
— **Les mystères de la suggestion.** 1 br. in-8. 1896. 1 fr.
ELIPHAS LEVI. **Histoire de la magie**, avec une exposition de ses procédés, de ses rites et de ses mystères. In-8, avec 90 fig. 2ᵉ éd. 12 fr.
— **La clef des grands mystères**, suivant Hénoch, Abraham, Hermès Trismégiste et Salomon. 1 vol. in-8. 12 fr.
— **Dogme et rituel de la haute magie** 2ᵉ édit. 2 vol. in-8, avec 24 fig. 18 fr.
— **La science des esprits**, révélation du dogme secret des cabalistes, esprit occulte des Évangiles, appréciations des doctrines et des phénomènes spirites. 1 vol. in-8. 7 fr.
ENCAUSSE (Papus). **L'occultisme et le spiritualisme.** 2ᵉ édit. 1903. 1 vol. in-16. 2 fr. 50
GELEY (G.). **L'être subconscient.** 1 vol. in-12. 2ᵉ éd. 1906. 2 fr. 50
JANET (Pierre), professeur au Collège de France. **L'automatisme psychologique.** 1 vol. in-8. 4ᵉ édit. 1904. 7 fr 50
LAFONTAINE. **L'art de magnétiser**, ou le magnétisme vital au point de vue théorique, pratique et thérapeutique. 7ᵉ édit. in-8. 5 fr.
— **Mémoires d'un magnétiseur.** 2 vol. in-18. 7 fr.
MAXWELL (J.), docteur en médecine, avocat général à la Cour d'appel de Bordeaux. **Les phénomènes psychiques.** Recherches, observations, méthodes. Préface du professeur Ch. Richet. 3ᵉ édit. 1906. 1 vol. in-8. 5 fr.
MESMER. **Mémoires et aphorismes**, suivis des procédés de d'Eslon. Nouv. édit. avec des notes par J.-J.-A. Ricard. In-18. 2 fr. 50
NIZET (A.). **L'Hypnotisme**, étude critique. 1 vol. in-12, 2ᵉ éd. 2 fr. 50
WUNDT. **Hypnotisme et suggestion.** 2ᵉ éd. 1902. 1 vol. in-18. 2 fr. 50

Histoire des sciences.

BOUCHUT, prof. agrégé à la Fac. de méd. de Paris. **Histoire de la médecine et des doctrines médicales.** 2 vol. in-8. 16 fr.
FIGARD (L.), docteur ès lettres. **Un médecin philosophe au XVIᵉ siècle.** *Jean Fernel.* 1903. 1 vol. in-8. 7 fr. 50
GRIMAUX (Ed.), de l'Institut. **Lavoisier (1743-1794)**, 3ᵉ édit., 1899. 1 beau vol. grand in-8, avec gravures. 15 fr.
MAINDRON (E.). **L'Académie des sciences.** *Histoire de l'Académie; fondation de l'Institut national; Bonaparte, membre de l'Institut.* 1 fort vol. grand in-8, avec 53 gravures dans le texte, portraits, plans, etc., 8 planches hors texte et 2 autographes. 12 fr.
NICAISE, de l'Académie de médecine. **La grande Chirurgie de Guy de Chauliac**, chirurgien, maître en médecine de l'Université de Montpellier, composée en l'an 1363, *revue et collationnée sur les manuscrits et imprimés latins et français*, avec gravures, notes, une introd. sur le moyen âge, sur la vie et les œuvres de Guy de Chauliac, un glossaire et une table alphab. 1 fort vol. grand in-8. 1891. 28 fr.
— **Traité de chirurgie de Henri de Mondeville**, d'après les manuscrits du XIVᵉ siècle. 1 vol. grand in-8, avec introd. et notes. 1892. 28 fr.
— **Chirurgie de Pierre Franco de Turriers en Provence**, composée en 1561, avec une introd. historique, une biographie et l'histoire du collège de chirurgie. 1 vol. gr. in-8, av. grav. 1894. 20 fr.
PILASTRE. **Malgaigne.** *Sa vie et ses idées.* 1 vol. in-8. 5 fr.
SCHELLE (G.). **Le docteur Quesnay.** 1907. 1 vol. in-16. 5 fr.
TANNERY (P.). **Pour la science hellène**, de Thalès à Empédocle. 1 vol. in-8. 7 fr. 50

BIBLIOTHÈQUE SCIENTIFIQUE INTERNATIONALE

Publiée sous la direction de M. Émile ALGLAVE

Les titres marqués d'un astérisque * sont adoptés par le *Ministère de l'Instruction publique de France* pour les bibliothèques des lycées et des collèges.

LISTE PAR ORDRE D'APPARITION

109 VOLUMES IN-8, CARTONNÉS A L'ANGLAISE, OUVRAGES A 6, 9 ET 12 FR.

---

1. TYNDALL (J.). * **Les Glaciers et les Transformations de l'eau**, avec figures. 1 vol. in-8. 7e édition. 6 fr.
2. BAGEHOT. * **Lois scientifiques du développement des nations.** 1 vol. in-8. 6e édition. 6 fr.
3. MAREY. * **La Machine animale**, locomotion terrestre et aérienne, avec de nombreuses fig. 1 vol. in-8. 6e édit. augmentée. 6 fr.
4. BAIN. * **L'Esprit et le Corps.** 1 vol. in-8 6e édition. 6 fr.
5. PETTIGREW. * **La Locomotion chez les animaux**, marche, natation et vol. 1 vol. in-8. avec figures. 2e édit. 6 fr.
6. HERBERT SPENCER. * **La Science sociale.** 1 v. in-8, 13e édit. 6 fr.
7. SCHMIDT (O.). * **La Descendance de l'homme et le Darwinisme.** 1 vol. in-8, avec fig. 6e édition. 6 fr.
8. MAUDSLEY. * **Le Crime et la Folie.** 1 vol. in-8. 7e édit. 6 fr.
9. VAN BENEDEN. * **Les Commensaux et les Parasites dans le règne animal.** 1 vol. in-8, avec figures. 4e édit. 6 fr.
10. BALFOUR STEWART. * **La Conservation de l'énergie**, avec figures. 1 vol. in-8. 6e édition 6 fr.
11. DRAPER. **Les Conflits de la science et de la religion.** 1 vol. in-8. 10e édition. 6 fr.
12. L. DUMONT. * **Théorie scientifique de la sensibilité. Le plaisir et la douleur.** 1 vol. in-8. 4e édition. 6 fr.
13. SCHUTZENBERGER. * **Les Fermentations.** 1 vol. in-8, 6e édit. 6 fr.
14. WHITNEY. * **La Vie du langage.** 1 vol. in-8. 4e édit. 6 fr.
15. COOKE et BERKELEY. * **Les Champignons.** 1 vol. in-8, av. fig., 4e éd. 6 fr.
16. BERNSTEIN. * **Les Sens.** 1 vol. in-8, avec 91 fig. 5e édit. 6 fr.
17. BERTHELOT. * **La Synthèse chimique.** 1 vol. in-8. 8e édit. 6 fr.
18. NIEWENGLOWSKI (H.). * **La photographie et la photochimie.** 1 vol. in-8, avec gravures et une planche hors texte. 6 fr.
19. LUYS. * **Le Cerveau et ses fonctions.** *Épuisé.*
20. STANLEY JEVONS. * **La Monnaie et le Mécanisme de l'échange.** 1 vol. in-8. 5e édition. 6 fr.
21. FUCHS. * **Les Volcans et les Tremblements de terre.** 1 vol. in-8, avec figures et une carte en couleurs. 5e édition. 6 fr.
22. GÉNÉRAL BRIALMONT. * **Les Camps retranchés et leur rôle dans la défense des États.** *Épuisé.*
23. DE QUATREFAGES. * **L'Espèce humaine.** 1 v. in-8. 13e édit. 6 fr.
24. BLASERNA et HELMHOLTZ. * **Le Son et la Musique.** 1 vol. in-8. avec figures. 5e édition. 6 fr.
25. ROSENTHAL. * **Les Nerfs et les Muscles.** *Epuisé.*
26. BRUCKE et HELMHOLTZ. * **Principes scientifiques des beaux-arts.** 1 vol. in-8, avec 39 figures. 4e édition. 6 fr.

27. WURTZ. * **La Théorie atomique**. 1 vol. in-8. 9e édition. 6 fr.
28-29. SECCHI (le père). * **Les Étoiles**. 2 vol. in-8, avec 63 figures dans le texte et 17 pl. en noir et en couleurs hors texte. 3e édit. 12 fr.
30. JOLY.* **L'Homme avant les métaux**. *Épuisé.*
31. A. BAIN.* **La Science de l'éducation**. 1 vol. in-8. 9e édit. 6 fr.
32-33. THURSTON (R.).* **Histoire de la machine à vapeur**. 2 vol. in-8, avec 140 fig. et 16 planches hors texte. 3e édition. 12 fr.
34. HARTMANN (R.). * **Les Peuples de l'Afrique**. *Épuisé.*
35. HERBERT SPENCER. * **Les Bases de la morale évolutionniste**. 1 vol. in-8. 6e édition. 6 fr.
36. HUXLEY. * **L'Écrevisse**, introduction à l'étude de la zoologie. 1 vol. in-8, avec figures 2e édition. 6 fr.
37. DE ROBERTY. * **La Sociologie**. 1 vol. in-8. 3e édition. 6 fr.
38. ROOD. * **Théorie scientifique des couleurs**. 1 vol. in-8, avec figures et une planche en couleurs hors texte. 2e édition. 6 fr.
39. DE SAPORTA et MARION. * **L'Évolution du règne végétal** (les Cryptogames). *Épuisé.*
40-41. CHARLTON BASTIAN. * **Le Cerveau, organe de la pensée chez l'homme et chez les animaux**. 2 vol. in-8, avec figures. 2e éd. 12 fr.
42. JAMES SULLY. * **Les Illusions des sens et de l'esprit**. 1 vol. in-8, avec figures. 3e édit 6 fr.
43. YOUNG. * **Le Soleil**. *Épuisé.*
44. DE CANDOLLE. * **L'Origine des plantes cultivées**. 4e éd. 1 v. in-8. 6 fr.
45-46. SIR JOHN LUBBOCK. * **Fourmis, abeilles et guêpes**. *Épuisé.*
47. PERRIER (Edm.). **La Philosophie zoologique avant Darwin**. 1 vol. in-8. 3e édition. 6 fr.
48. STALLO. * **La Matière et la Physique moderne**. 1 vol. in-8. 3e éd., précédé d'une Introduction par CH. FRIEDEL. 6 fr.
49. MANTEGAZZA. **La Physionomie et l'Expression des sentiments**. 1 vol. in-8. 3e édit., avec huit planches hors texte. 6 fr.
50. DE MEYER. * **Les Organes de la parole et leur emploi pour la formation des sons du langage**. In-8, avec 51 fig. 6 fr.
51. DE LANESSAN. * **Introduction à l'Étude de la botanique** (le Sapin). 1 vol. in-8. 2e édit., avec 143 figures. 6 fr.
52-53. DE SAPORTA et MARION. * **L'Évolution du règne végétal** (les Phanérogames). 2 vol. *Épuisé.*
54. TROUESSART. * **Les Microbes, les Ferments et les Moisissures**. 1 vol. in-8. 2e édit., avec 107 figures. 6 fr.
55. HARTMANN (R.). * **Les Singes anthropoïdes**. *Épuisé.*
56. SCHMIDT (O.). * **Les Mammifères dans leurs rapports avec leurs ancêtres géologiques**. 1 vol. in-8, avec 51 figures 6 fr.
57. BINET et FÉRÉ. **Le Magnétisme animal**. 1 vol. in-8. 4e édit. 6 fr.
58-59. ROMANES. * **L'Intelligence des animaux**. 2 v. in-8 3e édit. 12 fr.
60. LAGRANGE (F.). **Physiol. des exerc. du corps**. 1 v. in-8 7e éd 6 fr.
61. DREYFUS. * **Évolution des mondes et des sociétés**. 1 v. in-8. 6 fr.
62. DAUBRÉE. * **Les Régions invisibles du globe et des espaces célestes**. 1 vol. in-8, avec 85 fig. dans le texte. 2e édit. 6 fr.
63-64. SIR JOHN LUBBOCK. * **L'Homme préhistorique**. 2 vol. *Épuisé.*
65. RICHET (CH.). **La Chaleur animale**. 1 vol. in-8, avec figures. 6 fr.
66. FALSAN (A.). * **La Période glaciaire**. *Épuisé.*
67. BEAUNIS (H.). **Les Sensations internes**. 1 vol. in-8. 6 fr.
68. CARTAILHAC (E.). **La France préhistorique**, d'après les sépultures et les monuments. 1 vol. in-8, avec 162 figures. 2e édit. 6 fr.
69. BERTHELOT. * **La Révol. chimique, Lavoisier**. 1 vol. in-8. 2e éd. 6 fr.
70. SIR JOHN LUBBOCK. * **Les Sens et l'instinct chez les animaux**, principalement chez les insectes. 1 vol. in-8, avec 150 figures. 6 fr.
71. STARCKE. * **La Famille primitive**. 1 vol. in-8. 6 fr.
72. ARLOING. * **Les Virus**. 1 vol. in-8, avec figures. 6 fr.

73. TOPINARD. * **L'Homme dans la Nature.** 1 vol in-8, avec fig. 6 fr.
74. BINET (Alf.). * **Les Altérations de la personnalité.** In-8, 2 éd. 6 fr.
75. DE QUATREFAGES (A.). * **Darwin et ses précurseurs français.** 1 vol. in-8. 2e édition refondue. 6 fr.
76. LEFÈVRE (A.). * **Les Races et les langues.** 1 vol. in-8. 6 fr.
77-78. DE QUATREFAGES (A.). * **Les Émules de Darwin.** 2 vol. in-8, avec préfaces de MM. Edm. PERRIER et HAMY. 12 fr.
79. BRUNACHE (P.). * **Le Centre de l'Afrique. Autour du Tchad.** 1 vol. in-8, avec figures. 6 fr.
80. ANGOT (A.). * **Les Aurores polaires.** 1 vol. in-8, avec figures. 6 fr.
81. JACCARD. * **Le pétrole, le bitume et l'asphalte** au point de vue géologique. 1 vol. in-8, avec figures. 6 fr.
82. MEUNIER (Stan.). * **La Géologie comparée.** 2e éd. in-8, avec fig. 6 fr.
83. LE DANTEC. * **Théorie nouvelle de la vie.** 3e éd. 1 v. in-8, avec fig. 6 fr.
84. DE LANESSAN. * **Principes de colonisation.** 1 vol. in-8. 6 fr.
85. DEMOOR, MASSART et VANDERVELDE. * **L'évolution régressive en biologie et en sociologie.** 1 vol. in-8, avec gravures. 6 fr.
86. MORTILLET (G. de). * **Formation de la Nation française.** 2e édit. 1 vol. in-8, avec 150 gravures et 18 cartes. 6 fr.
87. ROCHÉ (G.). * **La Culture des Mers** (piscifacture, pisciculture, ostréiculture). 1 vol. in-8, avec 81 gravures. 6 fr.
88. COSTANTIN (J.). * **Les Végétaux et les Milieux cosmiques** (adaptation, évolution). 1 vol. in-8, avec 171 gravures. 6 fr.
89. LE DANTEC. **L'évolution individuelle et l'hérédité.** 1 vol. in-8. 6 fr.
90. GUIGNET et GARNIER. * **La Céramique ancienne et moderne.** 1 vol., avec grav. 6 fr.
91. GELLÉ (E.-M.). * **L'audition et ses organes.** 1 v. in-8, avec grav. 6 fr.
92. MEUNIER (St.). * **La Géologie expérimentale.** 2e éd. in-8, av. gr. 6 fr.
93. COSTANTIN (J.). * **La Nature tropicale.** 1 vol. in-8, avec grav. 6 fr.
94. GROSSE (E.). * **Les débuts de l'art.** Introduction de L. MARILLIER. 1 vol. in-8, avec 32 gravures dans le texte et 3 pl. hors texte. 6 fr.
95. GRASSET (J.). **Les Maladies de l'orientation et de l'équilibre.** 1 vol. in-8, avec gravures. 6 fr.
96. DEMENŸ (G.). * **Les bases scientifiques de l'éducation physique.** 1 vol. in-8, avec 198 gravures. 3e édit. 6 fr.
97. MALMÉJAC (F.) * **L'eau dans l'alimentation.** 1 v. in-8, avec grav. 6 fr.
98. MEUNIER (Stan.). * **La géologie générale.** 1 v. in-8, avec grav. 6 fr.
99. DEMENŸ (G.). **Mécanisme et éducation des mouvements.** 2e édit. 1 vol. in-8, avec 565 gravures. 9 fr.
100. BOURDEAU (L.). **Histoire de l'habillement et de la parure.** 1 vol. in-8. 6 fr.
101. MOSSO (A.). * **Les exercices physiques et le développement intellectuel.** 1 vol. in-8. 6 fr.
102. LE DANTEC (F.). **Les lois naturelles.** 1 vol. in-8, avec grav. 6 fr.
103. NORMAN LOCKYER. * **L'évolution inorganique.** 1 vol. in-8, avec 42 gravures. 6 fr.
104. COLAJANNI (N.). **Latins et Anglo-Saxons.** 1 vol. in-8. 9 fr.
105. JAVAL (E.). * **Physiologie de la lecture et de l'écriture.** 1 vol. in-8, avec 96 gravures, 2e édition. 6 fr.
106. COSTANTIN (J.). * **Le Transformisme appliqué à l'agriculture.** 1 vol. in-8, avec 105 gravures. 6 fr.
107. LALOY (L.). * **Parasitisme et mutualisme en agriculture.** Préface du Dr B. GIARD. 1 vol. in-8, avec 82 gravures 6 fr.
108. CONSTANTIN (Capitaine). **Le sentiment national et le rôle sociologique de la guerre.** Suivi de la traduction de *La guerre, moyen de sélection collective*, par le Pr STEINMETZ. 1 vol. 6 fr.
109. LOEB. **La dynamique de l'apparition de la vie.** Traduit de l'allemand par MM. DAUDIN et SCHAEFFER. 1 vol. avec fig. 9 fr.

LISTE PAR ORDRE DE MATIÈRES
DES 109 VOLUMES PUBLIÉS
DE LA BIBLIOTHÈQUE SCIENTIFIQUE INTERNATIONALE
Volumes in-8, cartonnés à l'anglaise à 6, 9 et 12 francs.

SCIENCES SOCIALES

* **Introd. à la science sociale,** par HERBERT SPENCER. 1 vol. in-8 13ᵉ éd. 6 fr.
* **Les Bases de la morale évolutionniste,** par HERBERT SPENCER. 1 vol. in-8. 6ᵉ édit. 6 fr.

Les Conflits de la science et de la religion, par DRAPER, professeur à l'Université de New-York. 1 vol. in-8. 10ᵉ édit. 6 fr.

* **Le Crime et la Folie,** par H. MAUDSLEY, professeur de médecine légale à l'Université de Londres. 1 vol. in-8. 7ᵉ édit. 6 fr.
* **La Monnaie et le Mécanisme de l'échange,** par W. STANLEY JEVONS, professeur à l'Université de Londres. 1 vol. in-8. 5ᵉ édit. *Epuisé.* 6 fr.
* **La Sociologie,** par DE ROBERTY. 1 vol. in-8. 3ᵉ édit. 6 fr.
* **La Science de l'éducation,** par Alex. BAIN, professeur à l'Université d'Aberdeen (Écosse). 1 vol. in-8. 9ᵉ édit. 6 fr.
* **Lois scientifiques du développement des nations,** par W. BAGEHOT. 1 vol. in-8. 6ᵉ édit. 6 fr.
* **Histoire de l'habillement et de la parure,** par L. BOURDEAU. 1 vol. in-8. 6 fr.
* **La Vie du langage,** par D. WHITNEY, professeur de philologie comparée à Yale-College de Boston (États-Unis). 1 vol. in-8. 3ᵉ édit. 6 fr.
* **La Famille primitive,** par J. STARCKE, prof. à l'Univ. de Copenhague. 1 vol in-8. 6 fr.
* **Principes de colonisation,** par J.-L. de LANESSAN, prof. agrégé à la Faculté de médecine de Paris, ancien gouverneur de l'Indo-Chine. 1 vol. in-8. 6 fr.

Le rôle sociologique de la guerre, par le capitaine CONSTANTIN, suivi de la traduction de *La Guerre, moyen de sélection collective,* par le prof. STEINMETZ. 1 vol. in-8. 6 fr.

PHYSIOLOGIE

* **Les Illusions des sens et de l'esprit,** par James SULLY. 1 v. in-8. 2ᵉ édit. 6 fr.
* **La Locomotion chez les animaux** (marche, natation et vol), par J.-B. PETTIGREW, professeur au Collège royal de chirurgie d'Édimbourg (Écosse). 1 vol. in-8, avec 140 figures dans le texte. 2ᵉ édit. 6 fr.
* **La Machine animale,** par E.-J. MAREY, membre de l'Institut, prof. au Collège de France. 1 vol. in-8, avec 117 figures. 6ᵉ édit. *Epuisé.* 6 fr.
* **Les Sens,** par BERNSTEIN, professeur de physiologie à l'Université de Halle (Prusse). 1 vol. in-8, avec 91 figures dans le texte. 4ᵉ édit. 6 fr.
* **Les Organes de la parole,** par H. DE MEYER, professeur à l'Université de Zurich, traduit de l'allemand et précédé d'une introduction sur l'*Enseignement de la parole aux sourds-muets,* par O. CLAVEAU, inspecteur général des établissements de bienfaisance. 1 vol. in-8, avec 51 grav. 6 fr.

La Physionomie et l'Expression des sentiments, par P. MANTEGAZZA, professeur au Muséum d'histoire naturelle de Florence. 1 vol. in-8, avec figures et 8 planches hors texte. 3ᵉ édit. 6 fr.

* **Physiologie des exercices du corps,** par le docteur F. LAGRANGE. 1 vol. in-8. 7ᵉ édit. (Ouvrage couronné par l'Institut.) 6 fr.

La Chaleur animale, par CH. RICHET, professeur de physiologie à la Faculté de médecine de Paris. 1 vol. in-8, avec figures dans le texte. 6 fr.

Les Sensations internes, par H BEAUNIS. 1 vol. in-8. 6 fr.

* **Les Virus,** par M. ARLOING, professeur à la Faculté de médecine de Lyon, directeur de l'Ecole vétérinaire. 1 vol. in-8, avec fig. 6 fr.
* **Théorie nouvelle de la vie,** par F LE DANTEC, chargé du cours d'embryologie générale à la Sorbonne. 3ᵉ édit. 1 vol in-8, avec figures. 6 fr.

L'évolution individuelle et l'hérédité, par *le même.* 1 vol. in-8. 6 fr.

* **L'audition et ses organes,** par le Dʳ E.-M. GELLÉ, membre de la Société de biologie. 1 vol. in-8, avec grav 6 fr.
* **Les bases scientifiques de l'éducation physique,** par G. DEMENY, chargé du cours d'éducation physique de la Ville de Paris, professeur à l'Ecole de gymnastique militaire de Joinville-le-Pont. 1 v. in-8, av. 196 gr. 3ᵉ édit. 6 fr.

Mécanisme et éducation des mouvements, par *le même.* 1 vol. in-8. avec 565 gravures. 2ᵉ édit. 9 fr.

* **Les exercices physiques et le développement intellectuel,** par A. MOSSO. professeur à l'Université de Turin 1 vol. in-8. 6 fr.
* **Physiologie de la lecture et de l'écriture,** par le Dʳ E. JAVAL, membre de l'Académie de médecine. 1 vol. in-8, avec gravures. 2ᵉ édit. 6 fr.

PHILOSOPHIE SCIENTIFIQUE

* **Le Cerveau et la Pensée chez l'homme et les animaux**, par CHARLTON BASTIAN, prof. à l'Univ. de Londres. 2 v. in-8, av. 184 fig. 2ᵉ édit. 2 fr.

Les Maladies de l'orientation et de l'équilibre, par J. GRASSET, professeur à la Faculté de médecine de Montpellier. 1 vol. in-8, avec gravures. 6 fr.

* **Le Crime et la Folie**, par H. MAUDSLEY, prof. à l'Univ. de Londres. In-8, 6ᵉ éd. 6 fr.

* **L'Esprit et le Corps**, considérés au point de vue de leurs relations, suivi d'études sur les *Erreurs généralement répandues au sujet de l'esprit*, par Alex. BAIN, prof. à l'Université d'Aberdeen (Écosse). 1 v. in-8. 6ᵉ éd. 6 fr.

* **Théorie scientifique de la sensibilité** : *le Plaisir et la Douleur*, par Léon DUMONT. 1 vol. in-8. 3ᵉ édit. 6 fr.

* **La Matière et la Physique moderne**, par STALLO, précédé d'une préface par M. Ch. FRIEDEL, de l'Institut. 1 vol. in-8. 2ᵉ édit. 6 fr.

Le Magnétisme animal, par Alf. BINET et Ch. FÉRÉ. 1 vol. in-8. 4ᵉ édit. 6 fr.

* **L'Intelligence des animaux**, par ROMANES. 2 v. in-8. 2ᵉ éd. précédée d'une préface de M. Edm. PERRIER, de l'Institut, directeur du Muséum. 12 fr.

* **L'Évolution des mondes et des sociétés**, par C. DREYFUS. In-8. 6 fr.

* **L'Evolution régressive en biologie et en sociologie**, par DEMOOR, MASSART et VANDERVELDE, prof. des Univ. de Bruxelles. 1 v. in-8, avec grav. 6 fr.

* **Les Altérations de la personnalité**, par Alf. BINET, directeur du laboratoire de psychologie à la Sorbonne. In-8, avec gravures. 6 fr.

Les lois naturelles, *réflexions d'un biologiste sur les sciences*, par F. LE DANTEC, chargé de cours à la Sorbonne. 1 vol. in-8, avec gravures. 6 fr.

La dynamique de l'apparition de la vie, par le Pʳ LOEB. Traduit de l'allemand par MM. DAUDIN et SCHÆFFER. 1 vol. in-8. avec gravures. 9 fr.

ANTHROPOLOGIE

* **L'Espèce humaine**, par A. DE QUATREFAGES, de l'Institut. 1 vol. in-8. 12ᵉ édit. 6 fr.

* **Ch. Darwin et ses précurseurs français**, par *le même*. 1 vol. in-8. 2ᵉ édition. 6 fr.

* **Les Émules de Darwin**, par *le même*, avec une préface de M. EDM. PERRIER, de l'Institut, et une notice sur la vie et les travaux de l'auteur par E.-T. HAMY, de l'Institut. 2 vol. in-8. 12 fr.

* **Les Singes anthropoïdes** et leur organisation comparée à celle de l'homme, par R. HARTMANN, prof. à l'Univ. de Berlin. 1 vol. in-8, avec 63 fig. 6 fr.

Latins et Anglo-Saxons. *Races supérieures et races inférieures*, par N. COLAJANNI, prof. à l'Université de Naples. Trad. de l'italien par J. DUBOIS, agrégé de l'Université. 1 vol. in-8. 9 fr.

La France préhistorique, par E. CARTAILHAC. In-8, avec 150 gr. 2ᵉ édit. 6 fr.

* **L'Homme dans la Nature**, par TOPINARD. 1 vol. in-8, avec 101 grav. 6 fr.

* **Les Races et les Langues**, par André LEFÈVRE, professeur à l'École d'anthropologie de Paris. 1 vol. in-8. 6 fr.

* **Le centre de l'Afrique. Autour du Tchad**, par P. BRUNACHE, administrateur à Aïn-Fezza (Algérie). 1 vol. in-8, avec gravures. 6 fr.

* **Formation de la Nation française**, par G. de MORTILLET, professeur à l'Ecole d'anthropologie. In-8, avec 150 grav. et 18 cartes. 2ᵉ édit. 6 fr.

ZOOLOGIE

* **La Descendance de l'homme et le Darwinisme**, par O. SCHMIDT, professeur à l'Université de Strasbourg. 1 vol. in-8, avec figures. 6ᵉ édit. 6 fr.

* **Les Mammifères dans leurs rapports avec leurs ancêtres géologiques**, par *le même*. 1 vol. in-8, avec 51 figures dans le texte. 6 fr.

* **Les Sens et l'instinct chez les animaux**, et principalement chez les insectes, par Sir JOHN LUBBOCK. 1 vol. in-8, avec grav. 6 fr.

* **L'Écrevisse**, introduction à l'étude de la zoologie, par Th.-H. HUXLEY, membre de la Société royale de Londres. 1 vol. in-8, avec 82 grav. 6 fr.

* **Les Commensaux et les Parasites** dans le règne animal, par P.-J. VAN BENEDEN, professeur à l'Université de Louvain (Belgique). 1 vol. in-8, avec 82 figures dans le texte. 3ᵉ édit. 6 fr.

* **La Philosophie zoologique avant Darwin**, par Edm. PERRIER, de l'Institut, directeur du Muséum. 1 vol. in-8. 2ᵉ édit. 6 fr.

* **La Culture des mers en Europe** (Pisciculture, piscifacture, ostréiculture), par G. ROCHÉ, insp. gén. des pêches maritimes. In-8, avec 81 grav. 6 fr.

* **Parasitisme et mutualisme dans la nature**, par le Dʳ LALOY, bibliothécaire de l'Académie de médecine, préface de M. le professeur GIARD, de l'Institut. 1 vol. in-8, avec 82 gravures. 6 fr.

BOTANIQUE

* **Les Champignons**, par COOKE et BERKELEY. 1 v. in-8, avec 110 fig. 4e éd. 6 fr.
* **L'Origine des plantes cultivées**, par A. DE CANDOLLE. 1 vol. in-8. 4e éd. 6 fr.
* **Introduction à l'étude de la botanique** (*le Sapin*), par J.-L. DE LANESSAN, professeur agrégé à la Faculté de médecine de Paris. 1 vol. in-8. 2e édit., avec figures dans le texte. 6 fr.
* **Microbes, Ferments et Moisissures**, par L. TROUESSART, professeur au Muséum. 1 vol. in-8, avec 108 figures dans le texte. 2e édit. 6 fr.
* **Les Végétaux et les milieux cosmiques** (adaptation, évolution), par J. COSTANTIN, professeur au Muséum. 1 vol in-8, avec 171 figures. 6 fr.
* **La Nature tropicale**, par *le même*. 1 vol. in-8, avec fig. 6 fr.
* **Le transformisme appliqué à l'agriculture**, par *le même*. 1 vol. in-8, avec 105 gravures. 6 fr.

GÉOLOGIE

* **Les Régions invisibles du globe et des espaces célestes**, par A. DAUBRÉE, de l'Institut. 1 vol. in-8, 2e édit., avec 89 gravures. 6 fr.
* **Le Pétrole, le Bitume et l'Asphalte**, par M. JACCARD, professeur à l'Académie de Neuchâtel (Suisse). 1 vol. in-8, avec figures. 6 fr.
* **La Géologie comparée**, par STANISLAS MEUNIER, professeur au Muséum. 1 vol. in-8, avec figures. 6 fr.
* **La Géologie expérimentale**, par *le même*. 1 vol. in-8, avec fig. 6 fr.
* **La Géologie générale**, par *le même*. 1 vol. in-8, avec fig. 6 fr.
* **Les Volcans et les Tremblements de terre**, par FUCHS, prof. à l'Univ. de Heidelberg. 1 vol. in-8, avec 36 fig. 5e éd. et une carte en couleurs. 6 fr.

CHIMIE

* **Les Fermentations**, par P. SCHUTZENBERGER, de l'Institut. In-8. 6e éd. 6 fr.
* **La Synthèse chimique**, par M. BERTHELOT, secrétaire perpétuel de l'Académie des sciences. 1 vol. in-8. 8e édit. 6 fr.
* **La Théorie atomique**, par Ad. WURTZ, membre de l'Institut. 1 vol. in-8. 9e édit., précédée d'une introduction sur *la Vie et les Travaux* de l'auteur, par M. Ch. FRIEDEL, de l'Institut. 6 fr.
* **La Révolution chimique** (*Lavoisier*), par M. BERTHELOT. 1 v. in-8. 2e éd. 6 fr.
* **La Photographie et la Photochimie**, par H. NIEWENGLOWSKI. 1 vol., avec gravures et une planche hors texte. 6 fr.
* **L'eau dans l'alimentation**, par F. MALMÉJAC, docteur en pharmacie, pharmacien major de l'armée. 1 vol. in-8, avec grav. 6 fr.

ASTRONOMIE — MÉCANIQUE

* **Histoire de la Machine à vapeur, de la Locomotive et des Bateaux à vapeur**, par R. THURSTON, professeur à l'Institut technique de Hoboken (New-York). 2 vol. in-8, avec 160 fig. et 16 pl. hors texte. 3e édit. 12 fr.
* **Les Etoiles**, par le P. A. SECCHI, directeur de l'Observatoire du Collège romain. 2 vol. in-8, avec 68 figures et 16 planches. 2e édit. 12 fr.
* **Les Aurores polaires**, par A. ANGOT, directeur du Bureau central météorologique de France. 1 vol. in-8, avec figures. 6 fr.

PHYSIQUE

La Conservation de l'énergie, par BALFOUR STEWART, prof. de physique au collège Owens de Manchester (Angleterre). 1 vol. in-8, avec fig. 6e édit. 6 fr.

* **Les Glaciers et les Transformations de l'eau**, par J. TYNDALL. 1 vol. in-8, avec fig. et 8 planches hors texte. 5e édit. 6 fr.
* **La Matière et la Physique moderne**, par STALLO, précédé d'une préface par Ch. FRIEDEL, membre de l'Institut. 1 vol. in-8. 3e édit. 6 fr.
* **L'Evolution inorganique étudiée par l'analyse spectrale**, par NORMAN LOCKYER, 1 vol. in-8, avec gravures. 6 fr.

THÉORIE DES BEAUX-ARTS

* **Les Débuts de l'art**, par E. GROSSE. professeur à l'Université de Fribourg. Préface de MARILLIER. 1 vol. in-8, avec gravures. 6 fr.
* **Le Son et la Musique**, par P. BLASERNA, prof. à l'Univ. de Rome, suivi d'une étude sur le même sujet, par HELMHOLTZ. 1 v. in-8, av. 41 fig 5e éd. 6 fr.
* **Principes scientifiques des Beaux-Arts**, par E. BRUCKE, professeur à l'Université de Vienne. 1 vol. in-8, avec fig. 4e édit. 6 fr.
* **Théorie scientifique des couleurs** et leurs applications aux arts et à l'industrie, par O. N. ROOD, professeur à Colombia-Collège de New-York. 1 vol. in-8, avec 130 figures et une planche en couleurs. 6 fr.
* **La Céramique ancienne et moderne**, par MM. GUIGNET, directeur des teintures à la Manufacture des Gobelins, et GARNIER, directeur du Musée de la Manufacture de Sèvres. 1 vol. in-8, avec grav 6 fr.

Histoire de l'habillement et de la parure, par L. BOURDEAU. 1 v. in-8. 6 fr.

LIVRES SCIENTIFIQUES

(par ordre alphabétique de noms d'auteurs)

NON CLASSÉS DANS LES SÉRIES PRÉCÉDENTES

(MÉDECINE — SCIENCES)

Agronomie coloniale. (*Première réunion internationale d'*). *Compte rendu des séances et résumé des travaux.* Paris. 1906. In-8.. 10 fr.
ANTHEAUME (A.). **De la toxicité des alcools.** In-8. 1897. 3 fr. 50
AXENFELD et HUCHARD. **Traité des névroses.** 2e édition, par HENRI HUCHARD, médecin des hôpitaux. 1 fort vol. in-8. 1882. 20 fr.
BARTELS. **Les maladies des reins**, préface et notes du professeur LÉPINE. 1 vol. in-8, avec fig. 7 fr. 50
BEAUREGARD (H.). **Les insectes vésicants.** 1 vol. gr. in-8, avec 34 planches et 44 gravures. 25 fr.
BELZUNG. **Recherches sur l'ergot de seigle.** In-8. 1 fr. 50
BÉRAUD (B.-J.). **Atlas complet d'anatomie chirurgicale topographique**, composé de 109 planches sur acier, avec texte. In-4°. 1886 Prix : fig. noires, relié. 60 fr. — Fig. color. relié. 120 fr.
BERNARD (Claude). **Les propriétés des tissus vivants.** In-8. 2 fr. 50
BŒCKEL (Jules). **Sur les kystes hydatiques du rein.** In-8. 2 fr.
— **Des kystes du pancréas.** In-8. 1891. 3 fr.
— **Considérations sur la résection du genou.** In-8. 1892. 1 fr. 25
BOREL (V.). **Nervosisme et neurasthénie.** 1894. 1 vol. in-8. 3 fr.
BOUCHARDAT (A.). **De la glycosurie ou diabète sucré**, son traitement hygiénique. 2e édition. 1 vol. grand in-8, suivi de notes et documents sur la nature et le traitement de la goutte, la gravelle urique, sur l'oligurie, le diabète insipide avec excès d'urée, l'hippurie, la pimélorrhée, etc. 15 fr.
— **Traité d'hygiène publique et privée** basée sur l'étiologie. 3e édition, 1 fort vol. gr. in-8. 18 fr.
BOURDEAU (Louis). **Théorie des sciences.** 2 vol. in-8. 20 fr.
— **La conquête du monde animal.** In-8. 5 fr.
— **La conquête du monde végétal.** In-8. 5 fr.
BOURDET (Eug.). **Des maladies du caractère.** In-8. 5 fr.
— **Principes d'éducation positive.** In-18. 3 fr. 50
— **Vocabulaire des principaux termes de la philosophie positive.** 1 vol. in-18. 3 fr. 50
BRIERRE DE BOISMONT. **Suicide et folie-suicide.** In-8. 2 fr. 25
BUNGE (C.-O.). **Principes de psychologie individuelle et sociale.** 1903. 1 vol. in-16. 3 fr.
BURDON-SANDERSON, FOSTER et LAUDER BRUNTON. **Manuel du laboratoire de physiologie.** In-8, avec 184 figures. 7 fr.
CORNIL (V.). **Découvertes de Pasteur et leurs applications à l'anatomie et à l'histologie pathologique.** In-8. 1 fr.
— **Des différentes espèces de néphrites.** In-8. 3 fr. 50
— **Leçons d'anatomie pathologique.** 1884. 1 vol. in-8. 4 fr.
COURMONT (Fr.). **Le cervelet et ses fonctions.** 1 vol. in-8. 12 fr.
Ouvrage couronné par l'Acad. des sciences et par l'Acad. de médecine.
— **Le cervelet**, organe psychique et sensitif. In-8. 1 fr. 50
DALLEMAGNE (J.). **Dégénérés et déséquilibrés.** In-8. 12 fr.
DÉJERINE. **Sur l'atrophie musculaire des ataxiques** (névrite périphérique des ataxiques), étude clinique et anat.-path. In-8. 3 fr.
DÉJERINE-KLUMPKE (Mme). **Des polynévrites et des paralysies et atrophies saturnines**, étude clinique et anat.-path. In-8, av. gr. 6 fr.

DESCHAMPS (d'Avallon). **Compendium de pharmacie pratique.** Guide du pharmacien établi et de l'élève en cours d'études. 20 fr.

DESPAUX (A.). **Cause des énergies attractives.** *Magnétisme, Electricité, Gravitation.* 1902. 1 vol. in-8. 5 fr.

— **Genèse de la matière et de l'énergie.** *Formation et fin d'un monde.* 1900. 1 vol. in-8. 4 fr.

DESPRÉS. **Traité théorique et prat. de la syphilis.** In-8. 7 fr.

DUCKWORTH. **La goutte,** hygiène et traitement. In-8. 10 fr.

DURAND-FARDEL. **Des maladies chroniques** 2 vol. gr. in-8. 20 fr.

— **Traité des eaux minérales** de la France et de l'étranger, et les maladies chroniques. 3e édition. In-8. 10 fr.

DURAND DE GROS. **L'idée et le fait en biologie.** In-8. 1 fr. 50

— **Physiologie philosophique.** 1 vol. in-8. 8 fr.

— **Ontologie et psychologie physiologique.** In-18. 3 fr. 50

— **De l'hérédité dans l'épilepsie** 50 c.

— **Les origines animales de l'homme.** 1 vol. in-8. 5 fr.

— **Genèse naturelle des formes animales.** In-8. 1 fr. 25

FERRIER. **Les fonctions du cerveau.** 1 vol. in-8, avec 68 fig. 3 fr.

— **De la localisation des maladies cérébrales,** suivi d'un mémoire de MM. CHARCOT et PITRES sur *les Localisations motrices dans les hémisphères de l'écorce du cerveau.* In-8, 67 fig. 2 fr.

FERRIÈRE. **L'âme est la fonction du cerveau.** 2 vol. in-12. 7 fr.

— **La matière et l'énergie.** 1 vol. in-12. 4 fr. 50

— **La vie et l'âme.** 1 vol. in-12. 4 fr. 50

— **Les mythes de la Bible.** 1 vol. in-12. 1893. 3 fr. 50

— **Plantes médicinales de la Bourgogne.** In-18. 1 fr. 75

FIAUX (Louis). **La prostitution cloîtrée.** 1902. 1 vol. in-18. 3 fr.

— **Le délit pénal de la contamination intersexuelle.** 1907. 1 vol. in-12. 2 fr. 50

GALEZOWSKI. **Desmarres,** sa vie et ses œuvres. In-8. 2 fr.

— **Les troubles oculaires dans l'ataxie locomotrice.** In-8. 1 fr. 50

— **Sur l'emploi de l'aimant pour l'extraction des corps étrangers métalliques de l'œil.** In-8. 2 fr.

GILBERT (V.). **Pourquoi et comment on devient phtisique.** 1 vol. in-12. 1896. 5 fr.

GIRARD (H.). **Le chlorure d'éthyle en anesthésie génér.** In-8. 1 50

GLATZ (P.). **Dyspepsie nerveuse et neurasthénie.** In-12. 4 fr.

GOLDSCHMIDT (D.). **De la vaccine animale.** In-8. 1 fr.

HERRERA (A.-L.). **Lois de la biologie générale.** In-8. 2 fr.

HIRIGOYEN. **De l'influence des déviations de la colonne vertébrale sur la conformation du bassin.** In-8. 4 fr.

HIRTH (G.). **Les localisations cérébrales en psychologie.** *Pourquoi sommes-nous distraits?* 1 vol. in-18. 1895. 2 fr.

Hommage à M. Chevreul pour son centenaire (31 août 1886). In-4°, par MM. BERTHELOT, DEMARÇAY, DUJARDIN-BEAUMETZ, A. GAUTIER, GRIMAUX, G. POUCHET et Ch. RICHET. 1 fr. 50

HOUDAILLE (F.). **Les orages à grêle et le tir des canons.** 1 vol. in-12 avec gravures. 1902. 3 fr. 50

HUCHARD (H.). **Étude critique sur la pathogénie de la mort subite dans la fièvre typhoïde.** 1 br. in-8. 1 fr. 25

HUXLEY. **La physiographie,** introduction à l'étude de la nature, traduit et adapté par M. G. LAMY. 1 vol. in-8, avec figures. 8 fr.

JACQUES. **L'intubation du larynx.** In-8. 2 fr. 50

JAMAIN et F. TERRIER. **Manuel de pathologie et de clinique chirurgicales.** 3e édition.

TOME PREMIER. 1 fort vol. in-18. 8 fr. — *Maladies qui peuvent se montrer dans toutes ou presque toutes les parties du corps* : lésions inflammatoires, traumatiques ; lésions consécutives au traumatisme ou à l'inflammation. Maladies virulentes Tumeurs. — *Affections des divers tissus et systèmes organiques* : Tissu cellulaire, bourses séreuses, peau, veines, artères, ganglions lymphatiques, nerfs, muscles, tendons, os.

TOME DEUXIÈME. 1 vol. in-18. 8 fr. — Maladies des articulations. — *Affections des régions et appareils organiques* : crâne, cerveau, rachis, appareil olfactif, appareil auditif, appareil de la vision.

TOME TROISIÈME, p. MM. TERRIER, BROCA et HARTMANN. 1 vol. in-18. 8 fr. Malad. de l'appareil de la vision (suite), de la face, des lèvres, des dents.

TOME QUATRIÈME, par MM. TERRIER, BROCA et HARTMANN. 1 vol. in-18. 8 fr. — Maladies des gencives, des maxillaires, de la langue, de la région parotidienne, des amygdales, de l'œsophage, des voies aériennes, du larynx, de la trachée, du corps thyroïde, du cou, de la poitrine, du sein, de la mamelle, etc.

JANOT. **Contribution à l'étude des rapports morbides de l'œil et de l'utérus, œil utérin.** 1892. 1 br. in-8. 2 fr. 50

KOVALEVSKY. **L'ivrognerie**, causes, traitement. In-8. 1 fr. 50

LANCEREAUX. **Traité historique et pratique de la syphilis.** 2e édition. 1 vol. gr. in-8, avec fig. et planches coloriées. 17 fr.

LEFEBVRE. **Des déformations ostéo-articulaires**, consécutives à des maladies de l'appareil pleuro-pulmonaire In-8, 1891. 4 fr. 50

LE FORT (Léon), professeur à la Faculté de médecine de Paris. **Œuvres complètes**, publiées par le Dr LEJARS (1895-1896). Tome I : *Hygiène hospitalière, démographie, hygiène publique.* 1 vol in-8, 20 fr. Tome II : *Chirurgie militaire, enseignement.* 1 vol. in-8, 20 fr. Tome III : *Chirurgie.* 1 vol. in-8. 20 fr.

LE NOIR. **Histoire naturelle élémentaire.** In-12, avec grav. 5 fr.

LÉPINE. **Le ferment glycolitique et la pathogénie du diabète.** In-8. 1891. 1 fr.

MAC CORMAC. **Manuel de chirurgie antiseptique.** In-8. 2 fr.

MANNHEIMER (M.). **Le gâtisme au cours des états psychopathiques.** 1 vol. in-8. 1897. 3 fr. 50

MAREY. **Mouvement dans les fonctions de la vie.** In-8. 3 fr.

MARREL (Dr Paul). **Les phobies.** 1 vol. in-8. 1895. 1 fr. 50

MORIN (Ch.). **Structure anat. et nature des individualités du syst. nerveux, causes réflexes physio-psychiques.** In-8. 4 fr. 50

MOURAO-PITTA. **Madère**, station médicale fixe. In-8, cart. 2 fr.

MURCHISON. **De la fièvre typhoïde.** 1 vol. in-8. 3 fr.

NÉLATON (de l'Institut). **Éléments de pathologie chirurgicale.** *Seconde édition complètement remaniée* par MM. les docteurs JAMAIN, PÉAN, DESPRÉS, GILLETTE et HORTELOUP, chirurgiens des hôpitaux. Ouvrage complet en 6 vol. gr. in-8, avec 795 fig. dans le texte. 32 fr.

On vend séparément les volumes :

TOME PREMIER, revu par le docteur Jamain. *Considérations générales sur les opérations.* — *Affections pouvant se montrer dans toutes les parties du corps et dans les divers tissus.* 1 fort v. gr. in-8. 3 fr.

TOME DEUXIÈME, revu par le docteur Péan. *Affections des os et des articulations.* 1 fort vol. gr. in-8, avec 288 fig. dans le texte. 5 fr.

TOME TROISIÈME, revu par le docteur Péan. *Affections des articulations* (suite), *de la tête, des organes de l'olfaction.* 1 vol. gr. in-8, avec 148 figures. 4 fr. 50

TOME QUATRIÈME, revu par le docteur Péan. *Affections des appareils de l'ouïe et de la vision, de la bouche, du cou, du corps thyroïde, du larynx, de la trachée et de l'œsophage.* 1 vol. gr. in-8, avec 208 figures dans le texte. — Ne se vend pas séparément.

TOME CINQUIÈME, revu par les docteurs Péan et Després. *Affections de la poitrine, de l'abdomen, de l'anus, du rectum et de la région sacro-coccygienne.* 1 vol. gr. in-8, avec 61 fig. dans le texte. 4 fr. 50

TOME SIXIÈME, revu par les docteurs Despres, Gillette et Horteloup. *Affections des organes génito-urinaires de l'homme, des organes génito-urinaires de la femme, des membres.* 1 vol. gr. in-8, avec 90 fig. 10 fr.

NICAISE. **Des lésions de l'intestin dans les hernies.** In-8. 3 fr.

ONIMUS et LEGROS. **Traité d'électricité médicale.** 1 fort vol. in-8, avec 275 fig. dans le texte. 2e édition par le Dr ONIMUS. 17 fr.

PAGET (Sir James). **Leçons de clinique chirurgicale.** Gr. in-8. 8 fr.

PANSIER. **Les manifestations oculaires de l'hystérie, œil hystérique.** 1892. 1 vol. in-8, 3 pl. hors texte. 4 fr.

PARISOT (P.). **Études d'hygiène sur Nancy** et le département de Meurthe-et-Moselle. 1893. In-8, avec 2 pl. 1 fr. 50

PETIT (L.-H.). **Des tumeurs gazeuses du cou.** 1 vol. in-8. 3 fr.

PETIT (R.). **De la tuberculose des ganglions du cou.** In-8. 4 fr.

PHILIPS. (DURAND DE GROS). **Influence réciproque de la pensée, de la sensation et des mouvements végétatifs.** In-8. 1 fr.

POUCHET (G.). **Charles Robin, sa vie et son œuvre.** In-8. 3 fr. 50

— **La biologie aristotélique.** 1 vol. in-8. 3 fr. 50

RETTERER (Ed.). **Développement du squelette des extrémités et des product. cornées chez les mammifères.** In-8 av. 4 pl. 4 f.

RICHARD. **Pratique journalière de la chirurgie.** In-8. 2e éd. 5 fr.

RICHET (Ch.). **Structure des circonvolutions cérébr.** In-8. 5 fr.

RIETSCH. **Reproduction des cryptogames.** In-8, avec fig. 5 fr.

ROISEL. **Les Atlantes.** Études antéhistoriques. 1 vol. in-8. 7 fr.

SABOURIN (Ch.). **Anatomie normale et pathologique de la glande biliaire de l'homme.** 1 vol. in-8, avec 233 figures. 8 fr.

TARDIEU. **Manuel de pathologie et de clinique médicales.** 4e édition, corrigée et augmentée. 1 vol. gr. in-18. 2 fr. 50

TAYLOR. **Traité de médecine légale,** traduit sur la 7e édition anglaise, par M. le docteur HENRI COUTAGNE. 1 vol. gr. in-8. 4 fr. 50

TERRIER (F.). **De l'œsophagotomie externe.** 1 vol. in-8. 3 fr. 50

— **Des anévrismes cirsoïdes.** 1 vol. in-8. 3 fr.

— **Éléments de pathologie chirurgicale générale.** 1er fascicule : *Lésions traum. et leurs complications.* 1 v. in-8. 7 fr. — 2e fascicule : *Complications des lésions traum. Lésions inflamm.* In-8. 6 fr.

THÉVENIN et DE VARIGNY. **Dictionnaire abrégé des sciences physiques et naturelles.** In-18. 5 fr.

VALENTINO (V.). **Notes sur l'Inde.** *Serpents. Hygiène. Médecine. Aperçus économiques sur l'Inde française.* (Couronné par l'Université de Bordeaux). 1906. 1 vol. in-16. 4 fr.

VARIGNY (H. de). **L'excitabilité électrique des circonv. cérébr. et la période d'excitation latente du cerveau.** In-8. 2 fr.

VIRCHOW. **Pathologie des tumeurs.** TOME I, grand in-8, avec 106 fig. 3 fr. 75. — TOME II, avec 74 fig. 3 fr. 75. — TOME III, avec 49 fig. 3 fr. 75. — TOME IV (1er fasc.), avec fig. 1 fr. 50

YVERT. **Traité pratique et clinique des blessures du globe de l'œil.** Introduction du Dr GALEZOWSKI. 1 vol. gr. in-8. 12 fr.

— **Applications médico-chirurg. de l'adrénaline.** In-12. 4 fr.

PUBLICATIONS PÉRIODIQUES

Les abonnements partent du 1er Janvier

Revue de Médecine

Directeurs : MM. les Professeurs BOUCHARD, de l'Institut; BRISSAUD; CHAUVEAU, de l'Institut; LANDOUZY; R. LÉPINE, correspondant de l'Institut; PITRES; ROGER et VAILLARD.

Rédacteurs en chef : MM. LANDOUZY et R. LÉPINE.

Secrétaire de la rédaction : Dr JEAN LÉPINE.

Revue de Chirurgie

Directeurs : MM. les Professeurs E. QUÉNU, PONCET, P. DELBET, P. DUVAL, LEJARS, GROSS, FORGUE, DEMONS, CESTAN.

Rédacteur en chef : M. E. QUÉNU.

Secrétaire de la rédaction : Dr DELORE.

30e année, 1910

La *Revue de Médecine* et la *Revue de Chirurgie*, qui constituent la 2e série de la *Revue mensuelle de Médecine et de Chirurgie*, paraissent tous les mois; chaque livraison de la *Revue de Médecine* contient de 5 à 6 feuilles grand in-8, avec gravures; chaque livraison de la *Revue de Chirurgie* contient de 8 à 9 feuilles grand in-8, avec gravures.

PRIX D'ABONNEMENT :

Pour la Revue de Médecine		Pour la Revue de Chirurgie	
Un an, du 1er Janvier, Paris	**20** fr.	Un an, Paris........................	**30** fr.
Un an, départements et étranger....	**23** fr.	Un an, départements et étranger....	**33** fr.
La livraison : **2** francs.		La livraison : **3** francs.	

Les **deux Revues** réunies : un an, Paris, **45** francs; départements et étranger, **50** francs.

Les quatre années de la *Revue mensuelle de Médecine et de Chirurgie* (1877, 1878, 1879 et 1880) se vendent chacune séparément **20** francs; la livraison, **2** francs.

Les années écoulées de la *Revue de Medecine* se vendent **20** francs chacune; les dix-huit premières années de la *Revue de Chirurgie* se vendent le même prix et, à partir de l'année 1899, **30** francs chacune.

Bulletin de l'Association française pour l'Étude du Cancer

Publication mensuelle faite sous la direction de MM. les docteurs Pierre DELBET, professeur à la Faculté de médecine, chirurgien des hôpitaux de Paris, et R. LEDOUX-LEBARD.

2e année, (1909-1910). **10** francs pour tous pays.

Ce bulletin paraît le 10 de chaque mois (sauf Août et Septembre) par livraisons de 30 à 40 pages chacune, avec gravures dans le texte et planches hors texte. Il est donné gratuitement comme Supplément à la *Revue de Médecine*. Voir ci-dessus REVUE DE MÉDECINE.

Journal de l'Anatomie et de la Physiologie normales et pathologiques

DE L'HOMME ET DES ANIMAUX

Fondé par CH. ROBIN, continué par Georges POUCHET et par MATHIAS DUVAL.

Rédacteurs en chef : MM. les professeurs RETTERER et TOURNEUX.

Avec le concours de MM. BRANCA, G. LOISEL et A. SOULIÉ.

46e année, 1910

Ce journal paraît tous les deux mois et forme à la fin de l'année un beau volume grand in-8, de 700 pages environ, avec de nombreuses gravures dans le texte et des planches lithographiees en noir et en couleurs hors texte.

Un an : pour Paris, **30** francs; pour les départements et l'étranger, **33** francs. — **La livraison, 6** francs.

La première année, 1864, est épuisée; les suivantes, 1865 à 1869, 1870-71, 1872 à 1877, sont en vente au prix de **20** francs l'année, et de **3** fr. **50** la livraison. Les années ultérieures, depuis 1878, coûtent **30** francs chacune, la livraison, **6** francs.

TABLE ALPHABÉTIQUE DES NOMS D'AUTEURS

FÉLIX ALCAN, ÉDITEUR

EXTRAIT DU CATALOGUE

MALADIES NERVEUSES ET MENTALES

CAMUS (J.) et PAGNIEZ (Ph.). **Isolement et psychothérapie.** *Traitement de l'hystérie et de la neurasthénie, pratique de la rééducation morale et physique.* Préface de M. le Professeur DEJÉRINE. 1 vol. grand in-8. . . . . 9 fr.

DESCHAMPS (Dr A.). **Les maladies de l'énergie.** Les asthénies générales. *Épuisements, insuffisances, inhibitions.* Préface de M. le Professeur RAYMOND. 2e édition. 1 vol. in-8 (*Couronné par l'Académie de Médecine*). . . . . 8 fr.

DROMARD (Dr G.), médecin des asiles de la Seine. **La mimique chez les aliénés.** 1 vol. in-18, cart. . . . . 4 fr.

DROMARD (Dr G.) et LEVASSORT (Dr J.). **L'amnésie.** 1 vol. in-16, cart. 4 fr.

FÉRÉ (Ch.), médecin de Bicêtre. **Le traitement des aliénés dans les familles.** 1 vol. in-18. 3e édition, cart. à l'angl.. . . . . 4 fr.

— **Pathologie des émotions.** 1 vol. grand in-8, avec figures . . . . 12 fr.

— **La famille névropathique.** 1 vol. in-12, cart. 2e édition, avec 25 grav. . 4 fr.

FLEURY (Dr M. de). **Manuel pour l'étude des maladies nerveuses.** 1 fort vol. grand in-8 de 998 pages, avec 133 figures en noir et en couleurs dans le texte, cart. à l'angl. 25 fr.

— **Les grands symptômes neurasthéniques** (*pathogénie et traitement*). 4e édition. 1 vol. in-8. 7 fr. 50

(*Ces deux ouvrages ont été couronnés par l'Académie de médecine.*)

— **Introduction à la médecine de l'esprit.** 8e édition. 1 fort vol. in-8 (*Couronné par les Académies : Française, des Sciences et de Médecine*). . . . . 7 fr. 50

— **L'âme du criminel.** 1 vol. in-12 . . . . 2 fr. 50

GRASSET, professeur de la Faculté de médecine de Montpellier. **Demifous et demiresponsables.** 2e édition. 1 vol. in-8 . . . . 5 fr.

HARTENBERG (Dr P.). **Psychologie des neurasthéniques.** 2e édition. 1 vol. in-16 avec figures dans le texte. . . . . 3 fr. 50

— **L'hystérie et les hystériques.** 1 vol. in-16 . . . . 3 fr. 50

JANET (Pierre), professeur au Collège de France, et RAYMOND (F.), professeur de la clinique des maladies nerveuses à la Salpêtrière. **Névroses et idées fixes.** — I. 1 vol. gr. in-8, avec 92 fig. 2e édition. 12 fr. — II. 1 vol. gr. in-8, avec 97 fig. 2e édition. . . . . 14 fr.

— **Les obsessions et la psychasthénie.** — I. 1 vol. gr. in-8 avec grav. 2e édit. 18 fr. II. 1 vol. gr. in-8, avec grav. . . . . 14 fr.

JOFFROY (le prof. J.) et M. DUPOUY, médecin de l'asile de Saint-Yon. **Fugues et vagabondage.** 1 vol. in-8 . . . . 7 fr.

LANGE, professeur à l'Université de Copenhague. **Les émotions.** Traduit de l'allemand par G. DUMAS. 2e édition. 1 vol. in-12. . . . . 2 fr. 50

LÉVY (P.-E.). **L'éducation rationnelle de la volonté.** *son emploi thérapeutique.* Préface de M. le Prof. BERNHEIM. 7e édition. 1 vol. in-12, cart. à l'angl. 4 fr.

— **Neurasthénie et névroses,** *leur guérison définitive en cure libre.* 2e édition. 1 vol. in-16 . . . . 4 fr.

MASSELON (Dr R.), médecin adjoint de l'asile de Clermont. **La mélancolie.** 1 vol. in-18, cart. 4 fr.

RIBOT (Th.), de l'Institut. **Les maladies de la mémoire.** 21e éd. 1 vol. in-18. 2 fr. 50

— **Les maladies de la volonté.** 26e édition. 1 vol. in-18. . . . . 2 fr. 50

— **Les maladies de la personnalité.** 24e édition. 1 vol. in-18. . . . . . . 2 fr. 50

MAUDSLEY. **Le crime et la folie.** 1 vol. in-8, 6e édition, cart. . . . . . . 6 fr.

MIGNARD. **La joie passive.** 1 vol. in-18, cart . . . . 4 fr.

RODET (P.). **Morphinisme et morphinomanie.** 1 vol. in-12, cart. à l'angl. . 4 fr.

ROGUES DE FURSAC (J.), ancien chef de clinique à la Faculté de Médecine de Paris. **Manuel de psychiatrie.** 3e édition. 1 vol. in-16, cart. à l'angl. . . . 4 fr.

SÉRIEUX et CAPGRAS, médecins des asiles de la Seine. **Les folies raisonnantes,** le délire d'interprétation. 1 vol. in-8 . . . . 7 fr.

SOLLIER (P.). **Genèse et nature de l'hystérie.** 2 vol. in-8. . . . . 20 fr.

— **L'hystérie et son traitement.** 1 vol. in-12, cart.. . . . . 4 fr.

— **Le doute.** 1 vol. in-8 . . . . 7 fr. 50

— **La psychologie de l'idiot et de l'imbécile.** 2e édit. 1 vol. in-8, avec 12 planches hors texte . . . . 5 fr.

— **Le problème de la mémoire,** *essai de psycho-mécanique.* 1 vol. in-8 . . 3 fr. 75

— **Le mécanisme des émotions.** 1 vol. in-8 . . . . 5 fr.

Journal de Psychologie Normale et Pathologique

DIRIGÉE PAR LES DOCTEURS

Pierre JANET et **Georges DUMAS**

Professeur au Collège de France. — Professeur adjoint à la Sorbonne.

Secrétaire de la rédaction : JEAN DAGNAN-BOUVERET, agrégé de philosophie.

(7e année, 1910.) — Paraît tous les deux mois.

Abonnement du 1er janvier. France et Étranger, **14** fr. — La livraison, **2** fr. **60**

65940. — Coulommiers. Imp. PAUL BRODARD. — 5-10

www.ingramcontent.com/pod-product-compliance
Ingram Content Group UK Ltd.
Pitfield, Milton Keynes, MK11 3LW, UK
UKHW012141240726
13966UKWH00001B/91